# 최신 수치료

Modern Hydrotherapy for the Massage Therapist

# 최신 수치료

# Modern Hydrotherapy for the Massage Therapist

**Marybetts Sinclair, LMT**
Corvallis, Oregon

영 문 출 판 사

■ **대표역자**

이문환 선문대학교 물리치료학과 교수

김용권 (전) 인제대학교 물리치료학과 교수

■ **공역자** (가나다 순)

고은경 마산대학 물리치료과 교수

김지혁 경남정보대학 물리치료과 교수

노효련 강원대학교 작업치료학과 교수

송준찬 대구보건대학 물리치료과 교수

우영근 전주대학교 물리치료학과 교수

이동엽 선문대학교 물리치료학과 교수

이상열 김해대학 물리치료과 교수

이재갑 한림성심대학병원 재활치료실장

이창렬 나사렛대학교 물리치료학과 교수

이현민 호남대학교 물리치료학과 교수

조문희 미국 뉴욕 물리치료사

조유미 신성대학 물리치료과 교수

최주영 대한축구협회 의무팀장

한상완 광주보건대학 물리치료과 교수

**Modern Hydrotherapy for the Massage Therapist**
**by Marybetts Sinclair, LMT**



**면책(disclaimer)**

현재 정보가 정확한지, 일반적으로 통용되는 치료(practice)인지 설명하고 확인하기 위해 정확성을 기했다. 하지만 저자들과 편집자들 그리고 출판가들은 이 책에서 발생한 실수나 빠진 부분 혹은 책에서 언급한 치료 적용에 따른 결과에 대해 출판물의 목록의 정확성이나 완결성이라는 점에 대해 책임을 지지 않으며, 보증하지도 않는다. 특수한 상황에서 이러한 정보를 적용하는 것은 임상가들에게 부여되는 전문가로서의 책임소재이다; 추천 혹은 설명된 임상적인 치료법은 절대적이거나 일반적인 추천사항이 아닐 수도 있다.

저자들, 편집자들, 그리고 출판가들은 출판당시의 권고사항이나 치료법에 맞춰서 교재에 언급된 약물이나 약물의 양을 확인하기 위해 매번 신중을 기했다. 하지만, 학문은 진화한다는 점에서 정부의 규제가 바뀌기도 하고, 약물치료와 약물의 반응과 관련된 정보 역시 변할 가능성 또한 있기 때문에 독자들은 적응증과 약물의 양에 대해 항상 체크를 해야하며, 경고사항이나 주의사항을 추가해야한다. 이 부분은 추천된 약물이 새로운 것이거나 자주 사용하는 약물이 아닌 경우에 특히 중요하다.

이 책에 언급되어 있는 몇몇 약물이나 의료기구들 중에서 제한적인 연구환경에서만 사용하도록 제한되어 있는 경우 미국의 식품의약국(FDA)의 허가를 받아야 한다. 이 부분은 임상에서 해당 약물이나 의료기구를 사용하고자 할 경우 건강관리 제공자(health care provider)가 FDA 허가를 받아야 할 책임이 있다는 것을 의미한다.

# 최신 수치료

2011년 2월 7일 초판인쇄
2011년 2월 14일 초판발행

지은이 : Marybetts Sinclair, LMT
옮긴이 : 김 용 권 외
발행인 : 박 병 조
발행처 : 도서출판 영문출판사
등 록 : 1987년 12월 21일 제2-419호
주 소 : 서울시 강남구 삼성동 69-1
전 화 : (02) 514-5590, 776-5590
팩 스 : (02) 756-8943
E-mail : yeongmunsa@empal.com
정 가 : 30,000원
ISBN 978-89-7224-270-3 93510

※ 파본은 교환해 드립니다.

이 책은 대중적으로 알려지지 않고, 사용하기가 적합하지 않고,
환자 치료가 간소화하지 않아서 전통적인 치료법에서 벗어나 이해를 잘못하고 있는
인간의 몸은 치유력이 있다고 믿는 모든 수치료사들

그리고

아름답고 현명한 내 아내, Jeanne Hazleton에게 이 책을 바칩니다.
내가 표현할 수 있는 그 이상으로 당신을 사랑합니다.

# 서 문

## 목적
### PURPOSE

*최신 수치료*라는 책은 오늘날 마사지 치료사들에게 부족한 교육을 보충할 목적으로 출판하게 되었다. 오늘날 마사지 자격증을 갖고 있는 대부분의 치료사들은 수치료에 대해서는 단지 가장 기본적인 정보인 하나의 단기코스만 이수하고 있는 실정이다. 또한 이런 수치료와 관련된 지속적인 교육과정이 전혀 실시되고 있지 않으며, 치료사로 하여금 더 발전할 수 있도록 동기부여를 할 수 있는 책 또한 없는 실정이다. 수치료에 대한 더 많은 정보 없이 오늘날 새로운 마사지 치료사들은 손을 이용한 방법(hand-on method)에 보조되는 기법을 상실할 위기에 처하고 있다.

따라서 이번 교재의 출판목적은 수치료에 대해 학생들에게 신선한 자극을 주며, 쉽고 즐겁게 수치료와 관련된 도구를 사용할 수 있게 하는 것이다. 이러한 과정을 통해 내담자들의 욕구를 충족시켜 줌으로써 현장경험을 강화할 수 있을 것이며, 또한 마사지와 수치료 기술을 결합한 독특한 기법들이 개발될 수 있을 것이다.

## 수치료에 대한 저자의 경험과 접근
### THE AUTHOR' S JOURNEY AND APPROACH TO HYDROTHERAPY

본인이 1975년에 마사지 치료사 자격증을 취득했을 때 수치료에 관한 학문은 하나의 단기코스가 전부였다. 그 단기코스에 사용된 교재는 매우 진부한 내용이었고, 수치료와 관련된 용어는 매우 고전적이었으며, 내용 또한 일치성이 없었고, 따분한 내용이었다. 또한 마사지와 같은 수치료는 그 당시에는 의학의 주류도 아니었다. 따라서 본인은 정규교육과정을 통해 배운 수치료의 효과에 대해 확신할 수 없었으며, 단지 본인의 개인적인 경험에 의해서만 수치료의 효과에 대해 확신할 수 있었다.

내 인생 초기에 심각한 근골격계 손상을 당한 적이 있는데, 그 때 휴식(resting period), 마사지, 그리고 치료적 운동을 한 다음, 따뜻한 월풀에서 이완을 목적으로 침수욕을 받았다. 이 치료가 매우 효과적이라는 것을 알았다. 또한 나의 전문가적인 삶 속에서 수치료의 효과를 경험했다. 마사지 치료사로서의 첫 임무는 헬스클럽이나 사우나 혹은 수영장에서 마사지를 하는 것이었다. 마사지의 이완효과를 극대화시키기 위해 주로 사우나나 풀장에서 실시했다. 하지만 물리치료사들은 환자들의 근골격성 통증을 위해 온습포를 주로 적용하였다. 내가 마사지를 계속할수록, 다른 선생님들 혹은 다른 마사지 치료사로부터 배우면 배울수록 내가 마사지에 대해 알고 있는 것보다 더 많은 잠재적인 효과가 있는지 의구심이 들었다. 그래서 나는 더 많은 수치료 강좌를 이수했고, 의료분야에서 사용되고 있는 수치료실을 방문했으며, 그 결과 비로소 이번 주제에 대해 연구를 시작하게 된 것이다. 나는 의료파트에서 사용되고 있는 많은 수치료의 방법에 대해 알게 되었다.

마사지 학교에서 수치료를 강의하게 되었을 때 이용할 수 있는 커리큘럼은 매우 진부한 내용이었다. 학생들은 가끔씩 고전용어 때문에 매우 혼란스러워하기도 했고, 반세기 전에 간호사가 병원에서 실시하던 별로 관련없는 치료법을 공부하는 실정이었다. 학생들은 수치료의 과거뿐만 아니라, 오늘날 현재 적용되고 있는 마사지 기술의 잠재적인 효과에 대해서 도움이 될만한 교재를 필요로 했다.

나는 이러한 요구를 충족시킬 목적으로 *최신 수치료*라고 제목을 정했다. 이 교재는 예로부터 전해져 내려오는 전통적인 방법을 중심에 두고, 수치료의 과거와 현재의 마사지 치료들에 관한 정보를 담고 있고, 수치료가 어떻게 적용되는지 현대적인 용어로 설명하고 있으며, 수치료를 안전하고 적절히 적용하는데 필요한 정보를 제공하고 있다. 현재의 연구는 독자들로 하여금 수치료에 관한 해부학과 생리학과 많은 치료기술에 대해 과학적인 최신 지식을 가질 수 있도록 했다. 또한 의뢰인과 치료사 모두 안전하게 적용할 수 있도록 주의사항, 금기증과 적응증에 대한 내용도 포함되어 있다.

## 교재의 구성과 특징
## ORGANIZATION AND FEATURES

이 책의 처음 3장은 수치료와 관련된 이론적인 기초를 제공하고 있다. 1장은 "수치료의 소개"이며, 독자들에게 수치료의 영역에 대해 소개하며, 또한 물의 치료적 사용에 대한 간략한 역사에 대해 언급하고 있다. 2장은 "물의 과학"이며, 물의 과학적인 특성에 대해 논의하고 있으며, 3장은 "수치료의 효과"이며, 수치료가 몸에 미치는 생리학적인 효과에 대해 언급하고 있다.

4장은 "수치료를 위한 준비"이며, 독자들이 수치료를 적용하기 전에 알아야 할 다양한 임상적인 주제 즉, 장비 구입에 관한 가이드라인, 주의사항과 금기증과 모든 수치료를 실시하는데 필요한 일반적인 소개에 대해 언급하고 있다.

5장부터 11장은 다양한 수치료 즉, 온습포와 냉팩, 압주욕, 목욕, 사우나, 증기욕, 샤워, 몸감기(body wrap), 그리고 마찰법 등에 관한 고찰과 단계별로 소개하고 있다.

마지막 3장은 특수한 상황에서 수치료를 어떻게 적용하는지 시연을 통해 설명하고 있다. 12장은 "건강과 웰빙을 위한 자가 수치료"이며, 해독(detoxification), 강화(tonifying), 그리고 반복적인 스트레스 손상 예방을 위한 자가치료법으로서 내담자와 마사지 치료사가 어떻게 수치료를 적용해야 하는지에 대해 소개하고 있다. 13장은 "근골격계 손상을 위한 수치료와 마사지"이며, 14장은 "비손상 상태에 대한 수치료와 마사지"이며, 내담자의 손상과 상태에 따라 수치료를 어떻게 적용하는지 독자들에게 소개하고 있다.

마지막으로 부록은 치료사들이 내담자들에게 제공할 수 있는 참고자료, 풀치료(pool therapy), 발열요법(fever therapy)에 관한 정보, 수치료 기구를 제작하는 회사명과 정보, 그리고 책 내용에 들어있는 전체적인 질문에 대한 답으로 구성되어 있다.

다음은 학습 도우미(learning aids)로서 이 책에 언급되어 있는 내용들이다.

- 각 장의 시작부분에 있는 인용문은 다양한 시기, 다양한 영역의 전문가들의 수치료에 관한 역사적인 관점이다.
- 각 장의 목적은 각 장의 목적을 분류하는 것이다.
- 각 장의 문장에 있는 진한용어와 교재 끝에 있는 용어집(glossary)은 중요한 용어에 독자들이 익숙해지는데 도움이 될 것이다.
- 각 장에 서론(introduction)이 있다.
- 치료에 대한 개괄과 단계별 소개는 쉬운 언급을 통해 문장 속에서 강조했다.
- 관심상자(interest box)는 각 장의 내용과 관련있는 흥미로운 사실이나 개념을 강조하였으며, 수치료에 대해 학생들의 이해도를 높이는데 도움이 될 것이다.
- 사례연구는 실제 마사지 치료와 실제 환자를 예를 들어 설명하였다. 각 장의 요약은 각 장의 내용을 간략하게 고찰하였다.
- 각 장의 마지막에 있는 질문은 학생들이 읽은 내용을 검토하는데 도움이 될 것이다.

## 최종언급
## FINAL NOTE

물은 몸을 진정시키며, 다시 새롭게 하는 효과가 있기 때문에 물을 이용한 치료는 오래 전부터 마사지와 함께 적용되어 왔다. 하지만, 수치료에 관한 연구는 치료사의 기술을 향상시키는 잠재력이 있을 뿐만 아니라, 인간과 환경을 상호연결하는 심오함이 있다. 물이 수로(creek), 강, 해양, 그 외 물의 자연적인 상태로 지구에 도달하지 않는다면, 인간의 정서적인 건강과 정신적인 건강은 위험에 노출된다. 내담자들의 건강뿐만 아니라, 자연적인 환경의 건강을 위해 우리 모두 나아가자.

# 역자 서문

수치료는 인류의 역사와 함께 시작된 치료기술 중에 하나이다.

물이 있는 곳에 생명체가 사는 것이며, 그 곳에 인간이 있었으니 물은 인간의 탄생과 죽음을 함께하는 동반자인 셈이다. 인류의 역사가 기록되기 시작한 고대로부터 중세, 그리고 현대까지 수치료는 다양한 모습으로 변화 발전되어 왔으며, 앞으로도 계속 수치료는 치료영역뿐만 아니라, 일반인들 속에서 대중치료로 발전해 갈 것이다.

의학이 발전할수록 많은 장비와 시간이 할애되는 수치료는 기피하게 되었고, 질병을 치료하는 백신이 개발되면서 수치료는 역사의 뒤안길로 사라져가고 있는 형국이었다.

그러나 1차 세계대전과 2차 세계대전, 그리고 한국전쟁을 거치면서 수치료가 현대적인 개념으로 치료사들뿐만 아니라, 일반인들에게도 대중적으로 접근해오는 것을 보면 지금 당장 수치료의 인기가 쇠퇴하고 있다고 해서 낙담할 일은 아닌 것 같다.

1800년대 흑사병으로 인해 유럽인구의 1/3이 사망하던 시점에도 수치료의 중요성이 강조되었듯이, 몇 년 전 우리나라를 휩쓸고 간 SARS나 신종플루와 같은 질병의 대유행이 있을 때마다 항상 강조하는 것은 "손과 발을 청결히 하라"이다. 이 말은 물을 이용한 치료의 일환이라는 것이다. 이처럼 이제 물을 이용한 치료 즉, 수치료는 전문가의 영역이 아닌 일반 대중들도 누구나 할 수 있는 상황이 된 것이다.

경제수준이 발전함에 따라 좀 더 고급스러워지고, 쉽게 사용가능한 샤워시설은 현대식 가정 어느 곳에나 설치가 되어 있다. 이러한 대중목욕탕이나 찜질방뿐만 아니라, 가정에서도 쉽게 수치료를 통해 건강을 유지시킬 수 있다는 것을 알게 될 것이다.

이것이 곧 웰빙이 아니겠는가!

마지막으로 더불어 함께 번역작업에 동참해 준 여러 교수님들 그리고 나의 사랑스러운 제자들과 영문출판사 직원분들에게도 깊은 감사를 드린다. 여러분들의 도움이 없었다면, 이 책은 세상에 나오지 못했을 것입니다.

또한 이 번역서를 통해 대한민국에서 수치료가 한 발짝 앞으로 나아가는 계기가 되기를 바라며, 더 넘어 세계적인 패러다임과 함께 나아가는 수치료가 되는 계기가 되기를 책임역자로서 기대하는 바이다.

역자 일동

# 감사의 글

우선 나는 David Payne 편집장에게 많은 신세를 진 부분에 대해 감사를 드린다. 그는 매우 고귀하고 재치있게 수치료의 이 사치스러운 넓은 바다(혹자는 난국이라고도 했다)에 뛰어들어 학문적인 조언을 해 주었다. 비록 매우 섬세하게 다루었지만, 그는 모든 것을 구성했고, 특히 사진촬영이나, 예리함, 경험, 그리고 가끔씩은 무자비할 정도로 편집장으로서 행한 교정작업은 믿기지 않을 정도로 많은 도움이 되었다. 감사합니다. David!

나에게는 사랑의 노동이었던 이 책은 수치료사들, 다양한 분야의 전문가들, 연구원들, 도서관근무자, 친구들 그리고 가족들의 관용이나 전문가적인 조언이 없었다면 불가능했을 것입니다. 나는 또한 바쁜 시간을 할애해서 애매한 질문을 애매하지 않게, 그리고 엉뚱한 답변이 되지 않도록 만들어 주었고, $H_2O$에 대해 장시간 대화를 나누면서 자신들의 경험을 나에게 알려주었고, 격려도 해 주었고, 도와도 주었고, 그리고 지지해준 모든 분들께 건성으로 감사를 드릴 수는 없습니다.

자신들의 손을 빌려준 Stephen Noll, PhD; Edward Shorter, PhD; Nancy Dosch, PhD; Corvallis 시립도서관과 국립의학도서관에서 근무하는 직원분들; Earl Qualls, PT; Woodhall Stopford, MD; Ross Hauser, MD; Agatha Thrash, MD; 물리치료사인 Pam Davidson, Babara Springer, 그리고 Kyla Dunlavey; Uchee Pines Institute에 근무하는 Helena와 Celly; Eric Blake, ND; Letitia Watrous, ND; Advancement of Science and Education의 설립자 Keith Miller; Major Sean Donahue; 그리고 나의 사랑스럽고 존경스러운 검토자들에게 감사를 드립니다.

Oregon주의 마사지 학교의 직원분들, 모델을 해 준 Jill Stanard, Kitty Lawrence, Brenda Dick, Jody Altendorf, Smith Sinclair, 사랑스러운 Rolfettes, Vanessa, Rainier와 Penny Farmer, Bob Heald, Kathy Thielsen, 그리고 Ellie Standard; Bethany Athletic 클럽과 La Pointe 스파에서 근무하는 Cindy Fellows, Lindsey Poulton, 그리고 Jory Fleck-Harding에게도 감사를 드립니다. 나를 위해 모든 수치료 장비를 구성하는데 도움을 준 Susan Soukup와 Brenda Dick에게 특별한 감사를 드립니다. 나에게 학교의 수치료실을 이용할 수 있도록 기꺼이 허락해 주었고, 마사지 교육에 관한 예제를 알려준 Oregon 마사지학교의 설립자인 Ray Siderius에게도 감사를 드립니다.

수치료에 관해 장시간 토론을 해준 Trevor와 Bob Heald에게도 감사를 드립니다. 마지막으로 나에게 큰 마음의 지지를 해준 큰 자형인 Smith와 나의 가족들에게 감사를 드립니다. Smither!

당신들의 도움이 없었다면, 나는 이 작업을 마무리 할 수 없었을 것입니다.

# 도와주신 분들

**Richard Ceroni, PhD, MeD, MA, LMT**
Dean of Education
Ohio Academy of Acupuncture and Oriental Medicine
Suffield, OH

**Linda Derick, MA**
Director of Education
Connecticut Center for Massage Therapy
Andover, MA

**Linda Loney, MD, LCMT**
Instructor
Massachusetts Institute of Massage Therapy
Suffield, OH

**Ronald McKendree, BS**
Massage Program Coordinator
Keiser College
Melbourne, FL

**Roger Olbrot, BA**
Director of Education
Myotherapy College of Utah
Salt Lake City, UT

**Andrea Robins, MS, LMT**
Instructor
Keiser College
New Smyrna Beach, FL

**Emily Sibley, BS, LMT**
Hydrotherapy Instructor
Downeast School of Massage
Waldoboro, ME

**Deborah Taylor, BS, LMT**
Instructor
East West College of the Healing Arts
Portland, OR

**Agatha Thrash, MD**
Uchee Pines Institute
Seale, AL

# 주요 차례

# 차 례

## 부록 B



## 부록 C



## 부록 D



## 부록 E

# 수치료의 소개

## INTRODUCTION TO HYDROTHERAPY

1 장

*만약 지구에 마력이 존재한다면, 그것은 물속에 들어있다.*

*— Loren Eisley, The Immense Journey*

### 학습목표

이 장을 다 읽고 나면 독자는 다음의 질문에 답할 수 있다:

- 마사지의 효과를 증가시킬 수 있는 다양한 수치료법에 대해 설명할 수 있다.
- 유럽과 미국에서 발전되어온 수치료 역사에 대해 설명할 수 있다.
- 목욕, 사우나, 수영과 같은 전신 수치료(whole body hydrotherapy)의 효과에 대해 설명할 수 있다.
- 과거부터 실시되어온 국소부위 수치료와 전신 수치료의 예를 설명할 수 있다.
- 다른 시대와 문화속에서 변화되어 온 수치료에 대해 설명할 수 있다.
- 고객을 치료할 때 마사지와 수치료를 어떻게 적용하는지 설명할 수 있다.

비록 숙련된 도수 접촉과 수치료는 시대와 문화적 차이에 따라 서로 다르게 적용되어 오고는 있지만, 가장 오래된 치료기술이며, 문화가 시작된 이래 지속적으로 사용되어오고 있는 치료기술이다. 남아메리카의 광천수(mineral spring)부터 유럽의 대중탕(great bath)(그림 1-1)과 인도의 아유르베다(ayurvedic) 증기욕에 이르기까지, 그리고 무슬림의 터키욕(Turkish bath)에서부터 러시아의 **바니야스**(banyas)와 미국의 한증탕(Sweat lodge)까지 전세계적으로 수치료와 마사지를 병행하고 있다. 가정, 목욕탕, 스파, 재활시설, 헬스클럽, 병원 등에서 도수 접촉(touch)과 물을 아픈 곳에 적용하고 있다. 치료사는 목욕탕과 같은 곳에서 전신치료와 함께 족욕과 약초(herbal compression)를 이용한 국소치료를 손상부위나 통증, 신경성 긴장상태에 적용하고 있다. 전 세계적으로 수치료와 마사지는 느낌이 좋을 뿐만 아니라, 건강(wellness)을 증진시켜 주기 때문에 널리 이용되고 있다.

이번 장에서 수치료의 오래되고 풍부한 역사에 대해 학습하게 될 것이며, 또한 마사지와 병용했을 때의 효과에 대해 배우게 될 것이다. 또한 이 장의 말미에 실제로 어떻게 치료를 하는지 정확하게 배우게 될 것이다(수치료의 종류는 매우 넓기 때문에 그 모든 것을 이 한권의 책에서 모두 언급할 수는 없지만, 그럼에도 불구하고 당신은 오늘날 치료사들이 사용하는 치료의 범주 중에서 가장 적합한 치료에 대해 배우게 될 것이다).

연대적 순서에 따라 수치료의 역사에 대해 알아보기 위해서는 이번 장의 마지막에 있는 연대(timeline)를 참고하기 바란다(그림 1-16 참조).

*수치료(hydrotherapy)*라는 용어는 그리스의 두 단어가 결합된 것인데 즉, *hydro(물)*와 *therapeai(치유)*의 합성어이다. 이 책에서 우리는 모든 형태의 물, 액체, 증기, 혹은 고형물(solid)을 이용하여 건강을 유지 혹은 회복시키는 것을 *수치료(hydrotherapy)*라고 정의한다.

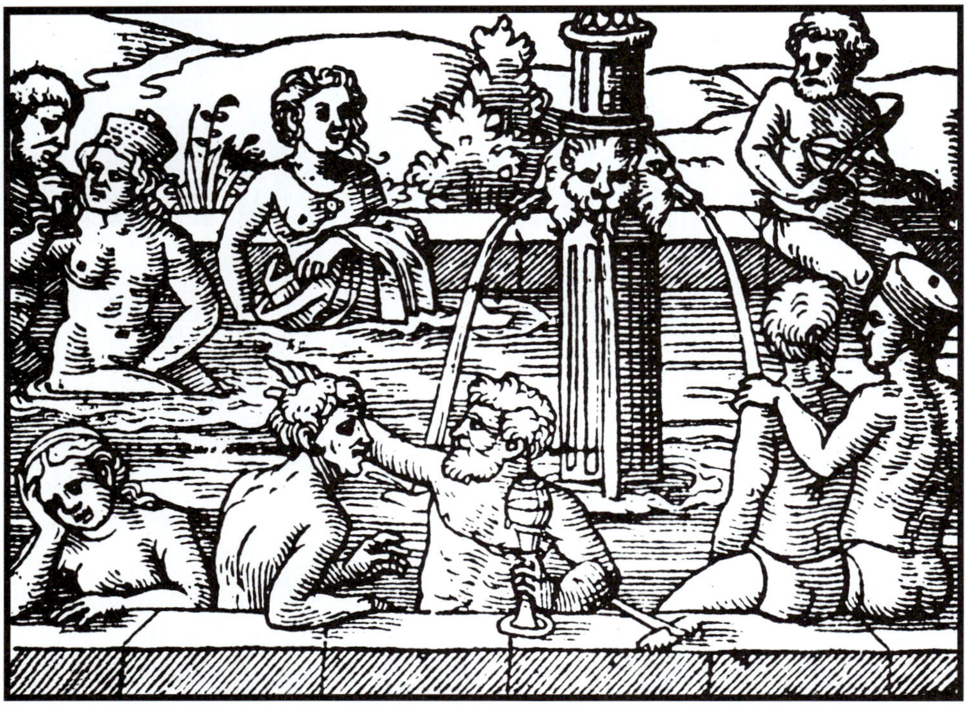

그림 1-1 ■ 옥외 목욕탕, 독일, 1571년. Woodcut by Gallus Etschereutter. (사진은 Maryland Bethesda에 있는 국립의학도서관 제공.)

## 마사지와 수치료의 병용효과
## BENEFITS OF USING HYDROTHERAPY IN YOUR MASSAGE PRACTICE

수치료에 관한 지식이 있는 치료사들은 마사지와 함께 안전하고 효과적인 방법으로 수치료를 할 수 있다. 마사지를 배우는 학생들과 치료사들은 수치료와 마사지를 병용했을 때 어떠한 효과가 있는지 궁금해 할 수도 있다. 몇 가지 효과를 언급하면 다음과 같다:

- 수치료는 마사지를 할 때와 마찬가지로 여러 가지 치료적 목적을 달성할 수 있다. 마사지와 마찬가지로 수치료는 불편함과 통증을 완화시키고, 혈액과 림프액의 흐름을 자극하며, 결합조직이 더 쉽게 신장되도록 하며, 그 외 통증과 손상을 완화시키는 작용을 한다.
- 수치료는 이완작용과 스트레스 감소효과가 있다. "침수욕(Deep Immersion): 물의 경험"의 저자인 Robert France는 물을 "액체의 위안(solace)"이라고 하였다.[1] 수치료를 받으면서 마사지를 병행하는 것은 증상을 완화시키고, 통증으로부터 회복시키는 간단한 방법 중에 하나이다.
- 열이나 따뜻한 것이 불편한 환자나, 찬 것이 불편한 환자에게 수치료는 마사지를 적용하면서 좀 더 편안하게 적용할 수 있는 장점이 있다. 또한 열이나 냉보다는 환자들의 몸에 좀 더 간단하고, 효과적으로 적용할 수 있는 방법이다.
- 수치료는 다양한 방법으로 피부를 자극할 수 있다. 예를 들면, 물에 의해 몸을 감싸는 듯한 감각(body-hugging sensation); 따뜻하거나 시원한 온열감각(thermal sensation); 소금, 솔, 혹은 차가운 장갑을 이용한 마찰을 이용한 긁는 감각, 그리고 물과 혼용한 다양한 물질을 이용한 감각(textural sensation) 등이다. 노인, 장애인, 혹은 사회적으로 고립되어 있거나 몸져누워있는 환자들에게는 정상보다 약한 자극으로 효과적으로 적용할 수 있다.
- 이 책을 통해 배운 정보를 이용해서 치료사들은 스파를 쉽게 이용할 수 있다. 스파에서 실시하는 수치료에 관한 정보의 대부분은 이 책에 포함되어 있다.
- 수치료는 치료사의 손에 의해 스트레스를 감소시킬 수 있다. 국소에 적용하는 수치료의 대부분은 마사지의 스트로크(stroke) 법으로 가능한데, 조직의 온도를 올리고, 표면부 근육을 이완시키며, 국소 혈액순환을 증진시키기 위해서는 마사지의 스트로크

로 대체할 수 있다.

- 다양한 치료기법을 알면, 가장 효과적인 마사지 기술과 가장 효과적인 수치료 기술을 결합할 수 있기 때문에 치료사들은 좀 더 노련해질 수 있고, 좀 더 전문가가 될 수 있다.
- 수치료는 마사지를 실시하는 중에 환자에게 적절히 적용할 수 있는데, 예를 들면, 불면증환자에게는 중온욕(neutral bath), 격렬한 운동후 발생한 근육통 환자에게는 황산염욕(Epsom salt bath), 허리통증 환자에게는 냉적용, 발목관절 염좌 환자에게는 교대욕을 적용하는 것이다.
- 수치료는 재활을 위한 다양한 움직임에 효과적으로 적용할 수 있다. 국소욕, 아이스팩, 얼음마사지와 같은 냉치료는 혈액순환을 자극할 수 있고, 근경직과 통증을 감소시킬 수 있다. 반대로 열치료는 반흔조직을 부드럽게 하며, 근육을 더 쉽게 신장시킬 수 있게 한다.
- 규칙적인 수치료는 건강증진(health building)에 도움이 된다. 건강과 관련된 문제를 치유하는 것이라기보다는 혈액순환을 자극하고, 뼈대근육을 이완시킴으로써 건강을 증진시킬 수 있다. 또한 작지만 유익한 방법으로 환자들의 특정한 건강문제에 적용할 수도 있다. 예를 들면, 만성적으로 발이 찬 사람에게 수치료 즉, 물에 담그거나, 겨자가루(mustard powder)를 이용한 뜨거운 족욕, 혹은 교대욕 등을 적용하면 국소혈액순환을 증가시킨다.

## 서양 수치료에 대한 간략한 역사
## BRIEF HISTORY OF WESTERN HYDROTHERAPY

*고대문명에서 물은 생명의 원천이며, 정액이고, 자궁에서 나오는 액체(juice)로 신성시했다. 물은 천지창조의 신화에 자주 등장한다.... 사람은 언제 어디서나 물을 두려워했으며, 물의 신을 숭배했다. 비록 물의 신의 이름과 형태는 문화적 차이에 따라 다르게 표현되기는 했어도, 한결같이 원초적인 창조와 파괴의 존재로 물을 인식했다.*

*-Alexis Croutier*[5]

의술의 역사는 인간의 시도와 실수의 역사이며, 즐거운 구경거리이기도 했고, 일시적 유행이기도 했으며, 몇 가지는 오랜 사용으로 성공적인 치유가 가능하기도 했다. 물을 이용한 치료는 3가지 중요한 이유 때문에 건강과 관련된 문제를 치료하는데 흔히 사용되어 오고 있다: 물은 일반적으로 풍부하며, 다른 치료인자보다 쉽게 구할 수 있으며, 물을 이용한 치료는 일반적으로 매우 쉽고, 수치료의 효과는 쉽게 관찰이 가능하기 때문이다. 종종 새로운 건강관련 문제가 출현하면 수많은 치료기법들이 사용되는데, 그 중에 특히 수치료는 거의 항상 해당된다. 여기서 우리는 유럽 수치료의 역사와 전통에 대해서만 살펴보고자 한다. 하지만 중요한 것은 그 외 다른 많은 문명에서도 잘 발달된 수치료 방법들이 있다는 것을 기억해야 한다.

### 고대 그리스 시대와 그 외 다른 초대 문명의 수치료
### HYDROTHERAPY IN ANCIENT GREECE AND OTHER EARLY CULTURES

온수, 광천수(mineral water), 그리고 치료용 진흙을 사용한 기원은 상당히 오래되었기 때문에 정확한 시기를 알 수는 없지만, 수치료는 청결, 이완, 그리고 관절염과 손상치료를 위해 역사가 기록되기 전부터 사용되어 왔다. 물을 가열시키기나 욕조로 물을 끌어오는 기술이 개발되기 전에도 수치료의 매력은 엄청났다. 예를 들면 인간은 항상 천연 온천을 이용했다: 물의 따뜻함과 청결하게 해주는 특징적인 매력과 무중력 상태로 부양시키는 것은 거의 불가항력적이었다.

전 세계적으로 물에 대한 관심이 증가한 증거로 독일의 바덴바덴(Baden-Baden)에서는 약 8000년 전부터 사용되어 왔으며, 영국에서는 욕조를 이용한 물의 이용이 약 만 년 전에 구석기 시대에 사용되었다는 기록이 있다. 현재 유럽에는 천연 온천 지역에 세워져 있는 수백개 정도의 현대식 스파가 있으며, 온천의 치료적 효능 때문에 여전히 많은 사람들이 찾고 있다. 현대식 사우나 시설이 설치되기 전에 원시적인 발한실(sweat bath) 역시 수많은 지역에 건립되어 있었다. 예를 들면, 아일랜드에는 목욕탕을 잔디나 돌로 만들었으며, 주로 류마티스 관절염을 치료할 목적으로 18세기 전에 건축되었다.[2]

국소부위 침수, 압박, 찜질, 그리고 찬물 적용과 같은 국소 수치료 기술 또한 가장 오래된 고대에서 발견되었다. 물은 욕조에서 약초욕, 습포, 회반죽, 혹은 그 외 다른 준비를 하기 전에 진정작용을 목적으로 사용되기도 하였다.

## 물의 정신적인 기능과 종교적인 기능
Spiritual and religious function of water

원시인들의 마음속에 물은 치유(healing)였다. 그 이유는 물은 초자연적인 힘과 수많은 자연적인 현상과 관련이 있기 때문이었다. 물은 생명의 원천이며, 에너지이며, 생명의 탄생과 창조일뿐만 아니라, 파괴의 원천이기도 하고, 심지어는 죽음의 원천이기도 하기 때문에 숭배의 대상이었다. 비록 인간이나 동물, 그리고 식물도 물이 없이는 더 이상 살 수 없지만, 또한 물은 어느 순간에는 아무런 경고도 없이 삶을 파괴하기도 하며, 그 힘은 무서운 존재가 된다. (2004년 아시아의 해변에서 발생한 쓰나미와 2005년 미국 남부지역을 강타한 허리케인 카트리나는 많은 사람을 죽였으며, 수천 명의 사상자와 집이 소실되었으며, 지역 생태계를 급속도로 바꾸어 버렸다.) 무지개, 폭포, 폭우, 홍수, 천연 온천, 조류의 흐름, 천둥, 번개, 소용돌이, 눈, 그리고 얼음은 무서움과 경외의 대상이었다. 바다(ocean)는 신비한 곳이며, 또한 불길한 전조지이기도 하다.

전 세계적으로 물은 무한한 우주의 힘을 갖고 있는 신과 연관되어 있다. 종교 지도자들은 종종 몸의 치유자일 뿐만 아니라, 그들은 신성한 일을 하기 전에 실시하는 세례의식이나, 질병을 치유하는 상징성과 사후를 대비해서 죽은 자를 깨끗하게 하는 데에도 물을 이용한 의식을 진행했다. 물이 탄생과 관련이 있다는 것은 몸을 깨끗하게 한다는 것으로서 영혼을 정화한다는 의미이며, 다시 태어날 것이라는 암시를 내포하고 있는 것이다. 상처부위를 물에 담그면 물에 의해 병원균이 감소되는 것이라기보다는 물속에 효과적이고, 정신적인, 어떤 고유한 무엇인가에 의해 치유과정이 시작된다고 믿는 것이다.

모든 고대 문명에서는 물의 신과 요정과 물의 여신과 같이 다양한 종류의 신들을 숭배했다. 구름—공기 중의 물이 작은 폭포를 이루는 것—이 왕좌처럼 발견되었다. 오래된 증거로 창세기에 물은 가장 첫 번째 구성요소이며, 인류가 출현하기 전부터 존재했었다고 기록되어있다. 성경의 어디에서나 쉽게 발견할 수 있는 것은 목욕은 피부의 질병을 치유하고, 임질, 혹은 나병환자를 깨끗하게 하고, 생리중이나 와상환자를 치유하는 한편, 불결한 몸에 의해 더럽혀진 몸을 정화한다는 의미로 사용되었다. 이집트에는 하토르(Hathor) 신을 숭배했던 Dendera라고 하는 절(temple)이 있었는데, 복도를 따라 커다란 수치료실로 연결될 수 있는 구조로 되어 있었다. 신의 도움으로 치유되기를 바라는 마음에서 병든 자를 목욕시킬 수 있는 다양한 크기의 돌로 만든 욕조로 물이 채워지는 구조이다.[3]

그리스-로마 시대의 전통은 사람들이 자신들의 신에게 도움을 요청하기 위해 샘(spring)으로 성지순례(pilgrimages)를 하도록 하였다. 이러한 치유와 관련된 신(deity), 즉, 그리스의 신 아프로디테(Aphrodite)나 로마의 신 미네르바(Minerva)는 죽음의 고통을 조정하는 것으로 여겼다. 광천수는 종종 그리스 의술의 신인 Aesculapius를 위해 헌사하는 성지가 되기도 하였다.

## 그리스 연무장
The Greek gymnasium

물이 갖는 종교적인 기능과 함께 사교적인 혹은 의료적인 목적으로 행하는 목욕은 고대 그리스인들의 문화 중에 중요한 부분이었다. 그들은 대중목욕탕을 가장 먼저 개발하였다. 초창기 그리스 도시인 그리스 연무장에서는 씻고 목욕하는 것이 정규적인 프로그램이었다. 연무장은 그리스인들이 운동을 위해 단련하는 곳이었지만, 이후에는 점차적으로 그리스인들의 사교와 학습(learning)의 장소로 발전되었다. 몸의 재생(regeneration)은 목욕과 마사지를 한 후 활발한 연습으로 시작되었다. 마사지, 운동, 그리고 수치료의 3박자는 유럽인들의 도시에서도 출현하기 시작했다.

세면대와 간단한 샤워시설이 있는 옥외시설은 운동선수들이 운동 후 찬물에 씻을 수 있도록 접근이 용이한 곳에 설치하였으며, 초창기 많은 연무장은 운동 후 쉽게 목욕을 할 수 있도록 냇가, 강 혹은 호수 근처에 위치하고 있었다. 욕조시설은 점차적으로 개인욕조, 회전욕조, 한증욕(hot air bath)이나 사우나 등으로 발전되었다. 그들은 또한 작은 풀장이나, 욕조, 샤워시설 및 족욕도 이용하였다. Homer 시대로 거슬러 올라가면 온수욕(warm bath)은 우울증과 정신적 긴장상태를 완화시키고, 피로를 감소시키고, 상처치유를 촉진할 목적으로 추천되었다. 냉욕 후에 실시하는 한증욕이나 사우나는 스파르타인들의 전통적인 방식이었다. 오일을 바르거나 문지르는 방식인 마사지는 그리스인들이 주로 사용한 방식이며, 점차적으로 운동 전 · 후에 실시하였다.

### 히포크라테스와 수치료의 의학적 사용
### Hippocrates and the medicinal use of hydrotherapy

히포크라테스 시대(기원전 460-377)에 목욕은 청결과 강장효과 뿐만 아니라, 의료적인 목적으로도 사용되었다. 고온욕과 냉온욕의 동시사용은 몸이 가열, 냉각, 습도 유지 혹은 필요에 따라서는 건조하게 함에 따라 조화롭게 몸이 적응할 수 있도록 하기 위해 사용하였다.[4] 히포크라테스의 말에 의하면, "깨끗한 물에 목욕을 하면 습도 유지 및 몸을 차게 하며; 소금욕은 몸을 따뜻하게 하고 건조하게 하며; 고온욕은 공복감을 덜어주며 차게 하고; 식사 후에는 몸을 따뜻하게 하고 습도를 유지시켜 주며, 냉욕은 몸을 건조하게 한다"라고 하였다. 온수욕은 두통을 치유하고, 호흡기능을 증진시키며, 관절을 이완시키고, 폐렴환자의 허리통증과 가슴통증을 감소시켜 줄 목적으로 사용하였다. 중온욕(neutral bath)은 불면증 환자에게 처방하였다. 국소부위의 치료 또한 목욕과 더불어 사용되었는데, 예를 들면, 냉수 **압주욕**(douches)은 관절의 부종이나 통증감소를 목적으로 사용하였다.[5] 히포크라테스는 또한 몸을 긴장시키고 정상화시키기 위해 마사지를 추천했다.

그리스인들은 목욕의 생리적 효과에 대해 잘 알고 있었다. 예를 들면, 뜨거운 물에 침수시키면 몸의 온도를 증가시킨다는 것이다. 그리고 그들은 고온수와 냉온수를 이용하여 혈액의 흐름을 조절하는 방법에 대해서도 알고 있었다. 혈액순환계에 대해 정확하게 알지 못하던 시기였기 때문에, 전신욕과 국소욕시 세심한 주의가 필요했다. 고대의 남성과 상처(Man and Wound in the Ancient World)라는 책에서 병리학자이면서 의학역사학자(medical historian)인 Guido Manjo는 그리스 의사들이 심한 출혈성 좌상을 당한 목수들의 발을 어떻게 치료했는지 우리에게 알려주고 있다. 이 책을 보면 환자는 손상측 하지를 거상시키고, 바로누운 자세를 취한다. 그 다음 의사는 한 장의 타월을 찬물에 담근 다음 출혈유무를 점검하면서 발목주위를 가볍게 감싼다. 그 다음 두 번째 타월은 따뜻한 물에 담근 다음 환자의 머리 주위를 감아준다. 이 방법은 머리 쪽으로 혈액의 양을 증가시키고, 반대로 손상된 발로는 혈액의 흐름을 차단하는 것이다.[6] 찬 타월은 발목관절의 혈관을 수축시키며, 따뜻한 타월은 머리쪽의 혈관을 확장시킨다. 이 치료법은 편두통을 치료하는 오래된 수치료법과 반대(mirror image)이다. 즉, 발을 따뜻하게 하면 머리로 가는 혈액의 양을 감소시키고, 발에는 혈관확장으로 인해 혈액의 양이 증가되는 것이다(6장 참조).

그리스인들 역시 냉수가 전체적인 혈액순환에 미치는 효과에 대해 알고 있었다. 히포크라테스시대 그리스 의사들의 주장에 따르면, "만약 사람이 건강하다면 겨울이나 냉수욕에 의해 몸이 차갑게 된다. 몸이 많이 차가워진 상태에서 옷을 입거나 집에 들어가면 차가워지기 이전보다 더 따뜻해진다. 반대로 따뜻한 물에 목욕을 하거나 불 가까이 있다가 똑같은 옷을 입거나 똑같은 장소에 들어가면 한기를 느끼고, 더 춥게 느끼며 나중에는 오한을 느끼게 된다."[7]

### 로마제국의 수치료
### HYDROTHERAPY IN THE ROMAN EMPIRE

로마제국(BC 510~AD 478)은 고대문명 중에서 수치료가 가장 발달한 시대였다. 또한 서양의 거의 모든 국가에 대해 정치적인 지배력이 가장 높은 시기였다. 그리스 정복 후 로마는 그리스의 문화, 예술, 과학, 철학, 그리고 의학을 채택했다. 상수도(public water)와 목욕시설도 그리스 정복 후 설치했다. 로마는 정신과 몸의 균형이라는 그리스인들의 생각과 체육시설을 그대로 모방했다. 목욕에 관한 그리스인들의 생각은 Celsus(BC 5년)와 Galen(AD 130년)의 저술을 통해 로마인들에게 모두 소개되었다. Celsus는 의사라기 보다는 의학서술가(medical writer)였으며, 그리스 의사들의 생각을 전하는데 노력했으며, 그는 약한 몸을 강건하게 하고, 심각한 건강문제를 치유하는데 있어서 고온욕과 발한(sweating), 그리고 마사지에 대한 신뢰도가 높은 사람이었다. Asclepiades(BC 100년) 역시 그리스 의사였으며, 로마에서 주로 활동한 사람이었는데, 그 역시 많은 영향을 준 인물이었다. 그는 주로 식이요법, 가벼운 운동, 마사지, 그리고 목욕에 대해 신뢰도가 높은 인물이었다. 그는 샤워목욕시설을 개발했으며, 주로 냉수욕을 처방하였는데, 그 덕분에 그는 냉수욕을 하는 사람(cold bather)으로 유명하다.

로마인들은 그리스인들과 마찬가지로 목욕을 하기 전

에 격렬한 운동을 하지 않았다. 다만 목욕을 하기 전단계로 가벼운 운동을 하였다. 그들은 이완과 즐거움을 위해 목욕을 자주 할 것을 강조했다. 그들의 기술과 경제적 능력이 증가할수록 로마인들의 목욕시설은 더욱 고급스러워졌고, 많은 투자를 했다. 그 예로, 로마의 큰 목욕탕의 가마(furnace)는 물을 데우거나 방을 따뜻하게 유지하는데 시간당 40파운드의 땔감이 필요했으며, 또한 마찬가지로 그 일을 담당할 많은 노예들이 필요했고, 물과 땔감은 먼 곳에서 가져와야 했다. 로마의 공중목욕탕에서는 공식적으로 물을 공급하는 것이 가장 급선무였다. 물은 주로 우물, 빗물, 탱크를 이용했으며, 이후에는 냇가나 강에서 긴 수조를 통해 공급받았다.

전신침수욕과 수영은 많은 질병을 치료하는 가장 일반적인 것이었다. 또한 물은 국소적으로 몸의 여러 부위에 적용하기도 했고, 내장기 질병이 있는 경우 다량의 물을 섭취하기도 했다.[4] 기원전 1세기와 2세기에 찬물은 피부질병, 통풍, 상처, 비뇨기문제, 소화기계문제, 고열, 안과질환, 마비, 수술후 회복기에 치료목적으로 주로 사용되었다. 치료용 물을 이용한 목욕은 월경장애나 자궁과 관련된 질환에 주로 사용하였다.[4] 바닷물은 신경성 질환, 관절염, 그리고 소모성질환으로 인한 통증에 강장효과가 있는 것으로 믿었다. 하지만 해변근처에 살지 않았던 Augustus와 Nero 황제와 같은 부유한 로마인들은 바다물을 자신의 집으로 끌어와서 사용했다.

로마인들이 유럽으로 확장되면서 그들은 온수의 효과에 관한 그들의 지식을 유럽인들에게 전파했다. 로마의 정착민들은 질 높은 식수를 공급받을 수 있는 상수도를 갖고 있었을 뿐만 아니라, 다양한 종류의 공중목욕탕도 사용했다. 스코틀랜드부터 팔레스타인까지 로마제국의 국경을 따라 배치되어 있던 로마인들의 요새와 군병원에서도 목욕탕이 있었다. 자연발생 온천은 발견될 때마다 개발했다. 어떤 온천은 특정 질병을 치료하는 장점이 있는 것으로 믿었다. 예를 들면, Vitruvius는 로마의 유명한 목욕 기술자이면서 역사학자였다. 그는 "몸의 고열로 인해 약해진 근육"의 능력을 회복시키는 데는 유황천(sulfur spring)이 효과적이라고 추천하였다. 또한 그는 마비가 있는 환자는 백반천(alum spring)을, 침출성 종양(scrofulous tumor)에는 알카리천(alkaline spring)을, 로마 근처에 있던 Albula에서 나오는 물은 상처치유에 효과적이며, 산성천(acid spring)에서 나오는 물을 마시면 장에 발생한 결석을 깨뜨리는데 효과적이라고 추천하였다.[5] 광천수욕은 마비, 좌골신경통, 건선, 관절염, 통풍, 그 외 황달이나 부종과 같은 간이나 심장질환과 같은 만성질환 치료에 주로 처방되었다.

예를 들면, Baiae라는 지역이 있는데, 이 곳은 Mount Vesuvius에서 북서쪽에 위치한 지역으로 수백 종류의 온천이 있는 곳이며, 로마인들이 여가를 즐기는 리조트로 유명한 곳이다. Baiae에 있는 뜨거운 유황천은 로마제국 때부터 회복기 환자들이 주로 이용했다. 세기를 거슬러 천연 발한실은 바위를 굴착하거나 구멍을 뚫거나 지하통로나 동굴을 이용하였다.

로마인들은 영국, 스페인, 독일, 체코, 프랑스, 스위스, 로마, 그리고 나폴리 등 여러 지역에서 온욕실과 냉욕실을 만들어 사용했다. 프랑스의 Vichy, 독일의 Baden-Baden, 벨기에서의 스파, 영국의 목욕탕 등 현재 남아 있는 스파타운들이 그 예이며, 이들 모두는 대부분 기원전 1세기에 발견된 것들이다. 그들은 또한 물의 요정과 신을 숭배하기 위해 성당을 만들었다. 종종 치료의 신은 특정 질병에 대해 치유능력이 있는 것으로 여겼다. 예를 들면, 이탈리아에 있는 성당인 Ponti di Nona라는 곳은 발과 손의 질환이 있는 사람은 치료신의 특별한 관심이 되었고, 이 온천의 방문객들은 평발(fallen arches), 인대손상, 발의 상처, 괴양, 관절염, 휜발(clubfoot)과 기타 기형 등으로 인한 통증으로부터 치유되기를 바랬다.[5]

자연발생 온천이 갖는 장점과 마찬가지로 로마인들은 인공적인 욕실을 만들었는데, 가게만한 규모, 체육관, 여가시설, 레스토랑, 호화스러운 정원, 급수시설을 이용한 것에 이르기까지 단순하고 작은 규모부터 복잡하고 큰 규모까지 다양하게 건설하였다. 그 예로 Diocletian 황제 시대의 목욕탕이 로마에서 건설된 목욕탕 중에서 가장 큰 목욕탕이었는데, 그 크기는 32에이커이며, 3,000명이 동시에 목욕을 할 수 있는 규모였다. 조각상, 분수대, 조각기둥, 모자이크 바닥으로 화려한 스타일로 장식했으며, 내벽은 이집트의 대리석으로 붙였다. 이후 폐허된 목욕탕은 미켈란젤로에 의해 거대한 교회로 바뀌었으며, 오늘날 여전히 로마에서 볼 수 있다.

온실과 목욕물은 외부에서 노예들이 가져온 나무 땔감으로 데웠다. 이 오븐들은 공기를 가열해서 온도를 올리는 방식이었으며, 가열된 공기는 바로 온실의 바닥 아래로 통과하도록 구조되었다. **온탕욕실**(caldarium)(hot room)의 증기는 움푹 꺼진 곳에 뜨거운 물로 채워졌다. 바닥이 충분히 두껍지 않다면, 특수한 신발을 신어야만 했다. 그렇지 않으면 목욕하는 사람들의 발은 뜨거운 바닥에 의해 화상을 입을 수 있었다. 비록 장소와 시간에 따라 다르기는 하지만, 일반적인 전통 목욕 순서는 다음과 같다:

체육관에서 가벼운 운동을 한다.

오일을 바르고 한 시간 정도 **미온욕실**(tepidarium)에서 머문다.

약 104°F(40°C)의 온탕욕실에 있는 발한실에서 머문다.

가능한 오래 동안 건냉식 고온실이나 **사우나**(laconium)에 머문다.

다시 미온욕실로 돌아와서 오일과, 때, 그리고 땀을 깨끗하게 한다.

냉탕(**frigidarium**)에서 수영을 한다.

다시 오일을 바르고 마사지를 한다. 받침대(plinth)라고 불리는 대리석 판은 수치료, 세면, 탈피(exfoliation), 그리고 마사지할 때 사용하였다.

로마제국이 멸망할 때 목욕시설이 가장 발달했으며, 몇몇 수로는 복구가 되지 않았다. 로마의 마지막 황제는 기원전 478년에 퇴임했으며, 로마에서 대부분의 목욕시설이 최종 금지된 것은 기원전 537년이었는데, 이 때가 Goths족이 로마를 침범한 때이며, 도시의 모든 수로가 폐쇄되었다. 바바리아인들이 침략한 후 많은 목욕시설이 파괴되었다. 하지만 많은 수로가 방치된 채로 남아있었는데, 그 후 스파로 재건축되었다.

## 중세의 수치료
## HYDROTHERAPY IN THE MIDDLE AGES

유럽의 물과 관련된 기술은 중세에는 매우 초보적인 수준으로 퇴보했으며, 단지 몇 군데의 수도원에서만 과거의 수치료 기술이 남아있는 정도였다. 로마 카톨릭교회는 원칙적으로 목욕을 금지시켰기 때문에 수치료 역시 퇴보하게 되었다. 비록 로마의 큰 목욕탕들은 복구가 되지 않았지만, 개인들은 여전히 목욕탕을 사용하고 있었다. 몇몇 지역에서는 온천을 주위로 큰 치료용 풀이 만들어지기도 했고, 그 당시에도 수치료 기술은 지속되었다.[4] Vesuvius 근처에 있는 로마의 유명한 리조트인 Baiae는 1538년 화산폭발로 인해 대부분의 목욕시설이 파괴되기 전까지 중세시대에도 여전히 치료실이 유지되었다.

중세 의술은 대부분 그리스 의사인 Galen(AD 130–200년)의 저술에 의존하고 있는데, 그는 정신적의 병리(humoral pathology) 이론에 대한 강력한 신봉자였다. 그는 주로 냉욕, 온욕, 증기욕, 일광욕, 모래찜질, 광천수, 혹은 약초욕 등을 주로 처방하였다. 냉수 마찰후 온욕은 고열환자의 온도를 내리는데 주로 처방하였다(현대 의사인 Agatha Thrash는 수치료로 유명한 사람인데, 그 역시 열을 내리는데 똑같은 치료를 실시하였다).[8] 국소 수치료는 **좌욕**(sitz bath), **세정**(ablution), 그리고 **습포**(fomentation) 등이 해당된다. AD 2세기경 Galen 역시 목욕탕의 온도와 습도에 따라 목욕을 추천했다. 환자를 온실에 들어간 다음 냉탕에 들어가게 했다. 이 방식은 고대 로마인들이 즐겨 사용하던 목욕방식이었지만, 중세시대에는 실시되지 않았다. 깨끗한 마실 물과 목욕물이 부족했고, 물을 가열하거나 수송하는 기술이 부족했기 때문에 치료용으로 목욕을 하는 것은 매우 제한적일 수밖에 없었다. 몇몇 큰 도시에서는 대중 목욕탕이 있었지만, 시골에 사는 사람들은 도시인들에 비해 목욕을 하거나 옷을 갈아입는 일은 드물었다. 또한 교회는 공중목욕탕을 남자와 여자가 함께 목욕을 하는 수치스러운 곳으로 인식했다. 하지만, 목욕은 신성한 날의 기념일(saint's day)을 주관하는 사람이나, 무사(knight)에 취임하는 사람들에게는 여전히 도덕적인 상징이었으며, 따라서 많은 온천은 교회의 정책에도 불구하고 지속되었다.

중세 후반기에 유럽은 물의 치료적 사용에 대한 관심이 증가한 시기였다. 13세기 이탈리아 나폴리 근처에서 발견된 온열 목욕에 관한 원고에는 35가지 각각 다른 특징이 있는 목욕탕에 대해 설명이 되어 있는데, 그 내용은 다양한 종류의 질병 치료에 관한 것들이다.[9] 많은 지역에서 고대 로마의 목욕탕을 본 따서 새로운 목욕탕이 재건축되었으며, 근골격계 문제, 신경성 질환, 심장과 호흡계 질환 및 그 외 다른 질환을 치료하는 장소가 되었다. 나병환자를 치료하는 병원에서는 치료 목적으로 목욕을 하였다.

영국에서 규칙적인 목욕은 Eleanor of Castiller 여왕의 명령에 따라 귀족 여성들의 첫 번째 유행이었다. 하지만 심각한 재앙으로 인해 개인위생이 전 유럽인들에게 요구되었다. 1345년 선페스트(bubonic plague)(흑사병)가 돌면서 1년 내에 유럽인들의 약 1/3이 사망하는 사건이 발생했으며, 1360년대와 1370년대 다시 재발하여 총 2천만 명이 죽었다. 하지만 흑사병 발생으로 인한 고통보다, 흑사병으로 인해 사회적인 인식과 사고에 변화를 가져다 주었다. 개인위생과 질병예방이라는 공공의료에 대한 관심이 증대되었으며, 그 결과 도시, 쓰레기, 하수구, 그리고 목욕탕을 정규적으로 청소하는 것이 중요해진 첫 번째 계기가 되었다. 공중 발한실에서 목욕을 하는 전통은 다시 살아나기 시작했고, 목욕을 회피하던 사람들의 인식 또한 전환되기 시작했다. 하지만 목욕탕 내에서 나체로 노출하거나, 난잡한 행위를 하거나, 질병이 전파될 수 있다는 우려가 생기면 주기적으로 폐쇄되기도 하였다. 물론 부유한 사람들은 개인 집에서 편안하게 목욕을 했다; 몇몇 성(castle)에서는 부엌 옆에 특수한 방을 만들어 향기로운 약초나 꽃을 물에 담가서 여성들이 그룹으로 목욕을 하기도 했으며, 장미꽃 물에 헹구기도 했다. 그리고 왕은 자신의 침실에서 나무로 만든 1인용 욕조에서 목욕을 할 수 있도록 뜨거운 물을 직접 공수하기도 했다.

## 르네상스시대와 산업혁명기 수치료
### HYDROTHERAPY DURING THE RENAISSANCE AND THE INDUSTRIAL REVOLUTION

유럽에서 르네상스 시대가 열렸을 때 의사들은 좀 더 합리적인 기초에서 시작하였다. Leonardo da Vinchi는 1400년대 후반에 해부를 시도하였으며, 첫 번째 완성된 인체해부학이라는 책은 1543년에 출판되었다. 그 때는 비록 흑사병 수준의 전염율은 아니었지만, 불행하게도 전염병이 유럽을 강타하기 시작했던 시기였다. 항상 그렇듯이 물은 싸고 쉽게 구할 수 있을 정도로 풍부하기 때문에 새로운 질병치료에 사용된 첫 번째 방법 중에 하나가 되었다. 다양한 질환을 치료할 때 사용되는 수치료는 증기욕이었으며, 주로 몸 전체에 증기욕을 하거나 국소부위에 적용하여 사용하였다. 예를 들면, 증기흡입은 결핵환자에게 처방되었으며, 증기욕은 통풍과 매독환자에게 처방하였다.

이 시기 동안에 광천수에 대한 관심과 사용이 지속되었다. 관절염, 소아마비, 혹은 근골격계 질환으로 인해 목발을 짚어야 하는 많은 사람들에게 주로 사용되었다. 166°F(74°C)에 이르는 Plombières의 물은 다량의 소금과 규산(silicid acid)이 함유되어 있었으며, 류마티스와 불임치료에 효과적이라고 알려져 있다. 광천수의 효과에 관한 책도 출판되었다. 1564년에 어느 작가가 목욕을 하거나 물을 마시거나 혹은 침범측에 대해 세정(douche), **관장**(enemas), 샤워, 습포와 진흙을 이용하여 국소부위에 물을 적용하는 방법에 대해 기술했다.[4] 비광천수도 국소부위 수치료에 사용되기도 하였으며(그림 1-2), 전신치료의 혈액순환 효과에 대해서도 잘 알고 있었다(그림 1-3). 유럽의 귀족들은 건강상에 문제가 있을 때면 스파를 찾곤 했다.

수치료는 이미 1400년대에 시작되었지만 서양 의사들의 믿음이 변화되기까지는 한 세기 이상 걸렸다. 서양의 술의 새로운 토대는 더 이상 마술적인 것과 종교가 혼합되지 않고, 순수한 합리주의(rationalism)로 대체되었다. 인간의 몸은 정신적인 병리에 의해 지배당하는 것이 아니라, 신체적인 원리에 의해 지배를 받는 기계로 인식하기 시작하였다. 따라서 목욕과 온천의 치료와 관련된 용어들 역시 변하기 시작하였으며, 이들 효과에 대한 설명은 현재 과학적인 언어로 표현되었다. 광천수와 온천의 치료효능은 물속에 함유되어 있는 화학성분 즉, 마그네슘, 염화칼슘, 표백분(chloride of lime) 때문이거나 혹은 물의 온도에 의한 화학적 작용 때문인 것으로 인식되게 되었다. 1697년 영국의 외과의사인 John Floyer는 치료능력이 있다고 하는 성직자들은 찬물의 물리적 이득 때문이 아니라, 신의 가호로 치유될 것이라고 오인을 하게 만든다고 주장하였다.

1805년 프랑스의 화학자인 Joseph Gay-Lussac은 물은 두 분자의 수소와 한 분자의 산소로 구성되어 있다는 것을 발견했다. 이를 계기로 물의 치유능력은 정신적이거나, 기적적인 설명이 아니라 과학적인 설명이 가능하게 되었다.

물에 대한 새로운 과학적인 정의에도 불구하고, 실제적인 청결(cleanliness)에 대한 물음은 계속되었다. 이 시기까지는 파이프나 채널을 통해 깨끗한 물을 도시로 끌어오는 시도는 하지 않았기 때문에 결국 물의 오염이 유럽과 미국의 큰 도시에서는 중요한 사회적인 문제로 부각되

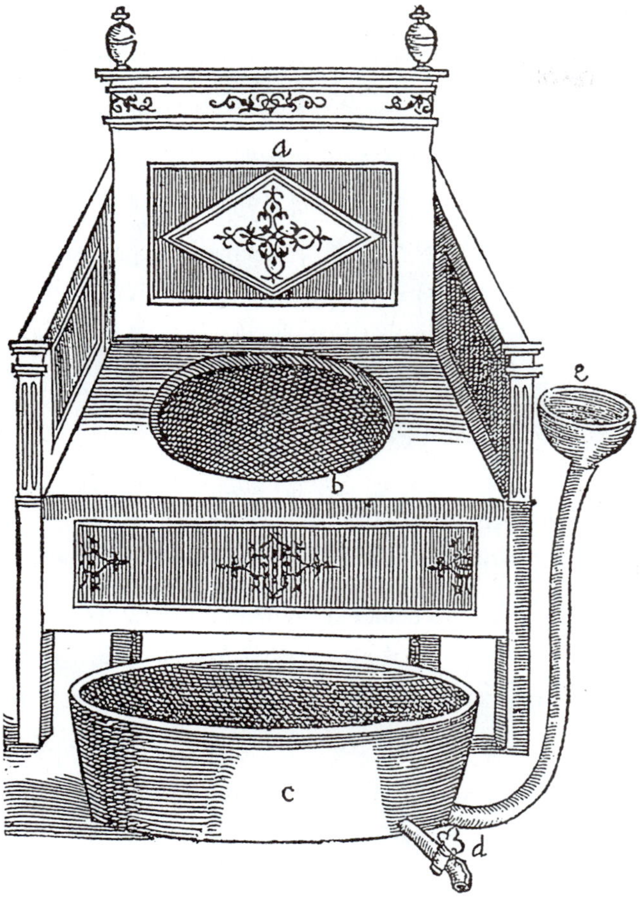


**그림 1-2 ■** 증기욕조와 의자(1564). 이 의자는 좌석이 개방되어 있으며, 증기가 나오는 곳에 사용자의 골반이 위치하여 장결석으로 인한 통증을 완화시키는데 사용되었다.(사진은 Maryland Bethesda에 있는 국립의학도서관 제공)

었으며, 그제서야 먼 거리에서 물을 끌어오는 노력을 기울였다. 도시의 물이 오염된 것은 많은 사람들이 강둑 근처에 밀접해서 살았던 것과 더불어 화학공장과 제조공장이 강 근처에 밀집해 있었기 때문이었다. 이들 공장들은 강의 물을 끌어와서 제품을 생산했으며, 쓰레기는 바로 강가에 내다버렸다. 마침내 깨끗한 물을 끌어올 수 있는 새로운 채널과 수로가 건설되게 되었다. 말이나 풍차의 힘으로 펌프질을 통해 물을 저장하는 급수탑(water tower)이 건설되었다. 펌프기술(pumping plant tech.)은 계속 발전했으며, 강에서 수로바퀴(water wheel)를 이용한 것이 첫 번째였고, 그 다음 증기를 이용하였고, 마지막으로 전기의 힘을 이용하였다. 좀 더 깨끗한 물을 이용한 수치료는 점점 더 쉬워지게 되었다.

가끔씩 건강에 대한 유행(fads)으로 인해 수치료가 퇴

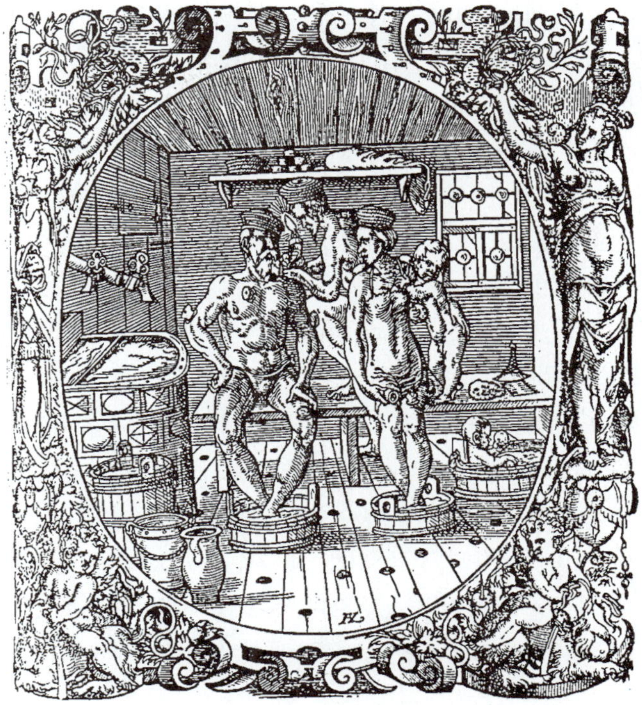

**그림 1-3 ■** 사우나와 족욕(1565). 환자는 사우나와 함께 족욕을 동시에 하고 있으며, 부항(cupping) 시술을 받고 있으며, 의사는 뒤에서 감독을 하고 있다. 연금술사이면서 스위스 외과의사로 유명한 Paracelsus의 조각작품이며, 그는 수치료와 마사지에 대한 신봉자였다. (사진은 Maryland Bethesda에 있는 국립의학도서관 제공)

보하기도 했지만, 목욕의 치료효과에 대한 관심은 계속되었다. 정치력과 경제력 역시 목욕에 대한 관심을 증가시켰다. 엘리자베스 1세 여왕 시절 물을 외국으로 가져가는 영국인과 로마 카톨릭교인들은 엘리자베스 여왕의 생각과는 달리, 영국에서 공중목욕에 대한 새로운 신봉자들이라 두려워했다. 사업가들은 급수와 건축으로 돈을 벌기 위해 영국, 특히 Bath와 Buxton과 같은 도시에서 여가와 환자를 위한 휴양을 제공하기 위한 급수를 하고, 집을 지어 돈을 벌기 위해 많은 사업가들이 몰려들었다. John Floyer가 저술한 '온욕과 냉욕의 역사(The History of Hot and Cold Bathing)' 에서 그는 냉욕의 효과에 대해 주로 강조하였으며, 이 책은 1697년에 출판되어 6번의 인쇄과정을 거치면서 유명한 책이 되었다. Floyer는 근처에 사는 농부에 의해 광천수의 치유적 효능에 감명을 받았다고 주장하였다.

1747년 John Wesley가 저술한 '최초의 물리학(Primitive Physics)' 이라는 책은 민속적인 치유법에 관한 내용인데, 책 속에는 천식, 감기, 산통(colic), 구루병, 두통, 백일해(whooping cough), 류마티즘, 부종, 그리고 좌골신경통 환자에게 물을 적용하는 방법에 대해 기술되어 있다. Wesley는 성직자이면서 감리교의 창시자였다. 그는 수치료에 대해 "모든 질병을 치료할 수 있는 쉽고, 자연스러운 방법"이라고 하였다.

크고 작은 정신적인 질환이 있는 사람들은 종종 "광인(insane person)"을 치료하는 것으로 유명한 스파에서 목욕을 하곤 했다. 영국의 목욕치료용 물은 다양한 질환을 위해 지속적으로 사용되었다. 병자들은 자신들이 질병이 치유되기를 바라는 마음에서 광천수를 마시기도 했다(그림 1-4). 건강을 위해 해수욕(sea bath)은 잉글랜드 왕족들이 즐겨 사용했으며, 1796년 왕립 해수욕 병원(Royal Sea-Bathing Infirmary)이 Margate에 건립되었다. 수백 년간 이어져 내려온 수많은 스파들은 광천수 병원으로 알려지면서 더 유명해졌다. 영국에서 목욕 휴양시설은 왕립 광천수 병원(Royal Mineral Water Hospital)으로 재탄생했으며, Buxton의 도시에 있던 목욕시설은 데번 왕실 물 병원(Devonshire Royal Water Hospital)으로 바뀌었다.

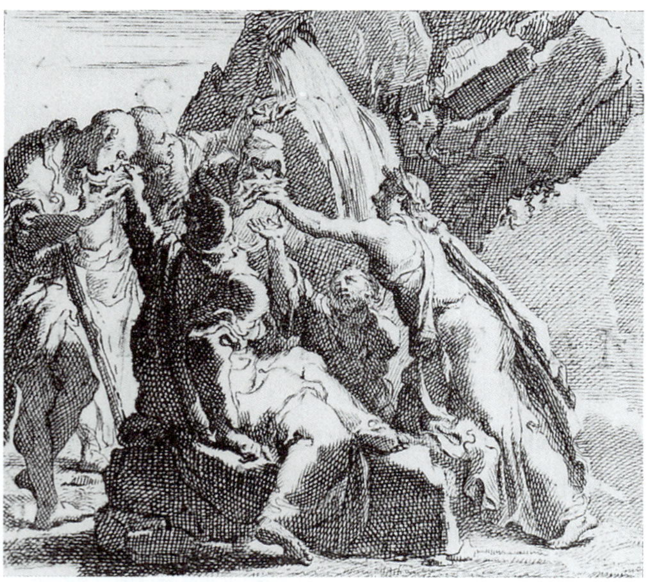

그림 1-4 ■ 병자들이 자신들의 질병이 치유될 것이라 믿으면서 샘물을 마시고 있다. Fernando Bassi 작품, 1768년. (사진은 Maryland Bethesda에 있는 국립의학도서관 제공)

## 19세기 수치료
## HYDROTHERAPY IN THE NINETEENTH CENTURY

19세기에 이르러 의료지식과 공중보건(public health)이 지속적으로 발전하고 있었음에도 불구하고, 의료의 효과는 여전히 높지 않았다. 하지만 우주는 단순히 거대한 기계라는 기계론적인 철학(mechanistic philosophy)이 의사들을 안내하기 시작했으며, 또한 의사들은 병리학적인 해부학을 강조하거나, 질병에 대해 더 많이 알기 위해 부검을 통해 몸의 기관에서 일어나는 실제적인 변화를 공부하기 시작했다.

### Priessnitz, Kneipp, 그리고 수치료 운동
### Priessnitz, Kneipp, and the Hydrotherapy Movemnet

수치료사(water healer)인 Vincent Priessnitz(1799-1851)는 무지한 오스트리아 농부였으나, 물을 이용한 자연적인 치유 철학을 **수치료**(hydropathy)라고 나중에 명명하였다. 그는 농장의 동물들과 그 자신, 그리고 이웃사람들에게 냉수치료의 효과를 직접 관찰한 후, 물의 치료효과에 대해 신봉자가 되었다. 그는 동물들의 염좌나 멍뿐만 아니라, 말의 발굽에 종양이 있을 때에도 찬물에 담그면 빠르게 치유된다는 것을 알았다. 또한 본인이 심한 사고로 인해 발생한 골절과 멍이 든 부위에 냉수를 사용한 결과, 그의 건강상태는 의사의 예상과는 달리 빠르게 회복되었다. Priessnitz는 냉수에 관해 더 많은 실험을 거듭한 후에 충분한 발한이 갖는 건강상의 효과에 대해서도 확신을 갖게 되었으며, 그 당시에 가장 흔한 질환이었던 통풍과 관절염에도 치유능력이 있다는 것을 확신하게 되었다.

Priessnitz는 모든 질병은 몸의 안이나 밖에서 형성되는 나쁜 기운이 혈액으로 전달되기 때문에 발생하는 것이라고 믿었다. 이러한 해로운 기운은 무절제(immoderation)(즉, 너무 많이 먹는 것, 해로운 음식, 독한 술, 과도한 정신적 흥분, 너무 적은 운동)와 해로운 공기를 흡입하거나, 청결치 못한 상태 등으로 믿었다. 운동, 식이요법, 신선한 공기, 마사지 특히, 그 중에서도 물을 이용하여 몸에 발생한 나쁜 기운이나 질병을 치료하는데 사용하였다. Priessnitz가 주로 사용한 수치료법에는 발한욕(sweat bath), 냉수욕, 젖은 천 팩과 안구욕과 족욕과 같은 국소 냉치료법 등이었다. 발한은 나쁜 기운과 염증을 제거하는 역할을 하며, 젖은 천 팩은 혈액순환을 개선시키며, 분비물을 제거하는데 도움이 되며, 냉욕은 피부의 기능을 회복시키는데 사용하였다.

과거의 "기적적인" 많은 치료법과 더불어 Priessnitz의 치료적 성공으로 인해 믿음(belief of the time), 사실(truth)(다양한 형태의 물이 갖는 순환효과), 그리고 새로움에 대한 관심이 시작되었다. 이 것은 Priessnitz가 시도한 많은 치료가 효과 없다고 말하는 것은 아니다. 그가 시도한 많은 수치료의 효과는 과학적으로 입증이 되고 있다. 하지만 의료시스템에서 제1의 치료인자로 물을 사용하는 것은 혁명적이었다. 이러한 접근에 따라 물은 모든 질병을 치료하는데 사용되며, 만성적인 질환에도 사용되며, 그리고 물 없이는 치료할 수 있는 질환이 없다는 것을 의미한다.

Priessnitz는 먼저 그의 이웃을 치료했으며(그림 1-5), 그 다음 그의 이름이 유명해졌을 때 오스트리아 정부는 그에게 환자를 치료할 수 있는 특수한 면허증을 부여했으며, 환자들이 산에 위치한 자신의 집에 쉽게 찾아갈 수 있도록 도로를 건설해 주었다. 1840년에 Priessnitz는 냉수와 식이요법을 통해 전 세계에서 찾아온 1,600명의 환자를 치료했다. 1843년에 그는 *냉수 요법(The Cold Water Cure)*이라는 책을 출간하게 되는데, 이 책은 많은 출판이 되었으며, 특히 다른 언어로도 번역출판 되었다. 미국을 포함한 많은 나라의 의사들이 그의 집을 방문한 다음 자신의 고향으로 돌아가서 수치료실(water cure)을 세웠다. 프랑스, 스페인, 체코 공화국, 영국, 오스트리아, 독일, 그리고 미국에서 환자를 치료하는데 물을 제1의 인자로 삼았다. 1852년에 영국에서는 24개의 수치료 시설이 세워졌으며, 아일랜드에서는 하나의 수치료실이 건립되었다.[4] 수치료 전문가가 아닌 의사들조차 다양한 방식으로 수치료를 시도했다. 예를 들면, 프랑스의 신경학자이면서 Sigmund Freud의 선생이기도 했던 Jean-Marie Charcot는 온열 순환수(warm circulatory water)를 이용하여 염증성 관절을 치료하면서 Charcot 샤워기를 개발하였다. 이 샤워기는 매우 강한 속도로 서 있는 환자의 등에 직접 분사하는 장비였다. 수돗물을 공급하는 옥내배관(indoor plumbing)과 같은 기술이 발전하면서 다양한 수치료를 할 수 있도록 많은 양의 물을 사용할 수 있게 되었다.

수치료(hydropath)는 전통적인 치료사들이나 훈련받은 의사들도 사용하였으며, 이들 모두 다양한 의료적인 문제를 가진 환자를 치료했다. 그들은 또한 환자에게 정제되지 않은 음식을 먹을 것, 많은 물을 마실 것, 규칙적인 운동을 할 것 등과 같은 건강한 생활습관을 갖도록 요구했다. 수치료에 해당되는 것은 습팩, 천, 전신욕, 냉욕(좌욕이 가장 인기있는 치료법이었음), 증기흡입, **관주**(affusion), **압주**(compresses), 가글, 고압분사(douches), **스프레이**(spray), 습포, 냉수밟기, 맨발로 눈 위를 걷기,

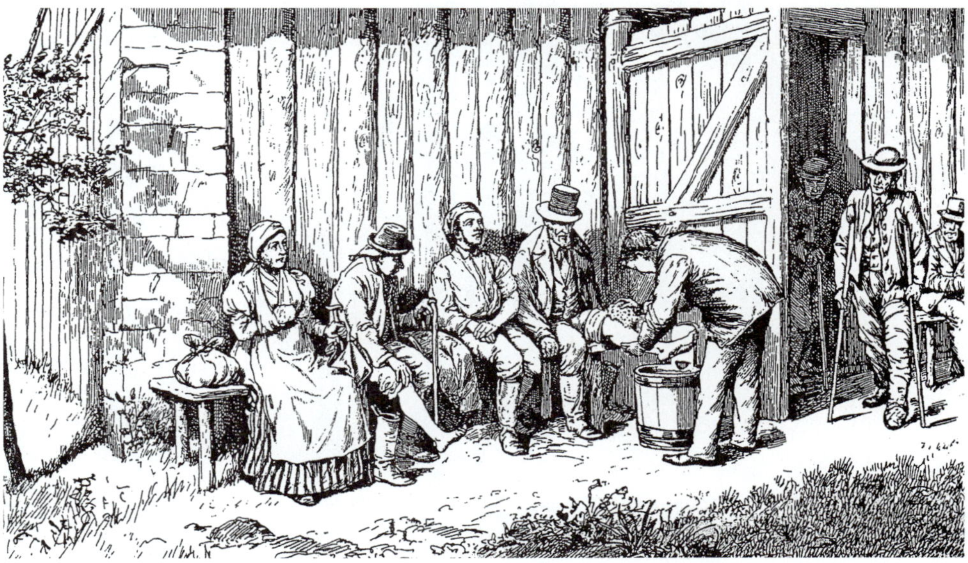

**그림 1-5 ■** 수치료의 기원: Vincent Priessnitz가 스펀지에 찬 물을 적셔 환자를 치료하고 있는 모습, 1816년. (From vom Walde P. *Vincent Priessnitz: His Life and His Works, Published on His One Hundredth Birthday*. Berlin: Wilhelm Moller, 1898. (사진은 Maryland Bethesda에 있는 국립의학도서관 제공)

그리고 수영 등이었다. 환자들은 스펀지로 적시거나, 천으로 감싸거나, 사우나에서 찜질을 하거나, 긁거나, 호스를 사용하거나, 스프레이를 사용하거나, 목욕이나 스팀욕 등을 하였다. 물을 몸에 적용하는 방식은 다양하다. 스웨디쉬 마사지는 원래 스웨덴 마사지사들과 다른 나라에서 이주해온 마사지사들이 사용하던 기술이었는데, 이 기술 또한 주로 처방하던 치료법이었다. 마사지를 하고 나면 몸이 부드러워진다는 것을 발견한 이후, 수치료를 하던 사람들이 식이요법, 운동, 그리고 마사지를 병행하여 사용하게 되었다. 수치료에 대한 인기에 대해 대서양(Atlantic) 근처 나라의 사람들은 이러한 유행을 비꼬기도 했다(그림 1-6).

Priessnits 사후 20년이 지난 시점에 Sebastian Kneipp (1821-1897)라는 사람이 세계적으로 유명해진 수치료사였는데, 그는 Bavarian 성직자였으며, 물과 식이요법을 통해 결핵을 주로 치료하던 사람이었다. Kneipp는 약초, 운동, 신선한 공기, 영양, 그리고 정서적인 치료를 수치료에 결합시켜 주로 치료를 하였기 때문에 그는 자연요법사로 불려졌다. 몸을 강건하게 하는 것이 건강을 유지하는 가장 좋은 방법이라고 주장하였으며, 그의 치료법은 얼음 냉수욕이나 맨발로 눈 위를 걷게 하는 것과 같이 약간 거칠거나 강렬한 경향이 있었다. 또한 다양한 온도와 재료(약초에서 흙까지)를 이용해서 목욕을 시키는 것이 특징이었다. 통풍은 약초팩, 약초욕, 냉수샤워, 분사 등을 이용해 치료했다. 환자가 얼음 냉수욕을 끝마칠 때까지 열은 점차적으로 찬 것으로 변화를 주었으며, 항상 좌욕과 같은 국소욕만 한 것이 아니라, 전신욕도 실시하였다. 유럽과 세계 각국의 많은 나라에서 환자들과 의사들은 Kneipp의 수치료법을 배우고 싶어했다. Kneipp는 왕족과 농부까지 치료를 했는데, 그 중에는 그의 암살로 인해 세계 1차 대전의 원인이 되기도 했던 오스트리아의 Ferdinand 왕자(Archduke)도 있었다. Kneipp는 또한 신장에 문제를 일으키는 Bright 병(Bright' s disease)을 앓고 있던 Ferdinand 왕자의 아버지인 Archduke Joseph도 치료했다(그림 1-7에서 볼 수 있듯이 Kneipp는 두 명의 왕자가 있었다). 그는 또한 Pope Leo 13세도 치료했다. Kneipp는 수치료 운동에 대해 심오한 영향을 받았으며, 영어로 된 '나의 수치료법(My Water Cure)' 이라는 책을 발간하여 5년간 50번이나 재판을 할 정도로 인기가 좋았다. 많은 일반인들이나 정통파 의사들이 Kneipp의 치료실을 방문한 다음 자신들의 고향에서 수치료실을 개원하기도 했다.

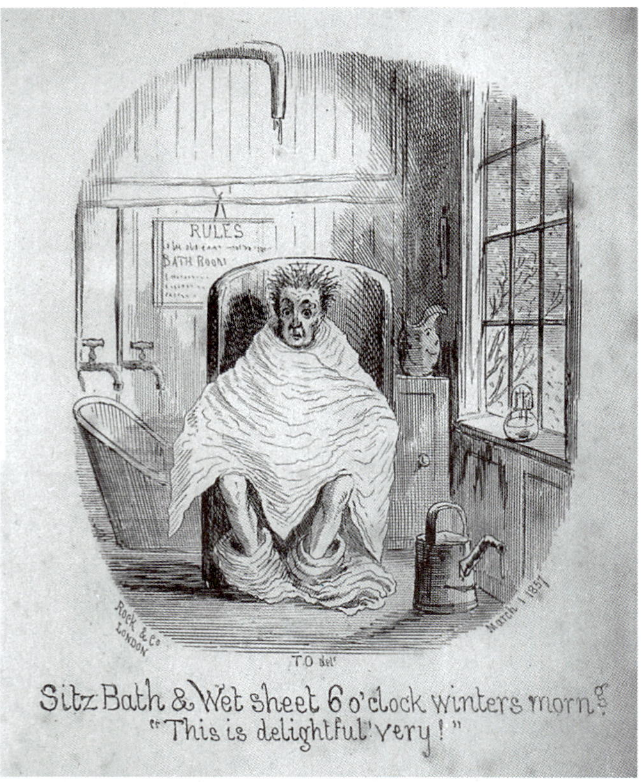
RULES
BATH ROOM
ROCK & Co LONDON
March 1 1857
T.O del
Sitz Bath & Wet sheet 6 o'clock winters morn g
"This is delightful' very!"

**그림 1-6** ■ Thomas Onwhyn이 그린 풍자그림, 1857. (사진은 Maryland Bethesda에 있는 국립의학도서관 제공)

유럽의 수치료실에서 치료를 받은 몇몇 일반인들은 미국으로 돌아온 후 대체학부를 개설하여 정통파(대학교육을 받은) 의사들과 치열한 경쟁을 했으며, 정규 의학과정에 들어가거나 신경외과 의사가 되기도 했다. 비록 2차적인 치료로 보이긴 하지만, 마사지는 수치료와 가장 흔히 병행했으며, 또한 가장 많이 사용한 기술이었다. 1892년 독일 태생인 Benjamin Lust를 임명해서 Kneipp의 수치료 기술을 미국으로 전파하도록 하였으며, 1902년 그의 미국 후계자들이 "Kneipp의 수치료 기술"을 "자연요법(naturopathy)" 이라는 단어로 바꾸어 사용하였다. 자연요법 의사들은 다른 의료분야보다 수치료에 대한 사용빈도가 많았다.

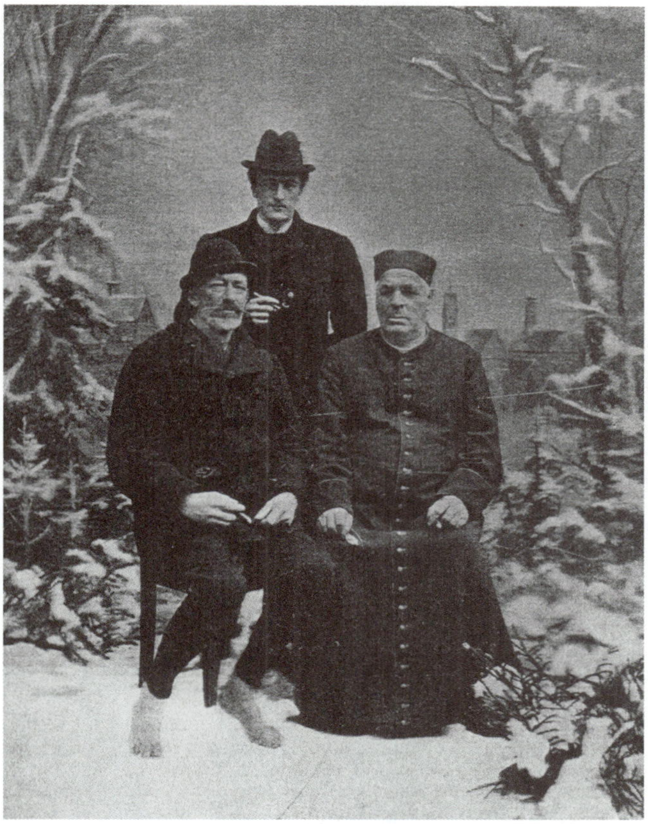

그림 1-7 ■ 오스트리아의 위엄있는 공작인 Josep Ferdinand와 Francis Ferdinand와 함께 찍은 Sebastian Kneipp가 눈 위에 맨발로 서 있는 모습. Paul Wendel, Brooklyn, New York, 1947. (사진은 Oregon주 Portland 국립 자연요법 대학 제공.)

## 스파의 부활
## The Resurgence of Spas

이 시대에 유럽의 상류층은 장시간 스파에서 치료를 받을 수 있을 정도로 부와 여가시간을 가졌다. 이러한 현상은 굉장한 행운이었는데, 그 이유는 수치료는 최대 24주 동안 치료를 받아야 했으며, 하루에 두 번씩 최소 3시간 정도 1주일에 3일간은 목까지 침수한 상태로 치료를 받았기 때문이다.[10] 새로운 기술적인 진보 — 배관기술과 기차로 여행할 수 있는 것 — 는 다양한 스파에서 고급스런 수치료를 받을 수 있게 되었다. 부유한 환자들은 류마티스나 통풍과 같은 신체질환을 치료하거나, 신선한 공기를 마시거나, 일광욕을 즐기기 위해서 뿐만 아니라 화려한 휴양지를 보기 위해서 스파를 방문했다. 수치료를 받으면서 마사지도 함께 받았다. 승마경기, 권투시합, 게임, 연애, 혹은 극장과 같은 소일거리는 수치료에 대한 따분함을 완화시키는데 도움이 되었다. 스파 치료는 정신질환이나 신경성 질환자에게는 강력한 위약효과가 있는데, 스파치료는 히스테리성 마비나 심지어는 시각장애도 스파에서 치유되었다. 정신적인 통증이 있는 상류층은 스파를 선호했으며, 또한 담당 의사들도 스파에서 치료받을 것을 권유했다.

현재 바덴바덴이라고 알려져 있는 독일의 스파는 로마인들이 기원전 75년에 발견하여 그 이름을 Aquae Aureliae (Aurelia 신의 물)라고 불렀다. 로마시대 이후 자주 사용했는데, 이 물은 비만, 관절염, 류마티즘, 심장과 순환계 문제, 호흡문제, 그리고 그 외 다른 많은 질병을 치료하는데 효과적이라고 알려져 있다. 머드팩 실에서 환자는 30분 정도 진흙을 온 몸에 바른 다음, 호스를 통해 물을 분사하여 씻은 다음, 목욕을 하고, 마사지를 하고, 휴식을 취하는 방식으로 치료를 했다. 1830년 경 약 1만 5천 명의 사람들이 매년 바덴바덴 리조트를 방문했으며, 방문객 중에는 빅토리아 여왕, 나폴레옹 3세, 카이즈 윌리엄, Chopin, Brahms, Dostoyevsky, Delacroix와 톨스토이도 다녀갔다. 미국의 유명한 작가인 마크 트웨인은 바덴바덴에 다녀온 후 다음과 같이 기록했다. "나는 내 관절염을 그 곳에 두고 왔다고 확신한다." 영국에서 목욕은 치유의 장소였을 뿐만 아니라, 또 다른 즐거움을 주는 장소였다. 물은 로마시대 이후 지속적으로 요구된 것이며, 이미 1800년대 초에 안면성형술(facelift)을 위한 타운이 있었으며, 거대한 돌을 이용하여 화려하고 고급 스타일로 빌딩을 건설하였다.

이태리에 있는 Montecatini Terme와 프랑스의 Evian-les-Bains와 같은 큰 스파는 모두 약 2만 년 전에 로마인들에 의해 발견되었으며, 이들 스파는 Priessnits와 Kneipp의 수치료 방법을 이용하고 있었다. 많은 스파들은 특수한 치료효과가 있는 것으로 유명했다. 독일에 있는 Bad Kreuznach는 여성용 스파로 널리 알려져 있으며, 여성들의 골반기관에 발생한 염증성 질환에 효과가 있는 것으로 알려져 있다. Bad Ems는 흉부통증 치료에 효과가 있는 것으로 유명하고, 프랑스에 있는 Bagnoles de l' Orne은 혈관질환에 효과가 있는 라듐성분이 들어있는 고온수가 있다; Vittel 지역의 물은 간과 신장에 작용해 관절염과 통풍에 효과적이라고 알려져 있다; 그리고 Plombieres 지역의 물은 여성의 불임치료를 위해 사용되고 있다.

John Harvey Kellogg가 1883년 스위스의 Leukerbad

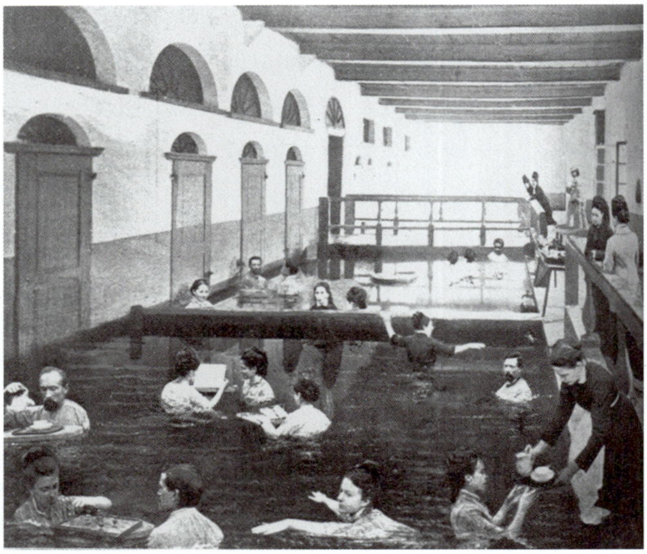

**그림 1-8 ■** 스위스 Leukerbad에서 중온욕을 하고 있는 모습, 1883년. (Kellogg JH. Rational Hydrotherapy. Battle Creek, MI: Medical Review, 1900, p 565.)

를 방문했을 때 95~98° F(35~36.6° C) 정도의 광천수가 가장 인기가 좋았다. 그 광천수는 주로 신경성 질환, 류마티즘, 건선, 그리고 습진이 있는 환자들이 주로 사용했다(그림 1-8). 그들이 Leukerbad에 머무르는 동안 환자들은 주로 오전 7시에 온천을 방문해서 매일 오후 10시까지 머무르곤 했다. 따라서 방문객들은 지루한 시간을 보내기 위해 체스를 하거나, 편지를 쓰거나, 차를 마시기도 했다. 수많은 유명한 스파에서는 수치료와 마사지 치료를 병행했다. 환자들은 마사지 치료를 받는 동시에 호스를 통해 나오는 고압분사로 수치료를 병행했다. 경우에 따라서는 한 명은 물을 분사하고, 다른 한 명은 마사지를 실시하는 방식으로 15분 동안 두 명의 마사지사가 동시에 치료를 하기도 했다. 이 방법은 프랑스 Aix-les-Bains 지역에서 당뇨병환자를 치료할 때 주로 사용되었다.[11]

새로운 수치료 기술은 항상 유럽인들의 관심사였으며, 1800년대 초 프랑스 군인들이 터키를 점령했을 때 **터키욕**(Turkish bath)과 마사지 기술을 프랑스로 가져간 다음 프랑스에서 매우 유명한 치료기술이 되었다. 터키식 목욕법은 그 후 1880년대 영국에 소개되었으며, 영국인들은 거의 열광적으로 이용하였다(미국에서 욕실은 1920년대까지는 일반 시민들은 사용할 수 없었다). 공중목욕탕은 도시 거주자들이 주로 사용하였으며, 산업화된 큰 도시의 공장주들은 자신들의 근로자들에게 터키식 목욕탕을 지어주기도 했으며, 정신병원에서도 환자치료에 사용하기도 했다. 그 후 스파는 터키식 목욕법과 병행되었다. 특히 영국의 Harrogate에서는 광천수가 유명했는데, 그 곳은 1897년에 개원한 다양한 수치료를 할 수 있는 새로운 스파였다. 이 시설의 특징은 다양한 수치료(핫풀, 장세척, 증기흡입실, 진흙욕 등)를 할 수 있을 뿐만 아니라 마사지실도 설치되어 있었다. 또한 이슬람식 건축물인 Moorish design으로 웅장하게 지어진 건물이었다. 미국에서도 역시 터키식 목욕이 세기가 바뀔 때 큰 도시에서 많이 생겨났으며, 목욕탕이 생길 때마다 즉시 매우 유명한 장소가 되었다. 터키식 목욕은 그 당시 가정으로 물을 끌어올 수 없었던 미국인들의 위생을 위해 많이 사용하였으며, 마사지 치료를 병행하기도 했다.

## 미국의 수치료
## Hydrotherapy in the United Sates

*나는 수치료를 처음 받았던 것을 정확하게 기억하고 있다. 그 당시 나이는 9살이었으며, 엄마가 나를 탈의시킨 다음 매일 아침 찬 물에 목욕을 시킨 것을 기억하고 있다. 개인적으로 나는 아침마다 찬 물에 목욕하는 것이 싫었다. 찬물로 목욕을 하고 나면 엄마는 찬물에 적신 천으로 내 몸을 감싼 다음 담요로 덮어서 침대에 눕혀주셨다. 이러한 치료가 나에게 어떤 효과를 주었는지 알 수는 없었다. 하지만 정신은 맑아졌다. 그리고 침대에 누운지 얼마 지나지 않으면 발한이 일어난다는 것을 알게 되었다.*

*— Mark Twain*[12]

19세기 초 미국의 의료환경은 건강에 대한 새로운 인식과 새로운 기술이 무르익고 있는 시기였다. 그 당시의 사회적인 상황과 결합된 정규 의료 전문성의 낙후된 상태는 대체 의학의 발달로 선회되었고, 따라서 1820년대에는 건강 개선 운동(health reform movement)이 출현하게 되었다. 이 운동은 식이요법과 운동과 같은 건강증진 운동(health-promoting practice)이었으며, 동종요법(homeopathic), 물, 약초치료와 같이 기존의 의학적 치료를 대체할 수 있는 것을 발견하고자 했다.[13] 원주민 미국인들이 사용하던 약초치료와 증기욕 치료(글상자 1-1)는 한창 성장하던 대체의학과 쉽게 접목이 되었다. 새로운 건강개선 운동의 장점은 독성치료나 불쾌한 치료가 없다는 것이다. 즉, 약초를 흡입하는 증기욕, 마사지, 그 외 부드러운 치료는 독성물질을 먹게 하거나, 설사유도

**글상자 1-1** *흥미로운 점 (Point of interest)*

## 원주민 아메리카인들의 수치료

수치료는 유럽인들이 정착하기 오래전부터 북 아메리카 원주민들의 문화였다. 많은 아메리카 원주민들은 종교적인 의식뿐만 아니라, 청결과 보온을 유지하고, 류마티즘, 동상, 혹은 고열을 치료할 목적으로 **발한실**(sweat lodge)을 사용하고 있었다. 약초치료 역시 발한 치료의 한 부분이었다. 물에 약초를 추가해서 발한실내에 있는 뜨거운 돌에 끼얹거나, 약초에서 나오는 증기를 흡입하거나, 약초를 이용한 조제약을 피부에 바르거나 했다. 시간이 흘러 백인들이 정착한 이후 아메리카 원주민들이 사용하던 치료방법의 많은 부분을 사용했다. 증기치료는 1800년대 초기 백인 미국인들이 즐겨 사용했는데, 이 방법은 아메리카 원주민들에게 직접 배운 것이었다. 예를 들면, 독학 의사였던 Samuel Thompson (1769~1860)은 부드러운 약초 치료와 증기 치료를 주로 사용했는데, 이 방법은 원래 자신의 집 근처에서 살던 Abenaki 인디언에게 배운 것이었다.

천연 온천 역시 수치료를 위해 즐겨 사용하던 방식이었으며, 북아메리카인들이 주로 사용하던 것이었다. 몇몇 지역에서는 백인 정착자들이 천연 온천을 빼앗으려고 전쟁을 벌이기도 했다. Saratoga Springs 리조트로 유명해진 온천수는 심장질환, 천식, 류마티즘 치료를 위해 북아메리카인들이 즐겨 사용하던 온천이었다. Georgia의 Creek 인디언들은 전상자(warrior)들의 상처치료를 위해 사용된 광천수를 사용했다. 백인들이 북아메리카에 정착한 이후 그들은 로마인들이 자신들이 정복한 지역에서 발견된 천연온천(natural spring)을 사용한 것 이상으로 아메리카 원주민들이 즐겨 사용하던 뜨거운 온천수(hot spring)를 즐겨 사용했다.

***참고문헌***

1. Bruchac J. *The Native American Sweat Lodge: History and Legends*. Freedom, CA: Crossing Press, 1993, p 106.
2. Vogel V. *American Indian Medicine*. Norman: University of Oklahoma, 1970.

제를 흡입하거나, 혈액을 뽑아내거나, 구토 혹은 피부에 연소성 물질(burning material)을 이용해서 물집을 내서 환자를 치료하던 기존의 치료법보다는 더 매력적인 방법이었다. 하지만 건강개선운동 역시 개인적인 삶이나 건강에 관심이 많은 사람들, 내과의사가 되기를 원하는 여성들, 공중보건에 관심이 많은 위생학자들, 자유사상가, 그리고 금주운동에 매료된 다수의 사람들이 주로 관심을 가졌었다.

1800년대 초가 시작될 즈음 수치료에 관한 정보가 미국으로 전파되기 시작했는데, 주로 유럽에서 이주해온 사람들에 의해 전파되거나, 유럽에서 수치료를 하고 있는 의사들이 저술한 책이나 혹은 수치료에 관심이 있어 유럽으로 여행을 다녀온 미국내 의사들에 의해 전파되기 시작했다.[14] 수치료(hydrotherapy treatment)는 미국과 유럽에서 매우 긴 의학의 역사를 갖고 있는 의술이긴 하지만, 1830년대에 대서양까지 본격적으로 유행했던 Priessnitz의 성공에는 견줄 바가 못되었다. 그 당시 유럽에서 수치료를 하던 아메리카인들은 미국으로 되돌아가기 시작했으며, 자신들이 경험을 통해 배운 지식을 공유하기 시작했다. 미국인이었던 Jeol Shew는 수은, 요오드, 그리고 브롬(bromine)에 과다노출되면서 환자가 되었는데, 그는 Priessnitz의 수치료를 받고, 건강이 회복된 다음 미국으로 되돌아왔다. 그 후 그는 뉴욕의 Lebanon Spring에서 자신의 수치료실을 개원했으며, 수치료 방법(The Water-Cure Manual)이라는 책도 집필했다. 두 명의 독일 이민자였던 Robert와 William Wesselhoeft는 Priessnitz에게 치료를 받았던 의사였으며, Vermont에 수치료실을 개원했다. 그들의 수학자인 Mary Gove Nichols는 찬물을 이용해서 자신들의 이웃사람들을 치료하기 시작했다. 그녀와 그녀의 남편은 1851년에는 수치료의 원리에 입각하여 의대에 해당하는 미국 수치료 학교(American Hydropathic Institute)를 설립했다. 또한 그녀는 이러한 운동의 여성 리더가 되었으며, 수치료에 관한 책을 집필했으며, 수치료실을 개원하기도 했고, 여성들의 건강에 많은 관심을 보였다.

1840년과 1900년 사이에 수치료로 환자를 치료하는 213개의 병원이 미국에서 건립되었다. 이들 병원에서는 일반인들뿐만 아니라, Sojourner Truth, Harriet Beecher Stowe, 그리고 Henry Wadsworth Longfellow와 같은 유명한 미국인들도 치료했다. 치료비는 일주일에 6달러에서 10달러 정도였으며, 수치료를 받는 환자들은 많은 양의 물을 마시거나, 젖은 천 팩으로 매일 수치료를 받거나, 고온 압주욕(heating compression)을 받거나, 좌욕(가장 인기있었던 목욕법)이나 족욕을 했고, 더러 수영을 하기도 했고, 격렬한 운동후에는 냉수욕을 하기도 했다. 물은 환자의 증상에 따라 자극제로 사용되기도 했고, 강장제로 사용되기도 했다. 수치료는 신경계와 혈관계를 강화시키며, 체내 분비물을 회복시키며, 환자의 몸을 건강한 혈액으로 채우는 작용을 하는 것으로 여겼다. 마사지는 또 다른 중요한 분야였는데, 다른 방법으로는 운동을 할 수 없는 약한 환자는 목욕을 하거나, 문지르거나, 주무르는 방식으로 마사지를 했다.

유럽인들이 그랬던 것처럼 일부 미국인들 특히, 정통파 의사들 역시 수치료가 거의 모든 질병을 치료할 수 있다는 것에 대해 반대하기도 했다. 수치료사들은 확실치 않은 질병에 대해서조차 수치료는 환자들의 몸 상태가 이전에 비해 더 건강해지고, 강건해진다고 주장하였다. 수치료사들은 위생, 건강, 식이요법, 그리고 운동에 대해 강의도 하였다. 환자들은 신비로운 치료에 대해 열렬한 감사를 표했고, 또한 치료를 즐겼다. 1851년 수치료실을 방문한 한 환자는 다음과 같이 기록했다. "수치료는 해로운 약에서 신선한 냉수로의 행복한 변화였다. 내가 아프자 마자 이 곳에 왔더라면 통증과 고통으로 인해 고생하지도 않았을 것이며, 시간도 절약할 수 있었을 텐데.." [15] 수치료의 인기가 유행할수록 200개 이상의 수치료 시설과 수천 명의 치유자들, 그리고 단기과정의 대학들도 만들어졌다. 1840년과 1870년 사이에 월간 수치료(Water-Cure Monthly), 수치료 세상(Water-Cure World), 동종요법과 수치료에 관한 잡지(The American Magazine of Homeopathy and hydropathy), 그리고 수치료 저널(The Water Cure Journal)과 같은 수치료에 관한 많은 책들이 출간되었으며, 1850년대에는 10만 명 이상의 구독자가 생겼다(그림 1-9). 가정 건강 관리 지침서(home health care manual)는 수치료, 마사지, 그리고 운동방법에 대해 설명되어 있었다.[11] 심지어 전통적인 의사들도 시류에 편승하였으며, 그들도 냉수치료를 채택하기도 했다. 운동 후 실시하는 냉수욕은 광증(mania), 히스테리성, 그 외 다른 신경성 질환자에게 처방하였으며, 발한치료 후 냉수욕은 류마티즘과 수종(dropsy) 치료를 위해 사용하였으며, 고열예방을 위한 회복기간에는 목욕을 주로 처방하였다.

수치료의 인기는 1850년대에 정점에 달했다. 그 이유는 아마도 장시간 동안 수치료에 대해 비판을 할 만한 의학적 기술이 없었기 때문이었으며, 당시에 수치료는 모든 이에게 친숙한 치료가 되었기 때문에 향후 몇 년간 미국인들의 의학에 영향을 미칠 것으로 여겼기 때문인 것으로 생각된다. Priessnitz 사후 Bavarian Sebastian Kneipp는 미국인들에게 수치료에 관한 자신의 생각을 알리기 위해, 수치료를 광범위하게 적용하기 위해, 그리고 자연치유요법을 발견하기 위해 미국내 또 다른 그룹에게 영감을 주었다. 비록 수치료의 대 유행은 1800년대 후반에 도래했지만, 몇몇 전통적인 의사들은 수치료(hydropathy)를 합법적인 의료기술로 끌어들이기 위해 수치료학(hydrotherapy)으로 변경하고자 시도하기도 했다. 전통

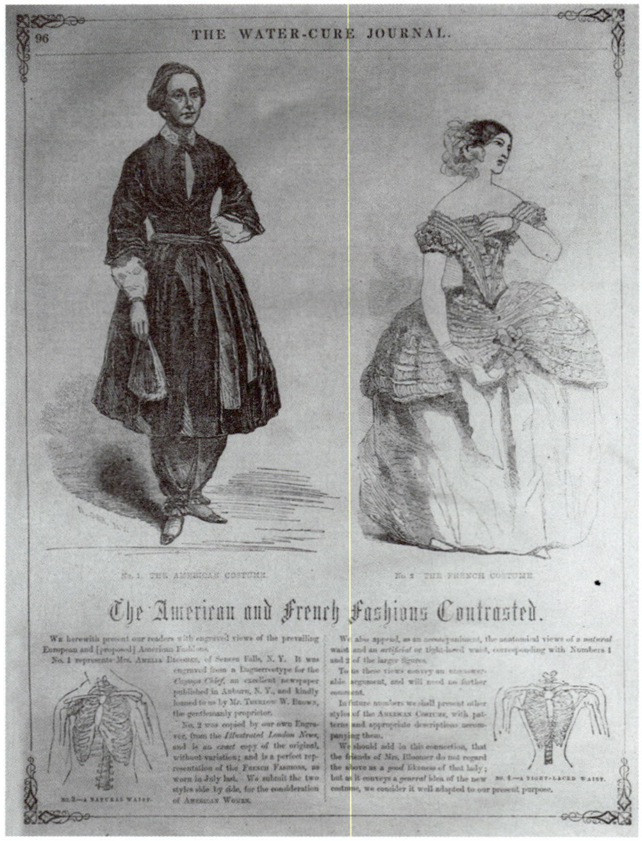
THE WATER-CURE JOURNAL.

96

No. 1. THE AMERICAN COSTUME.　　No. 2. THE FRENCH COSTUME.

The American and French Fashions Contrasted.

**그림 1-9 ■** 1854년 Water-Cure Journal의 한 페이지. 레이스로 된 단단한 코르셋을 착용한 여성과 자연스러운 허리를 유지하고 있는 여성의 모습. 새로운 드레스(왼쪽)는 수치료를 받는 사람이 디자인한 것이며, 이런 의복을 입는 사람들은 머리를 쉽게 말릴 수 있도록 머리를 짧게 잘랐으며, 질질끌리는 스커트와 치마, 코르셋 그리고 빙빙꼬아 세운 머리도 하지 않은 것을 볼 수 있다. 하지만 이러한 옷은 급진주의자들의 상징이었으며, 이러한 옷을 착용하는 사람들은 자유사랑을 하는 사람이거나, 모든 여성들의 우아함이나 제약으로부터 자유롭기를 바라는 사람으로 오해를 받기도 했다. (사진은 미시건주 Battel Creek Willard 도서관 제공)

적인 의사 중에 한 명인 Simon Baruch(1840~ 1921)는 정통파 의사들이 인정할 수 있도록 과학적인 근거에 입각한 수치료에 헌신한 인물이었다. 그는 그의 인생을 통털어 수치료의 비과학적 형태인 교대욕을 실시하였다. Baruch는 유럽에서 수치료를 공부한 사람이며, 냉수욕이 면역계를 강화시킨다는 것에 대해 확신이 있었다. 그는 물이 해열, 수면, 자극, 강장, 발한, 정화, 진정, 이뇨, 토제, 살균, 그리고 국소마취용으로 사용할 수 있다고 기록하였다.[16] 그는 유럽에서 미국으로 돌아온 후 콜롬비아 대학교에서 수치료를 강의하는 교수가 되어 모든 질병을 물로 치료할 수 있도록 건강 관리 전문가(health care professionals)를 교육시켰으며, 몇 권의 수치료 교재도 출판했다. 그 중에 '의사를 위한 수치료의 개요(An Epitome of Hydrotherapy for Physicians)', '건축가와 간호사(Architects and Nurse)' 등이 있다. 또한 Baruch는 병원 규모의 큰 장소에서도 수치료를 했다. 자신이 근무했던 뉴욕에서 의사들이 수치료를 함에 따라 그의 인기도 일시적으로 상승하였지만, 수치료를 하는 정통파 의사 동료들을 이기고자 했던 그의 노력에도 불구하고 성공하지 못했다.

미국 수치료 운동을 이끌었던 또 다른 세력은 제칠일 안식일예수재림교회였다. 이 교회는 1844년에 설립된 미국내 기독교의 한 종파였다. 이들 재림론자들은 노예반대론자들로서 등록된 여성 성직자들이었으며, 전쟁터에서 무기를 소유하는 것을 거부했으며, 오래 전부터 고기, 술, 담배를 금지하는 등 많은 건강 개선 운동을 해왔다. Ellen G. White는 유명한 교회 지도자였는데, 이 여성은 수치료와 같은 자연건강 치유에 대한 신뢰가 확고했었다. 그녀는 수치료에 대해서는 먼저 디프테리아 치료에 관한 신문기사를 통해 배웠다. 그 후 White는 재림론자들을 대상으로 이러한 치유법을 사용하는 시설을 개원하도록 권장했다. "이 일은 우리의 사업이다. 작은 시설들이 모여 예수가 자신의 제자들에게 지시한 이 사업을 위해 매진하자. 그녀는 전도사로 활동하는 동안 아픈 사람들을 만나게 되었고, 그들을 위해 기도를 해주었으며, 필요할 경우에는 약물이 아닌 자연적인 치료법으로 치료를 해주기도 했다."[17]

재림론자들이 설립한 첫 번째 건강시설은 미시건주에 있는 서구 건강 개선 시설(Western Health Reform Institute of Battle Creek)이었으며, 이 시설은 1866년에 설립되었다. 그 후 10년이 지나 재림론자 의사였던 John Harvey Kellogg가 병원장이 되었다. 건강개선시설은 1902년에 전소되어 다시 재건축되면서 그 이름을 Battle Creek 요양소로 개칭했으며, 1,200 병상의 시설로 이탈리아 르네상스 스타일로 지었으며, 수치료에 사용되는 가장 일반적인 치료를 실시하였다(그림 1-10).

그 요양소(sanitarium)는 William Howard Taft 대통령, Henry Ford, J.C. Penny Eleanor Roosevelt, 그리고 Amelia Earhart에서부터 보육원 아이들까지 전 세계에서

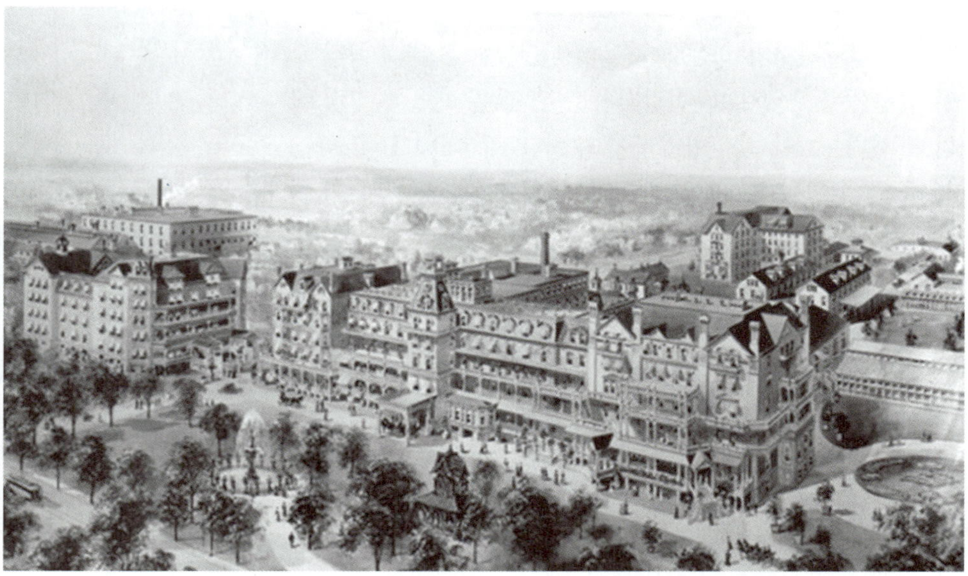

**그림 1-10** ■ Battle Creek 요양소, 공중에서 본 사진, 1900년. (사진의 권한은 미시건주 Battel Creek Willard 도서관에 있음.)

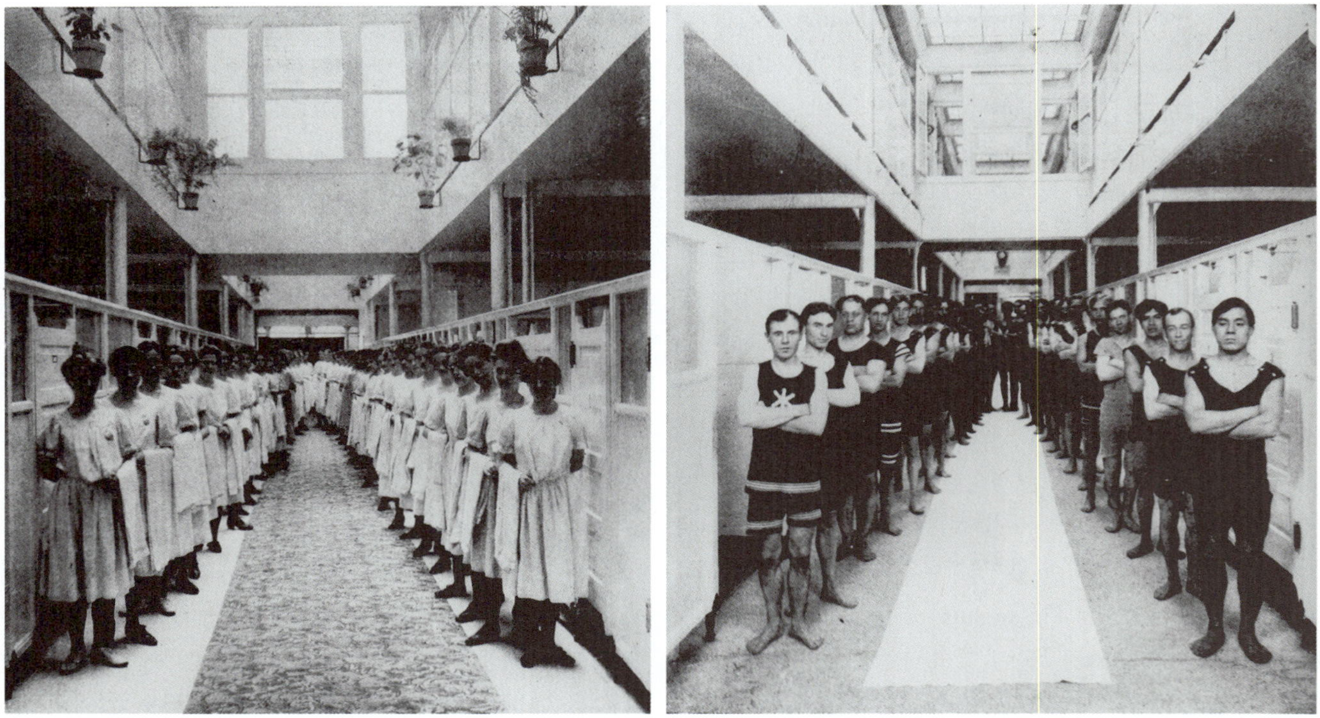

SPECIMEN GROUPS OF BATH ATTENDANTS – EACH AN EXPERT IN HYDRIATIC METHODS

**그림 1-11** ■ Battle Creek 요양소 수치료실에 근무하는 남녀 직원들이 복도에 나열해 있는 모습. (사진은 미시건주 Battel Creek Willard 도서관 제공)

모든 신분을 초월해서 수천 명의 만성질환자들을 끌어들였다. 이 시설은 북아메리카와 유럽에서 자연치유 시설로는 선도적인 센터였으며, 수천 명의 환자들이 이 곳에서 치료를 받았다. 모든 환자에게 매일 40분씩, 매주 6일 동안 수치료를 실시했다(그림 1-11과 1-12). 시설장이었던 Kellogg는 전통적인 방법과 수치료 방법을 모두 훈련받은 사람이었는데, 그는 수치료 방법을 정규적인 의료 시술로 전환하고자 하는 노력을 했다. 그는 많은 과학적인 실험을 진행했으며, 건강과 관련된 많은 책을 집필하기도 했다. 그의 책 '합리적인 수치료(Rational Hydrotherapy)'는 1900년에 출판되었으며, 유서깊은 책이 되었다.[18]

## 수치료의 쇠퇴기
## Decline of the water cure

19세기 후반(last quarter)에 미국과 영국에서 수치료의 인기는 정통파 의료 전문가들의 강한 반대와 같은 몇 가지 원인으로 인해 수그러들기 시작했다. 비록 몇몇 전통적인 의사들은 수치료를 사용하기도 했지만, 일반적으로 수치료는 사용하지 않아 쇠퇴하기 시작했으며, 특히 의사들은 수치료를 엉터리라고 평가하였고, 의대 수업과

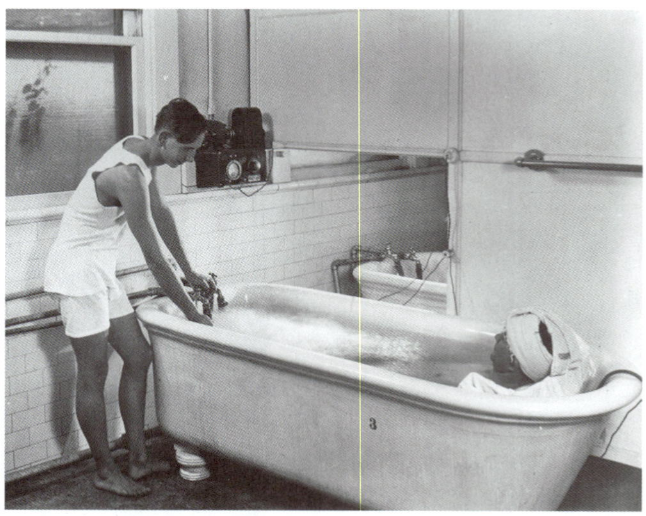

**그림 1-12** ■ Battle Creek 요양소에서 수치료를 받고 있는 환자. 환자의 머리에 냉압주욕(cold compression)을 하고 있는 것을 볼 수 있다. 배관을 통해 더운물과 찬물이 들어오며, 물의 온도를 지속적으로 유지할 수 있는 구조로 되어있다. (사진은 미시건주 Battel Creek Willard 도서관 제공)

**글상자 1-2** *흥미로운 점(Point of interest)*

### 정신질환자에 대한 수치료

서구 수치료의 역사에서 가장 흥미로운 점 중에 하나는 정신질환자에 대한 수치료이다. 중세 유럽에서 정신질환자에게 가끔씩 성자나 동정녀 마리아를 숭배하기 위한 신성한 우물과 같은 곳에서 침수욕을 실시하기도 하였다 – 일종의 충격치료였다. 온수욕은 의료기술이 발달하기 훨씬 전부터 경미하거나 중증의 정신질환자들을 이완 혹은 완화시켜서 환자를 자연스러운 상태로 만들어 주는 것으로 알려져 있다. 유럽인들은 스파를 방문하는 것이 오래된 전통 중에 하나인데, 스파의 물은 불안이나 신경성 우울증과 같은 경미한 정신질환치료에 효과적으로 것으로 알려져 있다. 따라서 현대 정신과(psychiatry)의 창안자이기도 한 프랑스 의사 Philippe Pinel(1745~1810)이 보호시설에 입원해 있는 중증의 정신질환자에게 온수욕을 실시했다는 것은 그리 놀랄 일도 아니다.

수치료 운동이 전성기일 때 수치료는 거의 모든 질병치료에 이용되었으며, 그 외 신체 질병뿐만 아니라, 중요한 정신적인 문제가 있을 때도 사용했었다. 하지만 일반적으로 정신질환자를 진정시키거나 불면증 치료에 주로 사용되는 약물들(morphin, chloryl hydrates, barbiturates)은 종종 독성이 있거나, 중독되거나, 치료 효과가 없을 수도 있기 때문에 이 때 매력적인 대체요법으로 수치료를 실시하였다.

20세기 초부터 1950년대까지 정신과 시설에서는 수치료가 의료의 주류였다. 큰 정신병원은 욕조, 스팀욕조, 습포실, 좌욕실 등과 같은 수치료 장비를 갖춘 수치료실을 설치하였다. 이러한 장소에서 수치료를 실시하는 것은 정신질환에 대한 치료의 개념이 바뀌고 있다는 것을 의미하기도 했다. 먼저, 정신적인 문제는 뇌의 문제이지 미성숙한 마음의 문제가 아니라는 것을 인식하게 되었다. 따라서 몸에 적용하는 치료(수치료인 경우는 피부에 적용함)가 효과적일 수 있다는 것이다.

Agatha Thrash 의사의 주장에 따르면 중온욕, 젖은 천 팩, 혹은 온습포와 같은 수치료는 정신질환자들을 더 편안하게 하고, 좀 더 온순하게 하며, 강제적인 제약은 덜 하다는 장점이 있다. 장시간 적용하는 지속적인 중온욕은 불안, 흥분, 혹은 감정이 격앙되어 있는 환자들의 정신상태를 잠재우기 위해 가끔씩 적용하기도 했다. 반면에 편집증, 정신착란, 불안과 같은 정신상태에 있는 환자들에게 장시간 중온욕은 실시하지 않았다.[3] 투쟁적이거나 혹은 다루기 쉽지 않은 환자들에게는 젖은 천팩을 이용하여 환자의 행동을 억제시킬 뿐만 아니라, 진정효과를 일으키기 위해 종종 사용하기도 했다. 그리고 몇 분 지나면 비협조적이던 환자는 이완되고, 깊은 숙면을 취하기도 하고, 조용해져서 그 다음부터는 협조적으로 변하게 된다. 수치료사들은 지속적으로 장시간동안 적용하였다.

1940년에 정신과의사이면서 수문학자였던 Rebekah Wright는 정신병동의 수치료(Hydrotherapy in Psychiatric Hospitals)라는 책을 출판했다. Wright의 저서는 정신병동에 근무하는 다른 정신과의사들에게 정보를 제공해 주는 안내자 역할을 했다. 그 책에서는 많은 정신질환자를 치료하는 특수한 수치료법에 대해 설명되어 있다. 그의 책이 쓰여지던 시대는 정신질환으로 인해 정신병원에서 치료를 받는 환자들 특히, 사고에 문제가 있는 뇌질환이나 약물중독자들이 많았던 시절이었다. (오늘날 이러한 질환자들은 간호시설이나 약물치료 시설에서 치료를 받고 있다.)

***참고문헌***


1. Braslow J. Mental ills and Bodily Cures: Psychiatric Treatment in the First half of the Twentieth Century. Berkeley: University of California, 1997.
2. Shorter E. A History of Psychiatry: from the Era of the Asylum to the Age of Prozac. New York: Wiley, 1997.
3. Thrash A. Thrash C. Home Remedies: Hydrotherapy, Charcoal, and Other Simple Treatments. Seale, AL: Therash, 1981, p 119.
4. Wright R. Hydrotherapy in Psychiatric Hospitals. Boston: Tudor, 1940.


목은 약물사용을 강조하는 쪽으로 바뀌기 시작했다. 단지 정신질환자에 대한 수치료는 예외적이었다(글상자 1-2). 수치료가 쇠퇴하기 시작한 또 다른 원인은 수치료는 매우 많은 시간이 소요된다는 점이었다. 특히, 물을 끌어와서 손으로 직접 데워야 하며, 환자는 장시간 동안 집과 직장을 떠나야 한다는 문제가 있었다. 현대인들은 비록 수치료가 효과가 있다고 해도 많은 시간이 소요되는 치료는 받아들이지 않았다(의학 역사학자인 Robert와 Michele Root-Bernstein은 의술에 대한 서구인들의 견해는 좀 더 빨리 치유되고, 직장에서 벗어나 있는 시간으로 좀 더 적은 치료를 요구했다.[10] 수치료의 사용에 관해 많은 저술을 남겼던 Agatha Thrash 의사 역시 약물요법은 환자에게 손이 덜 가기 때문에 오늘날 좀 더 인기있는 치료법이라고 했다).[8] 그리고 마지막으로 수치료를 받고 있던 환자들도 식이요법과 운동, 그리고 많은 규칙(discipline)을 요구하는 것과 같이 삶의 스타일이 변하는 것에 대해 의사들도 심각하게 받아들이고 있다는 것을 알고 있었다. 장시간 욕조에 침수해 있거나, 자극성이 적은 음식을 먹거나, 격렬한 운동을 하거나, 자주 관장을 하거나, 얼음 냉수 좌욕 등으로 인해 환자들의 관심이 멀어져 왔다.

수치료실을 운영하는 몇몇 비정통파 의사들은 수치료와 카이로프랙틱, 마사지, 그 외 새로운 자연치유법을 결합해서 정통파 의사들에게 지속적인 반론을 제기하기도 했다. Benedict Lust(1872~1943)는 1896년에 미국 자연치유협회(American Naturopathic Association)를 설립했으며, 그가 죽기 전까지 자연건강학회지를 출판했다. 자연치유사였던 Henry Lindlahr(1852~1925)는 시카고에 요양실을 만들어 다양한 수치료 기구들을 설치하여 Sebastian Kneipp와 유럽의 자연치유소에서 배운 자연치유요법을 이용하여 매일 수백 명의 환자를 치료했다. 또 다른 자연치유사였던 Otis Carroll(1879~ 1962)은 40년간 Washington의 Spokane에서 자신이 개발한 **합법적인 수치료**(constitutional hydrotherapy) 기술을 이용하여 치료를 하였다. G.K. Abbot는 1918년 인플루엔자가 대유행 했을 때 인플루엔자의 가장 흔한 합병증인 폐렴을 치료하기 위해 수치료와 냉마찰을 실시하여 많은 생명을 구했다고 믿고 있다.[8] 젖은 천 팩 역시 망상, 불안, 그리고 불면증과 동반된 고열을 치료할 목적으로 대유행기간에 사용되었다(표 1-1).

## 20세기 수치료
## HYDROTHERAPY IN THE TWENTIETH CENTURY

수치료가 주요 흐름에서 사라지기는 했지만, 천연수에 대한 애호는 감소되지 않았으며, 단순한 수치료보다는 부와 연관되어 고급스러운 수치료쪽으로 점차 변하기 시작했다. 온수에서 목욕을 하는 것은 언제나 모두가 좋아하는 것이었으며, 특히 수중에서 조깅을 하는 것은 당시 모든 미국인들의 욕실에 기본적으로 설치되어 있지 않았다. 그림 1-13은 온천수 주위에 세워진 시설들이며, 그림 1-14는 대다수 미국인들이 이용할 수 없었던 고급스런 욕실이다.

많은 유럽인들의 목욕 리조트내에는 이미 수치료시설이 구비되어 있었기 때문에 세계 1차대전 당시와 전쟁이 종료된 후 군인들을 위한 병원으로 사용되었다. 이러한 시설은 응급치료가 필요한 군인들과 손상으로 인해 장시간 회복중인 군인들이 주로 사용했다. 유럽에 자원한 미국 군인들, 특히 주로 감염된 상처가 있는 Vittel, France, 그리고 미국 군인들이 주로 스파 타운에서 치료를 받았는데, 이들은 모두 지속적인 목욕을 주로 했다. 100°F(37.7°C)에서 120°F(50°C)의 월풀욕은 팔과 다리 절단 환자, 반흔조직, 총상사고로 인한 강직, 급만성 염좌, 말초신경 손상자들이 주로 사용했다. 1919년 Maryland주의 Fort McHenry 지역에 있던 미해군 종합병원 물리치료 부장이었던 Simon Baruch 박사가 보낸 편지를 보면 "우리는 월풀 욕이 전상자를 치료하는데 우리 병원에서 가장 좋은 치료기구 중에 하나입니다. 월풀은 열을 완화시켜 부종을 감소시키고, 통증이 있는 손이나 팔 혹은 다리를 따뜻하게 해주며, 마사지처럼 조직을 부드럽게 해주며, 수동적인 운동과 전기치료를 통해 부드럽게 해주기 때문입니다. 통증은 감소되고, 손상부위에 혈액순환과 영양공급은 증가됩니다."라고 적었다. Tindall은 마사지 치료를 하기 전에 실시하는 월풀욕의 효과에 대해 확신하고 있었다. "가장 중요한 특징중 하나는 마사지를 할 때 경제적이라는 점이다. 또한 우리는 마사지를 하는 시간이 30분에서 1시간 정도 절약이 된다는 것을 발견하였다. 실제 과정은 더 쉽고, 좀 더 노동절약적이며, 또한 효과도 우수하다."[17]

20세기 초기에 수중치료(aquatic therapy) 혹은 풀치료(pool therapy)를 소아마비 환자를 치료하는데 사용하였으며, 가장 유명한 사람은 미국의 37대 대통령이었던 Franklin Delano Roosevelt였다. 수중운동은 지금도 여전히 새로운 치료기법이다. 수중운동을 선호한 대표적인 인물은 정형외과 의사였던 Charles Lowman 이었다. 1919년 Lowman은 로스엔젤레스에 있던 백합연못을 개조해서 수중체육관(hydrogymnastics)으로 만든 다음 마비환자를 치료할 수 있는 2개의 치료용 풀장을 만들었다. 1924년 소아마비로 인해 허리 이하 부위로 마비가 있었던 루즈벨트 대통령이 Georgia에 있던 온천(warm spring)을 처음 방문한 사람이었다. 이 두 개의 치료용 풀장은 bicarbonate, silica, calcium, magnesium, sulfate, potassium, sodium, 그리고 chloride가 함유된 광천수였으며, 땅에서 약 88°F(31°C) 정도의 온수가 분출되는 곳이었다. 유럽인들이 이주해 오기 전에 그리스 인디언들은 전상자들의 상처회복을 목적으로 온천수를 사용하고 있었다. 그 이후 백인들 역시 온천수를 즐겨 이용했으며,

**표 1-1** 미국 병원용 배인 Solace 호에 승선한 인플루엔자 감염 군인들에게 젖은 천 팩으로 치료한 결과, 1919년 8월.

| | 체온(°F) | | | | |
|---|---|---|---|---|---|
| 군인 | 치료전 | 치료후 | 팩 적용시간 | 팩 적용전 상태 | 팩 적용후 상태 |
| Mc | 102.4 | 101.0 | 30 | 광적이고 매우 불안한 상태 | 2시간동안 조용해짐 |
| McC | 101.8 | 100.4 | 45 | 광적인 상태 | 3시간동안 잠 듬 |
| Br | 103.4 | 102.0 | 75 | 불안한 상태 | 하루 종일 조용함 |
| Mil | 104.6 | 99.4 | 80 | 매우 불안한 상태 | 3시간동안 잠 듬 |
| Mil | 99.4 | 98.6 | 40 | 정상 | 정상 |
| Os | 104.2 | 103.2 | 35 | 불안한 상태 | 정상 |
| O' Q | 104.6 | 102.0 | 75 | 불안한 상태 | 정상 |
| Cl | 105.2 | 101.0 | 105 | 광적인 상태 | 팩을 한 채 잠 듬 |
| Ru | 105.4 | 100.2 | 160 | 광적인 상태 | 조용해짐 |
| Eu | 107.0 | 102.2 | 140 | 불안한 상태 | 정상 |
| Gr | 104.4 | 102.4 | 70 | 광적인 상태 | 조용해짐 |
| Go | 105.0 | 103.6 | 135 | 불안한 상태 | 팩을 한 채 잠 듬 |
| Go | 103.4 | 103.0 | 20 | 불안한 상태 | 여전히 불안함 |
| Go | 103.0 | 101.2 | 190 | 불안한 상태 | 팩을 한 채 3시간동안 잠 듬 |
| Sw | 104.4 | 102.6 | 40 | 광적이며, 매우 불안한 상태 | 안정되고 조용해짐 |
| Sa | 105.4 | 104.6 | 80 | 불안한 상태 | 조용해짐 |
| Tr | 107.0 | 102.0 | 250 | 매우 불안한 상태 | 팩을 한 채 4시간동안 잠 듬 |
| Ch | 105.4 | 102.4 | 195 | 광적인 상태 | 팩을 한 채 3시간동안 잠 듬 |
| Le | 104.8 | 103.4 | 60 | 광적인 상태 | 조용해짐 |
| Ga | 102.0 | 102.0 | 30 | 광적인 상태 | 합리적 |
| Br | 105.4 | 104.0 | 190 | 광적인 상태 | 4시간동안 조용해짐 |
| Gr | 102.8 | 102.4 | 125 | 광적인 상태 | 한 시간 동안 조용해짐 |
| Gr | 102.6 | 103.6 | 90 | 빈사상태 | 여전히 광적인 상태임 |
| Gu | 107.0 | 105.6 | 75 | 광적인 상태 | 안정되고 조용해짐 |
| Mcf | 105.8 | 103.0 | 150 | 불안한 상태 | 팩을 한 채 잠 듬 |

외과의사이면서 Solace호의 부함장이었던 Edward H. Old의 주장에 의하면 "최근 인플루엔자의 대유행으로 인해 폐렴이 발생한 많은 군인들은 광적이며 매우 불안정한 상태라 행동을 자제시킬 필요가 있었다. 이상과 같은 증상자들은 약물로 통제할 수 있는 상황이 아니었다. 몇몇 남성 군인들은 낮과 밤에 항상 깨어 있었으며, 깨어있는 동안에는 섬망(delirium) 상태였다. 따라서 이들 환자들에게 Simon Baruch 박사가 추천한 방식대로 70° F(21° C)의 물에 담근 후 젖은 천 팩의 물을 짠 다음 환자들에게 적용한 결과 광적이거나 혹은 불면증으로 고통받던 환자들이 조용해지는 등 가장 효과적인 방법이었다. 이것은 우리에게 좋은 경험이었으며, 환자들은 대부분 팩을 하는 동안 정상이 되었으며, 주로 2시간에서 4시간 정도 수면을 취했다."

위의 표를 자세히 보면 단지 두 명의 군인만이 팩을 적용한 후 증상이 개선되지 않았다는 것을 알 수 있다. 첫 번째 군인은 고열이 없었기 때문에 단지 0.4° F만 떨어졌으며, 두 번째 군인은 고열환자로서 실제 체온은 약 1° F 정도 떨어졌다는 것을 알 수 있다. 그 외 다른 군인들은 모두 심부 체온이 떨어졌으며, 환자 상태는 호전되었다. 비록 젖은 천 팩이 발한치료를 목적으로 사용이 되기는 하지만, 명확한 것은 이로 인해 체내 열방출 메카니즘이 자극을 받게되어 심부 체온이 실제적으로 떨어진다는 것을 알 수 있다.

출처. Baruch S. *An Epitome of Hydrotherapy for Physicians, Architects and Nurses.* New York: Saunders, 1920, p63.

풀장이 만들어진 것은 1880년대 중반이었으며, 온천은 Merri-weather Inn이라는 리조트와 스파로 변했다.

루즈벨트 대통령이 온천을 처음 찾은 이후 그는 매일 2시간씩 수영과 특수한 운동을 하면서 온천에서 시간을 보냈다(그림 1-15). 온수는 소아마비로 인한 근경직과 불편함을 상당부분 감소시켜 주었으며, 미네랄이 풍부한 물은 좀 더 쉽게 물에서 뜰 수 있게 하였다. 이 것은 물 속에서 하는 운동이 덜 피곤하며, 더 오랫동안 운동을 할 수 있으며, 근육의 강도를 좀 더 증가시킬 수 있다는 것을 의미한다. 루즈벨트 대통령은 물의 치유효과에 대해 열렬한

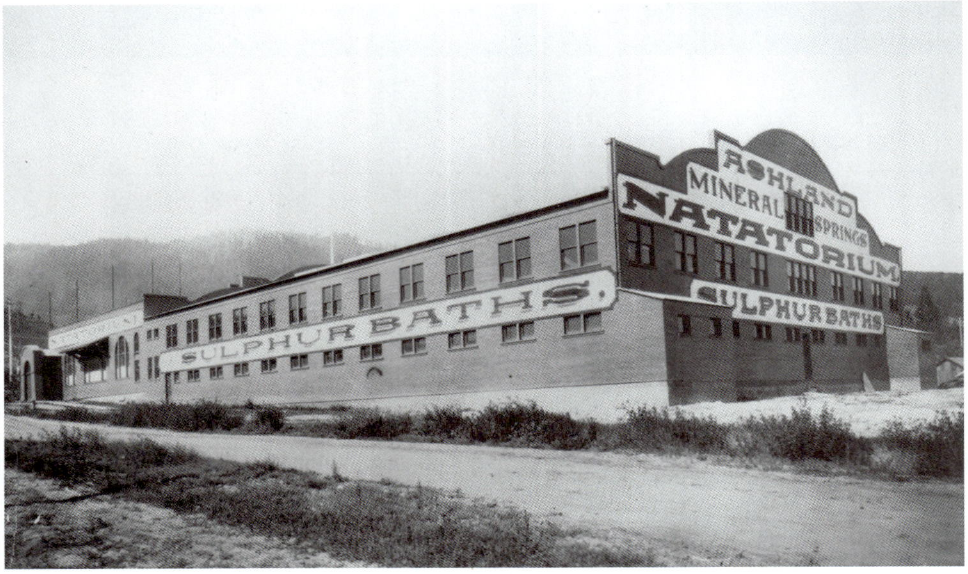


**그림 1-13 ■** Oregon주 Ashland에 있던 광천수 요양시설. 1908년에 지역 기업가가 58개의 탈의실과 풀장 주위로 발코니가 있어서 500명이 앉을 수 있고, 아이스 스케이트장의 2배 정도 되는 무도장을 갖춘 2개의 유황온천이 있는 큰 시설을 지었다. (사진은 Oregon주 Medford에 있는 Southern Oregon Historical Society 제공)

신뢰자가 되었으며, 1927년에는 소아마비 환자를 치료할 수 있는 재활을 위한 온천시설(Warm Spring Institute for Rehabilitation)을 만들기도 했다. 시설에 있는 모든 환자들은 매일 아침 풀에서 운동을 시작하였으며, 그 다음 따뜻한 태양 아래서 휴식을 취했다. 물속에서 실시하는 운동은 치료사의 안내로 가능한한 근육을 수축시키며, 사지가 지지될 수 있고, 개개의 움직임의 끝 지점에서 약한 과다폄을 실시하였다. 많은 환자들은 다른 수치료도 병행해서 받았는데, 그 중에는 온습포, 압주욕, 파라핀욕 등이 해당되었다. **허바드** 탱크(Hubbard tank)는 기본적인 작은 수영장이며, 한명의 환자가 온수에서 수영을 할 수 있는 정도이며, 큰 풀장을 이용할 수 없는 환자들이 주로 사용하는 기구였다(글상자 7-1 참조).

Battle Creek 요양소와 이와 유사한 시설들이 대공황

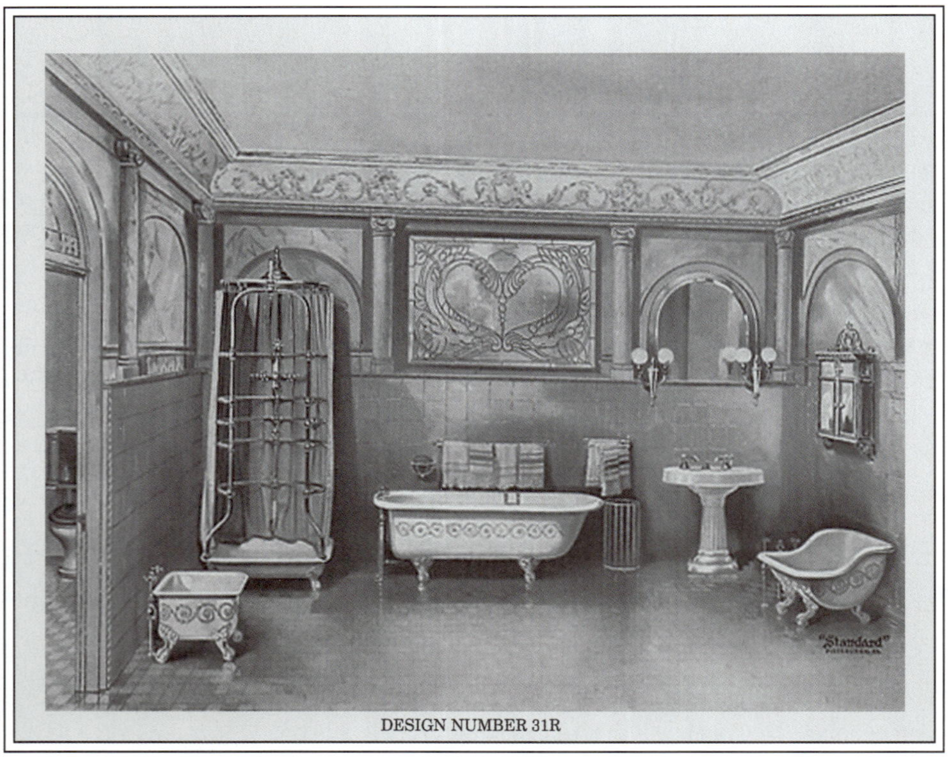


**그림 1-14 ■** 빅토리아 여왕의 욕조, 1903년. 족욕기는 샤워장의 정중앙에서 왼쪽에 있고, 좌욕기는 오른쪽에 있다는 것을 볼 수 있다. 1903년 당시에는 모든 집에 물이 나오는 욕실이 있었던 것은 아니며, 단지 부유한 사람들만 고급스러운 시설을 설치할 수 있었다. (사진은 California Los Angeles에 있는 Vintage Plumbing 제공)

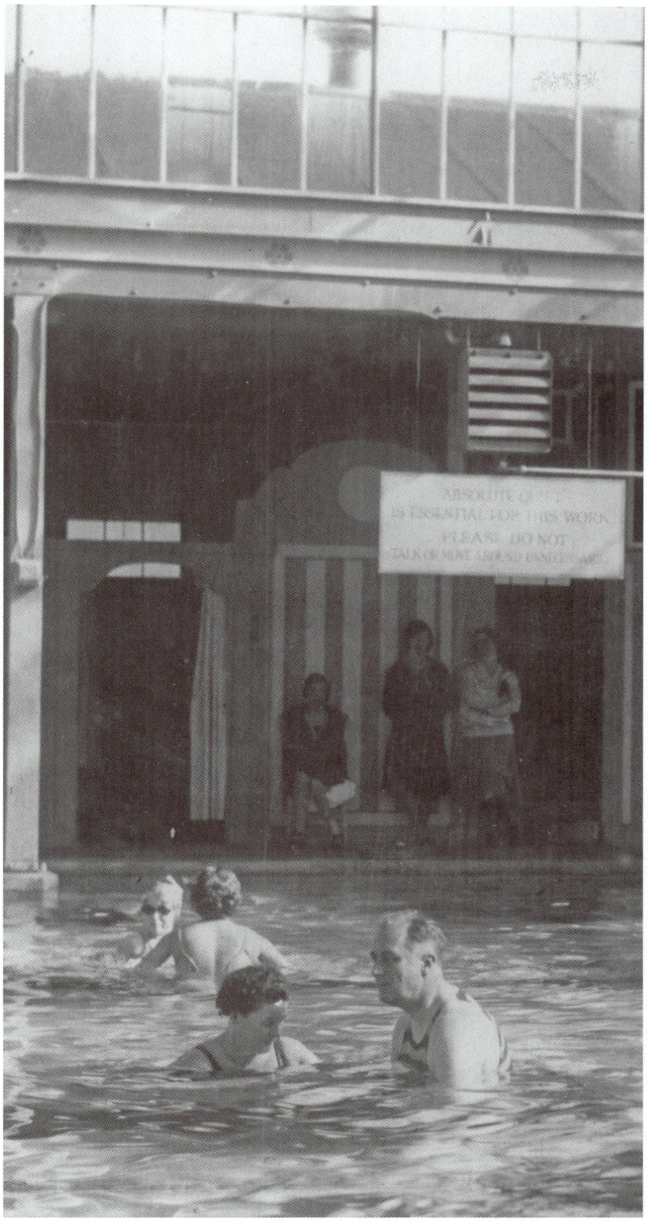


그림 1-15 ■ Franklin Delano Roosevelt 대통령과 소아마비 환자들이 따뜻한 풀장에서 운동을 하고 있는 모습. Warm Spring, 1924년. 한 가운데 있는 사람이 루즈벨트 대통령이며, 물리치료사의 도움을 받고 있는 중이다. 뒤쪽에 보이는 입간판에는 "운동 중 절대 침묵이 필수임. 말을 하거나 필요 이상으로 움직이지 말 것"이라고 적혀있다. (사진은 뉴욕 Hyde park에 있는 루즈벨트 대통령 국립도서관 제공)

을 거치면서 문을 닫게 되었고, 이전에 부유한 고객들도 더 이상 수치료를 받을 여건이 되지 않았지만, 수치료는 여전히 의학 주류 중에 하나로 사용되고 있었다. 또한 간호사들은 의사들이 처방하는 많은 수치료를 실시하고 있었고, 간호학교에서도 수치료기술과 마사지를 1950년대까지 가르치고 있었다. 또한 수치료는 많은 의료적 질환을 치료하는데 사용되고 있었다. 그 예로 Brand bath는 독일 의사였던 Ernest Brand가 개발한 목욕법인데, 장티푸스의 일반적인 현상인 고열치료를 위해 가장 많이 사용되었다. 이 목욕법은 환자의 체온이 101°F(38°C) 이상으로 올라가거나 회복기에 언제든지 사용하였다. 고열환자는 즉시 65°F(18°C)의 물에서 전신욕을 실시하였으며, 매 시간 피부를 마찰하거나, 심지어 다량의 물을 환자의 머리에 부어주기도 하였다. 그리고 15분 정도 목욕 후 환자의 몸을 말린 다음 따뜻한 물에 발을 담근 상태에서 건조한 천으로 몸을 감싸주었다. 이후 물의 질이 개선된 이후에는 장티푸스 발생율이 점차적으로 감소하기 시작했고, 이와 더불어 Brand bath의 사용빈도 또한 감소하기 시작했다(1900년 미국인들 중 100,000명 당 36명이 장티푸스에 걸렸지만, 사망률은 1/10도 안되는 1,935명으로 집계되었다).

항생제가 개발된 이후 감염성 질환에 사용하던 많은 수치료는 더 이상 사용되지 않았지만, 여전히 수치료는 의학의 한 분야로 자리매김했다. 자연요법사나 몇몇 정통파 의사들은 감염성 질환과 수술후 감염 부위에 수치료를 사용하였다. 고열환자의 열을 내리기 위해 사용된 다양한 치료법에는 냉압주욕, 냉목욕, 젖은 천팩, 그리고 피부마찰을 겸한 냉목욕 등이 해당되었다. 가슴부위의 **교대 치료**(contrast treatment)는 폐렴과 고열을 예방하기 위해 수술 후에 일상적으로 사용하였으며, 그 외에도 급성 기관지염, 성홍열(scarlet fever), 임질(gonorrhea), 인플루엔자, 류마티스성 열, 매독 등에도 사용되었다. 이러한 질환들에 대한 치료는 1943년 페니실린(Penicillin)이 개발되기 전까지 사용되었다. 감염성 질환에 대한 수치료와 항생제 치료의 가장 큰 차이점은 두 치료법 모두 질병을 일으키는 세균을 죽이는 것이 목적이지만, 수치료는 추가적으로 몸의 방어기전을 자극하는 목적 또한 있었다.

만성 질환에 대해서도 수치료를 하고 있었다. 1937년 '미국 의학 협회지(Journal of the American Medical Association)'는 심장과 혈액순환에 영향을 미치는 만성 질환, 류마티스성 질환, 폐질환, 내분비계, 담낭과 간, 신경계질환, 피부의 특정질환, 그리고 대사성 질환 등에 스파치료가 효과적이라는 논문을 발표하였다.[8]

중온욕 혹은 미온욕은 정신질환자에게 지속적으로 사용되었으며, 수치료는 정신병원에서 과학적인 치료가 되었다. 마지막으로 수치료 기술을 배운 간호사는 여전히 많은 병원에서 수치료를 하고 있었다. 은퇴 간호사였던 Barbara Phillips는 캐나다 Saskatchewan에서 자랐으며, 1945년 Phillips가 7살이었을 때 감기로 인해 가정방문(house call) 치료를 했던 한 여성에게 치료를 받았는데, 가슴에 교대욕과 겨자연고(mustard plaster)와 함께 마사지를 받았던 것을 기억하고 있었다(Phillips, B., personal communication with author, Corvallis, Oregon, November 2005).

## 수치료와 제칠일안식일예수재림교회, 그리고 자연요법사
Hydrotherapy and Seventh-Day Adventist and Naturopathic Physicians

20세기 후반기에는 항생제가 개발되고, 의학적 기술이 발전하였으며, 덜 노동집약적인 치료로 선회함에 따라 수치료의 인기는 더더욱 쇠퇴했다. 비록 개인적으로 필요로 하는 환자를 대상으로 수치료를 하기는 했지만, 간호사와 물리치료사들은 더 이상 수치료와 마사지와 같이 시간이 많이 소요되는 치료를 배우지 않았다. *'마사지의 역사(The History of Massage)'* 를 저술한 저자인 Robert Calvert의 주장에 의하면 "비록 마사지는 물리치료가 발달하는 초창기에는 물리치료의 한 분야였지만, 곧 운동과 도수조작(manipulation)으로 대체되었다. 의료기술이 발전하면서 의학의 초점은 손으로 하는 치료(hand-on care)보다는 의학에 기초한 좀 더 임상적인 것으로 변했으며, 간단한 약물에서 좀 더 복잡한 약물로 변했으며, 단순한 수술에서 좀 더 복잡한 수술로 변했다. 의료는 손을 이용하지 않는 치료로 빠르게 변해갔다."[11] 수치료도 상황이 비슷했다.

수치료는 의료의 주류에서 벗어나 있던 사람들, 특히 자연요법사와 Ellen White의 가르침을 따라 헌신하는 제칠일안식일예수재림교회의 신도 중 대증요법을 하는 의사들을 중심으로 여전히 사용되고 있었다. 이들 두 개의 작은 그룹에 소속된 의사들은 근골격계 질환뿐만 아니라, 치료하기 곤란한 질병에 대해서도 수치료를 사용하였다. 약물이나 수술이 아닌 자연치유란 수치료를 의미한다. 예를 들면, 두 부류의 의사들은 혈압약을 먹이지 않고, 중온욕이나 마사지로 일시적으로 혈압을 떨어뜨리는 방식으로 고혈압 환자를 치료하였다(하지만, 장기적으로는 체중을 줄이거나 소금이 적은 음식을 섭취하는 등 혈압을 떨어뜨릴 수 있는 생활방식을 교육받았다). 당뇨병성 발 부위 괴양이 있는 환자는 항생제를 처방하지 않고 교대욕이나 항균성 약초(antimicrobial herb)로 치료하였으며, 건강해지는 삶의 방식(life style)을 통해 괴양을 예방할 수 있는 방법에 대해 교육했으며, 이 외에도 국소부위 혈액순환 개선을 위해 하퇴 교대욕과 규칙적인 다리마사지도 실시했다.

Battle Creek 요양소가 폐쇄된 이후에도 제칠일안식일예수재림교에서는 대증요법 의사와 간호사를 직원으로 채용해서 건강 클리닉을 계속 유지했다. 심한 만성 질환으로 이러한 시설을 찾는 방문객들은 수치료, 마사지, 운동, 식이요법, 그리고 건강교육과 같은 자연치료법으로 치료를 받았다. Tennessee주 Chattanooga 지역 근처에 건립된 Wildwood Hospital은 재림론자들이 세운 급성기 치료 병원이었으며 건강교육 센터로 사용되었는데, 이 건물은 1942년에 건립된 이후 지금까지 입원환자와 외래환자를 대상으로 수치료를 실시하고 있다. 이곳 수치료실은 매일 40명 정도를 치료하고 있으며, 마사지와 결합해서 사용하기도 한다. 1981년 재림론자 의사였던 Agatha와 Calvin Thrash가 저술한 가정치유법: 마사지, 수치료, 숯, 그리고 그 외 간단한 치유법(Home Remedies: Massage, Hydrotherapy, Charcoal and Other Simple Remedies)에는 건강과 관련된 다양한 질환을 어떻게 치료하는지 요약이 되어있다. 40년간의 치료경험을 통해 Thrash는 수치료가 급성 및 만성질환과 다양한 근골격계 질환에 대해 약물을 사용하지 않고 치료할 수 있다는 확신을 갖게 되었다.

자연요법사들 역시 "열과 물은 어떤 질환에도 사용할 수 있는 가장 강력한 치료적 인자"라고 믿으면서 수치료와 마사지를 계속 사용했다.[11] 그들은 새로운 질환에 대해 수치료를 이용한 실험도 계속했다. 사람면역바이러스(HIV)에 감염된 환자들의 고열치료를 위해 현재까지 실험중에 있다. 자연요법사가 진행한 한 연구를 보면 HIV 환자에게 연속적으로 고온욕을 실시하였는데, 그 결과 30분 정도 환자의 심부체온이 102°F(38.8°C)로 상승하였으며, 바이러스의 40%가 비활동성이 되었다고 보고하였다.[19] 전통적인 수치료와 자연요법 수치료의 중요한 차이점 중에 하나가 바로 이것이다. 전통의학에서 온수와 냉수가 혈액순환에 미치는 효과에 대해서는 이미 잘 인식하고 있다. 하지만, 자연요법 의학에서는 피부, 간, 신장, 또한 장관과 같은 배설기관(organ of elimination)으로의 증가된 혈류량으로 인해 혈액자체의 질도 개선될 것이라고 믿는다. 자연요법사들은 수치료는 다음과 같은 두 가지를 수행한다고 믿는다. 첫 번째 수치료는 산소, 적혈구와 백혈구, 그리고 혈액내 영양소와 같은 원하는 요소(desirable element)를 증가시킨다고 믿으며, 두 번째는 이물질과 같은 원하지 않는 요소는 감소시킨다고 믿는다.[14]

## 수치료와 물리치료사들
Hydrotherapy and Physical Therapists

재림교회 의사와 자연요법 의사들을 제외하고는 수치료를 통해 관절염, 근골격계 손상, 만성통증, 소아마비와 같은 신경근육성 질환과 같은 근골격계 질환을 치료하는 예는 점점 감소하였다. 마사지, 운동, 그리고 수치료의 세 영역에서 조차 수치료는 가장 인기가 없는 치료가 되었다. 물리치료사들은 여전히 국소 열치료와 국소 냉치료를 하고 있었지만, 환자에게 적용되는 시간의 양은 계속 감소하였다. 수치료는 시간이 너무 많이 소요되기 때문에 오히려 좀 더 고급스런 수치료와 마사지 치료가 출현하기 시작했으며, 그 예로 심부투열기, 초음파, 경피신경전기자극기, 운동기구와 같은 장비를 이용한 치료로 대체되었다. 오늘날 수치료는 종종 온습포와 얼음을 적용하는 정도로 제한적이며, 경우에 따라 마사지가 물리치료에서 발견되기도 하지만 적용되는 양은 매우 적으며, 그것도 물리치료사가 직접 실시하는 것이 아니라 물리치료사 보조에 의해 주로 실시되고 있다. 적은 수의 물리치료사들이 풀장에서 수중치료를 배우고 있는 정도이다.

영국의 물리치료사인 Olive Millard의 자서전 내 엄지

**글상자 1-3** *흥미로운 점 (Point of interest)*

### 군인을 위한 수치료

전쟁은 역사 이전부터 있어 왔으며, 전쟁으로 인한 손상과 전쟁터에서 발생한 사고로 인해 손상자가 발생한다. 전쟁시 손상은 엄청나다. 화살, 창(spears), 총탄, 산탄(shrapnel)과 같은 이물질로 인한 연부조직손상; 골절, 탈구, 그리고 절단과 같은 근골격계 손상; 신경손상; 외상성 뇌손상; 그리고 척수손상 등이다. 손상당한 직후부터 전상자 치료를 위해 마사지와 더불어 수치료를 주로 사용하였다. 미국인 전상자들은 상처치유를 증가시키기 위해 온천을 사용했다. 그리스 전상자들은 손상부위의 치유촉진을 위해 다양한 종류의 목욕을 실시했다. 고대 로마인들은 군대의 요새와 군병원에서 군인들에게 목욕을 시켰을 뿐만 아니라, 군인들의 회복을 위해 정복지의 온천을 사용하기도 했다. 전상자들은 마사지와 수치료와 같이 다양한 물리치료 시설이나 기구를 이용하여 치료하고 있다. 제1차 세계대전 이후 미국 군인을 위한 미국내 재활센터에서는 마사지실, 압주욕실, 팩실, 월풀실을 갖추고 있었다. 교대욕, 교대 압주욕, 파라핀욕, 월풀, 그리고 지속적인 목욕 등은 재활센터에서 수치료를 위해 주로 사용한 방법들이다. 많은 유럽인들과 미국인들은 이미 오래 전부터 수치료 시설을 갖고 있었기 때문에 스파 타운은 군 병원으로 전환해서 사용되었다. 제2차 세계대전 이후에 전상자 치료를 위해 마사지와 수치료를 실시하였고, 허바드 탱크와 고온 램프(heat lamp)는 월풀과 그 외 다른 수치료 기구와 함께 현재도 사용되고 있는 장비들이다.

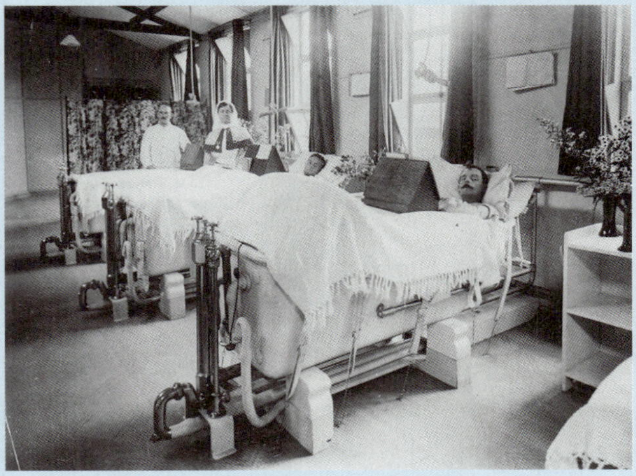

지속적인 중온욕으로 괴양성 상처치료를 받고 있는 미국 군인들. 98.6°F의 온수를 항상 유지할 수 있도록 온수가 들어가는 입구와 찬물이 흘러나가는 배관이 있는 것을 볼 수 있다. 목욕병동 사진. 남아프리카 Richmond에 있는 영국 적십자 병원모습, 1919년. (사진은 Maryland Bethesda에 있는 국립 의학도서관 제공)

(계속)

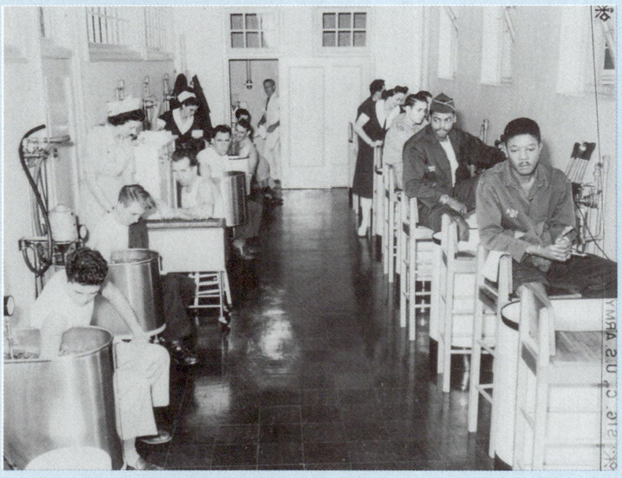


미국 서부 Virginia 국군병원에서 군인들이 손상당한 팔과 다리를 월풀을 이용해 치료하고 있는 모습, 1945년. (사진은 Maryland Bethesda에 있는 국립 의학도서관 제공)

수중운동은 1차 세계대전이 끝나기 전까지는 실제적으로 실시되지 않았다. 그 이유는 실내에 풀장을 건설하는데 경비가 너무 많이 들었기 때문이었다. 2차 세계대전이 끝난 후 유럽과 미국의 많은 군인들은 스파에서 치료를 받았으며, 수중치료는 이 시기에 많이 발전되기 시작하여 점차적으로 사용빈도도 증가하였다. 월풀은 한국전쟁과 베트남 전쟁이 끝난 후, 군인들을 위해 주로 실시한 물리치료 중에 하나였다.

오늘날 군인들은 치유와 재활을 위해 수치료를 지속적으로 받고 있다. 예를 들면, Washington D.C에 있는 Walter Reed 국립군인병원(Walter Reed National Army Hospital)에는 아프가니스탄과 이라크 전쟁에 참가한 후, 미국으로 되돌아온 전상자를 위해 전상자가 도착하는 대로 즉시 치료를 할 수 있도록 물리치료실이 구비되어 있다. 환자들의 대부분은 폭발손상(수류탄이나 그 외 폭발물)으로 인한 정형외과적인 문제가 있는 환자들, 외상(골절, 절단, 디스크 손상), 총상상처, 혹은 자동차 사고로 인한 환자들이 대부분이다. 그 외에는 외상성 뇌손상, 척추사이원반탈출증(추간판탈출증) 환자들이다. 이들 대다수의 환자들은 근력을 증가시키고, 관절가동범위를 유지할 목적으로 수중치료를 받는다.

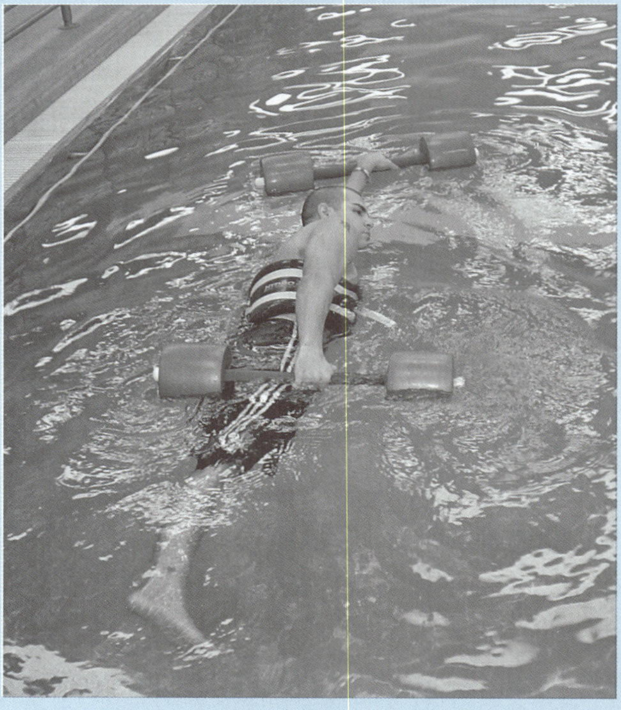

Washing D.C에 있는 Walter Reed Army Medical Center 물리치료실에서 아프가니스탄 전쟁 참가후 부상 당한 미국 군인이 풀장에서 치료를 받고 있는 모습, 2004년. 2004년 10월 일등병 Joey Banegas는 당시 나이가 24살이었으며, 아프가니스탄 전쟁에 참가하였다. 그는 폭발사고로 인해 무릎관절 위 6인치 부위에서 오른쪽 넙다리뼈(대퇴골)를 절단했다.(본 저자는 2004년 11월경 Barbara Springer 물리치료사와 Kyla Dunlavey 물리치료사와 전화인터뷰를 했다.) 위의 사진은 사고가 난지 4개월 후 Walter Reed 군인병원 치료용 풀에서 안정화 운동(core stabilization)을 실시하고 있는 모습이다. (사진의 권한은 Washington DC Walter Reed 군인병원 제공)

아래(Under My Thumb)는 유럽에서 물리치료가 출현한 것과 관련해서 흥미로운 부분이 있다. Millard는 유럽에서 1913년부터 1940년까지 물리치료사로 근무했다. 그녀는 주로 월풀, 파라핀욕, 교대욕, 그리고 전기복사 열과 같은 수치료를 이용해서 제1차 세계 대전 당시 부상당한 영국 군인을 주로 치료했으며, 이후에는 수많은 나라에서 온 환자들도 치료했으며, 신분고하를 막론하고 치료를 해주었다. 그녀는 횟수를 거듭해 갈수록 수치료와 마사지 치료의 사용빈도가 감소하는 것을 발견했다.[20] 하지만 이 시기에 수치료는 그 적용횟수는 적지만, 온습포와 월풀, 그리고 파라핀욕과 같이 작은 형태로 계속 적용이 되고 있었다. Warm Spring Institute는 소아마비 환자에게 온수에서 효과적으로 운동을 실시할 수 있는 곳이었지만, 자연발생 온수가 없었기 때문에 풀장을 건설하는데 많은 돈이 들었고, 또한 접근이 쉽지 않았다.

물리치료에 대한 중대한 도전은 두 가지 문제로 인해 발생했다: 여러 전쟁에서 발생한 전상자들(글상자 1-3)과 20세기 선진국에 발생한 소아마비 전염병이었다. 첫번째 중요한 전염병은 1916년 미국 Brooklyn에서 발생했으며, 전염자 수는 매 해마다 점차적으로 증가하였다. 그 추세는 1943년에는 12,000명, 1948년에는 27,000명, 1952년에는 57,000명으로 증가되었다. 1956년 Salk 소아마비 백신이 개발된 이후 미국내에서는 소아마비 환자가 사라졌다. 하지만 백신이 개발되기 전까지 미국과 외국의 물리치료사들은 소아마비환자를 효과적으로 치료할 수 있는 방법을 찾고 있었다. 그 때 호주 출신 간호사였던 Sister Kenny라는 사람이 매우 뜨거운 온습포를 이용하여 손상부위에 한 번에 매회 30분씩 적용하여 급성기 소아마비 환자를 치료하면서 유명해졌다. 강한 열은 통증을 감소시키고, 근육을 이완시키기 때문에 마사지를 하고, 신장을 시키고, 근력강화운동을 쉽게 할 수 있는 장점이 있었다. 또한 구축예방에도 도움이 되었다. 이 치료는 침범측 사지를 부목으로 고정해두던 기존의 치료보다 진보된 방식이었다.[21] (글상자 6-3 참조)

1998년 배우 Alan Alda는 라디오 인터뷰에서 본인이 7살 때 소아마비 급성기에 Kenny 팩 치료를 받은 경험에 대해 설명했다. 마사지와 운동후에 실시하는 온습포는 별다른 효과가 없었다. Alda의 주장에 따르면, 목숨을 구한 여성은 sister Kenny였다고 한다. Alda는 그 전에는 주로 백신으로 치료를 하였지만, 대부분의 소아마비 환자들은 "소아마비로 인해 근육이 구축되며, 열과 마사지로 다시 회복될 수 있다는 것을 sister Kenny가 알기 전까지 죽거나 혹은 마비가 되었다. 약 2년 전 나는 소아마비에 걸렸고, 그녀가 직접 미국으로 와서 전 미국인들 대상으로 강의를 했다. 그 때 나를 치료하던 의사도 그녀에게서 많은 것을 배웠고... 그 결과 나는 살 수 있었다."[22] sister Kenny 역시 소아마비 환자들의 근재교육에 온수치료를 선호했으며, 그녀의 치료를 필요로 하는 많은 소아마비 환자들로 인해 이러한 기술이 발전하는 계기가 되었다.

미국과 영국 모두 재활과 물리치료 전반에 걸쳐서 수치료와 마사지의 사용은 감소하기 시작했다. 이와는 반대로 초음파, 마이크로파, 운동, 전기자극, 혹은 약간의 마사지를 가미한 자극 등은 자주 사용되었다. 몇몇 물리치료사들만 수중치료 훈련을 받기는 했지만, 수치료는 근골격계 질환에 대해 열이나 냉을 국소부위에 적용하는 정도로 제한되었다.

### 수치료와 간호사들
### Hydrotherapy and nurses

이 시기에 수치료와 마사지 기술은 물리치료 영역에서 명확하게 퇴보되었으며, 간호업무에 수평운동(parallel movement)이 나타났다. 수치료와 마사지는 함께 사용되어 역사가 발전되어 왔고, 또한 초기에는 간호사들의 전문영역이었지만, 이 또한 쇠퇴하기 시작했다. 현대 서구 간호업무는 19세기 중순 경부터 시작되었다. 그 당시 간호사들은 다양한 종류의 목욕, 교대욕, 젖은 천 팩을 싸는 것과 같은 수치료와 함께 마사지 기술을 습득하였으며, 개인병원, 요양소, 재활시설, 혹은 병원 등에서 이러한 기술을 사용하였다. 그들은 의사의 처방전에 의거해서 수치료를 실시하였으며, 밤시간에는 환자들의 등을 긁어주는 것이 입원환자들이 약물없이 잠들 수 있도록 도와주는 간호사들의 전통적인 업무 중에 하나였다. 하지만 20세기 중반을 지나면서 간호사들은 환자 개인에게 보내는 전체 시간이 감소하였고, 노동집약적인 치료는 거의 실시하지 않았으며, 마사지 또한 간호사들의 업무 중에 중요한 요소로 인식하지 않았다. 21세기에는 간호학교에서는 열과 냉적용과 같은 수치료와 마사지 기술에 대해서 더 이상 가르치지 않고 있다.

## 최신 수치료와 마사지 치료사
## MODERN HYDROTHERAPY AND THE MASSAGE THERAPIST

마사지와 수치료가 의학의 주류였는지 아니었는지에 관한 인류의 역사를 보면 이 두 치료법은 공공의 목적으로 더 사용되어 왔다. 수치료의 번성기 때는 수치료와 마사지가 발전했다. 하지만 우리 모두 알고 있듯이 수치료와 마사지는 의학의 주류에서 벗어나기 시작했다. 마사지는 건강관리단계(health care ladder) 중 최하위 단계로 격하되기는 했지만, 여전히 교육되고 있고, 의료영역 외에서 실시되고 있다. 그 예로 공중목욕탕, 헬스클럽, 요양소, 스파 등에서 현재에도 실시하고 있으며, 경우에 따라서는 수치료와 결합해서 사용하기도 한다. 일반적으로 운동과 마사지와 함께 증기욕이나 사우나를 헬스클럽에서 동시에 실시하는 것은 미국 내에서 매우 긴 역사를 갖고 있으며, 천연온천의 온수는 환자들이나 건강한 사람들에게 언제나 매력적인 곳으로 인식되고 있다. 하지만 20세기 중반에 의학의 주류에서 마사지가 배제되면서 미국인들 사이에서는 마사지를 돈 많은 사람들의 매춘이나 퇴폐적인 행위로 인식하기도 했으며, 이러한 시선은 목욕탕으로까지 확대되었다. 스파는 일반적으로 돈 많은 중년 여성들이 마약을 끊거나, 체중을 줄이는 장소인 건강관리클럽(fat farms: 비만자의 감량요법을 행하는 민간유료시설)으로 인식하였다. 유럽과는 달리 스파에서 행하는 치료적인 행위는 심각한 질병을 치유하는데 도움이 된다고 믿었고, 따라서 건강보험에서 보험료를 지불하기도 했다. 하지만 미국에서 이것을 진지하게 인식하는 사람은 극히 드물었다.

1970년대에 마사지와 수치료가 의료의 주류로 부활하는 몇 가지 새로운 경향이 나타났다. 의료 주류의 비인격적인 행위에 대해 환멸을 느껴 인간의 잠재력 회복운동(human potential movement)이 출현하였으며, 전인적인 건강(wholistic health)과 자연스러운 삶의 방식에 대한 새로운 관심이 출현하였다. 그리고 이동사회(mobile society)로 발전됨에 따라 많은 사람들이 가족을 떠나 사는 사람들이 많았기 때문에 이러한 부활운동에 관여하게 되었다. 1975년 후반기에 몇몇 지역에서는 마사지 치료사에게 연례적인 매독검사를 하도록 요구하였으며, 20세기가 끝날 무렵에 마사지 치료사들은 매독과 함께 모든 것이 사라졌다. 이러한 현상은 독립적으로 발생했으며, 전문적인 마사지 치료사들이 시행하는 우수한 치료는 더 이상 물리치료, 간호 혹은 운동치료와 결합되지 않았다. 따라서 이들 마사지 전문가들은 스파, 헬스클럽, 카이로프랙틱실 등에서 실시하였으며, 혹은 병원, 호스피스, 혹은 개인 물리치료실에서도 실시하였다.

모든 종류의 스파가 스파 리조트에서도 출현했다. 스파에서의 이러한 성장은 유럽과는 달리 스파의 전통이 강하지 않았던 미국에서 특히 두드러졌다. 2000년 경에 스파는 이국적인 장소인 건강 리조트에서 물에 오일을 첨가해서 목욕을 하는 모든 행위를 의미하는 광범위한 용어가 되었다. 스파는 리조트나 호텔 등에서 필수적인 기분전환용으로 사용되었으며, 그 곳에서 이국적이고 다양한 치료를 제공하였다. 마사지와 더불어 스파는 사우나, 증기욕, 혹은 고온실과 같이 전신 수치료를 제공하였다. 스파는 아름다운 즐거움과 건강을 주는 장소로서 뿐만 아니라, 스트레스나 긴장을 해소시키는 장소로 점점 더 상품화되었다.

정신적인 교감이나 명상과 같은 특정 즐거움에서부터 피부관리, 간단한 수술, 심지어는 치아 치료를 하는 의료스파(medi-spa)까지 스파에 대한 새로운 움직임도 나타났다. 2004년 유명한 비즈니스 잡지인 Forbes에서 스파, 특히 마사지와 수치료는 현재 큰 비즈니스 중에 하나다라고 하였다. Forbes의 기사에 의하면 "마사지는 지저분하며, 젖어있고, 얼굴을 비비기도 하고, 어떤 사람은 약간 이상한 소리를 내기도 한다. 하지만 수치료는 스파를 찾는 고객들에게는 매력적이다."[23]

오늘날 마사지는 많은 치료에 특화되어 있으며, 다양한 종류의 고객들에게 서비스를 제공하고 있다. 치료사들은 다양한 장소에서 고객들의 다양한 요구에 맞춰 업무를 수행하고 있다. 수치료의 원리를 알고 있는 마사지 치료사들은 거의 대다수 사람들에게 수치료를 사용하고 있다. 그 예로 스파에서 근무하는 치료사들은 소금, 몸 감기, 혹은 Vichy 샤워기와 같은 고가의 장비가 요구되는 수치료와 함께 마사지를 결합해서 사용하고 있다. 실제로 스포츠 마사지는 국소 온습포, 얼음 마사지, 교대욕, 그리고 월풀을 겸하고 있다. 신체적인 제약이 있는 사람들은 풀장이나 Watsu를 이용하고 있다. 노인환자들의 뼈관절염성 통증 감소를 위해 뜨거운 진흙이나 파라핀욕을 사용하고 있으며, 헬스클럽에서는 마사지를 하기 전에 고객을 이완시킬 목적으로 사우나 또는 증기욕을 하고 있다. 임종환자는 온욕과 국소부위에 열을 적용하여 통증을 감소시키고 있으며, 카이로프랙터들은 뜨거운 습욕과 얼음 마사지로 근육을 이완시키는데 사용하고 있다. 정신적인 문제가 있는 사람은 물통(tank)에 침수시키거나 Watsu를 이용하고 있다.

새로운 기술은 많은 수치료를 더 쉽게 만들고 있다. 새롭고 혁신적인 수치료 기술은 21세기에 많이 발달하고 있으며, 더 나은 의료기술의 발전으로 인해 점점 더 수치료가 쉬워질 것이다.

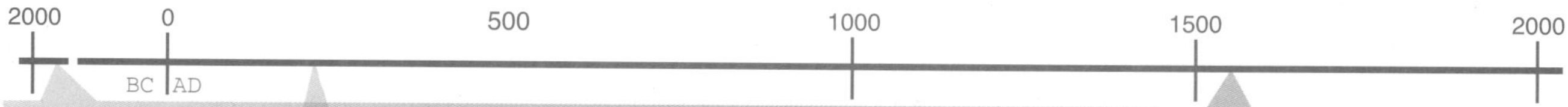


2000년: Crete 섬의 고대도시인 Knossus에 파이프와 도관이 점토로 만들어진 하수구와 연결되어 있으며, 화려한 욕조와 화장실이 구비된 큰 왕국이 건설되었음

460년: 히포크라테스의 탄생

312년: Cloaca Maxima라고 하는 큰 하수구와 수로가 있는 로마의 도시가 완성됨

33년: 로마시내에 170개 정도의 공중목욕탕과 개인욕실이 사용되었음

75년: 로마인들은 Baden-Baden에서 온천을 발견하여 개발하였으며, 그 이름을 Aquae Aurelia(Aurelia의 물)라 명명함. 그 다음해에는 영국의 Bath라는 지역에서 온천수를 발견하였으며, 그 이름은 Celtic 족의 신인 Sulis 이후에 명명됨

130년: 그리스 의사이면서 의과학자였으며, 또한 의학 서술자(medical writer)였던 Clarrissimus Galenus(Galen)의 탄생

300년: 로마제국 안에 900개의 목욕탕이 사용되었음

400년: 로마시내에 약 1,000개 이상의 목욕탕이 사용되었으며, 목욕탕에 필요한 물을 끌어오고 데우는데 많은 에너지가 소비되었음

537년: Goth 족의 침입후 로마 시대의 수로가 폐쇄됨

1100년대: 영국의 Bath 지역에서 로마인의 빌딩을 모방해서 King' s Bath를 건설함

1200년대: 유럽에서 병원이 건설되기 시작함

1242년: 스위스 Bad Ragaz에 온천이 개발됨

1353년: Charles 4세에 의해 Karlsbad가 발견됨

1500년: 개인 욕실과 샤워시설이 유럽에 소개됨

1697년: John Floyer가 온욕과 냉욕의 역사(The History of Hot and Cold Bathign)라는 책을 출간함

1799년: Vincent Priessnitz의 탄생

1810년: 미국 필라델피아 개인 주택에 욕조, 싱크대, 화장실이 구비된 첫 번째 욕실이 만들어짐

1804년: 물을 도시로 끌어오기 위해 로마시대 이래 처음으로 스코틀랜트 Paisley에 물 시설(water facility)이 건설됨

1821년: Sebastian Kniepp의 탄생

1829-1842년: Vincent Priessnitz는 오스트리아에 있던 수치료실(water cure)에서 약 7,000명의 환자를 치료함

1840년: Simon Baruch 의사의 탄생

1847년: Ignazso Semmelweiss 의사가 환자들에게 손씻기(hand washing) 방법에 대해 소개함

1851년: 워싱턴 백악관에 처음으로 욕조가 설치되었고, 미국 수치료 연구소(American Hydropathic Institute)가 출범함: 동시에 수치료 원리에 기초해서 뉴욕 의대에서 교육을 실시함

1884년: Sebastian Kneipp가 나의 수치료(My Water Cure)라는 책을 출판함

1898년: 많은 도시 거주자들이 집에서 물을 사용할 수 있도록 유럽과 북아메리카의 큰 도시에 물 시설(water main)이 건설됨

1901년: 미국 뉴욕시에 처음으로 공중목욕탕이 개업하였으며, John Harvey Kellogg가 합리적인 수치료(Rational Hydrotherapy)라는 책을 출판함

1903년: Battle Creek Sanitarium을 개원함

1919년: 로스앤젤레스 정형외과 병원에서 처음으로 수중치료가 치료적 운동으로 실시되었음

1920년: 미국 전역에 염소처리된 음용수가 공급되었음

1923년: 워싱턴 Spokane에 살던 Carroll이 합법적인 수치료를 개발함

1927년: Franlin Delano Roosevelt가 재활을 위한 온천 연구소를 설립함

1928년: Hubbard 탱크가 개발됨

1940년: Rebekah Wright 의사가 정신병원내의 수치료(Hydrotherapy in Psychiatric Hospital) 라는 책을 출간함

1942년: 공중보건 서비스를 음용수 기준에 처음으로 맞춤

1968년: 개발자 Ron Jacuzzi가 Jacuzzi 욕조 특허를 획득함

1980년: Harold Dull이 Watsu 수중 치료를 개발함

1981년: 재림교회 의사출신인 Agatha와 Calvin Thrash가 가정치료: 수치료, 마사지, 석탄, 그 외 다른 간단한 치유법이라는 책을 출간함

1991년: 국제 스파 협회 창립

**그림 1-16** ■ 유럽과 미국인들의 수치료 연대(timeline)

## 요약
## CHAPTER SUMMARY

이번 장에서 의료의 역사에서 수치료가 실시된 장소에 대해 배웠을 것이다. 또한 어떻게 수치료를 하는 것이 마사지의 효과를 극대화시킬 수 있는지에 대해서도 배웠을 것이다. 물은 언제나 사용할 수 있기 때문에 수치료는 다양한 건강상의 요구를 바탕으로 수천 년 전부터 실시되어온 기술이다(그림 1-16은 연대기 순으로 수치료의 역사에 대해 보여주고 있다). 과거 인간들은 전신욕과 국소 수치료를 실시하였다. 그들은 증기를 흡입하거나, 다양한 종류의 물을 마시거나, 수영을 하거나, 약초, 소금, 그리고 미네랄 성분의 물을 이용하기도 하였다. 수치료는 문화에 따라 변해왔으며, 수치료에 대한 믿음이나 기술도 시대별로 변해왔다. 하지만 수세기에 걸쳐 많은 시도와 실수를 거치면서 인간들은 수치료가 가장 효과적이라는 것을 발견했다. 모든 수치료가 성공적이지는 않았지만, 치료인자로 물을 사용하는 것 특히, 마사지와 운동과 결합해서 오래 동안 사용되어 왔다. 수치료의 역사를 통해 살펴본 결과 수치료는 — 물의 형태는 시대와 장소에 따라 변하기는 하지만 — 물이 이용되는 한 언제까지나 사용될 것이라는 것을 알 수 있다. 물을 사용하는 여러 가지 목적 중에서 체온을 조절하고, 몸을 청결하게 하고, 혈액순환을 자극하고, 피부를 통해 화학물질을 침투시키고, 치료적 운동을 위한 우수한 인자로 제공되며, 이완을 증가시키고, 심지어 정신적인 외상을 감소시키기도 하는 이러한 물의 효과는 미래에도 발견될 것이다.

## 복습문제 REVIEW QUESTION

### *주관식 문제*

1. 마사지 치료를 강화할 수 있는 수치료 방법 5가지에 대해 기술하시오.

______________________________

______________________________

______________________________

______________________________

______________________________

2. 문화별 물의 치유력(healing power)에 대해 언급한 몇가지 방법에 대해 기술하시오.

______________________________

______________________________

3. 로마식 목욕법(Roman bath)에서 방에 들어가는 순서를 단계별로 설명하시오.

______________________________

______________________________

### *객관식 문제*

4. 로마인들의 의료와 목욕법은 다음 중 어디에서 유래하였는가?
   a. 이집트
   b. 고대 그리스인
   c. 고트족(Goth)
   d. 켈트족(Celtic people)

5. 다음 중 Vincent Priessnitz의 수치료방법이 인기가 있었던 이유가 아닌 것은?
   a. 건강한 삶의 스타일을 증진시켜주기 때문
   b. 기존의 의학에 비해 새롭고 달랐기 때문
   c. 정신(humor)에 대한 새로운 개념이었기 때문
   d. 독성치유를 했기 때문

6. 전신욕(whole body bath)을 처방하는 이유에 해당하지 않는 것은?
   a. 온열효과를 위해
   b. 내장기 세척을 위해
   c. 강장효과(tonic effect)를 위해
   d. 진정효과(soothing effect)를 위해

7. 마사지를 수치료와 결합해서 사용한 곳이 아닌 것은?
   a. 현대 간호사 교육
   b. 로마 목욕탕
   c. Priessnitz 수치료
   d. 터키목욕탕

### *OX 문제*

____ 8. 물은 두 분자의 산소와 한분자의 수소로 구성되어 있다.

___ 9. 젖은 천 팩은 1918년 독감이 유행할 당시 고열 치료를 목적으로 사용되었다.

___ 10. 역사적으로 불면증 치료를 위해 지속적인 냉욕을 실시하였다.

___ 11. 역사적으로 국소 냉 적용은 국소부종을 치료를 목적으로 사용되었다.

### 짝짓기문제

**12.**

| | |
|---|---|
| ___ 1. 약초욕(herbal bath) | a. 정신질환 치료목적 |
| ___ 2. 냉적용 | b. 장티푸스 치료목적 |
| ___ 3. 지속욕 (continuous bath) | c. 부종치료 목적 |
| ___ 4. Brand 욕 | d. 화학적인 약물 적용 목적 |

**13.**

| | |
|---|---|
| ___ 1. John Harvey Kellogg | a. 중세 의학의 기초가 된 그리스 의사 |
| ___ 2. Hippocrates | b. 미국 의사이면서 수치료 전문가 |
| ___ 3. Ignazso Semmelweiss | c. 프랑스 동남부 비네스 의사이면서 손씻기(handwashing)를 강조한 사람 |
| ___ 4. Simon Baruch | d. 그리스 의사이면서 현대의학의 아버지 |
| ___ 5. Galen | e. 미국의사이면서 수치료사이며, 요양소 원장 |

**14.**

| | |
|---|---|
| ___ 1. 알카리 온천 (alkaline spring) | a. 방광 결석(bladder stone) |
| ___ 2. 유황천(sulfur spring) | b. 침출성 종양 (scrofulous tumor) |
| ___ 3. 백반천(alum spring) | c. 근 약화 |
| ___ 4. 알카리 온천 (alkaline spring) | d. 마비 |

**15.**

| | |
|---|---|
| ___ 1. 체온조절 | a. 표층근 이완을 위해 사용함 |
| ___ 2. 재활과 결합 | b. 진정효과 |
| ___ 3. 치료사의 손 스트레스 완화 | c. 역학적인 자극과 온열자극 |
| ___ 4. 피부자극 | d. 연부조직의 신장력 증가 |
| ___ 5. 이완과 스트레스 감소 | e. 따뜻하거나 찬 환자 |

**16.**

| | |
|---|---|
| ___ 1. 습포 | a. 절단 |
| ___ 2. 체온 가열 치료 | b. 심부 이완 |
| ___ 3. 월풀 | c. 창상(war wound) |
| ___ 4. 풀 치료(pool therapy) | d. 매독 |
| ___ 5. Watsu | e. 소아마비 |

## 참고문헌


1. France RL. *Deep Immersion: The Experience of Water*. Sheffield, VT: Green Frigate, 2003, p 35.
2. Bruchac J. *The Native American Sweat Lodge: History and Legends*. Freedom, CA: Crossing Press, 1993, p 15.
3. Halioua B, Ziskind B. *Medicine in the Days of the Pharaohs*. Cambridge, MA: Harvard University, 2005, p 31.
4. Porter R, ed. *The Medical History of Waters and Spa*. London: Wellcome Institute for the History of Medicine, 1990.
5. Phillips E. *Aspects of Greek Medicine*. New York: St. Martin's, 1973, p 119.
6. Manjo G. *Man and Wound in the Ancient World*. Cambridge, MA: Harvard University, 1975, p 150.
7. Jones W. *Philosophy and Medicine in Ancient Greece*. New York: Arno, 1979.
8. Thrash A, Thrash C. *Home Remedies: Hydrotherapy, Charcoal, and Other Simple Treatments*. Seale, AL: Thrash, 1981.
9. Bettman, O., *A Pictorial History of Medicine*. 3rd ed. Springfield, IL: Charles Thomas, 1962, p 100.
10. Root-Bernstein R, Root-Bernstein M. *Honey, Mud, Maggots and Other Medical Marvels: The Science Behind Folk Remedies and Old Wives' Tales*. Boston: Houghton Mifflin, 1997.
11. Calvert R. *The History of Massage: An Illustrated Survey From Around the World*. Rochester, VT: Healing Arts, 2002.
12. Fatout P, ed. *Mark Twain Speaking*. Iowa City: University of Iowa, p 106.
13. Legan M. Hydropathy in America: A Nineteenth Century Panacea. *Bull Hist Med* 1971;45:267.
14. Boyle W, Saine A. *Lectures in Naturopathic Hydrotherapy*. Sandy, OR: Eclectic Medical, 1988.
15. Cayleff S. *Wash and Be Healed: the Water-Cure Movement and Women's Health*. Philadelphia: Temple University, 1987, p 87.
16. Baruch S. *An Epitome of Hydrotherapy for Physicians*,

*Architects and Nurses*. New York: Saunders, 1920, p 14.
17. Numbers R. *Prophetess of Health: A Study of Ellen G. White*. New York: Harper & Row, 1976.
18. Kellogg JH. *Rational Hydrotherapy*. Battle Creek, MI: Modern Medicine, 1923, p 381.
19. Standish L et al. *AIDS and Complementary Medicine*. London: Churchill Livingstone, 2002.
20. Millard O. *Under My Thumb*. London: Christopher Johnson, 1952, p 20.
21. www.cdc.gov/nip/events/polio-vacc-50thtimeline.htm.
22. Alda A. Fresh Air Program. Philadelphia: WHYY National Public Radio, February 3, 1998.
23. Cademartori L. Water, water everywhere. *Forbes Magazine*, November 15, 2004, p 79.

## 추천 도서

1. www.awwa.org (American Water Works Association).
2. Barclay J. *In Good Hands: The History of the Chartered Society of Physiotherapists, 1894-1994*. Oxford, UK: Butterworth-Heinmann, 1994.
3. Bruchac J. *The Native American Sweat Lodge: History and Legends*. Freedom, CA: Crossing, 1993.
4. Coleman P. *Toilets, Bathtubs, Sinks and Sewers: A History of the Bathroom*. New York: Atheneum, 1994.
5. Croutier A. *Taking the Waters: Spirit, Art, Sensuality*. New York: Abbeville, 1992, p 14.
6. Dosch NC. *Exploring Alternatives: The Use of Exercise as a Medical Therapeutic in Mid-nineteenth Century America*. Doctoral dissertation, University of Maryland, 1993.
7. Ferrell V. *The Water Therapy Manual*. Altamont, TN: Pilgrims, 1986.
8. Hembry P. *The English Spa, 1560–1815: A Social History*. London: Athone, 1990.
9. Moor FB, Peterson S, Manwell E, et al. *Manual of Hydrotherapy and Massage*. Hagerstown, MD: Review and Herald, 1964.
10. Odent M. *We Are All Water Babies*. Berkeley, CA: Celestial Arts, 1994.
11. Reisner M. *Cadillac Desert: The American West and its Disappearing Water*. New York: Viking Penguin, 1986.
12. Shorter E. *From Paralysis to Fatigue: A History of Psychosomatic Illness in the Modern Era*. New York: Free Press, 1992.
13. Smith N. *Man and Water: A History of Hydro-Technology*. New York: Scribners, 1975.
14. Watson L, Derbyshire J. *The Water Planet: A Celebration of the Wonder of Water*. New York: Crown, 1988.
15. Yegul F. *Baths and Bathing in Classical Antiquity*. Cambridge, MA: MIT, 1992.

## 추천 영상

1. *The Cure*. In: *The Chaplin Mutuals*, vol 1: 1917. www.image-entertainment.com. A short film starring Charlie Chaplin, who goes to a sanitarium to dry out and gets in hot water in a hilarious way. A classic massage scene is followed by his being tossed into the healing waters.
2. *Roosevelt at Warm Springs*. HBO-TV movie about Franklin Delano Roosevelt and his involvement with Warm Springs, Georgia, made at Warm Springs.
3. *Sebastian Kneipp*. A 1958 movie directed by Wolfgang Liebenerner, on location in Bad Wörischofen, about the life of Sebastian Kneipp.

# 물의 과학
## THE SCIENCE OF WATER

**2장**

*이 세상에 컬러사진이 처음 나왔을 때, 그것은 하나의 혁명이었다: 컬러사진은 세상을 놀랄만큼 아름답게 보여주었다. 우리는 놀라웠다. 지구를 아름답게 만드는 것, 그것은 풍부한 물이다. 소용돌이치는 햇살과 구름이 있는 광활한 푸른 바다는 그리 놀랄 일이 아니지만, 컬러사진을 통해 본 사실감은 모든 이의 기대를 넘어섰다.*

— *E.C. Pielou Fresh Water*

### 학습목표

이 장을 다 읽고 나면 독자는 다음의 질문에 답할 수 있다:

- 물의 과학적 정의에 대해 설명할 수 있다.
- 물의 특성에 대해 설명할 수 있다.
- 물이 갖고 있는 여러 특징을 이용하여 수치료에서 유용하게 사용하는 법에 대해 설명할 수 있다.
- 물이 어떻게 에너지를 저장해서 액체에서 기체로, 혹은 액체에서 고체로 다시 되돌아가는지 설명할 수 있다.
- 전도, 대류, 응집, 증발과 복사에 대해 설명할 수 있으며, 각각의 예를 들어 설명할 수 있다.
- 물이 왜 건강을 유지하는데 중요한지 설명할 수 있다.

이 장의 목적은 물이 어떻게 치료인자가 되고, 마사지와 가장 잘 결합할 수 있는 물질인지에 대해 이해를 도우는 한편, 물에 관한 지식의 기초를 다지는 것이다(그림 2-1은 물의 몇 가지 특성에 대해 보여주고 있다: 용기 안에 든 물은 용기의 모양에 맞춰 모양이 변하며, 온도가 빠르게 변하기도 하고, 물체를 물 안에서 띄울 수도 있으며, 고체와 액체의 형태로도 변할 수 있다). 또한 물의 과학적 정의에 대해서도 알게 될 것이며, 물의 특징과 인간생명을 유지하는데 중요한 역할을 하는 것에 대해서도 알게 될 것이다.

## 물의 정의
## WATER DEFINED

여기서는 물의 정의를 내리면서 시작하고자 한다: 물은 무색, 무취, 투명하며, 물 분자는 두 개의 수소원자와 하나의 산소원자로 이루어져 있다(그림 2-2). 물은 3가지 형태로 변할 수 있는데 즉, 액체, 고체, 그리고 기체이다. 또한 물은 다른 형태로 쉽게 변할 수 있다. 물은 열이 가해지면 약간 팽창하며, 냉각되면 약간 수축한다. 많은 수치료는 물을 액체의 형태로 사용하는데, 이 때 사용되는 물의 온도는 약 32° ~212°F 사이이다(표 2-1).

개울물, 폭포, 빗방울 등의 물의 자연성(natural beauty)에 모든 이들은 감사해한다. 하지만 물은 지구에서 가장 흔한 물질이며, 지구의 약 70% 이상을 차지할 정도로 평범하기 때문에 물의 감사함을 쉽게 여기기도 한다. 물은 매우 중요한 존재이며, 지구에 물이 없이 생명체가 존재한다는 것은 불가능하다. 물이 구름, 비, 눈, 땅 위를 흐르는 빗물(runoff) 등으로 변하기도 하지만, 물은 다양한 형태로 대양, 하늘, 그리고 지상에서 지속적으로 흐르고

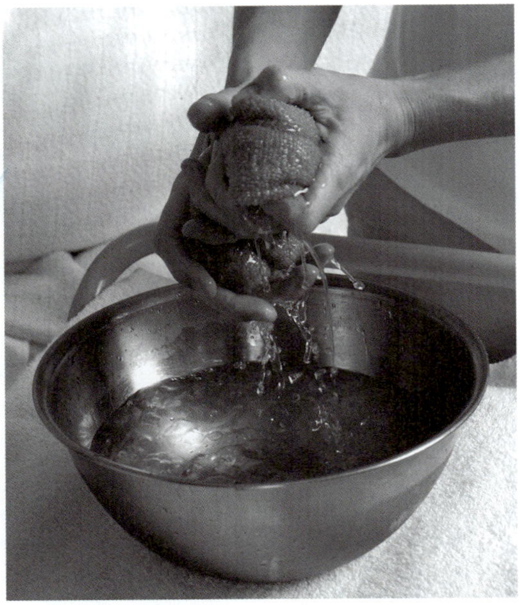

**그림 2-1** ■ 물은 독특한 특성을 갖고 있어서 마사지와 결합할 수 있는 좋은 매개체이다.

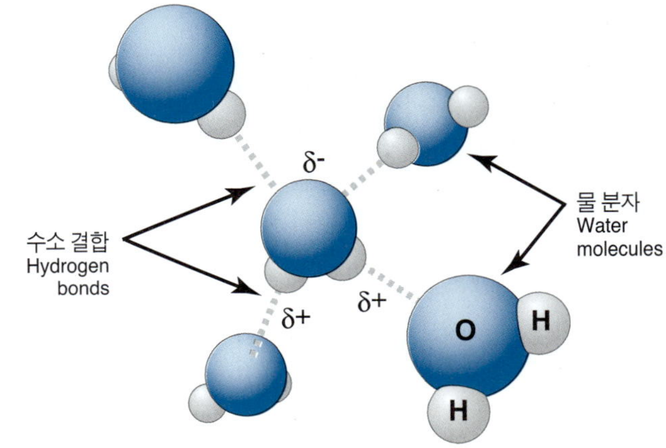


**그림 2-2** ■ 물 분자. 각각의 물 분자는 두 개의 수소원자와 하나의 산소원자로 구성되어 있다. (Prekumar K의 동의하에 재인쇄하였음. *Massage Connection: Anatomy and Physiology*. 2nd ed. Baltimore: Lippincott Williams & Wilkins, 2004, p 20, 그림. 1-14.)

있다. 이러한 과정을 **물의 순환**(water cycle)이라고 하며, 지표면의 물은 태양열에 의해 증발되어, 대기로 증발된다(그림 2-3). 그 후 물로 응집(condensation)된 다음, 비나 눈이 되어 지구로 되돌아오며, 이러한 과정은 반복된다. 따라서 지구 물의 총량은 일정하게 유지된다.

물의 중요한 작용에 관한 몇 가지 예는 다음과 같다:

1. 물은 우리의 몸을 키우며, 가축을 먹여 살리고, 농작물에 물을 공급해준다: 모든 식물과 인간을 포함한 동물들이 자라고 생명을 유지하기 위해서는 물이 꼭 필요하다.
2. 물은 우리의 몸, 옷, 그리고 도시를 깨끗하게 한다. 우리의 건강과 삶의 질은 물에 의해 위생이 제공되지 않으면 엄청나게 변하게 된다.
3. 물은 매우 중요한 치료인자이다: 물은 열, 화학적 혹은 역학적인 수치료에 사용되며, 스트레스와 통증을 감소시키며, 다양한 근골격계 질환을 치유하는데 도움을 주며, 치료적 운동을 위한 놀랄만한 매개체로서 제공되기도 한다.
4. 댐에서 흘러내리는 물을 통해 전 세계의 25%에 해당하는 전기를 생산할 뿐만 아니라, 석탄 채굴이

**표 2-1** 물의 형태

| 온도 범위 | 얼음<br><32° F (0° C) | 물 32~212° F<br>(0~100° C) | 증기<br>>212° F (100° C) |
|---|---|---|---|
| 냉각 혹은 가열효과 | (물)분자가 냉각되면 액체보다 밀도가 더 낮기 때문에 더 멀리 움직인다; 액체보다 용적이 약 11% 정도 증가한다(액체 100의 숫가락의 양은 111숫가락의 얼음을 만든다). | 가열되면 약간 확장된다; 냉각되면 약간 수축한다. | 가열되면 액체에서 수증기로 변한다. |
| 몸에 적용했을 때의 작용 | 몸의 온도를 흡수한다. | 98° F 이하의 온도는 체온을 흡수하며; 중온은 체온을 흡수하지도 않고, 체열을 이동시키지도 않으며; 98° F 이상의 온도는 체열을 이동시킨다. | 열을 몸으로 이동시킨다. |

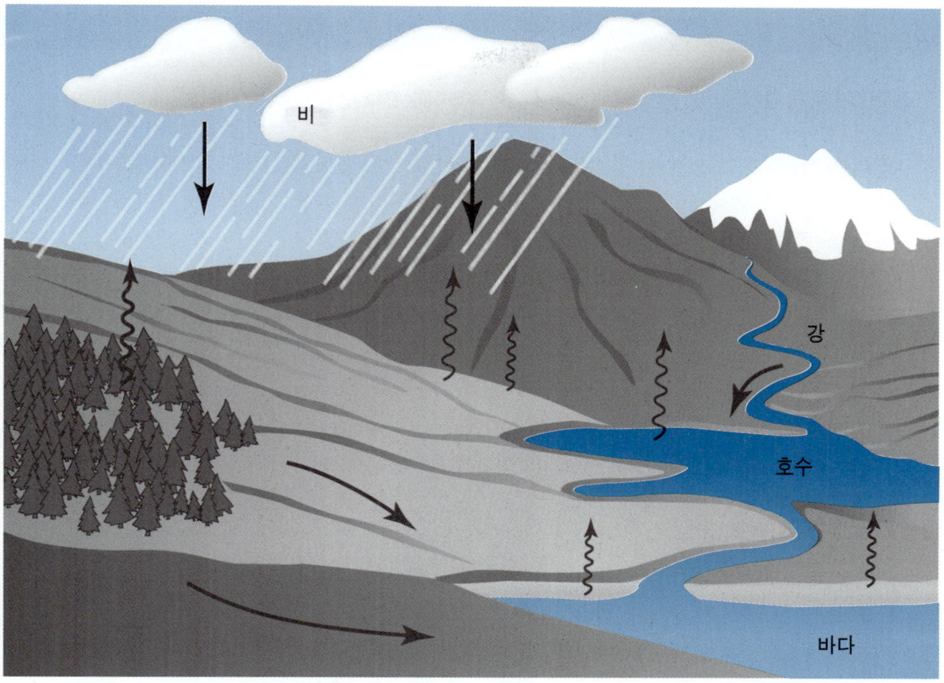


그림 2-3 ■ 물의 순환

나, 석유를 시추하거나, 원자력을 만드는데도 이용된다. 어떤 곳에서는 물을 이용해서 여전히 수레바퀴를 돌리기도 한다.

5. 물을 사용하지 않고 물건을 만들 수 있는 것은 거의 없다: 한 대의 자동차를 만드는 데는 약 100,000갤런의 물이 필요하며, 햄버거 한 개, 계란후라이, 음료수를 만드는 데는 약 1,400갤런의 물이 필요하며, 맥주 한통을 만드는 데는 약 1,500갤런의 물이 필요하다. 전 세계적으로 신선한 물의 69%는 농수로 사용된다. 미국은 매일 약 400 billion 갤런의 물을 사용한다.
6. 강, 호수, 그리고 바다는 물건이나 사람을 수송하는 수단이 되기도 한다. 현대사회의 큰 도시들은 대부분 부두(waterfront)를 중심으로 발달했다.
7. 수영, 요트, 카누, 낚시, 수상스키 등과 같은 수중 스포츠는 많은 사람들이 중요하게 여기는 여가생활 중에 하나이다.

## 물의 특성 CHARACTERISTICS OF WATER

물의 특성 중에서 유용한 치료인자에 관한 것에 대해 설명하고자 한다.

### 풍부함 ABUNDANT

물이 천연자원(natural resource)으로서 잘 보존되어야 하지만, 물은 치료인자 중에서 가장 풍부한 자원을 갖고 있는 것 중에 하나이다. 수돗물(running water)은 거의 모든 사무실이나 가정에서 사용할 수 있으며, 미국내 거의 모든 가정에서는 목욕탕이나 샤워시설을 갖추고 있어 온수욕이나 교대샤워 등과 같은 기본적인 수치료를 할 수 있다.

### 저렴한 가격 AFFORDABLE

물은 치료목적으로 사용하는 것들 중에서 가장 싼 것 중에 하나이다. 미국에서 물의 평균가격은 약 1갤런당 0.2센트 정도이며, 매일 1,000갤런의 물을 사용하는데, 이에 대한 요금은 약 2달러 정도이다. 일반적인 욕조는 30갤런의 물을 담을 수 있으며, 물을 가열하는데 드는 비용은 다른 종류 즉, 약물처방, 영양보충제, 혹은 약초나 에센셜 오일이 함유된 물질과 같이 이완을 목적으로 사용되는 다른 종류의 치료인자들과 비교했을 때 상대적으로 저렴하다.

**글상자 2-1** *흥미로운 점 (Point of interest)*

### 수면 아래로 침수: 의료 목적으로 물의 무게를 이용하는 것

앞서 논의했듯이 사람을 기립시킨 다음 목까지 물을 채우면, 몸의 위쪽보다는 몸의 아래쪽에 정수압이 더 많이 가해진다는 것을 느끼게 될 것이다. 또한 혈액은 체지에서 가슴쪽으로 짜서 밀어 올려지게 될 것이다. 몸에 있는 혈압수용기들은 혈관용적이 높아진다는 자극을 보내게 될 것이며, 혈압을 낮추기 위해 요배출을 자극할 것이다. 물이 오줌을 통해 배출되면 물은 다른 세포에서 물을 재충전하기 위해 끌어들이게 된다. 총 혈색소, PCV(packed cell volume), 그리고 적혈구 세포수가 감소할 때처럼 혈액은 침수 후 한 시간 이내에 용해되며, 세포외액은 혈류로 세포를 끌어들이게 된다.

이러한 효과로 인해 부종, 통풍, 납중독, **복수**(ascites)와 같은 간질환, 신장질환 등과 같은 의료적인 문제를 치료할 때 깊은 물(deep water)에 침수시키는 것이 효과적이다. 예를 들면, **전자간증**(preeclampsia)이 있는 산모는 염분의 정체(salt retention)를 경험하게 되고, 동맥혈압이 급속도로 상승하며, 체액이 상승한다. 이 상태는 위험한 상태로서 산모와 태아의 건강을 위협할 수 있다. 다양한 이뇨제를 사용하여 체액의 정체를 막아야 하지만, 이러한 조치들이 태아에게 어떠한 영향을 미치는 지는 잘 알려져 있지 않다. 따라서 비약물치료가 추천된다. 몇 시간동안 풀장에서 목까지 침수시키면 체액이 체지에서 몸의 중심으로 이동하게 되며, 소변양과 소금배출양이 확연히 증가하는 것을 볼 수 있다.[1] 만성 **림프부종**(lymphedema)이 있는 스쿠버다이버들은 물이 갖고 있는 정수압의 효과는 탄력밴드를 감고있는 것과 유사하다고 말한다.[2] 임신여성이 수중치료를 하면 몸에 가해지는 정수압의 효과로 인해 팔과 다리의 정맥류와 부종이 감소되며, 전체적인 체순환은 호전되며, 혈압은 안정화된다는 것이 발견되었다.[3] 정수압의 효과를 이용한 또 다른 의료적 사용의 예는 마라톤에 지원한 의사에 의해 제기되었는데 즉, 과열된 운동선수의 온도를 떨어뜨리고: 몸과 체지가 충분히 잠길 정도의 물에 침수를 시키면, 정수압에 의해 혈액을 가슴쪽으로 밀어올리게 되어 정상혈압을 유지하는데 도움이 된다는 것이다.[4]

***참고문헌***


1. Root-Bernstein R, Root-Bernstein M. *Honey, Mud, Maggots and Other Medical Marvels: The Science Behind Folk Remedies and Old Wives' Tales.* Boston: Houghton Mifflin, 1997,pp 44-58.
2. Chikley B. *Silent Waves: The Thory and Practice of Lymph Drainage Therapy.* Scottsdale. AZ: IHH Publishing, 2001, p 27.
3. Harper B. *Gentle Birth Chioces.* Rochester, VT: Healing Arts, 1994, p 10.
4. Roberts W. Tub cooling for exertional heatstroke. *Physician Sports Med* 1998;26(5): 1-3.


## 무게가 8파운드/갤런
## WEIGHTS 8 POUNDS/GALLONS

물의 무게를 느낄 수 있는 방법은 고온욕조, 수영장, 혹은 호수에 직접 들어 가보는 것이다: 더 깊이 들어갈수록 당신을 누르는 물의 무게나 압력은 증가한다(댐은 수면 위보다 바닥이 매우 두껍다. 그 이유는 바닥은 물이 아래를 향해 누르는 압력이 누적되어 엄청난 압력이 발생하는데 이 힘을 버텨야하기 때문이다). 이러한 이유로 우리가 깊은 곳에서 수영을 할 때 귀에 압력이 증가하는 것을 느낄 수 있다. 침수된 몸에 가해지는 물의 힘을 **정수압**(hydrostatic pressure)이라고 한다. 기립한 상태에서 목까지 침수했을 경우, 사람이 받는 평균 무게는 제곱인치당 1.74파운드 정도의 수압을 견디게 된다.[1] 그 정도의 깊이에서 평균 700 밀리미터의 혈액이 사지에서 가슴(thorax)으로 이동한다: 하지에 가해지는 수압이 증가할수록 하지의 혈액은 치약통에서 치약을 짜내는 것처럼 위로 짜내게 된다. 침수된 상태에서 치료목적으로 어떻게 이러한 현상이 발생하는지 더 많이 알고 싶으면 글상자 2-1을 참고하면 된다.

## 다용도 VERSATILE

치료목적으로 물을 사용하는 하나의 이유는 매우 다양하게 사용할 수 있다는 점이다. 물은 다양한 모양이나 형태를 만들 수 있기 때문에 얼음이나 액체, 혹은 증기 등 다양하게 사용할 수 있다.

모든 액체는 담긴 용기에 따라 크기나 모양이 변하며, 물 또한 예외가 아니다. 물은 얼음마사지를 위해 컵에 채울 수도 있고, 고압수를 적용할 수 있도록 호스로 금속탱크에 채울 수도 있다. 이러한 장점으로 인해 몸의 모양이나 형태에 따라 쉽게 적용할 수 있다. 예를 들면, 압박, 고온습포와 얼음팩과 같은 국소치료 시에 물은 몸의 모양에 맞춰서 구부러질 수 있고, 물속에 직접 침수시킬 수도 있다.

물은 수치료사에 의해 3가지 형태로 사용될 수 있다. 얼음은 얼음팩과 얼음마사지를 할 때 유용하게 사용되며, 물은 침수시에 사용되고, 증기는 전신증기욕이나 국소증기흡입 치료시 사용된다.

## 사용이 간편 EASY TO USE

물은 다른 것과 쉽게 어울린다. 물은 얇고, 유동성 액체이기 때문에 꿀이나 로션과 같이 두꺼운 액체와는 달리 쉽게 부을 수 있고, 다양한 크기의 용기로 쉽게 이동이 가능하며, 흘렸을 경우 쉽게 닦을 수 있다. 또한 물의 용적은 측정하기 쉽다; 물의 압력은 스프레이, 샤워기, 혹은 제트기 등을 통해 쉽게 조절된다; 또한 물의 온도는 수온측정기로 쉽게 측정할 수 있다.

## 피부 자극 STIMULATES THE SKIN

찬물, 따뜻한 물 혹은 고온수는 피부에 있는 온열수용기를 자극한다: 고전적인 수치료사들은 이 자극법을 "열느낌(thermal impression)"이라고 하며, 다양하게 적용할 수 있다. 예를 들면, 매우 짧은 냉각 샤워나 목욕은 한기가 있는 사람을 위해서가 아니라, 순간적인 한기를 제공하여 혈관수축을 통해 열을 보존할 목적으로 자극한다. 압력수용기들은 문지르거나, 스프레이로 뿌리거나, 피부를 두드리는 동작을 통해 자극을 줄 수 있으며, 근육과 관절에 있는 고유수용기들은 물속에서 몸이 떠오를 때 느끼는 무부하(weightlessness)에 의해 자극을 받는다(많은 수치료사들은 고온 샤워나 냉 장갑 마찰과 같이 온열자극과 역학적인 자극을 결합해서 주로 사용한다). 물이 다른 물질과 결합하면 추가적인 피부자극을 유발한다. 오트밀욕과 베이킹소다욕은 피부가 미끌미끌한 느낌을 주며; 해초욕이나 진흙욕은 까끌까끌한 느낌(grittier sensation)을 주며; 겨자가루와 같은 혈관확장제는 피부에 실제로 열을 내지 않지만 따뜻한 온감을 준다.

## 물속에서 물체를 부유시킴
## OBJECTS FLOAT IN IT

**부력**(buoyancy)은 부유시키는 능력이다. 어떤 물체가 침수되면 그 물체가 물에 가해지는 무게만큼 부력이 발생한다: 욕조 안에 8파운드의 물체를 넣으면 물은 8파운드의 힘을 발휘하는데, 이 무게는 약 1갤런이다. 80파운드의 사람은 물에서 80파운드의 힘을 발휘한다(약 10갤런 정도이다). 이러한 힘은 물에 가해지는 힘과 똑같은 힘으로 위로 밀어 올리며, 이러한 부력은 풀장에 들어갈 때 느끼는 무게의 손실 정도와 정확하게 일치한다. 부력은 수영이나 왓츄(watsu) 치료를 받기 위해 물에 침수할 때 몸을 끌어당기는 것 중에 하나이다. 우리가 물속에서 떠오를 때 물이 우리를 위로 밀어 올리는 것이며, 그만큼 중력이 당기는 힘은 감소된다. 관절염과 같은 근골격계 문제가 있는 사람들이나 임산부 혹은 비만환자와 같이 무거운 사람들은 무부하 느낌이 더 많이 경감된다. 그림 2-4는 풀장에서 떠오르게 하기 위해 부력을 이용하여 왓츄(watsu) 훈련을 하고 있는 그룹을 보여주고 있다.

## 몸과 마음에 미치는 효과
## AFFECTS BOTH MIND AND BODY

*깨끗한 온수에 오래 누워있을수록 나는 내 몸이 더 깨끗해진다는 것을 느낀다. 욕조를 나와 크고 부드러운 흰 호텔 목욕 타월을 몸에 두르면, 나는 새로 태어난 아이처럼 정갈하고 신선한 느낌을 받는다.*

*- Sylvia Plath, The Bell Jar*

앞서 언급한 객관적인 특성 외에 진정(soothing) 효과는 자주 물과 연결된다. 앞서 1장에서 언급했듯이 전세계적으로 따뜻한 온천을 즐겨하며, 수영과 다른 수중스포츠를 즐겨한다. 도시에서는 비록 샘과 욕조에 있는 물이 이완작용을 하며, 또한 흔히 보는 것들이지만, 도시 거주자들을 폭포, 폭풍우, 안개, 뜨거운 여름에 증발되는 물빛들을 자주 접하게 되지만, 조수(tides)는 달, 폭설, 그리고 무지개에 의해 조절된다.

이러한 이완효과 때문에 침수는 정신적인 상태와 정서적인 상태를 개선시키는데 주로 사용되며, Homer 시대로 거슬러 올라가면 온수욕은 우울증을 완화시키고, 정신적인 긴장상태를 낮추는데 사용되었다. 초기 수치료사들은 목욕을 "최면(hypnotics)"이라고 하였고, 전신욕은 20세기 초에 정신병원에서 폭넓게 사용하였다(글상자 1-2). 현대의학에서 침수는 출산을 하는 여성에게 사용된다: 온수욕은 이완작용을 하기 때문에 자궁수축으로 인한 통증이 감소되고, 진통기간을 줄여주며, 진통제의 사용빈도를 줄여준다. 치료사들은 환자를 이완시키는 것

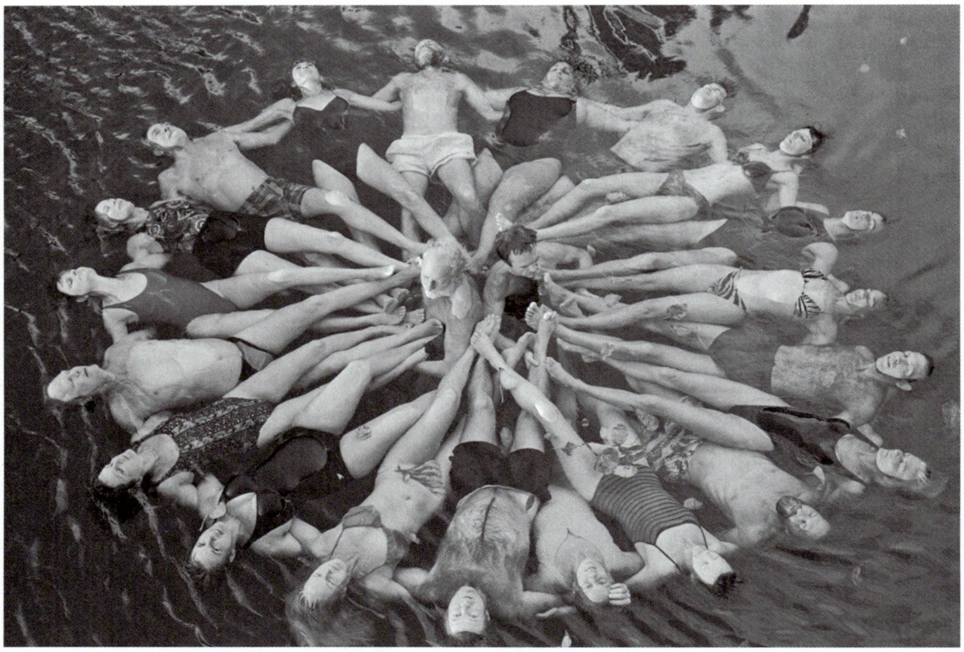

그림 2-4 ■ 부력. 풀장에서 왓츄 훈련을 하고 있는 모습. Pahoa, Hawaii, 1994. (사진은 World Aquatic Bodywork Association, Harbin Hot Springs, California 제공)

이 가장 중요한 일이기 때문에, 전신고온욕, 사우나, 증기욕, 몸감기, 습식 고온팩, 국소욕 등을 이용하여 환자들의 몸과 마음을 이완시키는데 사용한다.

물의 효과에 대해서 객관적으로 증명된바 없지만, 물이 갖는 진정효과로 인해 몸을 물속에서 부양시키면 자궁내로 물이 연결되는 느낌을 받는다. 체액의 1/4 정도만으로도 태아를 직접적인 손상으로부터 보호할 수 있고, 자유롭게 움직이게 하면서 정상체온을 유지하는데 도움이 되며, 호르몬과 전해질의 교환을 용이하게 한다. 출생 후 우는 신생아(fussy newborn)를 온수에 목욕을 시키면 진정되며, 그 이후 물은 계속 진정효과를 위해 사용되고 있다. 풀장에서 물장난을 치는 아이들을 보면 그 아이들의 천성적인 부분에 대한 고민도 없이 아이들이 행복해하는 것을 보게될 것이다. *Deep Immersion: The Experience of Water*의 저자 Robert France는 침수의 매력에 대해 공헌한 대표적인 사람이다.[2] 치료사, 과학자와 많은 시간을 물에서 보내는 사람들 즉, 수영선수, 선원, 카약인들이 물의 중요성에 대해 논의를 했다. 침수는 많은 이들에게 삶의 힘을 불어 넣는 작용을 한다.

## 열과 냉을 흡수하고 유지
## ABSORBS AND HOLDS BOTH HEAT AND COLD

물은 다른 물체로부터 열을 흡수하기도 하고 열을 빼앗기도 한다. 이는 물이 안전한 온도로 가열이 되면 몸의 일부분이나 전신을 매우 효율적으로 가열할 수 있다는 것을 의미한다. 냉수는 또한 열을 빼앗는 작용을 한다; 예를 들면, 운동선수가 얼음물 욕조에 침수한 상태에서 열사병(heatstroke) 치료를 한다면, 선수의 체온은 15분만에 8°F까지 감소된다.

물은 많은 양의 열을 흡수하고, 전달할 수 있기 때문에 물은 **비열**(specific heat)을 측정할 때 사용되기도 하고, 1 g의 물을 1°C 상승시키는데 필요한 칼로리 양을 측정하는데도 사용된다(1 g의 물을 1°C 상승시키는데 필요한 열을 1칼로리라고 한다). 수많은 열이 물의 온도를 올리는데 이용되지만, 물은 대부분의 물질보다 더 많은 열을 보유하기도 한다. 뜨거운 물은 액체의 파라핀보다 두 배나 많은 열을 유지시킨다. 물이 냉각되면 많은 양의 열이 손실된다. 따라서 고온 겔 팩이나 **온습포**(fomentation)와 같은 고온습열치료는 피부의 열을 다량으로 방출시키며, 점차적으로 냉각된다.

물 1 g을 1°C 낮출 때 1 칼로리의 열이 소비된다. 1 g의 물은 0°C 혹은 32°F가 되며, 물이 얼음으로 변하는데는 약 80칼로리의 열이 소비되어야 한다. 여분의 칼로리는 *숨은열(latent heat)*이라고 한다. 따라서 얼음으로 변하는 물은 더 많은 양의 숨은 열을 소비하게 되며, 녹고 있는 얼음은 더 많은 숨은 열을 흡수하게 된다: 1 g의 녹는 물은 1 g의 물을 0° C에서 1° C로 올리는 것보다 80배나 많은 열을 흡수한다. 따라서 얼음은 매우 강력한 치료인자가 되는 것이다.

1 g의 물을 100° C의 1 g 증기로 바꾸는 데는 약 540칼로리의 열이 소비되며, 이 에너지는 수증기에 저장된다. 단지 1칼로리는 90° C의 물을 91° C로 바꾸는데 필요한 열량이지만, 물의 형태를 바꾸기 위해 물분자를 분산시키는 데는 더 많은 양의 에너지를 필요로 한다.

## 열과 냉으로 변함
TRANSFERS BOTH HEAT AND COLD

물은 열을 저장할 수 있을 뿐만 아니라, 다음과 같은 방식으로 열을 전달하기도 한다:

- **전도**(conduction)는 가열된 물체나 냉각된 물체에 직접 접촉되어 열이 다른 물체로 전달되는 것이다. 예를 들면, 얼음팩을 몸의 특정부위에 적용했을 때, 열은 피부에서 얼음팩으로 전도되어 빼앗기게 된다. 이 방식이 수치료에서 온도변화가 일어나는 전형적인 예이다. 물은 공기를 통해 전달되는 것보다 전도열에 의해 전도되는 것이 몇 배나 더 높다. 그 이유는 습열은 건열보다 더 심부로 투과되기 때문이다. 그리고 고온수에서 꺼집어낸 천과 같이 고온습열이 매우 뜨거운 마른 천보다 더 심부조직을 가열한다. **멸균기**(autoclaves) — 진균, 박테리아, 바이러스, 그 외 미세균을 죽이기 위해 증기를 만들어냄 — 는 수술도구나 유리제품들은 15분 만에 증기로 소독이 가능하지만, 건열이 나오는 오븐으로 소독을 하면 약 2시간 이상 소요된다. 또한 물로 냉각을 시키는 것이 공기로 냉각시키는 것보다 몇 배나 더 효과적이다. 옷을 벗은 채로 55°F 정도 되는 야외에 나간다면, 당신이 냉기를 느끼는 데는 약 5분 정도 걸리지만, 실내로 들어오면 빠르게 체온이 회복된다. 당신이 55°F의 냉수에 침수해서 5분 정도 머무른 다음에는 체온을 회복하는 데는 더 많은 시간이 소요된다. 그 이유는 물은 공기에 의한 전도보다 피부나 피하조직의 열을 더 많이 빼앗아가기 때문이다〔타이타닉호가 침몰했을 때 생존자들은 보트(rowboat) 위에 있어서 몸을 건조한 상태로 유지한 사람들 즉, 승객들이었다. 물의 온도가 바깥공기보다 더 따뜻했고, 또한 물속에서 구명조끼를 입고는 있었지만, 물속에서 생존한 사람은 단 한명도 없었다〕.
- **대류**(convection)는 공기나 가스에 의해 몸의 열이 이동하는 과정이다. 예를 들면, 바람이 불어서 고온욕조 표면의 따뜻한 공기를 냉각시키는 것이다. 바람은 물의 열을 공기분자로 전달하며, 공기에 의해 냉각되는 것보다 욕조안에서 물이 냉각되는 속도가 더 빠르다. 차가운 바람은 체열이 대류를 통해 어떻게 사라지는지 보여주는 또 다른 예이다. 실제로 냉이 바깥에 얼마나 있는지를 측정하기 위해서는 공기의 온도를 측정하는 것뿐만 아니라, 사람의 몸에서 따뜻한 공기를 빼앗아가는 바람의 속도를 동시에 측정해야 한다. 건조기(convection oven) 내에서 따뜻한 물이나 가스의 이동은 똑같은 전략을 사용한다. 하지만 가열할 때만 해당된다: 차가운 공기는 굽고 있는 음식의 열을 뺏아간다. 따뜻한 공기를 통한 열이 음식으로 더 빨리 전달되기 때문에 요리하는 시간이 줄어든다.
- **응집**(condensation)은 수증기(가스)가 물(액체)로 바뀌는 과정이다. 응집은 유리잔에 따라 마실 때 더 빨리 식는 것을 통해 알 수 있다. 먼저 유리잔은 건조하며, 바깥은 젖게 되고, 밖으로 물이 흐르기도 한다.
- **복사**(radiation)는 접촉하는 두 개의 물체없이 공간을 통해 열이 전달되거나, 열의 방출에 의해 전달되는 것이다. 과열된 사람이 따듯한 욕조를 나와 바람이 불지 않는 찬 공기에 노출되면, 열은 복사를 통해 공기로 전달된다(바람이 분다면 열은 대류보다 더 빨리 열을 잃게된다). 복사는 체열을 떨어뜨리는 중요한 방법 중에 하나이다.
- **증발**(evaporation)은 응집과는 반대이며, 물, 즉 액체가 수증기, 즉 가스로 변하는 것이다. 증발은 물분자가 액체의 표면에서 탈출하여 증기가 될 때 발생한다. 물 분자는 자신들의 운동에너지를 전달하면서 물의 온도를 감소시킨다. 따라서 물과 그 주변이 냉각된다. 이러한 증발은 물의 표면에 증기가 축적되는 것을 방지하기 위해 바람을 불려서 일으킬

**글상자 2-2** *흥미로운 점 (Point of interest)*

## 물은 쉽게 오염된다.

오염은 민물(freshwater)에 대한 심각한 위협이며, 결국 바닷물에도 영향을 미치게 된다. 산업폐수나 오수가 가장 큰 문제이다. 오염된 물은 바로 하천이나 강으로 흘러가지만, 대다수는 흙으로 들어가서 지하수를 오염시킨다. 아래 그림은 물이 쉽게 용해되는 특성으로 인해 오염물질이 어떻게 이동시키는지 보여준다.

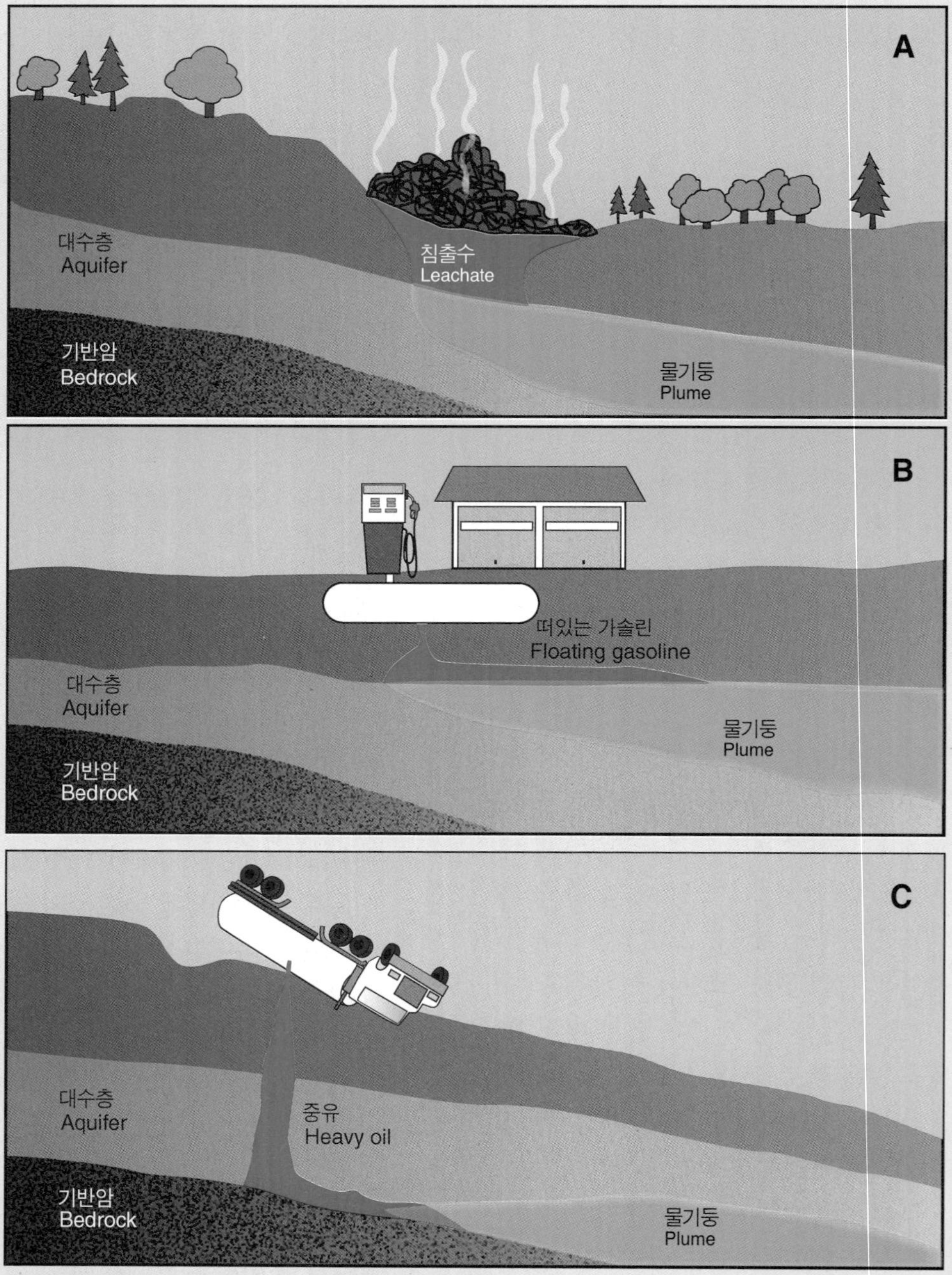


물은 용해제의 특성이 있기 때문에 쉽게 오염된다.

이것은 공통적인 방향으로 물을 오염시킨다:

- 살충제는 잔디와 농장에서 흘러나와 수역으로 씻겨 내려간다.
- 기름이나 도로 위 자동차 오일은 비가 오면 개울이나 강으로 흘러갈 수 있으며, 누군가가 호스로 진입로를 청소하면 하수구로 흘러갈 수 있다. 그리고 1 갤런의 가솔린은 약 750,000 갤런의 물을 오염시킨다.

*계속*

- 동물의 노폐물은 하수구로 직접 연결되거나, 축사에서 나오는 쓰레기들은 큰 수로를 통해 흘러간다.
- 목재 채취로 남은 쓰레기는 하천으로 흘러간다.
- 포장된 도시의 도로에 엄청난 양의 폭우가 내리면 쓰레기는 하수구나 강으로 흘러간다.
- 수역(body of water)에서 야영을 하는 사람들은 자신들의 배설물, 비눗물, 혹은 쓰레기들을 하천으로 흘려보낸다.
- 쓰레기를 치우는데 물을 사용하는 공장은 물을 이용해서 수로로 흘려보낸다. 혹은 물이 지면에 남아 있으면 지하수로 연결된다.
- 다량의 질소와 인이 함유된 비료는 하천이나 강으로 흘러간다.
- 쓰레기와 혼합되어 유출된 물은 지하수로 연결된다.
- 잔디를 깍은 잔해와 같은 쓰레기를 수로에 방치하면 생명을 주는 산소를 빼앗아간다.
- 수로를 따라 나무가 없으면 공장에서 나온 쓰레기들은 하천으로 흘러간다.
- 큰 공장에서 나오는 쓰레기들은 하수구로 흘러간다.
- 자동차에서 나오는 유해물과 공장에서 나오는 연기가 결합되면 산성화되고, 오염된 물이 하수구로 흘러간다.
- 핵폐기물에 오염된 물은 바다까지 흘러간다. 예를 들면, 우크라이나 체르노빌에서 발생한 낙진은 Techa 강으로 흘러가서 북극해까지 흘러갔다. 워싱턴 핸포드에 있던 핵연구소에서 발생한 핵폐기물은 콜롬비아에 있는 강까지 흘러가서 "세계에서 방사선 활동이 가장 왕성한 강"이라는 타이틀을 달았을 뿐만 아니라, 핵폐기물이 태평양까지 흘러갔다라는 불명예를 안게 되었다.

수 있다. 더운 날씨에 땀을 흘리면 이 방법으로 체열을 식히게 된다.

## 효과적인 용해제
EFFECTIVE SOLVENT

많은 물질들은 물과 섞이면 고체에서 액체로 변한다. 지구상에서 알려진 물질의 반 정도는 호수와 바다에 녹아있다. 많은 물질들은 다른 액체보다 물에서 더 잘 녹는다. 따라서 물을 보편적인 용해제(universal solvent)라고 한다. 물 분자의 구조 때문에 생물학자인 Lyle Waston은 "물은 항상 다른 물질을 모을 수 있기 때문에 단순히 $H_2O$가 아니다" 라고 했다.[3] 바닷물이나 민물 모두 용해된 공기가 들어있다. 호수를 물결치게해서 물이 산소를 흡수하더라도, 물고기는 물속에 녹아있는 산소를 아가미를 통해 호흡한다. 물속에 있는 많은 물질들은 완전 포화되어 쉽게 제거되기 때문에 물은 모든 종류의 쓰레기를 깨끗하게 하는데 사용된다. 많은 쓰레기들은 물을 통해 용해시켜서 제거된 다음 배수구를 통해 흘려보낸다. 하지만 불행하게도 물이 갖고 있는 우수한 용해능력 때문에 수많은 유해물질로 오염이 되기도 한다(글상자 2-2).

하지만 치료사들은 물의 용해능력을 이용하여 치료도구로 이용하기도 한다. 건강관련 문제에 있어서 물은 피부를 통해 몸 안으로 잘 흡수되기 때문에 전통적으로 약물의 매개체로 사용되어 왔다. 소금, 오트밀, 미네랄, 식초, 황산염, 해초, 진흙, 베이킹소다, 에센셜 오일과 수많은 약초 등이 전신욕을 할 때나 얕은 침수, 압박, 몸감기, 붕대감기, 찜질을 할 때 첨가하는 첨가제들이다. 해수에 있는 수많은 미네랄들은 목욕이나 몸감기와 같은 수치료와 잘 결합된다. 또한 물은 다른 물질들, 즉 약초, 진흙, 해초 등과 혼합해서 피부에 사용하기도 한다.

## 몸에 물을 적용하기 위한 준비
THE NEED FOR WATER IN THE BODY

과학자인 Robert Kandel에 의하면 "가장 작은 박테리아에서부터 가장 큰 나무까지, 벼룩에서 고래까지 모든 생명체는 물 주위에서 성장했다."라고 하였다.[4] 인간 또한 예외가 아니다: 물은 인간 체중의 2/3을 차지한다. 우리의 뇌는 물로 구성된 뇌척수액 안에 떠있는 상태이다. 인간의 혈액, 눈물, 땀, 그리고 침은 물로 구성되어 있다. 뇌는 75%가 물이며, 뼈는 22%, 치아의 에나멜질은 2%가 물이다. 150파운드의 몸무게가 나가는 사람은 약 100파운드 — 10갤런 이상이 물이다. 이 물 중에서 약 2갤런은 소화관, 윤활액, 타액, 눈물이며, 나머지는 모두 혈액과 근육이다. 우리가 스스로 느낄 수 있는 부분은 몸의 물을 감지하는 것으로 구성되어 있으며, 인간의 언어는 이러한 상태를 설명하는 문구로 가득차 있다. 예를 들면 "눈물이 나네요", "땀이 나네요", 혹은 "침이 고이네요" 등이다.

인간의 생명기관을 이루는 세포들은 물을 화학적인 반응에 끌어들인다. 인간의 몸은 체온을 98.6°F로 유지하거나 음식물을 소화시키고, 영양물을 처리하고, 노폐물을 처리하는데 칼로리당 1밀리미터의 물을 필요로 한다. 인간은 음식없이는 한 달 정도 생존할 수 있지만, 물이 없으면 약 10일 이후에 사망한다.

성인은 일일 평균 8~10잔 정도의 물을 섭취한다. 하지만, 이 양은 개인의 신체 사이즈, 삶의 방식, 그리고 기후에 따라 다르다. 추운 날씨에 사는 사람들보다 고온의 기온에 사는 사람들이 땀을 더 많이 흘리기 때문에 더 많은 물을 섭취하며, 고온에서 격렬한 운동을 하는 사람은 사무실에 있는 사람보다 더 많은 물을 필요로 한다. 탈수(dehydration) — 신체가 너무 많은 물을 소비한 경우에 발생하는 상태 — 는 우리가 인식하고 있는 것보다는 매우 흔히 발생하는 문제이며, 좀 더 중요한 문제이다. 인간은 매일 오줌을 통해 3~4파인트 정도의 물을 소비하며, 수천 번 숨을 쉴 때도 어느 정도 물을 소비하며, 땀을 통해서도 물을 소비한다. 하지만 소비된 물은 모두 재충전되어야 한다.

물은 생명을 유지하는데 필수적인 요소이기 때문에 인간의 몸은 탈수를 예방하고 수정하는 매우 민감한 기전을 갖고 있다. 인간의 콩팥(신장, kidney)은 물의 양과 혈액내 화학물질의 양을 점검하며, 적절한 양을 유지하도록 지속적으로 작동한다. 물은 타액, 효소, 창자의 분비물을 이용해서 재사용된다. 인간의 몸에 필요이상의 물이 있으면, 여분의 오줌이 만들어져서 분비된다. 인간의 몸이 너무 많은 물을 잃게되면 반대의 현상이 발생한다: 물은 기관(organ)으로 이동하여 삼투압에 의해 혈류로 들어가며 오줌은 적게 만들어지고, 배출되는 양도 줄어든다. 타액이 너무 적게 만들어지면 입은 건조한 느낌을 받게 된다(불행하게도 많은 사람들은 탈수가 되기 전까지는 갈증을 느끼지 못하며, 갈증을 느낄 때 비로소 물을 섭취하려는 의식적인 노력을 하게 된다).

경미한 정도에서 중등도의 탈수 증상은 입술이 갈라지거나, 두통, 흥분, 무기력, 식욕감퇴, 그리고 불안감 등이 나타난다. 변비나 요로계감염이 있는 사람이 탈수가 되면, 경미한 탈수라 하더라도 증상은 심각하게 나타난다. 뇌는 거의 대부분이 물이기 때문에 경미한 탈수라도 뇌기능에 영향을 미친다. 심각한 탈수는 고열, 구토, 설사, 고온에서 운동을 할 경우에 발생한다. 심각한 탈수증상은 약화, 어지러움, 구역질, 흥분, 불안, 식욕감퇴, 건조한 입, 움푹 들어간 눈, 진노란 오줌 등이다. 좀 더 심각한 탈수는 생명을 위협할 수도 있다. 이러한 증상은 체온상승, 저혈압, 방향감각 상실, 무관심, 우울, 공격성, 중추신경계와 간, 그리고 콩팥의 영구장애 등이다. 아기와 어린이들은 신진대사가 빠르고, 체구가 상대적으로 작기 때문에 탈수가 될 가능성이 높다. 노인들 역시 탈수될 가능성이 높다.

다음은 탈수를 예방할 수 있는 방법이다:

1. 체액의 1/2은 정류수를 섭취하라. 한 번에 다량의 물을 마시는 것보다 적은 양을 자주 마셔라.
2. 하루의 시작은 물 한잔으로 시작하라.
3. 밥 먹을 때마다 한 잔의 물을 마셔라. 침실에 물병을 준비해서 매일매일 채워둬라.
4. 소다수(sparkling water), 레몬향이 나는 물, 과일주스가 약간 들어간 물이나 허브차가 들어간 물, 육즙이 들어간 물, 뜨거운 레몬차, 가게에서 구입하거나 집에서 만들 수 있는 음료수, 신선한 과일, 얼음, 요구르트 등과 같이 다양하게 물을 마셔라.
5. 카페인은 이뇨제이기 때문에 카페인이 들어있는 음식들 즉, 소다수, 카페인이 들어있는 차, 커피 등은 탈수를 일으킬 수 있다. 따라서 매일 한 잔의 물을 마셔라.
6. 알코올 역시 물을 빼는 작용을 한다(소금이 많은 음식 즉, 감자칩 등은 혈액내의 물을 빼는 작용을 하기 때문에 물이 소금과 함께 조직에 정체된다).
7. 물이 많이 함유된 음식 즉, 우유, 상추, 수박 등을 먹어라.
8. 더운 날 운동을 할 때는 운동을 하기 전에 물을 마시고, 운동 중 매 20분마다 물을 마시고, 운동이 끝나면 물을 마셔라. 이때는 반 컵 정도의 양이 적당하다. 항상 운동장에 물을 비치해둬라.

당신이 마시는 물의 질도 중요하다. 오래된 집의 수도관에서 나오는 물은 납과 구리가 많이 함유되어 있을 가능성이 있다. 이러한 이유로 인해 1987년 미의회에서는 납이나 파이프 판매자와 조립자들에 대한 법을 제정했다. 동파이프로 된 낡은 집에 산다면, 수도관에서 납이 나오는지 판매자에게 분석을 요구해도 된다. 가정용 정수기는 염소, 화학적 오염물질, 기생충, 박테리아, 살충제 등을 걸러준다. 당신이 마시는 물에 대한 정보는 당신이 살고 있는 도시의 건강 관련 부서(health department)에 문의하면 얻을 수 있다. 치아가 썩는 것을 예방할 목적으로 미국과 유럽에서는 사람이 마시는 물에 불소(fluoride)를 첨가한다. 플라스틱의 구성성분인 프탈레이트(phthalate)가 플라스틱 물병에서 발견되었다. 이 물질은 플라스틱 물병에서 떨어져 나와서 물속에 남게 된다.[5]

경수(hard water) — 다량의 미네랄 성분이 녹아 있는 물 — 는 좋은 영양제가 될 수도 있다. 경수는 어디에서 물을 취수했느냐에 따라 많은 양의 이온, 칼슘, 마그네슘, 구리, 아연, 질소, 그 외 다른 미네랄들이 녹아있다. 수많은 연구를 통해 밝혀진 것은 미네랄이 많이 함유된 경수를 마시는 사람들이 연수(soft water)를 마시는 사람들에 비해 심장병에 걸릴 위험이 감소한다고 하였다.[6]

## 요약
### CHAPTER SUMMARY

이 장은 물이 어떻게 우리의 지구와 우리의 일상생활에 다양한 방식으로 영향을 미치는지, 물의 특성이 무엇인지, 그리고 어떻게 물이 수치료와 연관이 있는지 설명했다. 이러한 물의 특성은 물의 이용 가능성, 가변성, 물체를 띄우는 능력, 온도를 저장하고 전달하는 방법, 용해력, 촉각적인 질, 그리고 진정시키는 효과 등이다. 또한 물이 건강을 유지하는데 중요한 점에 대해서도 배웠다. 이 장을 모두 읽고 나면 우리의 삶에 있어서 물의 소중함을 알게 될 것이며, 수치료가 사람의 몸에 영향을 미치는 특이한 방법에 대해서도 좀 더 깊게 바라볼 수 있을 것이고, 환자를 치료하는 데도 도움이 될 것이다.

## 복습문제 REVIEW QUESTION

### *주관식 문제*

1. 물의 3가지 특성에 대해 설명하고 수치료에서 어떻게 유용하게 사용되는지 설명하라.

______________________
______________________
______________________

2. 전도, 대류, 응집, 증발, 그리고 복사에 대해 설명하고, 각각의 예를 들어 설명하라.

______________________
______________________
______________________

3. 물이 에너지를 저장하는 방법에 대해 설명하라.

______________________
______________________
______________________

4. 물이 왜 건강을 유지하는데 중요한지 설명하라.

______________________
______________________
______________________

### *객관식 문제*

5. 다음 중 물에 화학제를 첨가해서 사용하는 것이 아닌 것은?
   a. 황산염욕
   b. 진흙욕
   c. 월풀욕
   d. 아로마치료

6. 다음 중 물이 인체에 미치는 기능이 아닌 것은?
   a. 화학반응을 유도한다.
   b. 음식물의 흡수를 돕는다.
   c. 영양물질을 흡수한다.
   d. 체온을 조절한다.

7. 다음 중 부력을 이용해서 불편함을 완화시킬 수 있는 질환이 아닌 것은?
   a. 비만
   b. 관절염
   c. 담석(gallstone)
   d. 임신여성

### *OX 문제*

____ 8. 물체가 물속에 침수될 때 물이 받는 무게는 물체가 가하는 힘의 무게와 같다.

___ 9. 냉동되거나 응집되면 열을 흡수하며, 녹거나 응집되면 열을 빼앗는다.

___ 10. 압박, 온습포, 얼음팩과 같은 국소치료는 몸의 외형에 맞게 물이 휘어지는 변형을 일으킨다.

___ 11. 물이 갖는 접근성으로 인해 다량의 열을 흡수하거나 전도하는 능력이 있기 때문에 비열은 측정하는 기준으로 사용된다.

___ 12. 피부에 가해지는 물에 의해 발생되는 효과는 화학적 효과이다.

### *짝짓기문제*

**13.**

| | |
|---|---|
| ___ **1.** 동파이프 | **a.** 사망 |
| ___ **2.** 10일 동안 물을 안마심 | **b.** 흥분, 무기력 |
| ___ **3.** 8~10잔 | **c.** 성인의 일일 평균 요구량 |
| ___ **4.** 경미한 탈수 | **d.** 물속에 납이 검출됨 |

**14.**

| | |
|---|---|
| ___ **1.** 용해제 | **a.** 일사병을 치료함 |
| ___ **2.** 최면제 | **b.** 몸을 따뜻하게 함 |
| ___ **3.** 열을 흡수함 | **c.** 다른 물질을 용해시킴 |
| ___ **4.** 열을 전도함 | **d.** 전신욕 |

**15.**

| | |
|---|---|
| ___ **1.** 대류 | **a.** 물이 증기(가스)에서 물(액체)로 변하는 과정 |
| ___ **2.** 전도 | **b.** 열이 접촉되는 물체없이 열 방출을 통해 공간을 통해 전달되는 과정 |
| ___ **3.** 복사 | **c.** 가열된 물체와 냉각된 물체의 직접 접촉에 의해 열이 전달되는 과정 |
| ___ **4.** 응집 | **d.** 가열된 액체나 가스의 실제적인 운동에 의해 열이 소실되는 과정 |

**16.**

| | |
|---|---|
| ___ **1.** 체중의 60~70% | **a.** 물 없이 생존할 수 있는 날짜 |
| ___ **2.** 22%의 물로 구성되어 있음 | **b.** 10갤런 |
| ___ **3.** 80파운드 | **c.** 물 |
| ___ **4.** 10 | **d.** 뼈 |

## 참고문헌


1. Davis B, Harrison R. *Hydrotherapy in Practice*. London: Churchill Livingston, 1988, p 61.
2. France RL. *Deep Immersion: The Experience of Water*. Sheffield, VT: Green Frigate Books, 2003, p ix.
3. Watson L, Derbyshire J. *The Water Planet: A Celebration of the Wonder of Water*. New York: Crown, 1988, p 23.
4. Kandel R. *Water from Heaven: The Story of Water from the Big Bang to the Rise of Civilization and Beyond*. New York: Columbia University, 2003, p 40.
5. www.nrdc.org/water/drinking/bw. Accessed winter 2005.
6. Kousa A, Moltchanova E, Viik-Kajander M, et al. Geochemistry of ground water and the incidence of acute myocardial infarction in Finland. *J Epidemiol Commun Health* 2004; 58:136.


## 추천 도서


1. Kandel R. *Water from Heaven: The Story of Water from the Big Bang to the Rise of Civilization and Beyond*. New York: Columbia University, 2003.
2. Kamler K. *Surviving the Extremes: A Doctor's Visit to the Limits of Human Endurance*. New York: Penguin, 2004.
3. Pielou EC. *Fresh Water*. Chicago: University of Chicago, 1998.
4. Prager E. *The Oceans*. New York: McGraw-Hill, 2000.
5. Rothfeder J. *Every Drop for Sale: Our Desperate Battle Over Water in a World About to Run Out*. New York: Jeremy Tarcher/Putman, 2001.
6. Sinclair M, Von Weller A. Don't let the well run dry: The importance of water to your child's health. *Exceptional Parent Magazine*, May 2001, p 45–48.
7. Smith N. *Man and Water: A History of Hydro-Technology*: New York: Scribners, 1975.
8. Water Pollution Control Federation Public Education Program. *Water: The Lost Treasure*. Alexandria, VA: Water Pollution Control Federation, 1989.
9. www.awwa.org: Web site of the American Water Works Association. Contains information on a variety of topics related to water.
10. www.epa.gov/watrhome. Web site of the American Environmental Protection Association. Contains information on a variety of topics related to water.

# 수치료의 효과

## EFFECTS OF HYDROTHERAPY

3장

*인간은 생명을 유지하기 위해 내부 온도를 반드시 보호해야 한다. 인체는 정교하게 배열된 수많은 화학적 작용으로 체온을 빠르게 끌어올린다... 만약 체온이 98.6°F보다 4°F 정도 상승하면,, 몸의 강력한 방어기전이 붕괴되기 시작하기 때문에 적절한 타이밍에 맞춰서 체온조절 작용이 매우 중요해진다.*

*— K. Kamler, 극한의 생존: 인간 인내심의 한계에 대한 의사의 여정*

### 학습목표

이 장을 다 읽고 나면 독자는 다음의 질문에 답할 수 있다:

- 순환계, 피부, 신경계의 기본적인 구조와 기능에 대해 설명할 수 있다.
- 몸의 중심체온을 98.6°F로 유지해야 하는 중요성에 대해 설명할 수 있다.
- 국소 열과 전신 열치료의 생리학적 효과에 대해 설명할 수 있다.
- 국소 열 적용에 따른 반사효과에 대해 설명할 수 있다.
- 국소 냉과 전신 냉치료의 생리학적 효과에 대해 설명할 수 있다.
- 국소 냉 적용에 따른 반사효과에 대해 설명할 수 있다.
- 역학적인 수치료 효과에 대해 설명할 수 있다.
- 화학적인 수치료 효과에 대해 설명할 수 있다.

인간의 몸은 예외적으로 매우 정교한 기관으로서 외부환경의 다양한 변화에 대해 방어적으로 반응할 수 있는 구조로 되어있다. 피드백 기전을 갖고 있는 방대한 네트워크는 몸에 가해지는 위협 즉, 신체손상, 체온의 상승과 하강, 혹은 탈수 등에 대한 정보를 항상성으로 보낸다. 매우 정교한 간격과 복잡하게 얽힌 과정은 그러한 위험에 대해 몸이 반응하도록 만든다. 이번 장에서 당신은 수치료가 어떻게 자신의 항상성 반응에 대해 긍정적인 형태로 몸에 영향을 미치는지 배우게 될 것이다.

당신이 선택한 치료가 무엇이고, 어떻게 그 치료를 수행하느냐에 따라 다양한 생리학적 효과가 발생한다. 당신이 선택한 치료는 자극을 줄 수도 있고, 심부조직의 이완, 통증감소, 근긴장의 증가 혹은 감소, 해독작용, 염증을 완화시킬 수도 있고, 결합조직을 부드럽게 하며, 체온을 변화시키고, 심지어는 통증을 유발할 수도 있다. 하지만 환자에게 가장 좋은 치료법으로 수치료를 선택한다면, 수치료가 신체에 어떠한 영향을 미치는지 알아야 하며, 또한 수치료를 적절히 사용할 수 있는 상황과 그렇지 않은 상황에 대해서도 이해하고 있어야 한다. 예를 들어, 두통으로 인해 마사지를 받으러 온 환자에게 뜨거운 족욕과 함께 목에 냉팩을 적용할 수는 있겠지만, 당뇨가 있는 환자는 불가능할 것이다. 장딴지 근육에 심한 좌상이 있는 환자는 치료를 하기 전에 국소 얼음 마사지를 하는 것이 효과적일 것이지만, **Raynaud's 증후군** 환자에게는 금기증에 해당한다. 근무하는 곳에 사우나 또는 증기욕실이라면, 전신 열치료의 효과에 대해 알고 있는 것이 환자에게 효과적으로 사용할 수 있는 게 언제인지, 위험한 상황은 언제인지 이해하는데 도움이 될 것이다. 글상자 3-1은 환자에게 치료를 선택할 때 기억해야 할 수치료의 원리에 대해 목록화하였다. 이 원리들은 이번 장의 마지

**글상자 3-1** *흥미로운 점 (Point of interest)*

## 수치료의 원리

1. *수치료는 치료촉진을 위해 몸 자체의 방어기전을 사용한다.* 예를 들면 사람이 짧은 순간 찬물에 샤워를 하고나면 몸은 중심부 체온이 감소하는 위협에 대해 인체의 신진대사 기능을 증가시키면서 방어적으로 반응한다. 그 다음 찬물 샤워가 끝나면 표층의 혈류량이 증가하고, 근육과 조직의 긴장도가 증가하고, 내분비계의 기능이 증가되며, 몸이 따뜻해지는 느낌을 받게 된다.
2. *물은 수치료의 방법에 따라 다르게 작용한다.* 예를 들면, 온열치료와 냉치료(온습포와 냉팩 등)는 몸에 온도를 통해 영향을 미치며, 이 때 물의 역할은 단순히 열이나 냉을 전달하는 것이다. 이와는 달리 마찰, 스프레이, 혹은 월풀용 압주(whirlpool jet)와 같은 역학적인 치료는 다양한 방법으로 피부에 압박력을 가하면서 몸에 영향을 미치게 된다. 마지막으로 약초, 소금, 오일 등을 물에 섞어서 사용하는 화학적인 치료는 피부를 통해 화학물질이 흡수되면서 인체에 영향을 미치게 된다. 이 때 물은 단순히 화학 용액을 피부로 전달하는 매개체 역할을 한다. 피부를 가열할 목적으로 물을 사용하면 국소 혈류량을 증가시켜서 물속에 있는 화학물질을 빠르게 피부속으로 흡수되도록 하는 작용을 한다.
3. *수치료는 다양한 효과가 있다.* 예를 들면, 습열은 환자에게 온감을 주지만, 체액이동(fluid-shifting)을 목적으로 사용하거나 혹은 국소 근 경련 감소 목적으로도 사용할 수 있다.
4. *수치료는 동시에 몸에 있는 하나 이상의 시스템에 영향을 미친다.* 피부에 적용하는 어떤 치료는 피부에 있는 감각 수용기를 통해 신경계에 영향을 미치기도 하며, 어떤 열치료나 냉치료는 신경계뿐만 아니라, 순환계에도 영향을 미친다. 반사의 원리를 적절히 사용하면 한 번의 적용으로 몸의 다른 부위에도 영향을 미칠 수 있다.
5. *온열치료나 냉치료는 조직의 온도를 변화시키기 위해 특수하게 사용되기도 한다.* 예를 들면 과열 환자(overheated)가 매우 무더운 날에 마사지를 받기 전에 찬물에 샤워를 하는 것은 조직의 직접적인 냉각(cooling)효과 때문이다.
6. *온열이나 냉치료와 역학적인 치료는 순환계내에서 혈액과 림프액을 재배치시킨다.* 예를 들면, 아급성 발목 염좌가 있는 환자에게 마사지를 하기 전에 다리 교대욕을 하면 부종이 감소된다. 그 이유는 발 주위 혈관의 반복적인 수축과 확장을 일으키며, 종아리는 혈액의 흐름을 발목관절 주위조직의 내·외부로 흐르게 하고, 부종을 외부로 제거시키는 펌핑작용을 하기 때문이다.
7. *역학적인 수치료는 피부뿐만 아니라, 신경종말, 혈관, 림프관, 그리고 근육을 자극한다.* 소금마찰, 샤워, 월풀 압주, 압주욕, 문지르기, 혹은 마찰과 같은 치료는 마사지의 두드리기나 진동과 같은 스트로킹과 유사한 강한 자극효과가 있다.
8. *수치료는 화학물질을 피부를 통해 체내 흡수를 증가시킬 수 있다.* 약초, 소금, 오일, 미네랄, 혹은 그 외 효과적인 화학물질 들을 물에 녹인 다음 압박, 찜질(poultice), 팩, 증기흡입, 국소욕이나 전신욕을 통해 피부에 적용할 수 있다. 예를 들면 황산염(Epsom salt)에는 황산마그네슘(magnesium sulfate)이 들어있어서 근이완과 해독작용이 있는데, 소금성분으로 인해 습기를 끌어들이는 효과가 있고, 황산(sulfate)의 작용으로 인한 해독작용이 있다.
9. 어떤 수치료는 신경계에 특징적으로 효과를 발휘하기도 한다. 예를 들면 얼음 스트로킹은 통증점의 작용을 약화시키고, 근신장시 근긴장력을 감소시킨다. 강한 냉은 조직의 한기(chilling)나 혈관수축을 일으키기 때문에 좋지 않으며, 대신에 작열감(numbness)이 있는 경우 신경계에 효과적으로 작용하기 때문에 원하는 결과를 얻을 수 있다.

### *참고문헌*

1. Buchman D. *The Complete Book of Water Healing.* New York: Instant Improvement, 1994, p 206.
2. Charkoudian N. Skin blood flow in adult human thermoregulation: How it works, what it does not, and why. *Mayo Clin Proc* 2003; 78:603.
3. Guyton A. *Textbook of Medical Physiology.* 8th ed. Philadelphia: Saunders, 1991.
4. Hayes B. *Five Quarts: A Personal and Natural History of Blood.* New York: Ballantine, 2005.
5. Kamler K. *Surviving the Extremes: A Doctor' s Journey to the Limits of Human Endurance.* New York: St. Martin' s, 2002.
6. Michlovitz S. *Thermal Agents in Rehabilitation.* Philadelphia: FA Davis, 1996.

막에 자세히 언급되어 있다.

이번 장은 또한 몸에 있는 3가지 시스템 즉, 순환계, 피부, 그리고 신경계가 마사지의 효과를 극대화할 수 있는 수치료에 대해 어떻게 가장 효율적으로 작용하는지 설명하였다. (인체는 전체적으로 작용하기 때문에 3가지 시스템은 서로 연관되어 작용하지만, 여기서 우리는 마사지 치료와 가장 연관이 깊은 시스템에 대해 강조하고자 한다.) 수치료는 피부에 적용하며, 또한 신경에 의해 자극을 받는다. 또한 그 정보는 뇌로 전달된다. 따라서 신경계에서 명령이 발생하면 순환계가 반응을 한다. 만약 마사지 치료사가 국소부위나 전신에 수치료를 한다면 이들 3가지 시스템에 미칠 영향에 대해 알고 있을 필요가 있다. 이러한 인체의 시스템에 대해 간략하게 설명을 한 후 우리는 열적인(열과 냉), 역학적인, 그리고 화학적인 수치료의 효과에 대해 설명할 것이다.

## 해부학과 생리학에 관한 복습: 순환계, 피부, 그리고 신경계

## ANATOMY AND PHYSIOLOGY REVIEW: THE CIRCULATORY SYSTEM, SKIN, AND NERVOUS SYSTEM

수치료의 생리학적 효과에 대해 알아보기 전에 우리는 인체에 특별히 영향을 미치는 몸의 3가지 시스템에 관한 해부학과 생리학에 대해 간략히 복습하고자 한다. 여기에는 순환계, 피부, 그리고 신경계가 포함된다.

### 순환계 CIRCULATORY SYSTEM

인체의 순환계는 혈액, 림프, 혈관과 림프관, 그리고 심장이 해당된다. 이들 순환계는 영양을 인체의 세포에 공급해줄 뿐만 아니라, 대사산물이나 이물질을 제거하는 역할을 한다. 대부분의 수치료는 혈관에 강한 영향을 미치고, 또한 혈액을 특정 부분에서 몸의 다른 부분으로 이동시키는 역할을 하기 때문에 수치료를 하는 사람은 순환계에 대해 이해를 하는 것이 무엇보다 중요하다.

수치료 용어에서 순환계를 이해하기 좋은 말로 생리학자인 Stephan Vogel이 "파이프와 펌프의 연속적인 정렬"이라고 언급하였다.[1] 순환계의 파이프는 모두 가지로 된 튜브(branching tube)이며, 이들 각각은 혈액을 심장으로부터 조직으로 보내는 작용을 하며(큰 동맥은 작은 세동맥을 따라 하행한다), 또한 조직의 혈액과 림프액을 심장으로 되돌리는 역할(큰 정맥은 그 크기가 다양한 작은 세정맥과 림프관을 따라 주행한다)을 한다. 동맥은 중요한 몸의 기관으로 연결되며, 큰 동맥은 뇌로 분당 3 pints 정도의 혈액을 공급한다. 정맥과 림프관은 이들 기관이나 조직으로부터 혈액이나 조직액을 유출(drain) 시킨다(그림 3-1). 또한 동시에 동맥과 정맥, 그리고 림프관은 체내 혈액과 림프액의 저장고가 된다(그림 3-2).

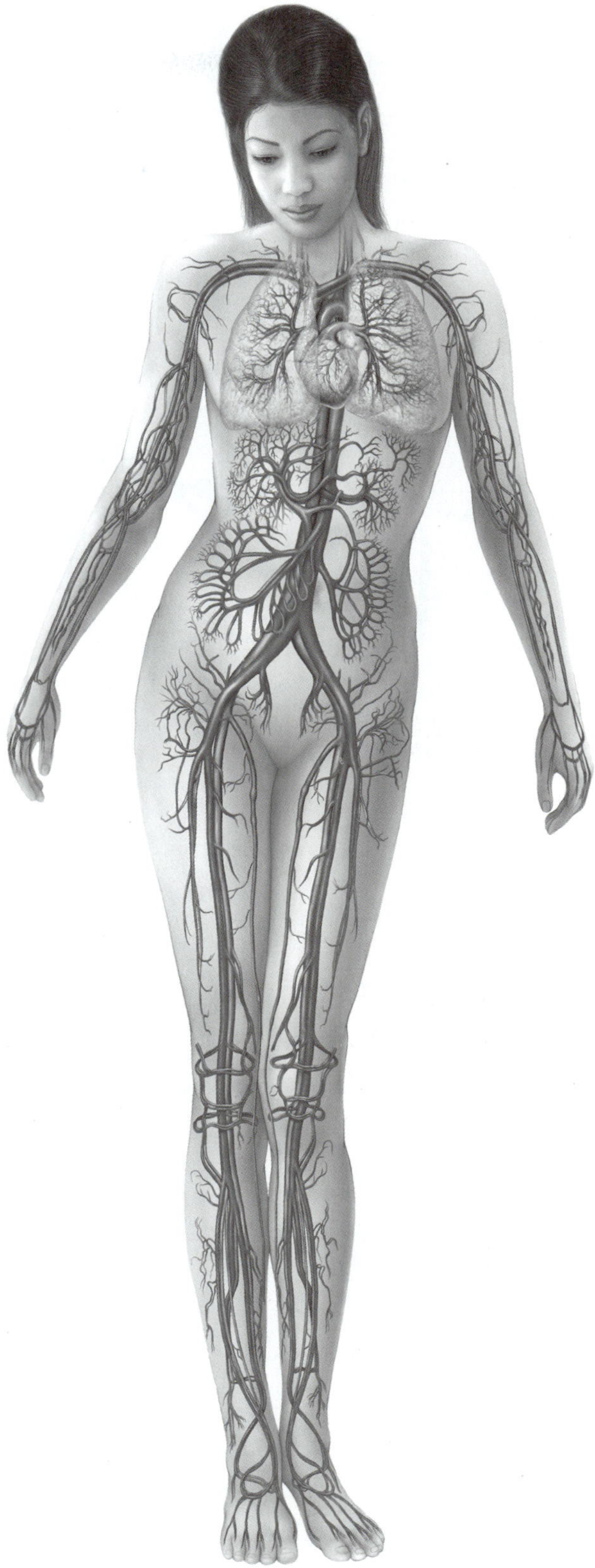

그림 3-1 ■ 순환계의 동맥들과 정맥들.
(사진은 Anatomical Chart 회사 제공)

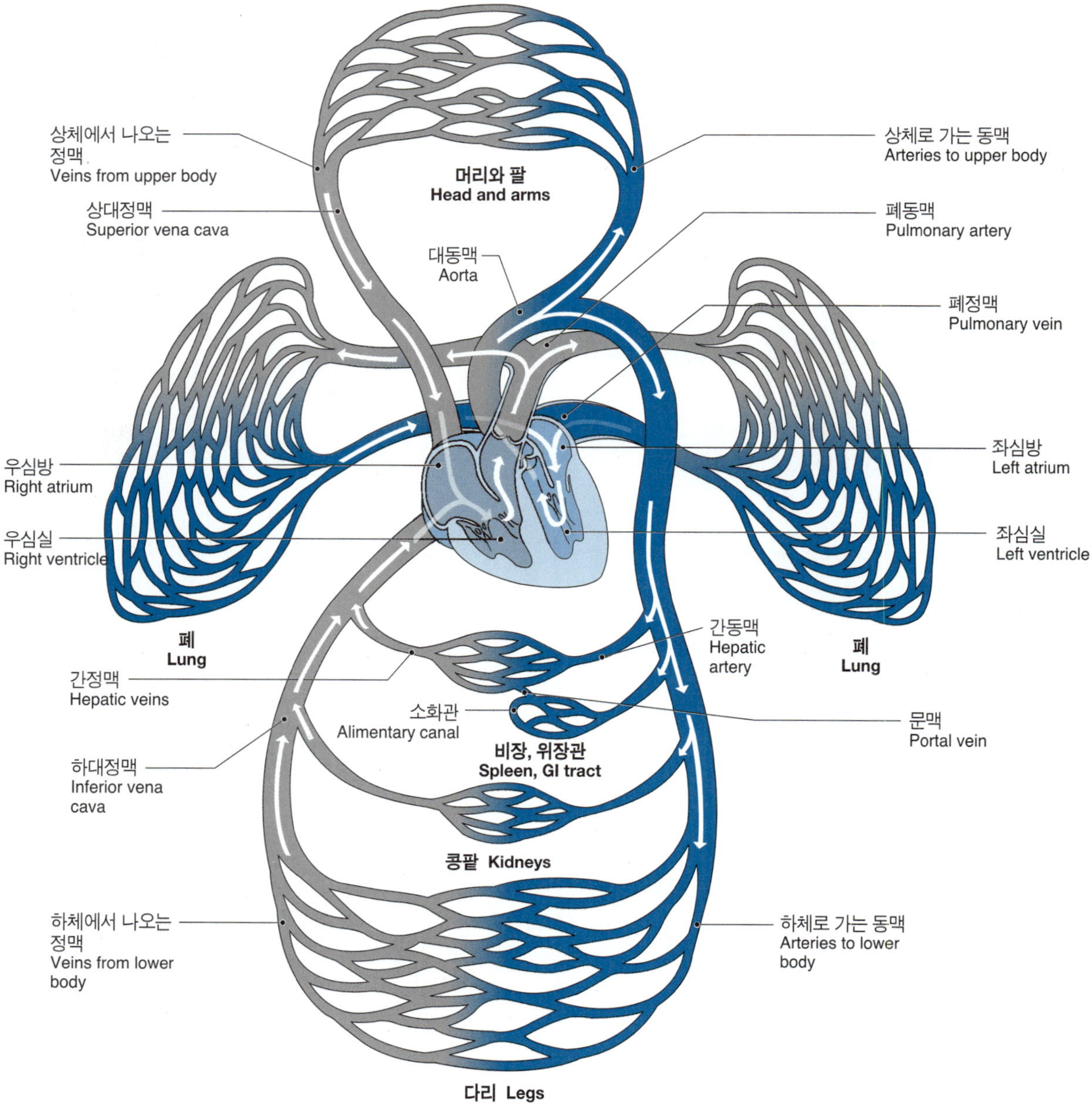


**그림 3-2** ■ 순환계의 도식화된 흐름. (출처: Archer P. Therapeutic Massage in Athletics. Baltimore: Lippincott Williams & Wilkins, 2007, p 46).

순환계에 있는 혈관의 종류는 그 종류와 수송하는 양에 따라 특수하게 구조화되어 있다. 큰 동맥들은 작은 동맥들보다 더 많은 혈액을 공급할 수 있을 뿐만 아니라, 더 빠르게 공급하며, 또한 높은 압력을 견딜 수 있는 구조로 되어있다. 이러한 큰 혈관의 벽은 매우 두껍고, 근육이나 탄력섬유에 들어있다. 정맥과 림프관은 혈액과 림프액을 심장으로 되돌리는 작용을 한다; 이들 혈관은 낮은 압력에 견딜 수 있는 구조로 되어 있으며, 좀 더 느리게 흐르며, 혈관벽은 더 얇고, 근육이나 탄력조직에는 존재하지 않는다(그림 3-3). 산소와 영양, 그리고 이물질의 교환은 실제적으로 가장 작은 혈관인 모세혈관에서 이루어진다. 인체에는 약 70억개(7 billion) 정도의 모세혈관이 있다. 인간의 조직은 매우 조밀한 구조로 되어 있으며, 모세혈관은 인간의 세포 하나하나에 연결되어 있다.

순환계의 펌프는 혈액을 몸의 중심에서 파이프를 통해 팔다리로 분출하며, 그 다음 혈액과 림프액을 중력에 역행해서 심장으로 되돌리는 역할을 한다. 이러한 펌프에

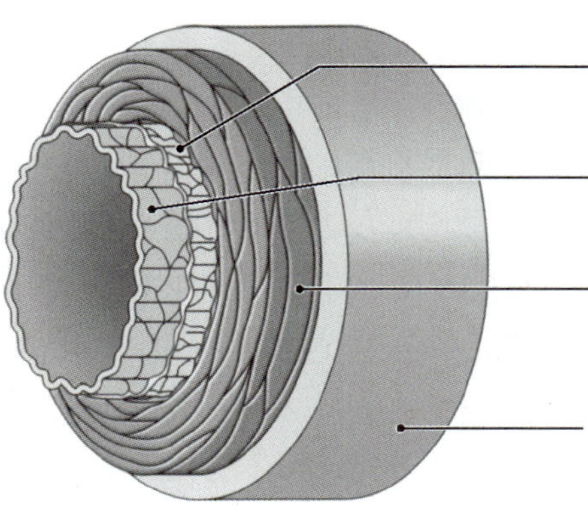


**그림 3-3** ■ 전형적인 동맥 혈관벽의 모습. (출처: Archer P. Therapeutic Massage in Athletics. Baltimore: Lippincott Williams & Wilkins, 2007, p 47).

는 심장, 큰 동맥들, 뼈대근육(호흡근 포함), 그리고 큰 림프관이 있는 민무늬근육이 해당된다. 일차적인 펌프는 4개의 근육성 방(chamber)으로 된 심장이며, 심장은 혈압을 증가시킬 정도의 강한 수축력으로 폐와 대동맥으로 혈액을 보낸다. 심장은 몸이 요구하는 반응에 매우 민감하게 반응한다. 예를 들면, 인간이 휴식을 취할 때 심장 펌프는 **확장기**(diastole)시 들어오는 혈액의 거의 절반정도를 펌프한다(각각의 맥박후에 발생하는 휴식기는 심장이 혈액으로 충만할 때이다). 반대로 격렬한 운동을 할 때 심장은 확장기 혈액의 3/4을 펌프한다. 믿기 어렵겠지만, 정교하고 견고한 인간의 심장은 매일 약 100,000번 정도 펌핑한다.

심장과 더불어 큰 동맥들도 작은 펌프로 작용한다. 이들 혈관들은 탄력조직과 근조직으로 되어 있기 때문에 동맥벽은 혈액량에 따라 신장이 되며, 심장에 의해 혈관이 펌핑작용을 하며, 고무밴드처럼 원래되로 회복된다. 이러한 것은 혈액이 연속적으로 흐를 수 있도록 간헐적인 주름이 져 있으며, 혈액을 다른 곳으로 밀어 올리는 작용을 한다.

심장으로 되돌아오는 혈액과 림프액은 뼈대근육 작용에 의해 펌프된다. 예를 들면, 장딴지 근육이 수축하고 이완할 때 정맥이나 림프관의 **루멘**(lumen, 내부 공간)은 쥐어 짜지면서 닫히게 되고, 그 다음 근육이 이완하면 흡입효과가 발생한다. 이러한 작용은 정맥내 혈액과 림프액을 앞쪽으로 밀어내는 작용을 하며, 유속을 증가시키는 작용을 하기도 하고, 혈액의 정체를 예방하는 작용을 하게 한다. 정맥과 림프관에 있는 밸브는 역류현상을 방지하는 작용을 한다(그림 3-4). 이러한 근육 펌프가 존재하지 않는다면, 다리로 내려간 다량의 혈액은 심장으로 되돌아오지 못하게 된다. 호흡근의 작용 또한 정맥혈과 림프액을 심장으로 되돌리는 작용을 한다. 흡기시 가슴안 압력은 복부내 압력보다 낮아지며, 이로 인해 심장으로 혈액을 끌어올리는 흡입(suction) 작용을 하는 것이다.

마지막으로 큰 림프관 벽에 있는 민무늬근육이 수축할 때, 림프액을 심장으로 수송하는 중요한 역할을 한다.

따라서 여기서는 혈액과 림프액을 담고 있는 파이프와 펌프에 대해 좀 더 설명을 하였다. 이들 체액의 자연스러운 현상은 어떤 것일까? 혈액은 우리 몸무게의 7%를 차지한다. 혈액은 물, 적혈구, 백혈구, 혈소판, 단백질, 영양분, 항체, 산소, 이산화탄소(carbon dioxide), 그리고 노폐물로 구성된다. 요소(urea), 젖산, 그 외 다른 노폐물들은 신장, 간, 폐, 혹은 피부로 수송된 다음 제거된다. 혈액내 영양물에는 물, 지방, 전해질, 비타민, 소금, 당, 단백질, 그리고 탄수화물이 해당되며, 모기와 같은 특정 동물(animal)들의 먹잇감이 되는 혈액은 실제로 이들 동물들의 먹이가 되기도 한다. 혈액의 온도는 조직과 기관이 적절하게 작용하도록 하는데 매우 중요한 요소이다. 체중이 약 150 파운드 정도 되는 사람은 순환계 내에서 약 5 quarter 정도의 혈액을 갖고 있다.

림프액은 우리 체중의 약 2% 정도 되며, 혈액으로부터 발생하여 모세혈관을 따라 흘러간다. 모세혈관을 따라 흐르는 혈액은 모세혈관의 외부에서 발생하는 정수압에 의해 발생하며, 세포 주위 공간으로 들어간다. 가장 작은 림프관을 따라 흐르는 물(water)은 박테리아, 바이러스, 대사산물, 사혈세포(dead blood cell), 큰 지방덩어리, 그리고 백혈구들과 함께 움직이며, 주로 사이질공간(interstitial space)에 들어있다. 이 모든 물질들이 림프를 구성하는 것들이다. 림프액의 흐름은 과도한 단백질, 박테리아, 부산물을 제거하는 역할을 하며; 조직내 체액이 축적되는 것을 방지하며; 작은 감염체들을 방어하는 작용을 한다. 모세혈관에서 물이 유출됨으로 인해 정상적인 혈액의 용적과 압력이 유지된다. 림프관을 따라 지속적으로 움직이는 체액(fluid)은 근수축과 호흡근의 작용뿐만 아니라, 림프관의 민무늬근육의 수축에 의해서도 발생한다. 약 150파운드의 인간은 순환계 내에서 약 2 quarter

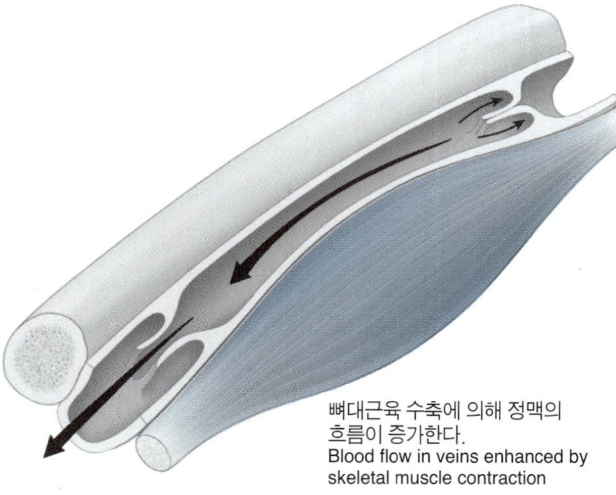


**그림 3-4** ■ 뼈대근육 펌프. (출처: Archer P. Therapeutic massage in Athletics. Baltimore: Lippincott Williams & Wilkins, 2007, p 48.)

정도의 림프액을 갖고 있다.

순환계는 인간의 몸이 평형상태(equilibrium)에서 벗어나면 목적성 반응과 협응성 반응을 지속적으로 만들어낸다. 하지만 인간의 시스템은 단독으로 작용하는 경우는 없고, 시스템의 파이프와 펌프에서 발생하는 변화들은 신경계에 의해 메시지를 전달 받아 반응을 한다. 예를 들면, 사람이 많은 피를 흘릴 경우 피부와 같은 인체의 특정 부분에 있는 혈관이 수축하여 혈액의 흐름을 감소시키며, 뇌, 심장, 간, 그리고 신장과 같은 중요한 부위로 혈액의 흐름을 증가시키게 된다. 뇌로 공급되는 혈액은 전적으로 보호되는데, 그 이유는 뇌세포는 혈액이 단 4분에서 6분 정도만 흐르지 않아도 죽기 때문이다.

## 피부 SKIN

인간의 피부는 질기고, 유연성이 있고, 많은 중요한 기능을 수행하는 복합적인 기관이다. 수치료는 피부에 적용하여 피부 반응을 이끌어내는 것이기 때문에 수치료를 하는 사람은 이러한 피부 기능에 대해 이해하는 것이 무엇보다 중요하다. 피부는 온 몸을 덮고 있으며, 표층에 있는 표피(epidermis)와 그 아래에 있는 진피(dermis)와 그 아래에 있는 표층 근막(superficial fascia)으로 구성된다(그림 3-5). 보통 성인의 피부는 약 18 square feet이며, 무게는 약 10 파운드 정도되고, 체중의 약 7% 정도 된다. 피부는 유아나 어린이는 두께가 얇고, 성인이 되어 완전히 성숙하게 되고, 노인이 되면 퇴행성 변화를 겪게 된다.

표피는 거의 죽은 세포로 구성되어 있으며, 피부의 진피층에서 올라온 것들이다. 표피의 가장 상층부는 각질층(stratum corneum)으로 죽은 세포, 박테리아와 그 외 다른 병원들이 지속적으로 제거되는 부분이다. 표피 아래는 진피층이 있으며, 그 두께는 표피층보다 약 100배 정도 두껍고, 이 속에는 피부세포, 털주머니(모낭, hair follicle), 혈관, 땀샘, 다양한 신경종말, 다수의 림프혈관과 신경종말, 그리고 면역체계 킬러 세포(immune system's killer)인 T 세포가 50% 이상 들어있다. 피부에 있는 모든 신경종말과 털주머니는 모세혈관을 통해 영양분을 공급받는다. 진피층에는 많은 혈관들이 존재하는데, 이들 혈관들이 최대로 확장되면 한 번에 몸 전체 혈액양의 25~30%까지 담을 수 있다(그림 3-6). 진피층 아래에 있는 것은 표층근막인데, 이곳은 느슨한 결합조직으로 이루어져 있다. 이 조직을 통해 피부로부터 신경과 혈관이 공급되며, 작은 인대들에 의해 연부조직 아래에 있는 피부와 단단히 연결되어 있다.

피부의 구조는 내부구조와 외부 환경사이에서 동적으로 상호연결하는 작용을 한다. 정상피부는 예리한 물체, 해로운 화학물, 매우 뜨거운 것과 찬 것, 그 외 위험물질로부터 몸의 정교한 조직을 보호하는 작용을 한다.

방대한 면역체계를 구성하는 세포들과 더불어 피부는 외부에서 침범하는 미생물(organism)을 방어하는 1차적인 방어선 역할을 한다. 또한 체온을 조절하는 중요한 역할도 한다. 피부는 몸의 내부와 절연되어 있어서 혈관확장을 통해 열을 방출할 수도 있으며, 혈관수축을 통해 체온을 보온할 수도 있다. 체온은 goose pump〔진피층에 있는 털세움근(입모근, arrector pilorum)의 수축〕에 의해 1~2°F 정도 상승한다. 발한을 통해 발생하는 증발에 의한 냉각은 혈관확장에 의한 것보다 더 효율적으로 중심부 온도를 떨어뜨릴 수 있다. 방대한 양의 발한은 피부혈관이 최대로 확장되면서 감소시킬 수 있는 열보다 실제적으로 20배 정도 감소시킬 수 있다. 인체는 약 3백만 개의 땀샘이 있으며, 땀샘은 주로 얼굴, 목, 가슴, 손바닥, 등, 샅굴부위, 그리고 발바닥의 피부 바로 아래에 다량의 혈액이 모여 있는 부위에 집중되어 있다. 땀샘은 교감신경계의 지배를 받으며, 과도한 열에 의해 시상하부

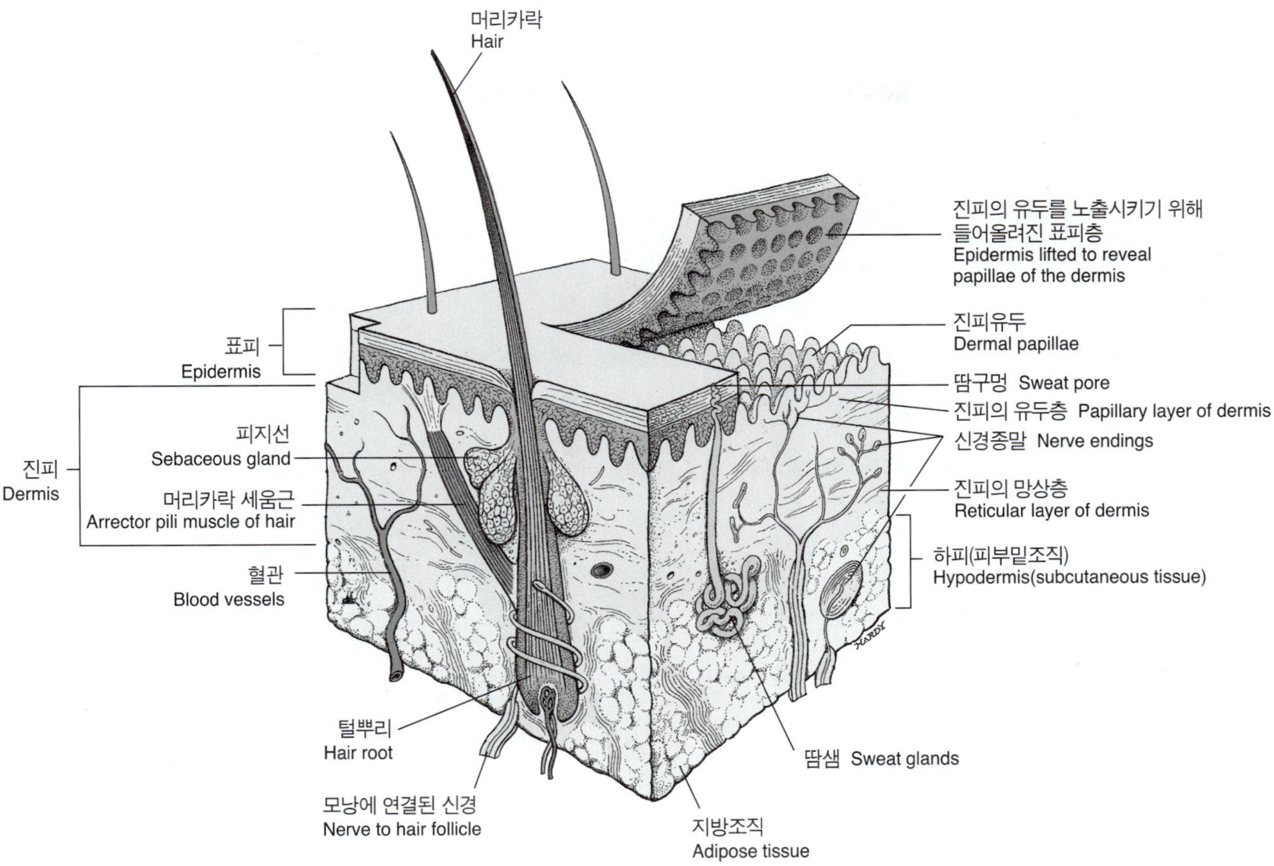


**그림 3-5** ■ 피부의 해부학. (출처: Stedman' s Medical Dictionary. 27th ed. Baltimore: Lippincott Williams & Wilkins, 2000.)

가 자극을 받으면, 땀에 의한 정보는 자율신경로를 따라 척수로 들어간 다음 피부로 전달된다.

피부는 또한 대사산물이나 유해물질을 배출하기도 한다. 과도한 열이 발생하면 땀샘이 활동적으로 작용하며, 피부 아래 지방층에 축적되는 유해물질은 대사되어 방출된다. 일반적으로 간, 비장, 신장이 노폐물을 제거하는 중요한 기관이지만, 이들 기관이 작용하지 않을 경우 노폐물은 땀과 피지(sebum)를 통해 제거된다. 어떤 질환이 있는 경우, 특정 유해물질은 신장보다는 피부에서 좀 더 빠르게 제거된다. 이들 유해 물질들은 용매제(solvent), 니코틴, 중금속(heavy metal), 암페타민 등이며, 주로 땀에서 발견된다(이와 관련한 더 많은 정보는 12장의 해독을 참조).

특정 물질은 피부를 통과해서 몸속으로 들어갈 수 있다. 진피층은 혈관이 매우 풍부하기 때문에 많은 지방이나 물에 잘 녹는 물질(water soluble substance)들은 피부를 통과해서 혈관으로 쉽게 들어간다. 이러한 물질들은 다음과 같다:

1. 지용성 물질(비타민 A, D, E)
2. 솔벤트, 아세타민, 페인트 신나, 드라이 클리닝 세제, 살충제, 염소, 그리고 파우더 형태의 중금속과 같은 산업 화학물
3. 황산염(Epsom salt)과 같은 특정 무기물
4. 피부에 붙이는 패치를 통해 투입시키는 니코틴, 에스트로젠, 합성 아편제, 그리고 니트로글라이세린과 같은 여러 약물들
5. 약초(herbal preparation)와 정유(essential oils)

아마 피부의 가장 중요한 기능은 외부환경에 대해 뇌로 정보를 전달하는 것일 것이다. 왜냐하면 뇌는 수많은 특수화된 신경종말이 있어서 외부환경에 관한 정보가 뇌로 전달될 것이며, 피부는 인체의 다른 조직보다는 더 많은 감각을 추적할 수 있기 때문이다. 피부에 가해지는 다양한 자극들 즉, 얼굴에 떨어지는 물방울과 같은 미세한

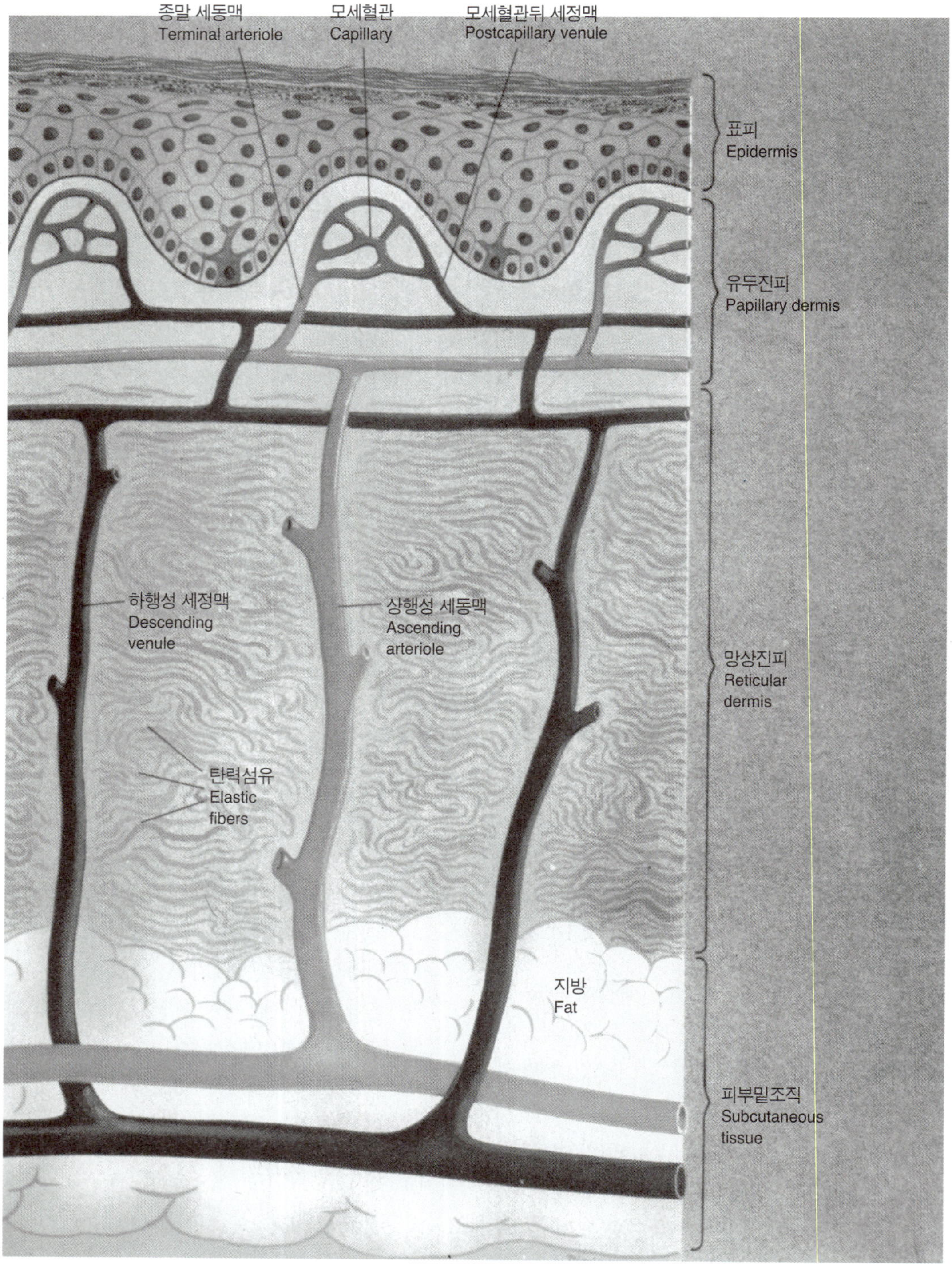


**그림 3-6** ■ 피부의 혈액공급. (출처: Rubin E, Farber JL. pathology, 3rd ed. Philadelphia: Lippincott Williams & Wilkins, 1999.)

압력에서부터 높은 압력의 스프레이까지 다양한 자극들을 인식하여 순식간에 뇌로 정보를 전달한다. 피부 밑에 있는 종이 조각의 두께에 관한 정보도 감각 수용기가 반응하여 감각신경을 따라 넙다리곁질의 몸감각 영역내 촉각중추로 정보를 중계하는 **시상**(thalamus)(감각정보를 받아들인 다음 대뇌피질의 특수화된 영역으로 정보를 전달하는 뇌의 한 부분)으로 정보를 전달한다.

온감이나 냉감을 감지하는 온열수용기는 중요한 수용기 중에 하나이다. 이 수용기들은 실제적인 온도보다는 온도의 변화에 좀 더 민감하게 반응하며, 피부의 온도보다는 좀 더 뜨겁거나, 좀 더 찬 물체에 대해 잘 반응한다(글상자 3-2). 예를 들면, 피부는 1°F의 1/4 정도만큼 작은 온도 변화가 있어도 빠르게 감지할 수 있다. 이러한 장점은 몸에 발생하는 초기의 경고 체계를 뇌로 전달하는데 매우 민감하며, 따라서 국소 손상(조직이 너무 뜨겁거나, 너무 찬 것과 같은)을 예방하기 위해 도피 반응(evasive action)이 발생할 수 있으며, 심부온도가 급격하게 변하는 것을 예방할 수도 있다. 체내에는 냉각 수용기들이 오히려 더 많은데, 이 것은 열보다는 냉에 더 민감하게 인체가 구조화되어 있다는 것을 의미한다. 열통증 수용기와 냉통증 수용기들은 매우 높은 온도에 반응한다. 인체에는 또한 많은 역학적 수용기들이 존재하며, 이들 수용기들은 가벼운 촉각, 압력의 미세한 변화, 빠르고 느린 진동, 혹은 심부 압력을 감지할 수 있다. 가벼운 촉각을 감지하는 몇몇 수용기들은 머리카락 끝에 연결되어 있으면서 머리카락의 움직임에 반응하기도 한다. 이러한 이유로 누군가가 당신의 피부를 만지는 것이 아니라, 머리카락을 만지는 것도 느낄 수가 있는 것이다. 털주머니(모낭, hair follicle)에서 올라오는 정보 역시 움직임을 감지하는데 도움이 된다.

각각의 감각수용기들은 하나의 자극에만 높게 반응한다. 촉각 수용기는 열에 대한 감지가 안되며, 압각 수용기는 열이나 냉에 대해 반응하지 않는다. 하지만 많은 감각들은 하나 이상의 수용기로 연결된다; 예를 들면, 어떤 사람이 뜨겁고 예리한 물체로 당신을 만지면, 열과 통증 수용기가 동시에 반응한다. 혹은 어떤 사람이 차고 무거

**글상자 3-2** *흥미로운 점 (Point of interest)*

### 온열수용기가 마비가 될 수 있음

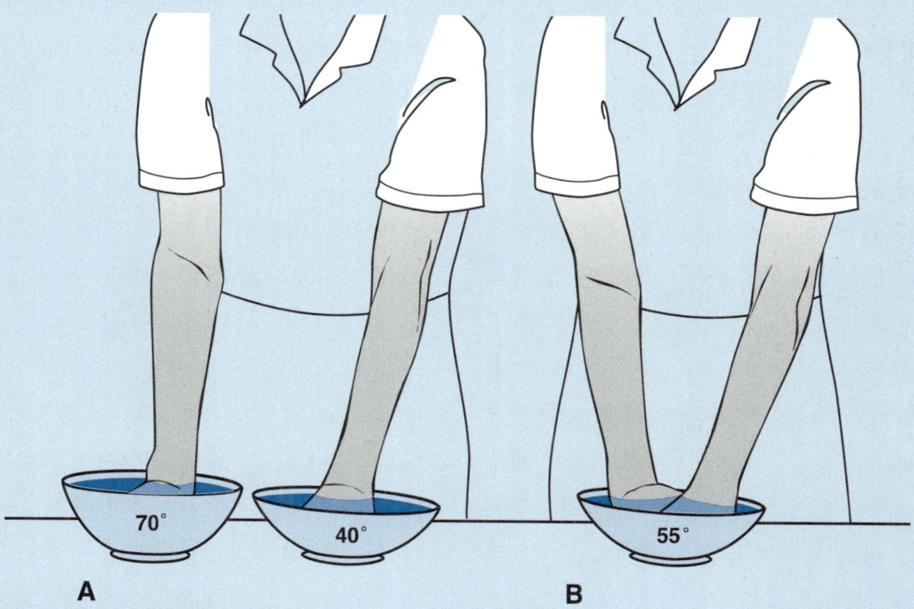


온열수용기가 마비가 될 수 있음

테이블 위에 온수가 담긴 그릇과 냉수가 담긴 그릇이 놓여있으며, 각각의 그릇에 손을 담그고 있다. 약 1분후 양 손을 중온수가 담긴 그릇에 담근다. 온수에 담갔던 손은 물이 차게 느껴질 것이며, 찬물에 담근 손은 따뜻하게 느껴질 것이다. 이 실험은 온도에 민감한 피부에 있는 수용기들이 절대온도보다는 온도의 변화에 더 민감하다는 것을 보여준다. 온수에 있던 수용기들은 중온수를 차게 인식한다; 반대로 찬물에 있던 수용기들은 중온수를 따뜻하게 인식한다. 이 실험은 왜 사람이 먼저 온수에 들어가면 처음에는 뜨거운 느낌을 받다가 서서히 편안한 온감을 느끼게 되는지, 그리고 먼저 찬 수영장에 들어가면 처음에는 물이 차다고 인식하지만, 곧 편안한 냉감을 느끼게 되는지에 대해 보여주는 것이다.

운 물체로 당신을 만지면, 냉각수용기와 압력수용기가 동시에 반응한다. 많은 수치료는 두 가지 이상의 자극이 피부의 감각수용기를 자극한다. 예를 들면, 소금 마찰은 물의 온도에서 발생하는 경미한 열치료와 함께 피부에 소금을 앞뒤로 문지르면, 소금의 끝이 예리하기 때문에 발생하는 역학적인 자극을 동시에 일으킨다. 찬 월풀은 물의 온열감각과 함께 월풀 분사기에서 발생하는 역학적인 자극을 동시에 일으킨다.

## 신경계 NERVOUS SYSTEM

신경계는 중추신경계, 말초신경계, 그리고 자율신경계로 구성되기 때문에 온전한 인간의 신경계는 인체를 조절하는 조절중추와도 같다(그림 3-7). 이들 신경계는 서로 다른 감각 기관에서 올라오는 수많은 정보를 받아들인 다음 적절한 운동반응이 나타나도록 정보를 처리한다. 예를 들면, 손이 뜨거운 물에 접촉했을 때 열 수용기에서 올라오는 정보는 뇌로 전달되며, 물이 안전한지 위험한지 결정을 하게 되고, 그 다음 손을 물에서 피할 것인지, 혹은 더 깊이 담글 것인지 적절한 반응을 일으킨다; 그 다음 뇌는 직접적으로 작용을 일으키기 위해 근육으로 명령을 내린다. 또한 통증성 온수나 냉수는 뇌로 신호가 전달되기 전에 도피반사를 일으킬 수 있다. 순환계의 기능에 대한 이러한 정보는 지속적으로 뇌로 전달되며, 이러한 정보에 근거해서 뇌는 심장의 펌프를 통해 얼마나 강하게 펌프를 할지, 혈관을 확장시켜야 할지 혹은 수축시켜야 할지, 혈관과 림프관의 압력을 어떻게 할지, 그리고 혈액내 화학물질을 생성할지를 조절하게 된다. 체액(혈액과 림프액)은 하나의 지역에서 다른 지역으로 움직이게 된다. 이러한 과정은 행동을 변화시키기 위해 신경계가 직접 자극을 일으키기도 하지만, 일반적으로는 뇌가 직접 작용하여 원하는 변화를 유도할 수 있는 호르몬을 방출하게 된다.

### 중추신경계 Central nervous system

뇌와 척수는 중추신경계를 형성한다. 뇌는 약 5백억 개(50 billion)의 세포로 구성되며, 뇌는 비록 전체 몸무게의 작은 부분에 지나지 않지만, 매우 높은 대사적 요구를 수행하며, 실제로 몸의 총 산소와 영양분의 20%를 소모하는 곳이다. 뇌는 몸의 방어기전에 의해 전체적으로 보호되지만, 산소와 영양을 가장 우선적으로 받아들이는 곳이다. 척수는 뇌의 바닥에서 척수의 바닥까지 연결되어 있다. 척수는 회색질(신경세포의 세포체와 백만 개 이상의 가지돌기로 이루어진 곳)과 백색질(신경자극을 척수의 위와 아래로 전달하는 신경섬유들이 있는 곳)로 구성된다. 또한 뇌신경 역시 촉각자극, 미각, 시각, 그리고 후각과 같은 감각 정보를 뇌로 전달한다.

### 말초신경계 Peripheral nerve system

말초신경계는 말초를 구성하는 신경계의 한 부분이며, 뇌와 척수로부터 나온 가지들로 작은 신경들의 그물망을 형성하여 몸의 각 부분에 연결되어 있다. 여기에는 감각신경, 자율신경절, 신경얼기가 포함된다. 각각의 감각신경로와 운동신경로가 있는 척수신경은 척추사이구멍에서 빠져나와 몸의 여러 부분에 연결된다. 이러한 말초신경은 감각정보를 뇌로 전달하거나, 운동신호를 근육으로 전달한다. 말초에서 올라오는 정보들은 통증, 온도, 피부감각, 손상 혹은 그 외 여러 상태에 대해 뇌에 전달되며, 초당 300피트의 속도로 주행할 수 있다(6피트의 신장을 가진 사람일 경우 뇌로 전달되는 시간은 1/50초이다).

### 자율신경계 Autonomic nervous system

자율신경계는 몸의 내장기능을 조절하는 신경계의 한 부분이다. 자율신경계는 뇌, 척수, 말초신경의 다양한 부분으로 이루어져 있다. 이들 중 가장 중요한 두 부분은 교감신경사슬 신경절(sympathetic chain ganglia)이며, 이 부분은 척수와 연결된 다양한 기관에서 올라오는 큰 신경이 연결되는 곳이다. 자율신경계는 체액의 균형(water balance), 온도, 혈액내 화학물질과 같이 인체내 환경을 지속적으로 체크하며 조절하는 기관이다. 자율신경계는 호흡, 운동, 소화기계의 분비, 맥박, 시각적인 반응, 맥박수, 혈압, 에너지 이용과 관련된 기능을 조절하는데 도움을 준다. 자율신경계는 매우 빠르게 조절된다. 예를 들면, 심부 온도가 상승하면 5초 내에 발한을 일으키고, 심박수를 두 배로 증가시키며, 수축기 혈압을 증가시키거나 감소시킨다. 자율신경계의 중요한 두 개의 하부기관은 교감신경계와 부교감신경계이다. 대부분의 교감신경은 기관의 작용을 증가시킨다. 예를 들면, 교감신경계는 심장 박동을 강하게 하며, 간은 혈액내로 당의 분

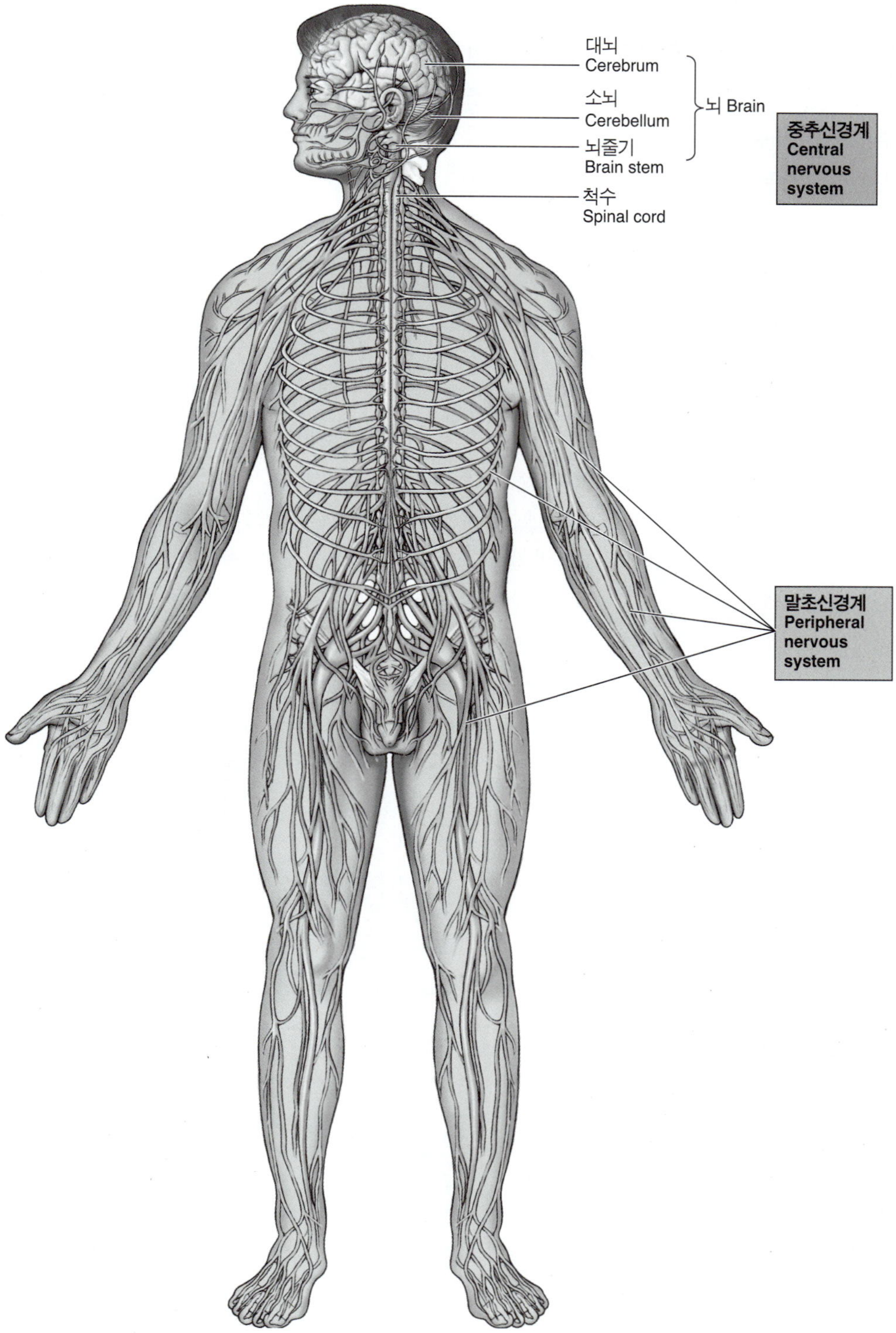


**그림 3-7 ■** 신경계. (출처: Bear MF, Connors B, Paradiso M. *Neuroscience: Exploring the Brain*. 2nd ed. Baltimore: Lippincott Williams & Wilkins, 2002.)

비를 증가시키며, 동공을 확장시킨다. 반대로 부교감신경은 기관의 작용을 감소시키며, 좀 더 느리게 작용하도록 하며, 맥박을 느리게 하며, 간에서 혈액으로 당의 방출을 감소시키거나 동공을 수축시키는 작용을 한다.

**시상하부**(hypothalamus)는 뇌의 중간 하부에 있는 작은 기관이며, 자율신경계의 중추 조절자(central controller) 역할을 하며, 체온을 조절하는 특수화된 부위이다. 시상하부를 통과하는 혈액의 양이 98.6°F로 증가하거나 감소하면, 시상하부는 혈관의 크기를 증가시키거나, 감소시키고, 발한을 일으키는 등의 많은 방어기전을 작동시켜 체온을 조절한다. 또한 이곳은 혈액내 물의 포화도를 조절하는 갈증중추(thirst center)이기도 하다. 혈액내 물의 양이 너무 적다면, 시상하부는 갈증에 관한 신호를 보내게 된다.

### 반사 Reflexes

수치료를 할 수 있는 매력적인 지점은 몸의 다른 부분에 영향을 미칠 수 있는 **반사**를 이용할 수 있는 부위이다. 똑똑한 수치료사는 치유효과를 증가시킬 수 있도록 몸에 있는 반사의 장점에 대해 배우게 될 것이다. 반사란 인체에 가해지는 위험상황에 대해 빠르고 자동적으로 일어나는 작용이나 움직임을 말한다(그림 3-8). 위험상황이 감지되면 감각신경은 초당 300피트의 속도로 척수로 정보를 보낸다. 일단 척수로 정보가 들어오면 바로 짧은 회로(short circuit) 혹은 반사활을 따라 운동신경 세포로 전달한다. 그 다음 운동신경은 인근 근육으로 다시 정보를 바로 보내어 방어적인 움직임을 수행할 수 있도록 근육을 수축시키게 한다. 그 외의 자극은 척수를 따라 뇌로 상행하여 무슨 일이 발생했는지 알아차리도록 한다. 하지만 발생한 지점에서의 반사작용을 멈추기에는 이미 늦게 된다(그림 3-9). 인체의 기능은 많은 반사에 의해 달라지지만, 대부분의 반사작용에 대해서는 아직 알지 못한다. 현재까지 알려진 일반적인 반사는 다음과 같다:

1. 구역질 반사
2. 어떤 물체를 안구에 접촉했을 때 발생하는 깜짝

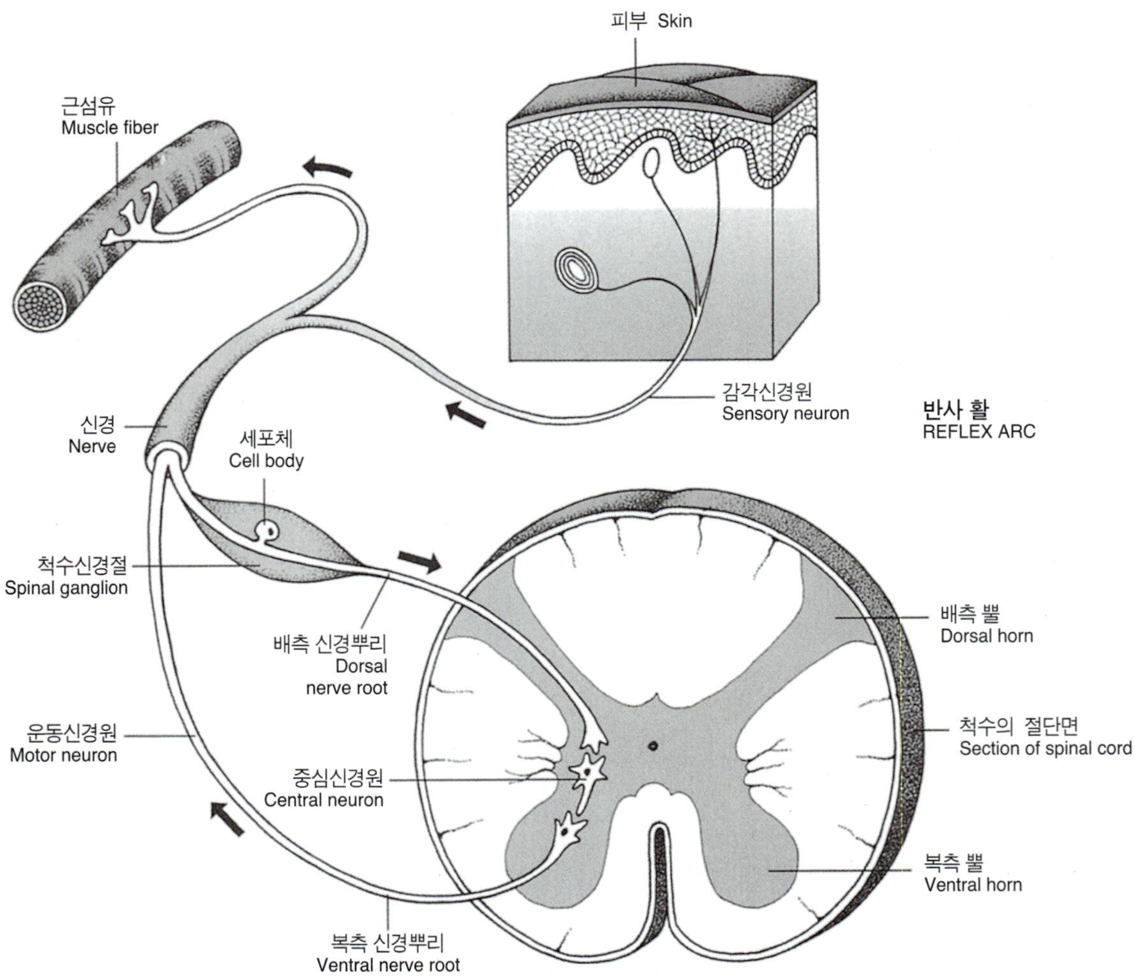


**그림 3-8** ■ 반사활. (출처: Werner R. *A Massage Therapist' s Guide to Pathology*. 2nd ed. Baltimore: Lippincott Williams & Wilkins, 2002.)

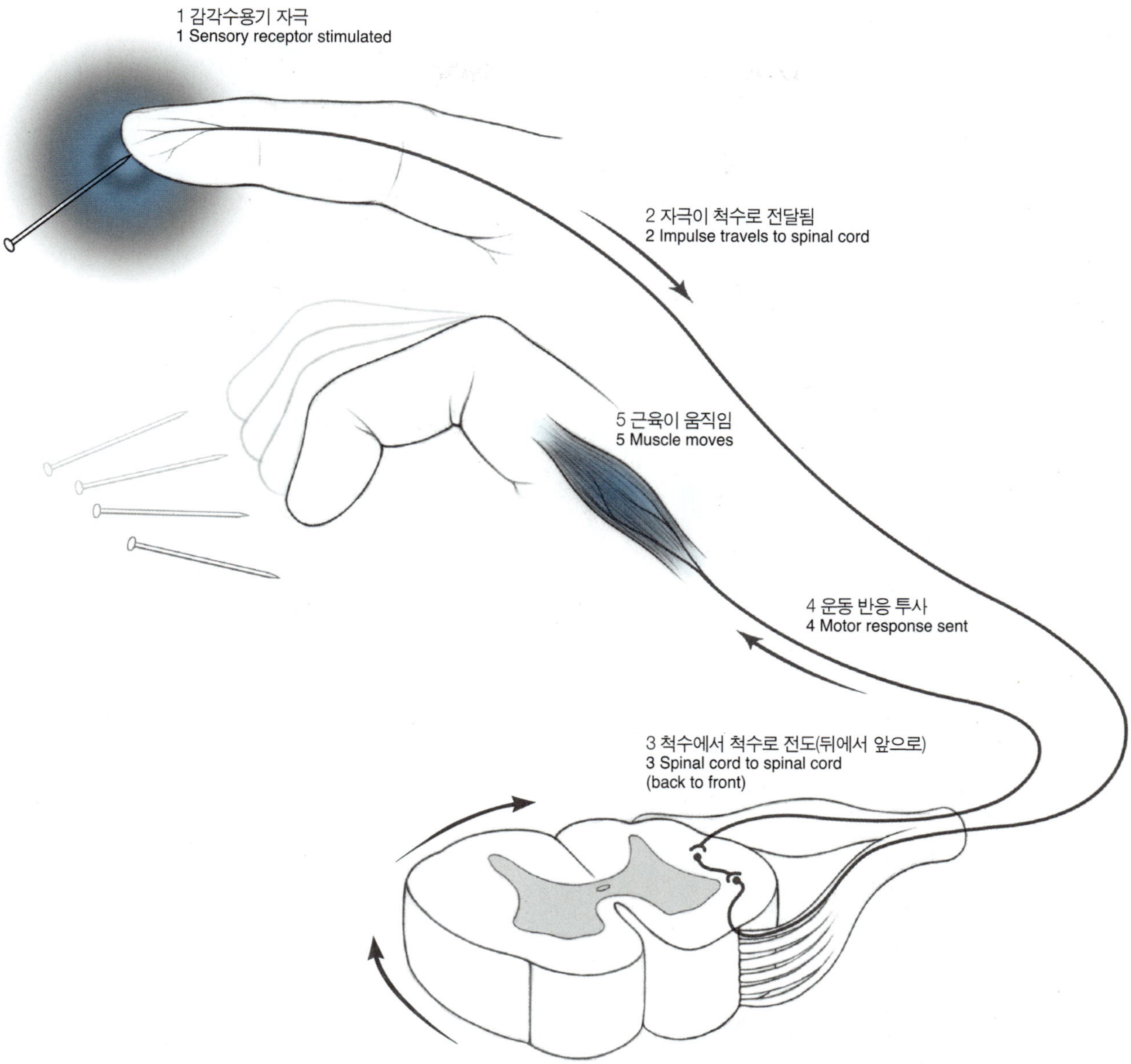


**그림 3-9** ■ 반사작용. (출처: Dixon M. *Myofascial Massage*. Baltimore: Lippincott Williams & Wilkins, 2007, p 55.)

반사(blinking)

3. 매우 뜨거운 물체를 만졌을 때 발생하는 움츠림 반사(flinching)
4. 무릎힘줄 반사(knee jerk). 이것은 의학적 검진시 무릎뼈를 가볍게 두드릴 경우, 넙다리네갈래근의 근방추에서 올라오는 감각 신호가 넙다리네갈래근의 반사 연축(reflex twitch)을 일으키는 현상이다.
5. 열에 대한 혈관 확장 반사. 예로, 피부가 습포나 파라핀욕과 같은 뜨거운 물체에 노출될 경우, 열 수용기가 자극을 받아서 감각신경이 척수로 빠르게 정보를 전달한다. 또한 운동신경은 피부의 혈관을 확장시키기 위해 혈관 근육으로 빠르게 분지를 내어 신호를 전달한다.

이러한 정보가 수치료와 어떤 연관이 있을까? 피부와 피부아래에 있는 내부장기는 척수의 동일 분절에서 감각신경 지배를 받기 때문에 내장기와 연관된 피부에 열이나 냉을 적용하면, 내장기의 기능에 영향을 미칠 수 있다. 내부 장기들은 일반적으로 피부의 반사와 관련이 있다. 하지만 대부분의 피부는 또한 내부 기관이나 혈관과 반

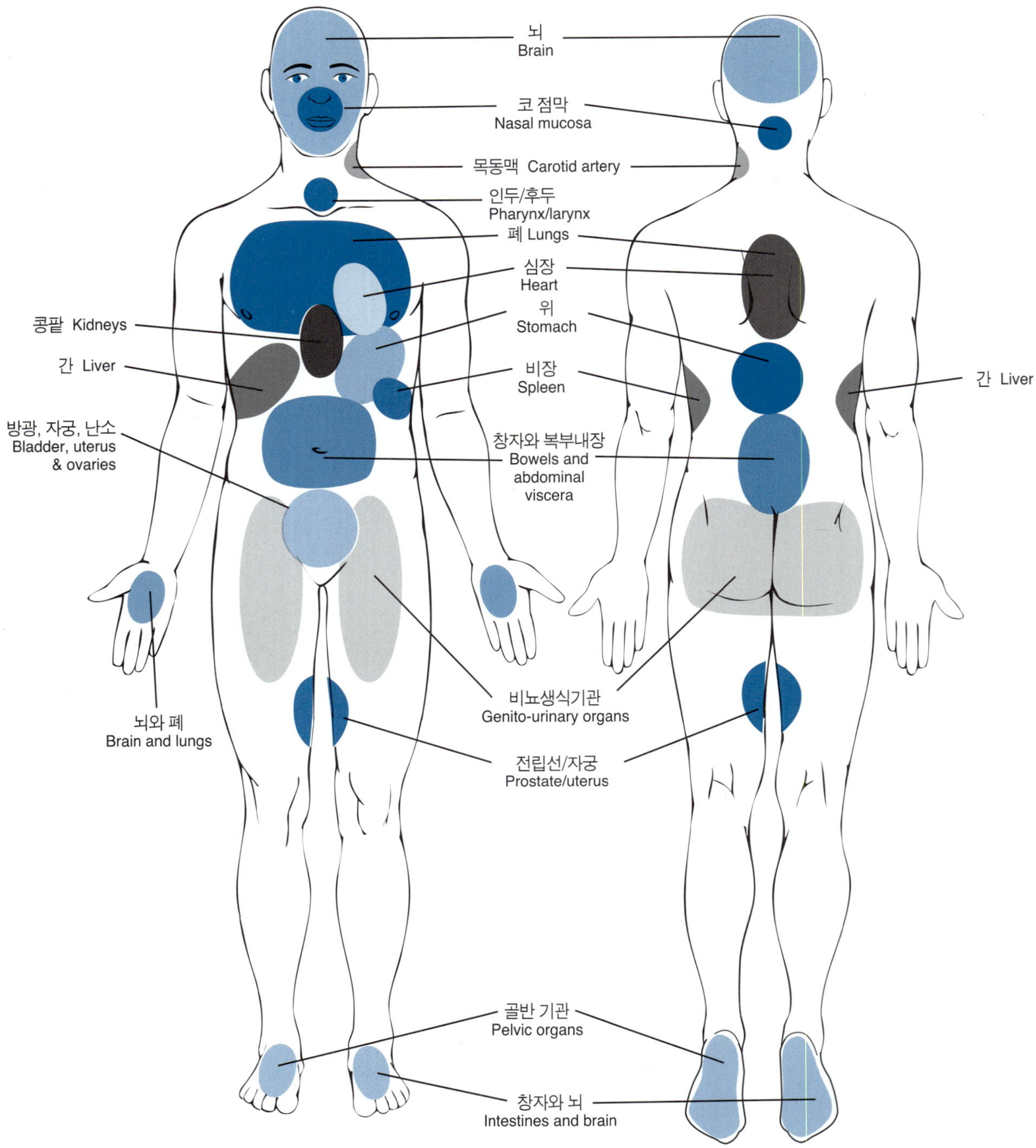


**그림 3-10** ■ 특수한 기관과 몸에 반사적으로 연결된 피부영역.

사적으로 연관되어 있다(그림 3-10). 피부에 열이나 냉을 적용하면 반사와 연관된 기관보다는 피부 아래에 있는 더 넓은 부위에 직접적으로 영향을 미치게 된다. 예를 들면, 위장에 얼음 주머니를 올려놓으면 뇌혈관의 직경은 약간 변하지만, 얼음주머니를 놓은 바로 아래 복부근육에 가장 큰 영향을 미치게 된다. 마사지 치료사들이 열이나 냉을 장시간 적용하지도 않고, 뼈대근육에 발생한 문제 외에는 잘 접근하지 않지만, 어떻게 인체가 전체적으로 작용하는지, 수치료를 적용했을 때 인체의 반사와 연관된 장점은 무엇인지 이해할 필요가 있다.

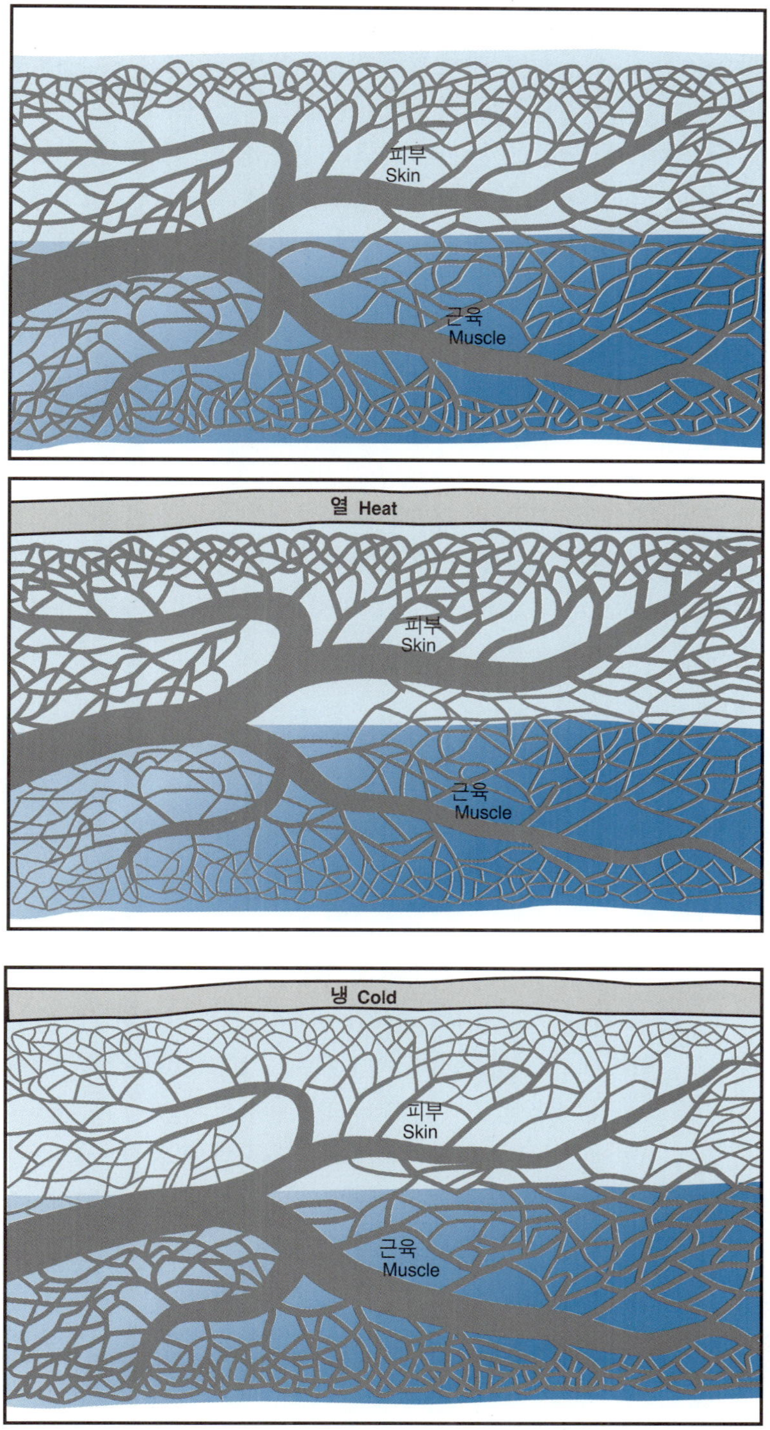


그림 3-11 ■ 열과 냉이 피부와 근육의 혈관에 미치는 효과

## 열과 냉의 생리학적 효과
## PHYSIOLOGICAL EFFECTS OF HEAT AND COLD

수치료의 대부분은 열이다; 즉, 수치료사들은 인체의 온도보다 높거나 낮은 온도를 이용하여 치료를 한다는 의미이다. 열이나 냉치료는 혈관에 드라마틱한 변화를 일으킨다. 즉, 혈관의 직경이 늘어나는 현상인 **혈관확장**(vasodilation)을 일으키거나, 혈관의 직경이 협소해지는 **혈관수축**(vasoconstriction)을 일으킨다(그림 3-11). 국소부위에 있는 혈관은 여전히 전체적으로 보면, 순환계의 한 부분이기 때문에 몸의 한 부분에 있는 혈관의 직경이 변하면, 전체 순환계에 영향을 미칠 수 있다. 이러한 점에서 수치료의 목적은 언제나 일정한 양의 혈액을 보유하고

있는 파이프이면서, 혈액을 펌핑하는 닫힌 파이프 시스템(closed system of pipes)과도 같이 순환계에 도움을 주는 것이다. 언제든지 하나 혹은 그 이상의 파이프의 직경이 늘어나거나 감소하면 체액은 시스템 안에서 재배치과정을 거치게 된다. 예를 들면, 발을 뜨거운 물에 침수시켜서 발에 있는 혈관이 확장되면, 더 많은 혈액이 적용부위로 흐르게 된다. 체내 순환계에 5 quarter 정도의 혈액이 있고, 다량의 혈액이 발에 있는 확장된 혈관으로 흐를 경우, 인체의 다른 부위로의 혈액공급은 감소할 것이다. 이러한 체액이동 효과(fluid-shifting effect)의 또 다른 예는 뜨거운 욕조에 침수시키면 피부의 혈관이 확장되는 것이다. 피부쪽으로 더 많은 혈액이 흐를 경우, 뇌로 공급되는 혈액의 양은 감소할 것이기 때문에 목욕을 하는 사람은 가벼운 두통을 일으키기도 한다. 또 다른 예는 머리 뒤쪽에 얼음팩을 적용하면, 혈관이 축소되어 부종이 있는 뇌혈관으로 흐르는 혈액의 양이 감소되므로 인해 두통이 감소할 것이다. 오래전부터 수치료사들이 치료를 할 때 이러한 폐쇄시스템 원리(closed-system principle)를 사용했다: 이러한 작용을 **유도**(derivation, 인체의 다른 부위에 혈액의 양이 증가하는 현상)와 **고갈**(depletion, 인체의 다른 부위로 혈액의 양이 감소하는 현상)이라는 용어로 사용한다.

## 전신 열 WHOLE-BODY HEAT

온수욕, 사우나, 혹은 증기욕과 같은 전신 열치료는 인체에 수많은 명확한 효과를 일으킨다. 이러한 효과들은 종종 연쇄반응(chain of reaction)과 연관되어 있다. 예로, 사람이 뜨거운 욕조에 침수하면 피부에 있는 열수용기가 자극을 받아 뇌로 정보를 전달하기 때문에 피부의 온도가 빠르게 상승한다[98.6°F는 신체의 심부에 있는 생명기관(vital organ) 즉, 뇌, 심장, 신장과 그 외 다른 장기들의 적정온도이기는 하지만, 정상체온은 체표면의 온도에 가깝게 약간 낮다. 그 예로 근육조직은 약 94°F이며, 피부밑조직은 약 92°F이며, 피부 자체는 약 90°F 정도이다]. 신경계와 순환계는 빠르게 반응한다: 교감신경계는 피부 아래에 있는 혈관을 수축시켜서 혈압을 약간 상승시킨다. 몸이 더워지기 시작하면 교감신경계의 활동이 감소하게 되고, 체표면 근처에 있는 혈관은 확장된다. 이러한 현상은 따뜻해진 혈액을 피부쪽으로 흐르게 하며, 복사를 통한 열방출을 증가시킨다. 동시에 내장기의 혈관도 수축하여 해당 부위로 혈류량을 감소시킨다. 피부의 혈관이 확장되고, 내장기의 혈관이 수축하면 심장에서 펌핑되는 총 혈액의 2/3 정도는 피부로 흐르게 된다. 사람이 적절한 온도(neutral temperature)에 노출되면, 심장에서 펌핑되는 총 혈액량 중에서 분당 1/4리터 정도만 피부로 보내지지만, 동일인이 고열환경에 노출되면 피부로 펌핑되는 혈액의 양은 분당 6~8리터 정도로 증가한다. 과열에 대한 반응으로 많은 피부혈관들이 확장되며, 순환계 내에서 체내로의 혈류공급은 증가하며, 혈압은 떨어지게 된다. 104°F의 고온욕조에 10분간 침수하고 나면 수축기 혈압은 평균 28포인트 정도 감소하고, 확장기 혈압은 25 포인트 정도 감소한다.[3] 동시에 심박수는 증가하며, 체조직으로의 혈류공급과 열방출을 증가시키고자 따뜻해진 혈액을 피부로 더 많이 보내기 위해 심장박동은 더 빨라진다.

심부 체온이 계속 증가하면, 더 많은 혈액을 피부로 보내기 위해 심장의 펌핑속도는 더 빨라진다. 그 결과 심부 체온은 증가하며, 맥박수는 분당 약 10회 정도 증가한다. 뜨거운 욕조와 같은 더운 환경에 노출되면 총 심박출량(total cardiac output)은 평균온도에 있을 때보다 60~70% 정도까지 증가한다. 고열치료를 위해 매우 뜨거운 물(104~108°F)에 장시간 침수할 경우 인간의 심박수는 두 배까지 상승하며, 심부체온은 102~104°F까지 상승한다. 심장펌프가 더 빨리 작동할수록 각 맥박 후 완전히 혈액이 차는 시간이 부족하게 되어 한 번의 맥박으로 분출되는 혈액의 양(stroke volume)은 감소하게 된다. 고온욕(hot bath)의 위험성은 머리가 어질해지는 현상(lightheaded)이다: 피부로 다량의 혈액이 흐를 경우 정상적으로 뇌로 공급되어야 할 폐활량의 20% 정도의 혈액이 흐르지 않게 된다.

체온이 상승할 경우 발생할 수 있는 또 다른 효과는 발한이 증가되는 것이다. 매우 더운 환경에 있을 때라도, 발한이 일어나면 몸의 대부분을 시원하게 할 수 있지만, 전신 침수욕을 할 경우에는 발한만으로는 부족하다. 그 이유는 피부가 따뜻한 물에 의해 둘러 싸여있고, 복사를 통한 열 방출이 불가능하기 때문이다. 머리를 제외하고는 이러한 기전을 통해 열이 소실될 수 있는 가능성은 없다.

폐를 통해 열을 방출하기 위해서는 호흡을 빨리하면 된다. 심부 체온이 증가할수록 목욕을 하는 사람은 분당 호흡을 5~6배 정도 실시해야 한다. 사람이 과다돌기 상태가 되면, 혈액내 산소포화도 역시 증가할 것이다.

심부체온이 증가하면 전체 순환계에서 백혈구의 수가 유의하게 증가하며, 이러한 현상은 약 몇 시간 동안 유지된다. 이러한 이유로 인해 전신 열치료는 면역체계에 문제가 있는 환자들이 주로 사용하고 있다(부록 C 참조).

체온이 올라가면 결합조직은 부드러워지며, 뼈대근육은 물의 온도로 인해 열이 방출되기 때문에 이완이 되며, 근골격계 통증이 감소한다.

매우 짧게 전신 열을 적용하면 심부체온이 많이 증가하지 않기 때문에 장시간 치료를 하는 것과는 달리 매우 다른 생리학적 효과가 발생한다. 장시간 전신욕과 단시간 전신욕의 생리학적 효과의 차이점은 표 3-1에 요약하였다.

## 국소 열 LOCAL HEAT

몸의 작은 부위에 습열을 적용하면 근육과 관절의 통증을 감소시킬 뿐만 아니라, 마사지나 도수치료를 하기 전에 근육, 관절, 그 외 다른 연부조직을 부드럽게 하는 효과가 있다. 온습포, 고온욕, 고온 국소욕, 고온 압주욕, 고온 습열 타월, 그리고 고온 습열 패드 등은 피부에 직접 적용하기 때문에 피부 자체에 열효과가 많이 발생하는 반면에, 피부밑조직은 그렇게 많은 열이 발생하지 않는다. 하지만 열을 충분히 적용하면, 피부 아래에 있는 근조직과 피부밑조직 또한 가열될 것이다(열이 근육 속으로 침투하는 데는 약 15분 정도 소요된다). 관절 특히, 손의 관절은 다량의 연부조직에 의해 둘러 싸여 있는 것이 아니기 때문에 역시 따뜻해질 것이다. 열의 효과는 열치료를 시작할 당시의 피부온도에 따라 매우 달라지며, 특히 어떻게 열을 적용하느냐에 따라, 혹은 얼마나 오래 동안 열을 적용하느냐에 따라 열의 효과는 달라진다. 고온 습포를 예로, 얼음팩을 한 곳에 덧대어서 몇 분간 고온습포를 적용하면, 습포를 적용한 조직의 온도를 올리는 데는 더 많은 시간이 필요할 것이다. 결국 온도가 높으면 높을수록 열에 대한 반응 역시 증가한다: 온도가 4°F 증가하면 혈류량은 두 배가 되며, 산소와 그 외 영양물질은 혈액에서 조직으로 들어가게 된다(그림 3-12).[4]

이러한 작용은 열의 국소효과가 혈관과 땀샘에 직접 작용해서 발생하는 것이며, 또한 피부의 감각수용기에서 척수로 들어간 다음 같은 부위로 되돌아 나오는 반사에 의한 것이다. 이러한 반사들은 몸의 국소부위에 열을 적용했을 때 발생할 수 있는 과도한 열교환을 예방하는데 도움이 된다.

다음은 국소열에 대한 인체의 보호반응에 관한 것이다:

**표 3-1** 장시간 전신 열치료와 짧은 시간 전신 열치료의 효과

| 효과 | 장시간(5분 이상) | 짧은 시간(5분 이하) |
|---|---|---|
| 혈관확장 | 확장됨 | 확장 안됨 |
| 피부발적 | 출현 | 출현 |
| 심박수 | 증가됨 | 초기에 감소 |
| 심박용적 | 감소됨 | 중요한 변화 없음 |
| 수축기혈압 | 정상 혹은 감소 | 중요한 변화 없음 |
| 호흡수 | 증가됨 | 감소됨 |
| 근긴장도 | 감소됨 | 증가됨 |
| 혈류량 | 4배 이상 증가 | 중요한 변화 없음 |
| 발한 | 다량의 발한 | 중요한 변화 없음 |
| 백혈구 이동 | 증가됨 | 중요한 변화 없음 |
| 심부체온 | 상승됨 | 중요한 변화 없음 |
| 주효과 | 온열효과 | 신경계의 자극(조직온도는 유의하게 증가하지 않음) |
| 생리학적 효과 | 진정 혹은 자극 효과 | 진정효과 |

**사례연구 3-1**

### 집에서 온수 목욕에 대한 동의

수치료실에 있는 16살짜리 학생들은 가정에서 목욕하는 것에 대해 동의했다: 고온욕이 신체적 상태와 정서적인 상태에 미치는 효과에 관한 연구. 모든 학생들은 맥박, 호흡수, 그리고 입안을 3번 측정했다: 온수에 들어가기 전, 온수에 들어간 뒤 20분 후, 마지막으로 목욕탕에서 나와 찬물에 샤워를 하고 30분간 휴식을 취한 후에 측정하였다. 실험실에 다시 모여서 학생들은 자신들의 경험을 공유하였으며, 선생님은 칠판에 생체징후의 변화에 대해 기록했다. 거의 모든 학생들은 고온욕을 실시한 뒤 20분이 지났을 때 심박수가 가장 유의하게 증가하였으며, 입안은 약 1° F 상승하였으며, 호흡수는 더 빨라졌다고 보고하였다.

단지 예외적인 것은 목욕탕에 들어갔을 때 매우 차다고 느낀 학생들은 평소 목욕물보다 더 차다고 느꼈으며, 이런 학생들은 목욕을 지속할 수 없었다. 이들 학생들의 심박수, 호흡수, 그리고 심부체온은 상승하지 않았다. 그 이유는 목욕물에 의해 충분히 데워지지 않았기 때문이다.

생체징후에 관한 정보와 함께 두 명의 학생은 목욕후에 정신적으로 더 이완되는 느낌이었으며, 충분한 숙면을 취했다고 했다. 이완효과가 없다고 대답한 두 명은 목욕을 계속하지 못한 학생들이었으며, 목욕탕을 나왔을 때는 오한과 긴장되는 것을 느꼈다고 하였다.

이러한 유사성과 더불어 몇 가지 놀라운 차이점이 있었다. 선호하는 목욕물의 온도가 학생들 사이에 다양하다는 것이었다. 한 학생은 편안한 목욕물의 온도는 98° F라고 말한 반면에 다른 한명은 108° F라고 하였다. 한명은 목욕물이 매우 뜨겁게 느껴졌다고 하였다. 그리고 냉수 샤워는 좋았다고 한 반면에 다른 학생들은 빠르게 체온이 떨어졌으며, 곧 매우 추웠다고 하였다. 목욕을 충분히 하지 않은 두 명의 학생은 냉수 샤워가 매우 불편했다고 하였다.

**논의 질문**

1. 냉수샤워를 하지 않은 학생은 왜 빠르게 온도가 떨어졌을까?
2. 이 사례 연구를 통해 환자를 온수에 목욕을 시킬 때 가장 안전하고 효과적으로 시킬 수 있는 방법은 무엇인가?

1. 피부 혈관이 확장된다. 열을 인체에 적용하면 감각신경이 자극을 받아서 국소 혈관확장을 일으킨다. 온습포를 적용한 부위에 증가된 혈액은 몸의 다른 부위로 가열된 혈액이 빼앗기게 될 것이다.
2. 국소발한.
3. 열이 심부로 침투하면 근조직에 있는 심부 혈관들이 확장되며, 근육의 혈류량은 3배까지 증가한다. 근긴장은 유의하게 감소한다.
4. 근긴장, 근경직, 근통증이 감소한다. 이러한 이유로 온습포를 통증점에 적용하면 치료를 하는 동안 통증이 감소된다.
5. 가열된 근육의 근지구력이 감소한다.
6. 국소 신진대사율이 증가한다.
7. 조직으로의 산소 공급이 증가한다.
8. 결합조직은 더 탄력적으로 변한다.
9. 하나의 체지에 열을 적용하면 다른 체지에도 혈관이 확장된다. 이 효과는 **대측 반사 효과**(contralateral reflex effect)라고 알려져 있다. 이 효과는 열을 직접 적용하지 않은 체지에는 효과가 강하지 않다.
10. 열을 매우 넓은 부위 혹은 매우 강하게 적용하면 중심부 체온이 상승할까?
11. 심부조직에 장시간 열을 적용하면 반사효과가 나타난다. 장시간 동안 열을 적용하면 열을 직접 적용한 부위의 혈관뿐만 아니라, 관련 장기의 혈관도 확장된다. 국소부위에 열을 적용하면 심부에 있는 내장기는 조직의 실제적인 온도변화에 의한 것보다 반사적인 효과를 통해 더 많은 영향을 받는다. 예를 들면:
    - 배벽에 장시간 동안 열을 적용하면 내장기의 혈류는 감소되고, 내장기의 연동운동도 감소되고, 위산 분비도 감소된다.
    - 하복부 벽에 장시간 동안 열을 적용하면 소변 배출량이 증가된다.
    - 가슴에 장시간 동안 열을 적용하면 호흡과 객담 배출이 쉬어진다.
    - 신장에 장시간 동안 열을 적용하면 소변 배출

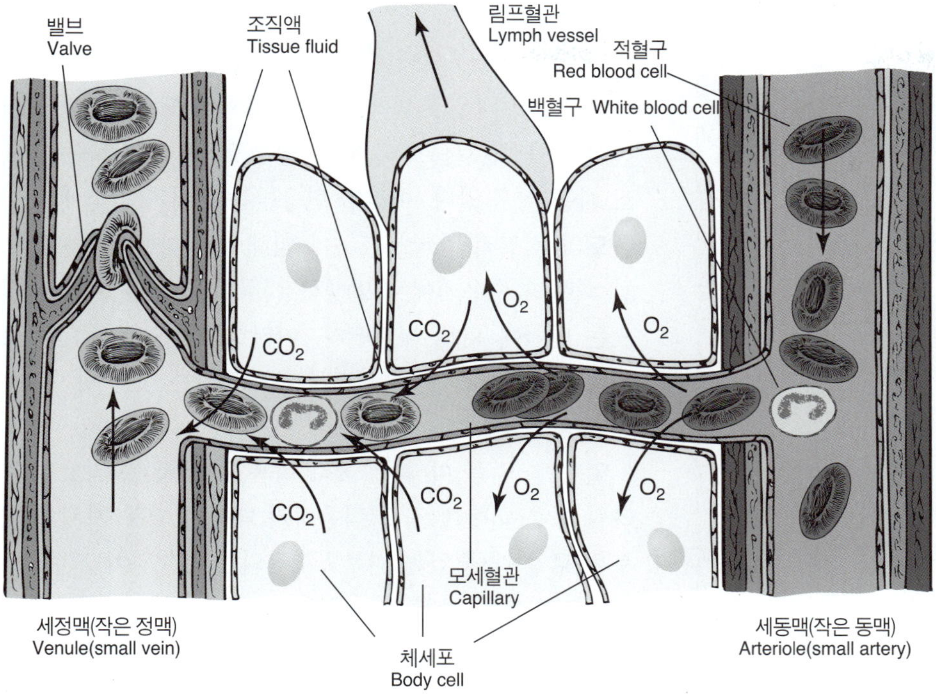


**그림 3-12** ■ 영양세포들의 공급. 적혈구는 세동맥에서 세정맥으로 들어가면서 산소와 영양분을 제공하고, 이산화탄소를 제거한다. (출처: Weber J, Kelley J. *Health Assessment in Nursing*. 2nd ed. Philadelphia: Lippincott Williams & Wilkins, 2003.)

량이 증가된다.

- 골반에 장시간 동안 열을 적용하면 방광, 직장, 요관의 근육이 이완되고; 자체 혈관이 확장되며; 생리출혈(menstural blood)의 양은 증가한다.
- **명치부위**(precordium)에 장시간 동안 열을 적용하면 심박수는 증가되고, 심박출력(force)은 감소한다.

## 전신 냉 WHOLE-BODY COLD

인체는 냉보다는 열이 오히려 더 안전하다. 82°F에서 탈의를 한 사람은 정확하게 복사로 소실한 열 만큼 대사과정을 통해 열을 발생시키며, 이상적인 심부체온을 유지하기 위해 요구되는 추가적인 노력이 없어도 된다. 인체는 열에 대한 수용기보다 냉에 대한 감수기가 20배 정도 더 많기 때문에 인체는 체온이 상승했을 때보다 오히려 감소했을 때, 심부체온에 대해 더 민감하게 반응한다. 또한 인체는 고온보다는 오히려 저온에 더 민감하게 반응한다. 따라서 냉치료가 열치료보다 더 자극적인 이유가 이것 때문이다. 예를 들면, 온수욕은 찬물에 샤워를 하는 것보다 더 이완이 잘되지만, 찬물에 샤워를 한 후 목욕을 하면 온감이 더 오래동안 강하게 지속된다. 그 이유는 냉은 기초대사율(basal metabolic rate)을 증가시키기 때문이다.

찬 물에 목욕이나 샤워를 먼저 한 다음 알몸으로 찬물에 들어가면 피부에 있는 냉각수용기가 자극을 받아서 신경계와 순환계가 곧바로 반응을 한다. 반사는 발한을 억제시키고, 피부혈관을 수축시키고, 몸에 열을 내기위해 몸을 떨면서 온도를 바로 끌어올린다. 교감신경계는 피부의 혈관을 수축시키고(반사 작용), 혈압을 증가시키며, 심장은 더 많은 혈액을 분출하기 위해 펌핑을 시작한다. 근긴장 역시 증가한다.

약 1분 후 물에서 나오면 기분이 상쾌해진다. 모든 혈관들이 수축하여 내부장기로 영양분을 담은 혈액들을 쏟아 부으며, 모든 신진대사 기능은 자극된다. 피부의 혈관은 확장되어 오랜 시간 동안 온감을 느끼게 해준다. 이러한 변화는 몇 시간동안 지속된다. 인체는 인체의 많은 기능을 향상시켜서 심부체온을 유지하기 위한 반응을 하며, 침수한 시간의 정도에 따라 실제적인 오한을 느끼기에는 충분치 않을 수도 있다. 따라서 찬물에 짧은 시간동안 침수하면 자극을 받을 뿐 감소되지는 않는다.

하지만 물속에 장시간 동안 침수할 경우에는 완전히 다른 반응이 나타난다. 몸의 먼쪽 부위(팔과 다리의 피부와 근육)에 있는 혈관들이 수축하여 몸의 중심부 근처에 혈액이 집중되지만, 말초 부위가 차가워지는 것을 되돌리기에는 부족하며, 심부체온은 서서히 감소하게 된다. 인간이 견딜 수 있는 한계를 넘어서는 냉이 적용되면 심부체온은 감소하며 모든 대사기능은 느려진다. 호흡과 심박수도 느려지며, 근육의 작용은 무뎌지며, 피부에 있는 수용기들도 제대로 작동하지 않으며, 진득한 진흙과 같이 된다. (환자가 찬물에 샤워나 목욕을 너무 오래하면 오한을 느끼게 되며, 상당히 불편해할 것이다. 오한과 창백을 느끼면 마사지로 온도를 상승시키기 어렵게 되어 마사지의 효과는 좋지 않을 것이다.)

환자가 침수를 하면 몸은 점점 더 차가워지며, 심지어는 좀 더 위험한 반응이 나타날 수도 있다. 근육내 혈관의 산소와 영양분이 고갈되면, 혈관은 더 이상 수축할 수 없기 때문에 오히려 늘어나게 되고, 체표면에 있는 냉각된 혈액은 몸의 중심으로 되돌아가서 저체온증이 발생한다. 냉은 진정효과를 위해 사용한다. 흥미로운 것은 저체온(hypothermia)은 실제로 러시아 의사들이 신체의 기능을 떨어뜨려서 심장수술을 할 때 심폐 수술 기구를 사용하지 않고 가슴을 열기 위한 목적으로 사용했던 것이었다(그림 3-13). 장시간 냉치료와 단시간 냉치료의 생리학적 효과에 대해서는 표 3-2에 요약되어 있다.

## 국소 냉 LOCAL COLD

인체의 국소부위에 냉을 적용하면 통증(numbness)과 부종감소에 매우 효과적이며, 마사지나 도수치료를 하기 전에 근육, 관절, 그 외 다른 연부조직을 준비하는 단계로 사용할 수 있다. 이러한 반응들은 혈관과 땀샘에 대한 온도의 직접적인 국소효과에 의해 발생하는 것이며, 또한 피부의 수용기에서 발생한 자극이 척수를 되돌아 나오는 반사에 의해 나타난다. 이러한 반사는 국소적으로 냉각된 부위에서 열이 과도하게 방출되는 것을 방지하는데 도움이 된다.

얼음팩, 얼음 마사지, 국소 냉욕, 냉압박, 그리고 냉동타월 등은 피부에 직접 적용하기 때문에 피부 자체와 피부 바로 아래에 있는 피부밑조직의 냉각효과가 크며, 마지막으로 냉을 충분히 적용하면 피부 아래에 있는 근조직까지 영향을 미칠 수 있다. 인대 주위에는 연부조직이 많지 않기 때문에 오한이 생기거나 혈류공급이 부족해질 수 있다.

이러한 반응들은 피부에 어떻게 냉을 적용하느냐에 따라, 얼마나 오래 동안 적용하느냐에 따라 달라진다. 얼음팩을 예로, 얼음팩을 매우 따뜻한 부위에 적용하면, 아주 천천히 냉각이 될 것이다. 국소에 적용하는 냉은 국소에 적용하는 열보다 더 심부로 투과하기 때문에 다수의 작

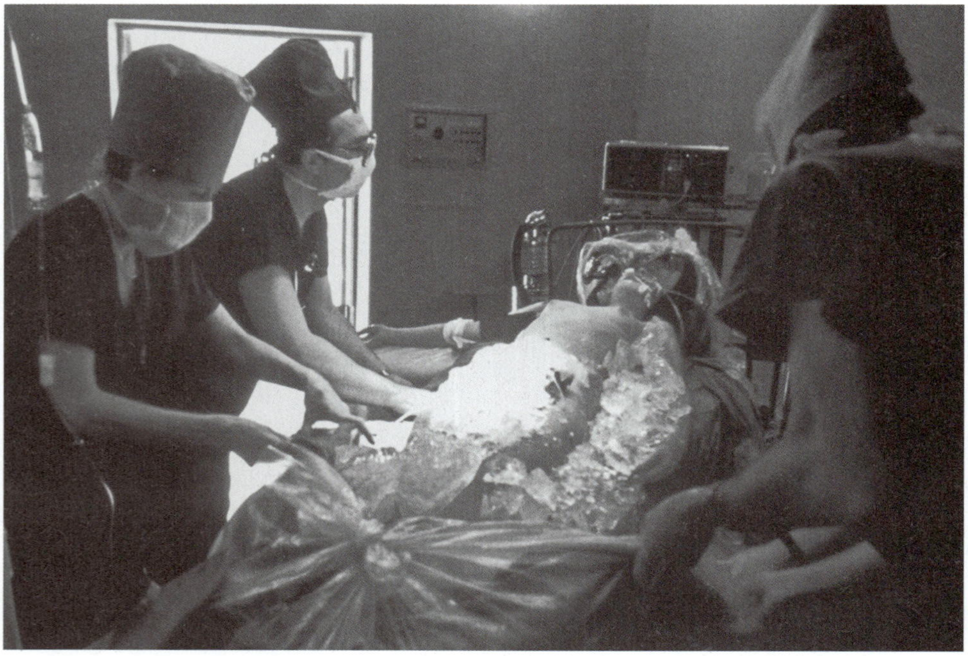

**그림 3-13** ■ 12살 된 여자아이가 심장 절개술을 하기 전에 얼음팩에 쌓여 있는 모습. Novosibersk Russia, 1994. 얼음이 여자아이의 몸을 냉각시키면 심부체온과 심박수는 천천히 떨어지게 되며, 신진대사작용도 점차적으로 감소하게 된다. 점차 그녀의 심장박동은 멈추게 될 것이다. 이 여자아이의 심부체온이 84°F가 되면 심폐수술 기구없이 안전하게 수술을 할 수 있을 것이다. 그 이유는 산소와 영양에 대한 세포의 요구도는 거의 제로에 가깝게 감소할 것이기 때문에 뇌와 생명기관은 추가적인 혈액공급이 없어도 심장이 생존할 수 있기 때문이다. (Heidi Bradner 작품; 사진은 Panos Picture, London 제공)

**표 3-2** 장시간 전신 냉치료와 짧은 시간 전신 냉치료의 효과

| 효과 | 장시간(1분 이상) | 짧은 시간(1분 이하) |
|---|---|---|
| 혈관수축 | 처음에는 수축하지만, 완전히 한기가 들면 근육의 혈액은 산소가 부족해서 수축할 수 없음 | 말초혈관이 수축한 후 혈관이 확장됨 |
| 혈액순환 | 느려짐 | 증가됨 |
| 심박수 | 감소됨 | 감소됨 |
| 신경전도속도 | 감소됨 | 증가됨 |
| 피부의 민감도 | 감소됨 | 증가됨 |
| 근육의 효과 | 느리고 완만한 수축 | 긴장됨 |
| 감각 | 냉감 | 온감 |
| 혈압 | 감소됨 | 증가됨 |
| 오한 | 일단 몸에 한기를 느끼면, 냉을 적용하지 않을 때까지 지속됨 | 한기를 느끼지 않음 |
| 신진대사 | 감소됨 | 증가됨 |
| 모세혈관벽을 통한 백혈구의 이동 | 감소됨 | 변화없음 |
| 생리학적 효과 | 진정 | 자극 |
| 심부체온 | 감소 | 약간 증가하거나 변화 없음 |

은 혈관들이 수축을 한다. 따라서 심장에서 나온 덜 따뜻해진 혈액이 재가열시키고자 하는 부위로 흐를 수 있다. 장시간 동안 조직이 냉각되어 있을 경우 혈관확장이 간헐적으로 발생한다. 예를 들면, 손가락을 얼음물에 담그면 피부의 온도는 약 15분 정도는 감소하지만, 이 이후에는 다시 온도가 상승하게 된다. 조직이 충분히 냉각이 되면(약 59° F), 조직이 손상될 가능성이 있기 때문에 세동맥들은 조직의 온도를 상승시키기 위해 상당히 오랜 시간 동안 혈관을 확장시켜서 영양분을 해당 조직으로 보내 손상조직을 보호하는 반응을 일으킨다. 이러한 반응을 수렵반응(hunting reaction) 혹은 반작용성 혈관확장(reactive vasodilation)이라고 한다. 하지만 이 책에서는 이러한 작용 즉, 매우 찬물을 장시간 적용하는 치료는 언급하지 않았다.

다음은 국소 냉에 대한 인체의 반응에 대한 것이다:

1. 피부의 냉각 수용기에 유입되는 냉감으로 인해 교감신경계가 자극을 받으면, 노어에피네프린, 바소프레신, 안지오텐신과 그 외 호르몬의 수치를 증가시키게 된다.
2. 많은 피부혈관이 수축하면, 국소부위로 흐르는 혈액의 흐름이 차단된다. 결국 혈류감소로 인해 피부는 창백해지고, 하얗게 되고, 신진대사율도 같은 이유로 인해 감소된다. 41° F의 물에 30분 정도 손을 담그게 되면 혈류는 약 78% 정도 감소한다.[5] 이와는 달리 내부 혈관들은 혈액이 충만해지고, 확장된다. 이 예가 **고갈**(depletion)이다.
3. 냉은 조직을 투과할 수 있기 때문에 근육의 혈관도 수축한다. 손을 찬물에 침수시키면 반사적인 혈관수축이 다른 손에서도 발생한다. 개의 무릎관절에 10분 동안 32° F의 얼음팩을 적용한 결과 혈류량은 반으로 감소되었다는 연구결과가 있다.[6]
4. 팔다리에 냉을 적용하면, 다른 쪽 팔다리에도 혈관수축을 일으킨다. 이러한 현상을 **대측 반사 효과**(contralateral refelx effect)라고 한다.
5. 손을 찬 물에 규칙적으로 침수시키는 것처럼 국소 냉치료를 규칙적으로 실시하면, 혈관의 긴장도가 회복되고, 이전 보다 더 강한 수축력을 발휘한다.
6. 냉의 반사효과는 냉을 적용한 부위의 아래지점과 심부조직에서 발생하며, 치료적 효과를 위해서도

이러한 반사효과를 사용하기도 한다. 반사 영역에 냉을 짧게 적용하면 관련 내장기의 혈관이 능동적으로 확장되기 때문에 강장효과(tonic effect)와 자극효과가 발생한다. 장시간 지속적으로 냉을 적용하면 피부와 그 하부 기관에도 영향을 미친다. 냉을 적용하는 중이나 그 이후에도 혈관은 수축되며, 신경전도속도는 느려지고, 근육은 수축된다. 표 3-3은 인체의 다양한 부위에 국소 냉을 장시간 혹은 짧은 시간 적용했을 때 나타나는 반사효과에 대해 언급이 되어 있다.

이러한 보호기전(protective mechanism)과 더불어 다음에 나오는 효과는 조직의 오한(chilling)과 혈류감소에 관한 것이다.

1. 피부와 근육의 온도가 감소한다. 피부온도는 1분도 지나기 전에 감소하기 시작하며, 그 다음 피부밑조직의 온도가 감소하며, 마지막으로 근육의 온도도 감소한다. 얼음 팩을 이용하여 4 cm 깊이에 있는 근육을 냉각시키기 위해서는 적어도 30분 이상 적용해야 한다.
2. 조직으로의 산소공급이 감소한다.
3. 피부의 냉각 수용기의 반응이 증가함으로 인해 운동신경의 전도속도가 감소하기 때문에 근 경직이 감소한다.
4. 역학적 수용기의 민감도가 감소하기 때문에 관절로 흐르는 혈류량이 감소된다.
5. 결합조직이 경직된다.
6. 냉을 적용하는 시간이 길거나 혹은 부위가 넓으면 심부체온이 감소한다.

표 3-4는 국소에 열을 적용했을 때와 국소에 냉을 적용했을 때의 효과에 대해 비교설명이 되어 있다.

## 교대치료 CONTRAST TREATMENTS

교대치료는 하나의 치료법으로서 열과 냉을 교대로 적용하는 것을 말한다. 이 두 가지는 전신치료와 국소치료 모두 사용할 수 있다. 전신교대치료는 찬물에 샤워(plunge)를 한 다음 뜨거운 물에 목욕을 하는 것을 3번 이상 반복하는 것과 같이 전신에 열과 냉을 빠르게 교대로 적용하는 것이다. 이 방법은 혈액순환을 빠르게 증가시킬 수 있으며, 해당 조직과 기관의 반사자극을 일으키며, 근골격계 통증을 감소시키며, 정신각성(invigoration)에 강한 효과가 있다.

국소 교대 치료는 국소부위 냉적용(얼음팩, 냉압주욕, 냉욕 혹은 월풀, 얼음장갑 마사지 등)을 한 다음 국소부위 열적용(습포, 파라핀욕, 고온압주욕, 고온국소욕)을 반복해서 3번 이상 실시하는 것이다. 짧은 시간동안 열을 적용한 다음, 짧은 시간동안 냉을 적용하면 국소 혈류

**표 3-3** 장시간 국소 냉치료와 단시간 국소 냉치료의 반사효과

| 국소 냉 적용부위 | 장시간 냉치료의 반사효과 | 국소 냉 적용부위 | 단시간 냉치료의 반사효과 |
|---|---|---|---|
| 얼굴, 이마부위, 머리피부, 뒷목부위 | 뇌혈관의 수축 | 얼굴과 머리 | 정신활동 자극 |
| 배벽 | 내장기혈류량 증가, 내장의 연동운동 증가, 위산분비 증가 | 가슴 | 처음에는 호흡수가 증가하지만 점차 감소되고, 호흡이 깊어짐 |
| 코, 뒷목 부위, 손 | 코점막의 혈관 수축 | 엉치뼈 혹은 발 | 자궁내 혈관 확장 |
| 주요 동맥 | 동맥과 해당 분지 혈관 수축 | 복부, 손, 혹은 발 | 방광, 장, 자궁주위근 수축 |
| 골반 | 골반주위근 자극 | 간 | 간의 활동성 증가 |
| 명치(가슴앞쪽) | 심박수 감소, 1회 박출량 증가 | 위장 | 위산분비 증가 |
| 급성 염증성 관절이나 점액주머니 | 혈관수축과 통증완화 | 명치 | 심박수와 심박출력 증가 |
| 멍이나 염좌와 같은 급성손상 부위 | 혈관수축, 출혈과 부종 감소 | | |

**표 3-4** 열과 냉을 장시간 국소부위에 적용시 효과 비교

| 효과 | 장시간 국소 열치료 | 장시간 국소 냉치료 |
|---|---|---|
| 국소혈류량 | 증가됨 | 감소됨 |
| 근경직, 근방호 | 감소됨 | 감소됨 |
| 급성손상 부위의 국소 염증반응 | 증가됨 | 감소됨 |
| 관절염환자의 관절경직 | 감소됨 | 감소됨 |
| 부종 | 증가됨 | 감소됨 |
| 통증 | 줄어듬 | 줄어듬 |
| 대사율 | 증가됨 | 감소됨 |
| 신경전도속도 | 느려짐 | 느려짐 |
| 근력 | 줄어듬 | 줄어듬 |
| 조직의 신축성 | 증가됨 | 감소됨 |
| 관절경직 | 감소됨 | 짧은 시간 증가되다가 감소됨 |
| 국소발한 | 출현함 | 출현안함 |

량은 안정시 보다 적어도 2배 이상 빠르게 증가된다.

열이 세동맥(arterioles)을 확장시키면 세동맥의 혈류는 감소되는 경향이 있지만, 열을 적용한 다음 냉을 적용하면, 근육의 세동맥은 수축하고, 모세혈관을 통한 혈류량은 증가되며, 세정맥(venules)과 림프액의 흐름도 증가된다; 그 결과 일시적으로 세동맥에는 혈액이 텅 비게 되지만, 오히려 흡입효과(suction effect)가 생기면서 더 많은 신선한 혈액이 세동맥으로 들어오게 된다. 따라서 교대욕(contrast bath)이 고온욕보다 국소 혈류량이 더 많이 증가된다. 교대 족욕은 고온 족욕보다 국소 혈류량이 더 많이 증가되며, 교대 전신 샤워 또한 온수 샤워만 했을 때 보다 혈류량이 더 많이 증가된다. 이러한 혈류의 변화는 다양한 기구를 이용해서도 측정할 수 있으며, 직접 눈으로도 확인할 수 있다: 피부는 온수 하나만 적용했을 때 보다 교대욕을 했을 때, 피부가 더 벌겋게 되는 것을 확인할 수 있다. 이러한 혈류의 증가는 열과 냉을 첫 번째 교대 적용시 특히 두드러지며, 근육의 동맥벽은 피로해질 수 있다.[7]

열과 냉을 교대로 적용하는 교대욕은 별다른 단점없이 적용할 수 있다. 예를 들면, 고온 적용으로 인해 혈류량이 증가하면 정체현상(congestion)이나 부종이 증가될 수 있는 반면에, 냉은 부종을 감소시킨다. 따라서 국소혈류량도 감소하게 되고, 조직으로의 산소와 영양공급은 방해를 받게된다. 하지만 고온과 냉온을 교대로 적용하면, 국소혈류량은 부종없이 뚜렷하게 증가한다.

이러한 순환계의 변화는 일시적인 현상이며, 장기적인 효과는 될 수 없다. 하지만 순환계에 문제가 있는 환자에게 규칙적으로 적용하면, 실제로 뚜렷한 효과가 나타난다. 정맥류(varicose vein)가 있는 환자에게 25일 동안 다리에 고온과 냉을 이용한 샤워를 교대로 실시한 결과 다리의 혈액순환이 유의하게 개선되었으며, 이러한 효과는 한 달 이상 지속되었다.[8]

국소 교대욕 치료를 받았던 거의 모든 사람들은 기분전환과 이완효과가 있었으며, 통증도 유의하게 감소하였다고 보고하였다. 마사지와 교대욕을 겸해서 치료를 하면 혈액순환이 개선되고, 긴장상태와 근골격계 통증이 완화되며, 감각자극을 준다.

## 중온 치료 NEUTRAL TREATMENTS

중온욕(neutral bath)은 수온이 94°~98° F의 온도를 이용한다. 중온욕은 자극보다는 완화작용을 하기 때문에 전통적으로 진정(sedative) 목적으로 사용해왔다. 심부체온과 비슷한 수온은 열적 자극효과는 거의 없다. 그리고 마찰과 같은 역학적인 자극은 자극을 목적으로 사용하기 때문에 금기증에 해당한다. 고온욕과 냉욕과는 달리 중온욕은 사람의 체온과 생체징후(vital sign)는 거의 안정적으로 유지된다.

사례연구 3-2

### 다리 교대치료의 체액이동 효과

**배경**

Janet는 건강한 57세 여성 운동선수이다. 그녀는 만성 목부위 통증과 어깨뼈부위 긴장, 그리고 건강을 위해 한 달에 한번은 마사지를 받고 있었다. 어느 날 그녀는 특정 질환 즉, 왼쪽 다리에 통증과 부종으로 인해 마사지를 받으러 내원하였다. 그녀는 왼쪽 다리의 앞쪽에서 내측에 발적과 탈색이 관찰되었다. 담당의사가 그녀를 평가한 후 마사지와 수치료를 받을 것을 권고했다. 담당의사는 뼈의 골절이나 정맥염은 아니며, 정맥혈관의 파열로 인해 혈액이 흘러나온 것으로 추정하였다.

**치료**

치료사는 오른쪽 다리보다 왼쪽 다리가 눈에 뛰게 부어 있는 것을 관찰하였다. 먼저 집게손가락을 이용하여 왼쪽 정강뼈(경골, tibia)를 따라 부드러운 압박을 가한 결과 움푹 들어간 상태로 남아있는 것이 관찰되었다. Janet의 뒤넙다리근(슬괵근, hamstring) 역시 눈에 띄게 부어 있었다. Janet를 엎드려 눕힌 다음 치료사는 그녀의 왼쪽 뒤넙다리근에 대해 에플루라지(effleurage)와 페트리사지(petrissage)를 약 5분 동안 실시하였다. 그 후 치료사는 그녀의 다리를 확인한 결과 다리의 부종이 약간 감소한 것을 발견하였으며, 탈색부위의 색깔도 명확하게 회복된 것을 확인하였다. Janet의 뒤넙다리근 역시 부어 있는 것을 느낄 수 있었다. 다시 5분 정도 볼기근(둔근, gluteal muscle)에 마사지를 한 후 바로눕혀서 넙다리근에도 마사지를 실시했다. 그 후 치료사는 그녀의 다리를 다시 확인한 결과 처음 5분 동안 마사지를 했을 때보다는 덜했지만, 역시 부종이 감소되고, 색깔이 회복된 것을 확인할 수 있었다. 이러한 결과를 통해 마사지가 Janet의 다리 혈관과 림프관을 확장시킨다는 것을 알 수 있다.

치료사는 다시 가벼운 다리 교대욕을 실시하였다. 그녀는 차가운 물에 작은 젤로 된 팩으로 다리의 내측을 보온을 한 다음 온도가 내려가지 않도록 마른 타월로 약 2분 정도 감아주었다. 그 다음 치료사는 온습포를 제거한 다음 약 1분 정도 얼음 마사지를 실시하였다. 이처럼 열을 적용한 다음 냉을 적용하는 것을 총 4번 반복하였다. 그 다음 치료사는 온습포나 얼음 마사지를 하지않고, Janet의 머리와 목을 마사지했다.

매 시간 온열과 냉을 교대로 적용하면서 Janet의 다리를 계속 평가했다. 탈색현상은 약간씩 감소되어 갔으며, 손상부위의 혈액은 점차 증가되어 갔다. 마지막 교대치료를 한 후에는 건강한 핑크색이 되었으며, 발목관절은 정상 크기로 회복되었으며, 탈색된 부위는 더이상 관찰되지 않았다. Janet의 통증은 사라졌으며, 더이상 마사지를 하지 않았다.

**논의 질문**

1. Janet의 다리가 변해가는 양상에 대해 설명하시오.
2. 이번 사례를 통해 교대치료의 체액이동 효과와 관련해서 우리에게 제시하는 바가 무엇인가?
3. 왜 다리의 교대치료가 마사지보다 혈액순환 개선에 더 효과적인가?

## 역학적인 치료와 화학적인 치료의 생리학적 효과 PHYSIOLOGICAL EFFECTS OF MECHANICAL AND CHEMICAL TREATMENTS

역학적인 치료와 화학적인 치료는 고온욕과 냉욕에 비해 덜 사용된다. 하지만 이들 치료는 치료사들이 치료목적을 달성하기 위해 부가적으로 사용하거나 원하는 환자에게 주로 사용하고 있다.

### 역학적인 치료 MECHANICAL TREATMENTS

**역학적인 치료**의 두 가지 종류는 피부를 마찰하는 것과 물을 이용하여 피부를 두드리듯이(strike) 적용하는 것이다. 초창기 수치료사들은 신경작용과 혈액 및 림프순환을 자극할 목적으로 마찰치료를 주로 사용했다. 예를 들면, 열이 많은 환자를 냉탕에 침수시켜서 젖은 천으로 피부를 문질러 혈류량을 증가시키는데 사용하였다. 이러면 대상자는 냉탕에 침수해 있는 것 보다 더 빨리 냉각이 된다. 침상환자들의 혈액과 림프순환을 증가시키기 위해 운동이 아닌 소금마찰을 실시하였다. 오늘날 소금마찰, 문지르기, 찬 장갑으로 마찰을 하는 것과 같은 마찰치료는 여전히 사용되고 있으며, 마사지의 기술인 진동과 가볍게 두드리기(tapoment)와 유사한 효과를 낸다.

타진욕(percussion treatment)은 분사용 월풀과 샤워 등이 해당된다. 피부를 두드리게 되면 몸은 어떤 위협으로부터 반응하기 때문에 근긴장도와 신경반응이 강화되며, 압박이나 마찰이 되는 피부의 바로 아래에 있는 혈관은 확장된다. John Harvey Kellogg는 피부에 가해지는 강한 물줄기에서 발생하는 역학적인 효과에 대해 다음과 같이 기술했다.

> 폭포수의 물기둥을 정확하게 맞으면 피부는 그 즉시 하얗게 변하며, 물줄기가 다른 부위로 떨어지는 순간 다시 원래의 피부색깔로 돌아온다... 혈관은 물의 온도에 의해 수축되는 것뿐만 아니라, 물줄기의 무게, 물이 닿는 힘, 조직에 가해지는 압력, 그리고 혈관에 가해지는 압력 등에 의해 수축이 되며, 이러한 압력이 제거되는 순간 자유롭게 확장된다. 따라서 조직은 교대로 압박과 확장이 반복된다... 압주욕의 온열효과는 움직이는 물의 압주효과나 역학적인 효과에 의해 영향을 받는다... 강력한 반사효과는 온도와 압력, 통증, 그리고 촉각자극을 인식하는 신경이 자극을 받기 때문에 발생하는 현상이다.[9]

역학적인 치료의 효과는 측정하기 어렵고, 거의 상상에 의해 느낌을 받는 것이다. 일반적으로 역학적인 치료는 수치료의 온열효과, 체액 이동효과, 그리고 신경계의 자극효과를 목적으로 대부분 수행된다. 수치료가 온수나 냉수를 사용한다면, 역학적인 자극 또한 조직을 따뜻하게 하거나 차게 하는데 도움이 된다. 예를 들면, 찬 장갑으로 마찰하는 것은 피부에 찬 타월을 그냥 올려두는 것보다 피부에 접촉하는 시간을 더 오래 유지할 수 있다. 월풀의 분사기(jet)는 피부에 새로운 따뜻한 물을 피부에 좀 더 지속적으로 적용할 수 있다. 이러한 치료법들은 더 많은 감각신경을 자극할 수 있으며, 마사지 치료를 받는 환자 중에서 이러한 자극을 원하는 환자에게 적절히 사용할 수 있다. 하지만 이들 치료는 몸의 감각이 매우 민감하거나 촉각반응에 대한 거부반응이 있는 환자에게 적용하는 것은 적절치 않다. 역학적인 자극 방법에 따라 전신치료를 하는 예는 전신에 찬 장갑으로 마찰하거나, 소금마찰, 혹은 샤워를 하는 것이다; 국소치료의 예는 소금마찰과 고압주를 이용하여 몸의 국소부위에 적용하면 된다.

## 화학적인 치료 CHEMICAL TREATMENTS

화학적인 치료는 물에 잘 녹는 화학물질을 이용하여 압박, 팩, 얼음마사지, 증기흡입, 국소욕, 혹은 전신욕을 통해 피부에 적용하는 것을 말한다. 각각의 화학물질은 분리되고, 피부나 심부조직에 효과가 있지만, 그 효과는 매우 다양하다. 다음은 해당 물질의 효과와 함께 수치료에서 가장 흔히 사용되는 화학물질에 대한 것이다.

- Oatmeal은 필수지방산과 다른 화학물질이 함유되어 있기 때문에 진정효과나 습하게 하는 효과가 있다. 이 약물은 전신욕과 몸 감기(body wrap)에 주로 사용된다.
- 유칼립투스(eucalyptus)에서 나오는 정유(essential oil)에는 terpene alcohol, cineole, neral, geraniol과 그 외 다른 화학물질이 함유되어 있기 때문에 항염작용, 객담배출, 그리고 항바이러스 작용을 한다. Eucalyptus와 그 외 다른 정유는 국소욕, 증기흡입, 압박, 얼음마사지, 그리고 전신욕 치료 시 사용할 수 있다. 마사지를 할 때 주로 사용되는 정유에 관해 더 많이 알고 싶으면 Martin의 저서 '*마사지 치료사들을 위한 아로마치료(Aromatherapy for Massage Practioners)*' —Baltimore: Lippincott Williams & Wilkins, 2006—라는 책을 참고하기 바란다.
- 말린 약초나 생으로 된 약초에는 많은 종류의 화학물질이 함유되어 있으며, 증기흡입, 압박, 얼음마사지, 국소욕과 전신욕 등에 주로 사용된다. 파우더 형태로 갈아서 만든 겨자씨(mustard seeds)에는 allylglucosinolates가 함유되어 있기 때문에 피부의 혈관을 확장시키며, 근골격계 통증완화에 도움이 된다. 겨자 파우더는 국소욕이나 전신욕을 하거나, 겨자 석고 형태로 사용된다. Cayenne pepper의 톡 쏘는 성분인 Capsaicin은 신경종말에 있는 Vanilloid 수용기와 결합되면 혈관확장과 열감을 일으킨다. 이것은 주로 압박, 습포, 발이나 손 침수, 심지어는 전신욕을 할 때 사용된다. 마사지 준비단계로 사용하는 약초와 관련해서는 13장을 참고하기 바란다.

## 요약
## CHAPTER SUMMARY

이번 장에서 수치료의 핵심이 되는 몸의 시스템에 관한 해부학과 생리학에 대해 학습하였다. 또한 몸에 가해지는 위협상황에 대한 방어기전으로 환자의 장점을 어떻게 이용하는지에 대해서도 배웠다. 몸이 갖고 있는 고유한 항상성 기전을 이용하여 수치료를 통해 몸의 전체적인 이완, 조직의 유연성을 증가시키고, 국소혈류량을 증가시키며, 통증을 감소시키고, 근 경직을 감소시키는 법에 대해서도 배웠다. 또한 당신은 몸이 열과 냉, 역학적인 치료와 화학적인 치료에 대해 몸이 어떻게 반응하는지에 대해서도 배웠다. 다음 장에서 우리는 이러한 다양한 치료를 어떻게 설정하고 준비하는 지에 대해 설명할 것이다.

## 복습문제 REVIEW QUESTION

### *주관식 문제*

**1.** 피부에 분산되어 있는 6가지의 감각수용기에 대해 설명하시오.

________________________________________

________________________________________

________________________________________

**2.** 열에 대한 전신노출과 국소노출에 대한 생리학적 효과에 대해 설명하시오.

________________________________________

________________________________________

**3.** 냉에 대한 전신노출과 국소노출에 대한 생리학적 효과에 대해 설명하시오.

________________________________________

________________________________________

### *빈칸 채우기*

**4.** 열을 장시간 적용하면 실제 열이 적용된 부위의 혈관은 __________되고, 마찬가지로 __________ 한 부위의 혈관도 확장된다.

**5.** 뇌는 __________에 대한 요구도가 높고, ________을 저장하는 능력이 부족하기 때문에, 혈액공급에 관한 정보를 지속적으로 받아들여야만 한다.

**6.** 중온욕은 ________는 적고 오히려 이완효과가 크다.

### *객관식 문제*

**7.** 순환계는 다음 중 어느 것을 보호하는가?
- **a.** 심부체온
- **b.** 피부온도
- **c.** 뇌로 공급되는 혈류량
- **d.** 이상 모두

**8.** 피부온도가 내려갈 때 몸에서 일어나는 즉각적인 반응은?
- **a.** 피부의 혈관을 확장시킨다.
- **b.** 뇌로 혈류량을 증가시킨다.
- **c.** 피부혈관을 수축시킨다.
- **d.** 발한작용을 한다.

**9.** 반사가 유익한 이유는 외부의 위협에 대해 몸의 반응속도를 증가시키기 때문인데, 다음 중 해당하는 것은?
- **a.** 매우 뜨거운 물체
- **b.** 혈액감소
- **c.** 눈에 들어오는 물체
- **d.** 이상 모두

**10.** 얼음을 적용하면 통증과 근경직을 감소시키는데 다음 중 해당사항이 아닌 것은?
- **a.** 피부
- **b.** 척수와 뇌
- **c.** 소화기계
- **d.** 근육

### *짝짓기문제*

**11.**

| | |
|---|---|
| ____ **1.** 동맥 | **a.** 심장을 향해 주행함 |
| ____ **2.** 밸브 | **b.** 몸에 가장 많은 혈관 |
| ____ **3.** 림프 | **c.** 산소가 많은 혈액 |

___ 4. 정맥 d. 중력을 거슬러 주행하는 혈관에서 발견되는 것

___ 5. 모세혈관 e. 조직액

12.

___ 1. 뇌 a. 자율신경계

___ 2. 반사활 b. 온열중추

___ 3. 부교감신경 c. 중추신경계

___ 4. 말초신경 d. 지름길(shortcut)

13.

___ 1. 역학적인 자극 a. 피부에 흡수되는 것

___ 2. 온열자극 b. 피부나 신경을 자극하는 것

___ 3. 체액이동 c. 혈액이나 림프액의 재분배

___ 4. 화학적 자극 d. 조직의 온감이나 냉감

## 참고문헌


1. Vogel S. *Vital Circuits: On Pumps, Pipes, and the Workings of Circulatory Systems*. New York: Oxford University, 1992.
2. Thrash A. *Home Remedies: Hydrotherapy, Massage, Charcoal and Other Simple Treatments*. Seale, AL: Thrash, 1981, p 16.
3. Shin TW, Wilson M, Wilson T. Real Risks or Made-Up Myths? The Truth About Hot Tubs and Saunas for Hypertensive Patients. *Hypertension*
4. Petrofsky J. et al. The use of hydrotherapy to increase blood flow and muscle relaxation in the rehabilitation of neurological and orthopedic patients. *J Neurol Orthop Med Surg* 2003;21(3):188.
5. Lee K et al. Influence of nicotine on cold induced vasodilation in humans [Abstract]. *Experiment Biol* 2004. Available at http://select.biosis.org/faseb/eb2004_data/FASEB007857.html.
6. www.caringmedical.com/sports_injury/rice.asp by Ross Hauser, MD, Accessed December 2005.
7. Fiscus KA. Changes in lower-leg blood flow during warm-, cold, and contrast-water therapy. *Arch Phys Med Rehabil* 2005;86(7):1404.
8. Saradeth B et al. A single blind, randomized, controlled trial of hydrotherapy for varicose veins. *Vasa* 1991;20(2):147.
9. Kellogg JH. *Rational Hydrotherapy*. Battle Creek, MI: Modern Medicine, 1923, p 439.


## 추천 도서


1. Buchman D. *The Complete Book of Water Healing*. New York: Instant Improvement, 1994, p 206.
2. Charkoudian, N. Skin blood flow in adult human thermoregulation: How it works, when it does not, and why. *Mayo Clin Proc* 2003;78:603.
3. Guyton A. *Textbook of Medical Physiology*. 8th ed. Philadelphia: Saunders, 1991.
4. Hayes B. *Five Quarts: A Personal and Natural History of Blood*. New York: Ballantine, 2005.
5. Kamler K. *Surviving the Extremes: A Doctor's Journey to the Limits of Human Endurance*. New York: St. Martin's, 2002.
6. Michlovitz S. *Thermal Agents in Rehabilitation*. Philadelphia: FA Davis, 1996.

# 수치료를 하기 전 준비사항

## PREPARING TO GIVE HYDROTHERAPY TREATMENTS

4장

*물의 효과를 이용한 정교한 장치의 사용은 질병의 치료에 물이 과학적으로 사용되는 것이다. 또한 시트, 수건, 담요, 물통, 욕조와 온도계 등을 이용하여 유능한 기술과 오랜 경험으로 물을 안전하고 효과적으로 치료에 이용할 수 있게 한다.*

*— John Harvey Kellogg, 합리적인 수중치료*

### 학습목표

이 장을 다 읽고 나면 독자는 다음의 질문에 답할 수 있다:

- 수치료의 4단계에 필요한 장비 목록을 작성할 수 있다.
- 수치료 장비 선택시의 몇 가지 고려사항을 기술할 수 있다.
- 수치료 장비의 위생에 대한 지침을 설명할 수 있다.
- 특정 의뢰인에게 주는 수치료에 대한 일반적인 주의사항을 기술할 수 있다.
- 수치료를 위한 몇 가지 사용 금지사항에 대해 설명할 수 있다.
- 안전주의 사항에 따라 수치료를 포기해야 하는 상황에 대해 설명할 수 있다.
- 열치료와 냉치료를 했을 때 신체의 반응에 영향을 미치는 요인에 대해 설명할 수 있다.
- 수치료에 대한 기본적인 지침을 설명할 수 있다.
- 수치료 선택을 위한 결정과정을 설명할 수 있다.
- 개별 의뢰인에게 적합한 치료를 설명할 수 있다.
- 현재 수치료법이 사용될 수 있는 다양한 환경에 대해서 설명할 수 있다.

하루에, 당신들은 가정에서 만성적으로 아픈 사람이 치료에서 진전을 보이거나, 박람회 또는 스포츠 이벤트에서 마사지를 제공하거나, 가정이나 개인 사무실에서 간호하는 의뢰인의 치료나, 수치료를 각각의 모든 시간 동안에 향상시킬 수 있다(그림 4-1). 이러한 치료를 수행하기 위해 준비하는 선택 수단과 적절한 장비는, 치료시 각각 의뢰인의 특이한 요구 사항에 따라 조정 선택한다. 이 장을 읽고 나면, 척추지압 치료실, 호스피스, 헬스 클럽, 스파의 직원 또는 운영자로서 수치료 장비를 선택할 수 있을 것이다. 또한 치료를 결정하는데 대한 철저한 의료 기록과 메모를 사용함으로써 의뢰인의 주의사항 및 금기사항에 대한 안전 관리를 할 수 있을 것이다. 기본 지침은 모든 수치료를 사용함에 있어서 개인의 가정이나 체육 행사 또는 요양시설에 따라 설정할 수 있다.

### 장비
### EQUIPMENT

치료사는 수치료의 방법을 의뢰인의 폭넓고 다양한 경험과 실습에 따라서 다양하게 선택할 수 있다. 어떤 종류의 치료를 실행함에 있어서 경험에 따라서는, 수치료를 통합하는 방법에 따른 다양한 접근이 가능하다. 수치료 장비를 구입하는 방법에 대한 결정을 내릴 때 이 부분의 지침이 도움이 된다. 이 장에서는 설비 투자시 장비를 구입할 때 고려해야 할 요소에 대해서도 설명하였다. 수중 장비 유지 관리에 대한 것도 위생 설비에 포함하고 있다.

**사례연구 4-1**

**많은 상황 중 하나 이상의 수치료를 함으로써 해소될 수 있다.**

**배경**

45세 Susan은 유방암으로 시작된 후 척추 뼈와 간에 광범위하게 전이되고 호스피스 서비스를 받게 되었다. Susan은 척추에 통증이 있었고, 마사지를 통해서 신경성 긴장과 등의 고통에서 일시적으로 벗어날 수 있었다. 일반적으로 부분 열은 금기이지만, 호스피스의 감독관의 지시로 Susan이 척추마사지를 받기 전에 따뜻한 찜질을 할 수 있도록 승인했다. Susan의 뒤뜰에는 온수 욕조가 있었다.

**치료**

치료사는 마사지를 하기 전에 그녀의 등에 찜질을 하면서 몇 분 동안 그녀의 발을 마사지 하였다. 그 후 찜질팩을 제거하고 나서 부드러운 마사지를 그녀의 등에 적용하였다. Susan은 온수 욕조를 15분에서 20분 정도 이용하였다. 어떤 경우에 Susan은 뜨거운 욕조에 몸을 담그기 전에 마사지를 하였다. 허리 통증은 중력을 제거했을 때에 통증이 감소하였다. 이는 그녀의 골수암때문이다. 이것은 그녀를 편안한 상태에서 마사지를 시작할 수 있도록 도움을 주었다. 따뜻한 물은 그녀가 마사지를 받는 동안에 핵심온도를 따뜻하게 유지시켜 줄 수 있게 해준다. 다른 세션에서 Susan은 마사지 후에 뜨거운  욕조를 이용했다. 이러한 방법은 그녀가 마사지만을 받았을 때보다 더 편안하게 이완되는 것을 느끼게 하였다.

**논의 질문**

1. 수치료 단계를 수행하면서 Susan과 같은 환자의 안전을 위해 어떠한 수치료를 수행해야 합니까?
2. 그녀의 고통을 완화하는데 어떤 수치료가 도움이 될까요?

## 투자 수준 LEVELS OF INVESTMENT

치료적 수치료의 강점 중의 하나는 기본적인 항목으로만 시행이 가능하다. 단순한 수치료를 사용하고자 한다면, 기본적 항목만이 필요할 것이다. 이러한 계획과 함께 당신이 장비를 신중하게 고르고, 모든 치료에 수치료를 추가하면 마사지 시간에 손을 사용하지 않아도 된다. 당신은 더 비싸거나 정교한 상품을 고르기 전에 다음 사항을 고려하면 간단하게 장비를 구입할 수 있다. 그림 4-2는 수치료의 다양한 항목을 보여준다. 당신이 마사지 시간에 고급 치료를 통합하는 계획을 가지고 있다면, 보다 정교한 장비에 대해 투자를 할 수 있을 것이다. 치료사는 다양한 방법의 수치료 중 하나를 사용할 수 있다. 예를 들면, 온수, 냉수, 또는 교대욕을 플라스틱통을 사용하여 손이나 발을 담글 수 있고, 온수, 냉수, 또는 교대로 습포를 이용하여 몸의 다른 부분 또는 국소의 염증성 조홍에 사용할 수 있다. 이것들은 단순하고, 효과적이며, 가격은 매우 저렴하다. 일부 다른 치료사는 장비를 더 정교하게 만드는데 공을 들인다. 당신이 투자를 결정하는데 있어서 다음에 설명하는 4단계에 대한 설명은 당신의 실제 경험을 토대로 결정하는데 도움을 줄 수 있다.

### 기본 장비 Basic equipment

간단한 장비와 다양하고 특징적인 수치료를 의뢰인에게 할 수 있게 될 것이다. 단지 한 종류의 온수나 한 종류

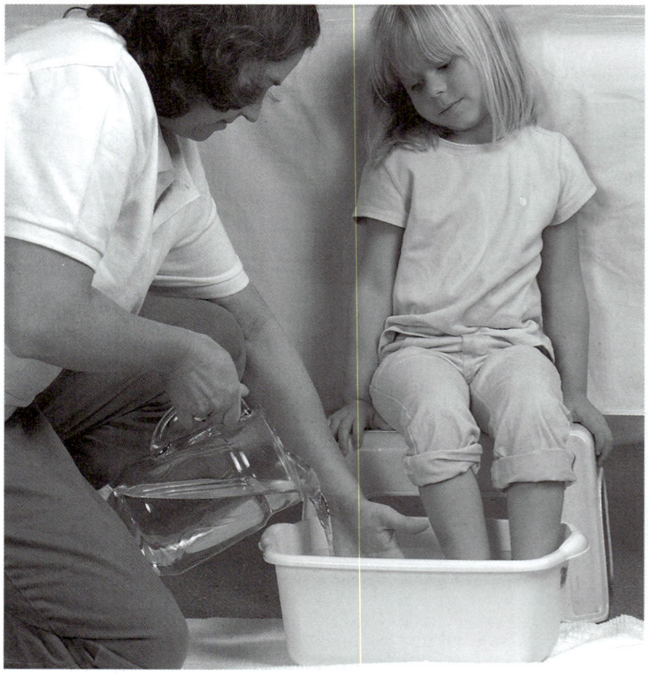

그림 4-1 ■ 치료사가 의뢰인에게 족욕을 실시하고 있다.

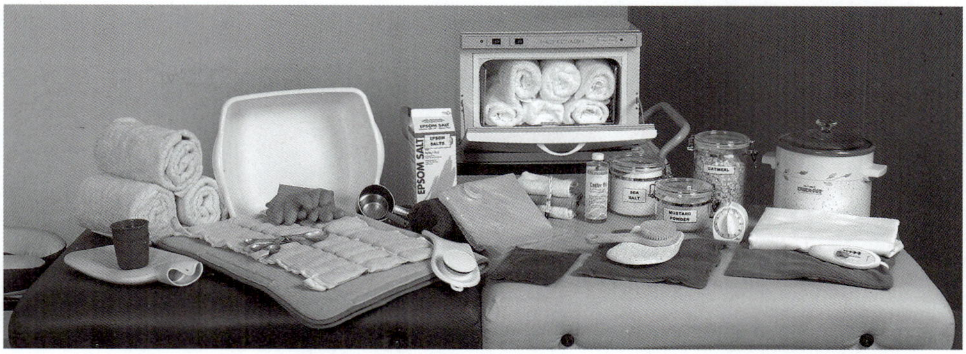

그림 4-2 ■ 부분적인 치료를 위한 여러 종류의 적당한 수치료 장비

의 냉수를 이용한 장비를 가지고 온수, 냉수, 교대욕을 치료에 적용한다; 냉 마찰; 부분소금마찰. 이 단계에서 흐르는 물은 치료실에 절대적으로 필요하지 않다. 하지만 당신은 즉시 쓸 수 있도록 준비해야 한다.

기본적인 장비의 목록 :

- 물 온도계, 이는 안전을 위해 필수적이다 . (그림 4-3 모두 화씨와 섭씨 온도바늘을 보여준다.)
- 여분의 흰색 내의, 약 20개의 얼굴타월, 4개의 손수건, 4개의 목욕 수건 등
- 카운터 공간 또는 수치료 비품바구니
- 대형 칸막이에 뜨거운 물병과 물 등을 담을 수 있는 물주전자, 린넨 또는 휴대할 수 있는 기타 항목과 재료 등 청소도구가 필요하다. 새로운 브랜드의 속 시트는 완전히 빨아 사용할 수 있게 튼튼하게 준비한다.
- 1쿼트 크기의 금속이나 플라스틱으로 된 병. 이는 물, 얼음 조각, 부분소금마찰에 사용되는 소금 등을 사용할 수 있다. 두 개 또는 그 이상이 이상적이다.
- 물 주전자의 크기는 물 4컵이나 8컵 정도를 담을 수 있는 크기.
- 테이블 아래에 수건과 부분욕을 할 수 있는 그릇을 비치한 플라스틱 욕조.
- 부분열의 한 형태. 칠면조 고기를 굽는 오븐과 같은 발효기구(소금마찰, 뜨거운 압박팩, 실리카 겔 팩, 뜨거운 물을 담그나 부울 수 있는 병 그리고 손이나 발 목욕기구), 전자렌지(열 찜질 팩과 몇 가지의 뜨거운 젤팩을 사용할 수 있는 기구), 뜨거운 수건통(많은 수의 뜨거운 습열 수건을 담을 수 있는 기구), 또는 습열패드.
- 부분적인 냉치료 선택. 아주 차가운 물(냉 마찰장갑, 냉 습포, 냉 부분욕조), 얼음습포, 얼음 팩, 또는 얼음 컵, 부분적인 냉을 적용할 수 있는 몇 가지 모양의 냉동기가 필요하다. 다음 번에 사용할 수 있는 얼음 컵과 얼음 팩을 둘 수 있는 소형냉장고가 필요하다.
- 부분적인 마찰치료 선택. 황산염과 두 개의 소금마찰수건, 냉수와 두 개의 냉마찰장갑, 수세미 장갑 또는 손가락이 뚫려있는 여성용의 긴 장갑 그리고 두 개의 청소용 수세미 수건, 또 부드러운 털이 있는 솔, 그리고 두 개의 건조한 솔로 된 수건 중에서 선택한다.
- 다양한 크기의 지퍼 잠금 팩은 얼음 팩, 얼음 압축

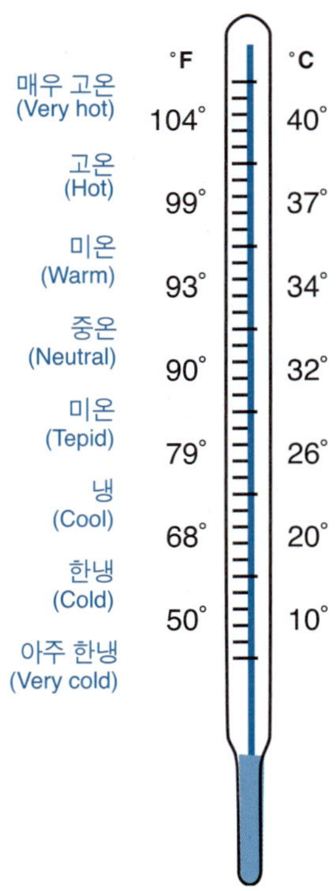


그림 4-3 ■ 차갑고, 보통, 뜨거운 물의 일반적인 온도.

팩 그리고 전자레인지 등으로 가열할 수 있는 찜질팩 등으로 유용하게 사용한다.

- 비닐 시트는 천 시트 아래에 테이블을 보호할 수 있게 덮어준다. 수건은 많은 양의 물이 테이블 위에 흐르는 것을 방지하기 위해 사용한다.
- 바닥 보호층. 액체 상태의 물은 치료시에 항상 사용하기 때문에 바닥제로 카펫보다 리놀늄을 많이 사용한다. 대부분의 사람들이 리놀륨의 차가운 느낌을 싫어할 지 몰라도, 청소를 하기 쉽기 때문에 많이 사용한다. 이러한 이유로 리놀륨 위에 세탁할 수 있는 융단 같은 깔개를 덮는다. 그리고 청소를 할 때는 쉽게 제거할 수 있어야 하며, 미끄러지지 않도록 잘 고정해야 한다.

## 기본장비 이외의 장비 Basic-plus equipment

이 수준은 몇 가지 전통적인 임상치료의 항목에 포함되는 동일한 것을 포함하고 있다. 간단하고 부분적인 열치료를 한번 더 함으로써, 당신은 수치료에 관해 더 많은 옵션을 추가할 수 있다. 예를 들면, 부분적인 열치료의 한가지 유형, 뜨겁고 편평한 플라스틱 병, 차가운 사람을 따뜻하게 해준다든지, 마사지를 하기 전에 사람의 등 전체의 순환을 증진시키는 것 등이 있을 것이다. 그러나 몸의 작은 부분에 너무 뜨겁거나 큰 교대치료를 하거나 주변을 감싸지 않고 물 같은 액체를 적용하지는 않아야 한다. 특히 파라핀욕은 손이나 발 그리고 얼굴에 깊숙이 열을 적용하는 것이다; 일반적으로 몸을 따뜻하게 하는 것; 그리고 교대치료를 손이나 발 그리고 얼굴에 적용할 수 있다. 그러나 뻣뻣한 목에는 적용해서는 안된다. 단순히 한 가지 열치료를 수치료 실행시 많은 부분에 사용할 수 있다. 몸 전체에 열치료를 한다든지 뜨거운 담요 팩, 값비싼 장비없이 스팀기 또는 샤워기를 사용할 수 있다. 냉치료 중의 하나인 교대치료시에 얼음기계는 얼음을 쉽게 공급할 수 있게 한다. 물이 흐르는 샤워기를 부착하는 손잡이는 치료실에서는 절대적으로 필요하지는 않지만, 당신이 손으로 잡고 있을 때 밑으로 숙여질 때는 필요하다. 샤워 부착기는 의뢰인의 집에서 교대법을 적용할 때는 쉽게 이용할 수 있다.

다음의 부가적인 장비는 비교적 비싸지 않는 평범한 것이다:

- 하나의 부가적인 부분열 치료장비로는 편평한 플라스틱 뜨거운 물병, 파라핀 욕, 뜨거운 수건 찜질기, 4개의 핫 팩을 가지고 있는 수치료 탱크 또는 손에 쥐는 샤워부착기 등의 기구와 타일이 있는 바닥과 욕조 등이 있다.
- 냉치료를 위한 하나의 추가적인 장비로는 얼음기계 또는 휴대용 샤워기, 타일로 된 바닥, 욕조가 있는 방이 필요하다.

## 고급 장비 Advanced equipment

이 수준은 이전 장비와 동일하게 하나의 전신 열 치료의 많은 종류의 목록이 포함되어 있다.

표준 샤워와 같은 전신 치료 (몇몇 클렌징을 위해 전신 가열을 하거나 또는 반대로 냉치료를 할 수 있다) 또는 뜨거운 욕조에 몸을 담근 채, 철강재의 월풀, 스팀 룸, 사우나를 이용할 수 있다. 전신 요법에 대한 기타 시설은 개별 스팀 캐노피와 캐비넷이 포함되어 있다. 때문에 증기 목욕, 뜨거운 샤워, 찬물 샤워, 반대로 샤워 및 전신 소금을 사용할 수 있다. 대형 스팀 욕조와 샤워가 전신 수중 치료를 위한 가장 다재 다능한 것이다.

그러나 전신 수중치료 장비를 구입하기 전에 많은 것들을 고려해야 한다. 현금을 포함한 추가 경비뿐만 아니라, 사무실 공간, 물, 에너지와 리넨의 사용이 증가하고, 추가적인 시간을 들여 청소하는데 필요한 경비도 환자에게 부담해야 한다. 이후 헬스 클럽 또는 여러 실무자와 클리닉에서는 다음과 같은 추가 비용이 더 타당할 수 있다. 그러나 개별 개업의 시작이나 유지 보수 비용이 비쌀 수도 있고, 편의사용시간에 따른 비용이 적정하지 않을 수도 있다. 게다가, 그 비용이 의뢰인에게 전달되는 것에 대해서도 고려해 보아야 한다. 그러나 일부 실무자는 특정 치료의 가치에 대해 너무 많은 비용을 지불하기를 원할 수도 있다. 스파에 $5,000의 비용을 들여 샤워를 할 수 있는 설비와 사우나를 설치하거나 $20,000의 설치비용을 들여 왓츄 수영장을 몇 년 동안 준비를 해야 한다. 치료에 대한 열정이 있는 사람들은 돈 만을 고려하지는 않는다.

이것은 전신 치료의 다양한 장비의 목록이고, 순서는 비용에 따라 열거하였다.

1. 일본식 욕조. 이러한 유형의 욕조는 공간을 적게 차지하지만, 표준 욕조(약 50갤런)에 비해 더 많은 물을 사용한다. 가스 또는 전기를 이용하여 물을 데우는 데 지속적인 비용이 든다. 이것은 일반 욕조보다 열방출이 적어서 열이 쉽게 식지 않는다.
2. 일반 욕조. 일반 욕조는 30갤런의 물을 사용할 수 있다. 목욕물을 가스 또는 전기로 난방할 때 지속적인 비용이 든다.
3. 남여 환자가 누워있는 마사지 테이블 위에 증기 캐노피를 올려놓는다. 최대로 물 5컵을 사용하여 매우 작은 주방기기의 전력량과 같은 정도로 이 상품은 매우 효율적이다.
4. 일반샤워기. 일반적으로 목욕보다 적게 사용되는 소나기 같은 물. 온열시 가스나 전기를 이용하기 때문에 지속적인 비용이 든다.
5. 네모모양의 다중샤워헤드. 이것은 다중-스프레이 샤워를 하도록 기본 사항에 추가할 수 있다. 왜냐하면 다중샤워헤드는 물을 많이 이용하고, 물을 따뜻하게 하기 위해서 가스와 전기 난방을 사용하면 사용할수록 표준 샤워 시설에 비해 비싸다. 큰 파이프와 더 많은 물을 운반하기 위해서 또 다른 설비를 위해 추가 비용이 필요하다.
6. 개인전용스팀기. 이것은 약간의 물을 사용하지만, 에너지가 조금 더 사용된다. 샤워도 제공된다.
7. 월풀욕조를 사지에 적용 시에는 50갤런의 물이 사용되지만, 전신에 적용 시에는 약 100갤런이 사용되고, Hubbard tanks 사용 시에는 약 400갤런 이상 사용된다. 에너지와 물을 가열하고, 물을 순환시키는 펌프를 사용하려면 지속적인 비용이 든다. 또한 배관 설치 비용도 고려해야 한다.
8. 증기 발생기와 증기 샤워. 배관 비용과 물을 가열하기 위해 초기 투자비용 이외의 추가 비용이 발생한다.
9. 온천이나 스파 욕조. 배관 비용과 물을 가열하고 샤워도 사용하기 위해 초기 투자 비용 이외에 추가 비용이 발생한다.
10. 건식 사우나. 사우나 — 히터를 사용하는 작은 방 — 대부분의 사용비용이 전기료이다. 추가적으로 샤워도 제공된다.

### 스파 - 수준의 장비 Spa-level equipment

스파는 이전 수준과 같은 장비를 포함하고 이전에 나열된 장비와 시설이 포함된다. 대부분의 스파는 많은 비용이 드는 장비가 사용되는데, 이를테면 특별한 샤워기나, 타진법을 이용한 특수한 호스와 같은 정교한 수중치료 욕조가 사용된다. 이 수준은 일반적으로 스파 밖에서는 찾을 수 없다. 타일있는 방이 필요하고, 아주 비싼 장비 설치 및 유지 관리 비용이 필요하다. 또한 공간의 분배가 필요하고, 유지 보수가 필요하다. 장비, 공간에 대한 비용 증가 및 유지 보수에 들어간 비용은 환자가 자신의 치료를 위해 지불한 돈에 포함된다. 당신이 의사로서 이런 종류의 치료를 한다면, 아마도 수기 마사지의 시간이 절약될 것이다. 그러나 아직 당신들은 수 세기 동안, 미국과 유럽에서 실천되어, 여전히 많이 사용되고 있는 현대의 스파치료법에 대해서 아는 것이 중요하다. 이러한 치료에 대한 자세한 내용은 Anne Williams *'Spa Bodywork'* (바디워크요법=인체를 접촉해서 질병을 치료하고 건강을 유지하는 대체의학, 접촉기법이라고도 한다)를 참조한다.

아래는 스파 수준의 장비 목록이다.

1. 스위스식 16헤드 샤워기. 약 최소 $2,000에서 $5,000로 사방이 샤워기로 설치된 샤워시설
2. 비시 샤워(Vichy shower). 약 $4,000; 또한 습식객실이 필요하다.
3. 스코치식(Scotch) 호스 또는 타진식 관주법. 약 $4,000; 습식객실이 필요하다.
4. 진흙 목욕. 넓은 배관과 콘크리트 탱크를 채우기 위한 비용이 목욕당 약 $5,000가 필요하며, 유지비가 매우 높다.
5. 분출(jetted) 수중 욕조. $15,000. 욕조청소뿐만 아니라 소독도 해야 하고, 환자와 환자 사이의 건조도 필요하다. 분출구 또한 청소와 소독, 건조가 필요하다.
6. Watsu 수영장. $10,000에서 $30,000. 수영장 여부는 기존 건물의 일부 또는 경우에 따라 새로운 건물을 건설해야 한다.

## 수중치료 장비를 선택하는 요인 FACTORS TO WEIGH WHEN SELECTING HYDROTHERAPY EQUIPMENT

장비를 선택하는 것은 중요한 결정이다. 뒤의 내용은 기기를 결정할 때 고려해야 할 몇 가지 중요한 요소가 된다.

### 치료 목표 Goals of therapy

치료받는 환자에 따라서 이 대답은 다를 수 있다. 예를 들어, 치료사가 스포츠 손상을 입은 운동선수에게 스포츠 마사지와 함께 아이스 치료를 할 수도 있고, 전문적인 분야에서 일하는 치료사가 노인들을 대상으로 부분적으로 또는 전체적으로 탈의하여 온열치료를 할 수도 있다. 스포츠 치료사는 운동상해를 입은 사람이나 노인들에게 혈액순환이 잘되게 하는 것과 몸을 따뜻하게 유지할 수 있게 하여 운동상해에 대해 도움을 줄 수 있다.

### 비용 Cost

장비의 구매 및 분출구 설치비용이나 청소용품, 세탁물품 등의 총비용이 계산되어야 한다. 이것은 국소적 치료에서 고려하지 않고, 전신 온열치료에 고려하는 것이다. 예를 들어, 오랫동안 뜨거운 multihead 샤워, 스팀 욕조, 많은 온천욕을 치료에 이용하기 위해서는 대형 파이프와 대형 온수 탱크가 필요하다. 또한, 시간, 돈, 장비에 대한 지출에 대해서 당신의 의뢰인이 더 많은 돈을 지불해야 한다.

### 유지보수 시간 및 비용 Maintenance time and expense

언제든지 의뢰인은 마사지 전이나 후에 샤워를 할 수 있도록, 샤워시설에 대해서 청소와 건조를 하여 관리해야 한다. 샤워실은 여러 가지 유형에 따라 그라우트 교체 및 배수관 청소 등 정기적인 유지보수를 해야 한다. 월풀 주위는 사용 후 소독을 해야 한다. 의뢰인이 스팀기를 사용한 후에는 스팀기와 스팀기 덮개를 세제를 이용하여 청소하고 건조시켜야 한다. 부분적으로 떨어진 부품은 교체해야 한다. 이러한 사항은 유지 보수 문제를 고려해야 하는 단지 몇 가지 예이다. 대형 특수 장비, 특히 비쉬(Vichy) 샤워를 하거나 사우나와 같은 시설은 사람들이 요청하기 전에 제대로 사용할 수 있도록 빈약한 기능이나 부품을 교체해야 한다. 치료사는 추가적인 문제나 유지 보수에 많은 시간을 보내야 할지도 모른다. 아마도 유지 보수를 필요로 하는 부품의 교환없이 몇 가지 간단한 부분적인 처리와 함께 장비의 청소 또는 수리에 대한 책임을 져야 할지도 모른다.

### 물 소비 Water consumption

물 소비는 유지비용의 절약을 위한 중요한 수단일 뿐만 아니라, 천연 자원을 보존하기 위해 중요하다. 물 사용 감소는 돈을 절약하고 물고기와 다른 수중 생물이 살아 가는데 있어서도 중요하다. 물을 사용한 이후 폐수를 수집하고, 그것을 정화하여 다시 배포하여 환경에 이득을 주고, 에너지 수요를 감소할 수 있도록 해야 한다.

다양한 치료에 광범위하게 물이 이용된다. 예를 들면, 증기 캐노피는 몇 컵의 물을 사용하고, 표준 크기의 욕조는 약 30갤런의 물이, 일본식 몸을 담그는 욕조와 팔 또는 다리용이어야 하고, 월풀은 약 50갤런의 물이, 전신월풀은 약 100갤런의 물이 사용된다. 보통 10분 정도 샤워를 하는데 25갤런의 물이 사용되는 반면에, 12에서 16분 샤워를 하는데는 보통샤워 보다 10배 이상의 물이 사용된다(10분 동안 교대욕으로 사용되는 물은 뜨거운 물 175갤런 그리고 차가운 물 175갤런이 이용된다). 아마도 물을 낭비하는 것은 대부분의 다양한 분출식 샤워기와 폭포수가 떨어지는 듯한 모양의 샤워기를 이용하는 것으로 분당 80갤런을 사용한다.

### 에너지 소비 Energy consumption

치료에 사용되는 물뿐만 아니라, 물을 가열하거나 냉각시에 드는 비용에 대해서도 충분히 고려해야 한다. 대체로 미국 가정의 단일 최대 전기사용은 주로 샤워시 물을 가열할 때 발생한다. 전기스팀보일러, 특히 러시안 스팀 욕조로 물을 가열할 때는 약 68 kw의 에너지가 사용된다. 차갑게 하는 것도 열을 생성하는데 드는 만큼 많은 전기에너지를 사용한다.

## 위생시설 계획 SANITATION PROTOCOLS

마사지 중에 사용되는 다른 장비와 마찬가지로, 수중장비를 사용한 후에도 소독해야 한다. 환자뿐만 아니라 자신도 위생적으로 관리해야 한다. 다음은 수중치료장비의 특별한 위생 관리에 대한 지침에 대한 것이다.

1. 마사지 후에, 의뢰인의 피부와 접촉된 곳 뿐만 아니라, 바닥을 공인된 세제를 사용해 소독해야 한다. 모든 증기 캐비닛, 샤워실, 증기욕탕, 그리고 다른 전신 가열 장비를 다른 의뢰인이 사용하기 전에 살균제를 이용해 청소하고 건조시켜야 한다. 청소 방법에 대한 것은 제조 업체의 구체적인 지시를 따른다.
2. 모든 용기, 로션 병, 그리고 다른 용기들을 뜨거운 비눗물로 씻은 후에 알코올로 닦아내야 한다. 의뢰인에게 사용된 모든 물질 즉, 그릇, 소금, 백색소금과 당신의 손에 묻은 것도 버려야 한다. 예를 들어, 그것을 재사용하려면, 황산염을 사용할 때 재사용할 수 있는 스푼을 이용하여 손에 묻히지 않고 그릇을 사용하면 재사용할 수 있다. 다른 사람과 함께 사용해서는 안되는 규칙이 지켜져야 하는 이유는 의뢰인에게 사용되어진 소금을 재사용한다면 위생의 불량과 혐오감을 줄 수 있기 때문이다. 그러나 의뢰인에게 가정에서 사용하게 줄 수 있다.
3. 모든 옷감 상품, 겉옷, 시트, 수건, 샤워매트, 빨래 등 모든 옷감으로 된 물건들은 온수와 적절한 세제를 사용하여 세척하고 건조시켜야 한다. 세척된 물건들은 반드시 바닥에서 4인치 이상의 높이에 위치한 캐비닛에 나누어 저장되어야 한다.

## 일반적인 주의사항 및 금기사항 GENERAL CAUTIONS AND CONTRAINDICATIONS

수치료는 일반적으로 매우 안전하다. 그리고 대부분의 치료사는 수치료시 의뢰인을 안전하게 관리한다. 그러나 의뢰인의 반응에 따라 수중치료시 적용방법이 다를 수 있다. 처음으로 수치료를 했을 때, 남자 또는 여자의뢰인이 치료시의 반응에 따른 수치료에 대해서 응답을 해주어야 할 것이다. 전신 열치료를 받을 때나 사우나를 할 때의 치료시간은 15분 정도로 제한하여 적용하여야 한다. 치료가 진행되는 동안에는 의뢰인의 요청이 있을 수 있기 때문에 치료 시작시와 치료가 마무리 될 때까지 다른 일을 해서는 안된다. 그 이유는 구토, 두통, 현기증, 머리에 열이 난다든지 하는 증상이 있거나, 의뢰인이 뜨겁다거나 차갑다 등의 요청이 있을 수도 있기 때문이다. 표 3-1과 3-3에서는 수치료의 생리적 효과에 대한 자세한 정보가 있다. 표 4-1에서는 물의 일반적인 특징 중 뜨거운 온도, 따뜻한 온도, 중온, 차가운 온도의 정도에 대해서 보여준다. 아래는 수중치료시 주의사항과 금기증에 대해서 설명하였다.

### 주의사항 CAUTIONS

수치료 시에는 주의사항을 벗어나는 경우는 없으나, 의뢰인의 특별한 요구에 대해 신중하게 고려한다. 예를 들면, 뜨거운 것보다는 따뜻한 것으로 얼음물보다는 차가운 것으로 좀 더 적응하기 쉽게 치료를 할 수 있다.

#### 주의력 결핍 장애 Attention deficit disorder

많은 약 중에서도 주의력 결핍 장애에 관한 약으로 혈관확장제를 처방할 경우에는 열치료를 피해야 한다. 그 이외의 약은 괜찮다.

#### 추위에 대한 혐오감 Aversion to cold

의뢰인은 냉치료에 대해서 강하게 거부반응을 보이는 경우가 있는데, 이러한 의뢰인에 대해서는 일반적으로 치료하지 않고 전반적인 조정으로 적응할 수 있도록 치료하여야 한다. 치료시 아프거나 불쾌한 느낌이 들어서는 안된다. 치료를 하는 동안에는 물의 온도가 일정하게 유지되도록 해야 하는데, 물이 더 차갑게 변해서는 안된다. 예를 들어, 열 치료 2분, 냉치료 30초, 열치료 2분 다시 1분 동안 냉치료를 하는 것이다. 이렇게 치료를 끝내게 되면 의뢰인이 집으로 가서도 냉치료에 대한 혐오감이 줄어들고, 치료를 끝까지 받았을 때 냉치료를 좋게 느낄 것이다.

#### 어린이 Children

성인에 비해 어린이는 피부가 얇고, 체온조절 능력이 약하며 상대적으로 몸 대부분은 더위와 추위에 약하다. 어린아이들은 열에 노출되었을 때에는 성인에 비해 쉽게 열이 올라간다.[1] 따라서 아이들이 수치료를 받을 때에는 주의깊은 관찰이 필요하다. 대체로 임상에서 열치료나 냉치료를 적용할 때, 어른보다 아이들의 피부를 자주 확인하고 아이들의 요구를 확인해야 한다. 임상에서 미네랄을

**표 4-1** 온도 감각

| 분류 | 온도범위(°F) | 온도범위(°C) | 효과 |
|---|---|---|---|
| 빙점 | 32 | 0 | |
| 아주 한냉 | 32-55 | 0-13 | 아프도록 차가운 |
| 한냉 | 55-65 | 13-18 | 참을 수 있지만 괴로움 |
| 냉 | 65-80 | 18-27 | 장시간 물속에 잠수할 수 있는 정도 <60°F 저체온증에 빠짐 |
| 미온 | 80-92 | 27-34 | 신선하게 보관할 수 있음 |
| 미온과 중온 | 93-97 | 34-36 | 체온보다 약간 낮은 정도(92°F) |
| 고온 | 98-105 | 37-41 | 편안한 정도 |
| 아주 고온 | 105-110 | 41-43 | 참을 수 있지만 약간 붉어지는 정도 |
| 서온 | 110-120 | 43-46 | 조금 밖에 참을 수 없음; 당뇨성 발에는 상처를 입힐 수 있는 정도 |
| 고열 | ≥ 125 | ≥ 50 | 피부에 화상을 입을 정도 |
| 끓는점 | 212 | 100 | |

아이들에게 적용하는 것은 좋은 선택이다. 따뜻한 온천욕은 물속에서 활동하기를 좋아하는 아이들에게 진정작용과 이완작용이 있다. 10분 이상 사우나 및 스팀 목욕시에는 부모의 감독하에 있어야 한다.[2] 또한 아이들에게 냉치료 적용시에 비록 개별적인 반응이 다르다 할지라도, 일정하게 적용시켜야 한다. 수치료 및 아동에 대한 자세한 내용을 보려면 책 "소아 마사지 치료"를 참조하라. 치료사는 수치료의 특별한 교육을 수료하지 않고는 영유아를 대상으로 수치료를 해서는 안된다.

### 작은 신체 Small body size

일반적으로 작은 성인은 큰 성인보다 추위에 노출되었을 때 더 큰 추위를 느낄 가능성이 있다. 미군에서는 말초 부위의 동상이 남자군인보다 여자군인에게서 2배나 더 많다는 것을 발견했는데 그 이유는 여성에 비해 남성이 자신의 신체면적에 비해 더 많은 표면적을 가지고 있기 때문에 추위에 노출되어도 쉽게 열을 잃지 않을 수 있기 때문이다.[3]

### 노인 Elders

신체의 노화가 진행됨에 따라 노인들은 극도의 더위나 추위에 적응하기 어렵다. 피하지방의 손실이 뜨거운 것에 대한 열반응 또는 차가운 것에 대한 냉반응에 적응하기 어렵게 만드는 것이다. 근육의 수축과 확장에 의해서 혈관의 혈액이 체온 조절에 효율적으로 작용한다.[4,5] 일본의 가고시마 대학에서는 노인들이 10분 정도의 짧은 시간동안 온천욕을 했을 때와 수치료를 했을 때의 효과에 대해서 연구했다. 그들은 106°F의 온천욕에서 트레드밀을 이용하여 운동을 했을 때 피로를 감소시키고, 운동지구력이 향상되는 것을 발견했으며, 노인의 다리 통증과 심장질환이 감소하는 것을 발견했다. 연구팀은 뜨거운 물이 혈관을 확장시키는데 큰 작용을 하여 근골격계에 흐르는 혈액이 더 많이 생성되어 흐를 수 있게 된다는 것을 발견했다.[6] 일반적으로 고령자는 더 많은 주의를 요한다. 치료시에는 15분 이상의 사우나, 고열욕, 스팀욕 등에서는 극단적인 온도의 차이가 없다. 또한 자주 자신의 피부를 확인하고 젊은 사람보다 더 자주 의견을 요청해야 한다.

### HIV와 AIDS

HIV와 AIDS를 가진 사람들은 열욕이나 전신열 치료시 반드시 의사의 승인하에서 이루어져야 한다. 왜냐하면 그들은 바이러스에 의해 열치료 시에 신체에 다양한 증상이 일어날 수 있기 때문이다. 고열(전신 가열)도 이 상태에서 치료를 위해 연구되고 있다. John Bastyr 대학의 연구원들은 자연요법 의학에서 환자에게 매우 뜨거운 목욕을 처방했다. 102°F로 30분 동안 유지했을 때 HIV 바이러스의 비활동성이 나타나는 것을 발견했다.[7]

### 암 Cancer

전신 수치료나 부분 수치료는 둘 다 암치료에 적용된다. 전신 열치료는 부분열적용, 얼음 마사지, 그리고 온열욕 등이 강력한 면역체계를 형성하게 해주어 통증의 완화에 적용된다. 마사지는 암환자에게 이완, 건강의 증진, 불편 완화, 그리고 통증 등을 완화시키는데 도움을 준다. 또한 치료사는 수치료를 통해 그들에게 도움을 줄 수 있다. 그러나 암의 종류는 100여개 이상이나 되기 때문에 구체적인 권고 사항을 설정하기가 어렵다. 또한, 암은 신체의 다른 부분에 영향을 미친다; 각종 질병의 다양한 단계; 사람들은 훨씬 다양한 의료를 통한 치료를 받을 수 있다. 수치료 또한 적어도 피부에 영향을 미칠 가능성이 있고, 순환기 계통을 공격할 수도 있다. 이러한 이유로 인해 의뢰인은 수중치료에 대해서 의사의 승인을 받아야 한다.

### 임신 Pregnancy

부분적인 치료는 임신한 여성에게 안전하지만, 열이 집중되어 온도가 올라가거나 배 위에 온열을 적용하여서는 안된다. 황산염욕을 손이나 발에 적용하는 것은 전통적인 치료 방법으로 부분적인 부종제거를 위한 것으로 임신 마지막 단계에서 온수욕을 이용한다. 임신 초기에는 집중적인 온도 상승이 태아에게 해를 끼칠 수 있기 때문에 장시간 동안의 온천욕이나 열기욕, 스팀욕, 그리고 사우나 등은 금해야 한다. 한 연구에서는 이러한 위험을 조사하고 뜨거운 욕조, 사우나, 또는 발열의 형태로 임신 첫 3달 동안 열에 노출이 되면, 신경관 결함의 증가로 위험할 수 있다는 것이 발견하였다.[8]

### 비만 의뢰인 Obese clients

비만 의뢰인에게 부분 열치료를 적용하면 근육에 형성된 두꺼운 지방층과 조직에 열이 침투하여 지방층을 분해시킬 수 있다. 진술한 내용은 사실이다. 왜냐하면 지방층은 열손실이 적기 때문에 비만 의뢰인들은 전신에 열치료를 적용했을 때 날씬한 의뢰인에 비해 더 빠른 속도로 열 상승이 일어나기 때문이다. 치료사는 그들에게 수치료를 적용하기 전에 그들의 과거의 의료기록을 신중하게 살펴 금기가 되는 항목이 있는지 살피고 치료기간 동안 주의 깊게 모니터링 해야 한다.

### 움직이기 어려운 의뢰인 Clients with limited mobility

의뢰인이 근이영양증, 심각한 관절염, 뇌성마비, 소아마비 후 증후군, 척수손상으로 인한 부분 반신마비, 파킨슨병, 심각한 골관절염, 그리고 비만 등으로 인해 움직임이 제약을 받을 수 있다. 이들 의뢰인들은 모두 수치료를 받게될 것이며 실제로 침상환자들은 소금마찰이나 교대욕을 하는 것을 보게될 것이다. 그러나, 움직이기가 어렵다는 것은 뜨거운 목욕탕에서 빨리 나올 수 없으며, 온습포와 같은 국소 열치료기를 빠르게 제거할 수 없다는 것을 의미한다. 필요한 경우, 이러한 환자들에게는 특별한 주의와 도움을 주어야 한다.

## 금기증 CONTRAINDICATIONS

특별한 증상이나 조건에서 사용금지 사유가 있을 때에는 절차 또는 기타 조치를 하게 된다. 아래에서는 우리가 몇 가지 구체적인 조건에 대해 특정 수중 치료를 조절해야 한다. 특별한 금기사항 또한 각 수중 치료에 대해서 지침을 알아야 한다. 마약이나 음주를 한 의뢰인이나 조금 전에 과식을 한 의뢰인 또는 급성으로 아픈 의뢰인은 치료를 피하는 것이 좋다. 음식을 먹고 난 뒤 최소한 1시간 전에는 수치료를 해서는 안된다.

### 급성 염증 부위 Acute local inflammation

염증을 조장할 수 있는 경우에는 열 적용은 금기이다.

### 인공 장치 Artificial devices

임플란트, 심박조정기, 제세동기, 약물펌프, 또는 다른 인공장치 위에는 열치료를 해서는 안된다. 열이나 냉치료를 적용 시는 엉덩이나 무릎 위에 대체 적용하여 안전하게 이용하여야 한다.

### 천식 Asthma

천식을 앓고 있는 많은 사람들은 전신 가열 및 부분적으로 습한 열이 매우 위안이 되며, 사용하는 것이 안전하다. 그러나 차가운 공기나 건조한 공기를 흡입하는 경우에는 천식 발작이 일어날 수 있다. 그리고 사우나 또는 증기욕 시에도 일부 사람들이 천식 발작을 일으킬 수 있다. 천식을 앓고 있는 사람은 수중 치료 후에는 잠시 동안이라도 냉기에 노출되어서는 안된다.

## 순환기 계통 질환 Circulatory system conditions

순환기 계통 질환이 있는 의뢰인에게 사우나, 증기욕, 열기욕 등 높은 온도를 가지는 환경에 노출되었을 때 심장박동을 빠르게 하거나 혈압, 혈관 벽 크기, 혈액 흐름의 변화에 중요한 작용을 할 수 있다. 일반적으로 평소보다 많은 혈액이 피부의 혈관에서 공급이 된다. 국소적으로 적용하는 것은 순환 시스템이 적응하는데 있어서 크게 작용한다.[9]

따라서 다음과 같이 심장이나 혈관에 문제가 있거나 금기증이 있으면, 몇 가지 수중 치료할 때 의사의 승인을 받아야 한다.

전신 열 치료는 이러한 조건을 가진 환자에게는 금기해야 한다:

- 고혈압. 전신 열치료의 아주 초기에는 혈압이 매우 짧은 시간 동안 상승한다. 그리고 이러한 반응은 어떤 사람들에게는 위험할 수 있다. 열치료나 냉치료에 의해 의뢰인의 혈관 변화가 일어날 수 있고, 베타 차단제와 같은 칼슘 채널 차단제 약을 복용했을 수 있다.
- 저혈압. 전신 열 치료, 특히 뜨거운 목욕시에 의식을 잃을 수도 있다.
- 관상 동맥 질환이나 울혈성 심부전과 같은 심장 질환. 의뢰인의 심장은 전신열치료를 견딜 수 있을 만큼 강하지 못하고, 심장질환이 있는 의뢰인의 심장 기능이 변할 수도 있다.
- 정맥염. 국소적 치료가 금기증.
- 정맥류. 국소적 치료를 할 때 신중해야 한다. 극도의 열이나 냉을 적용하는 것에 대해 환자 의견에 의해 처방받아야 한다.
- 국소적 냉치료는 **Raynaud' s 증후군**에 금기증이다. 단순한 혈관수축 장애를 가진 사람은 전체인구의 5~10%를 차지한다. Raynaud' s 질환없이 손이나 발에서 경련이 일어나기도 하는데, 이것은 작은 동맥에 혈액공급이 이루어지지 않아서 영향을 받는 것이다. 예를 들면, 3장에서 이야기 했던, 손에 혈관의 수축이 많은 사람들이 감정적인 스트레스를 동반할 수 있다. 그러나 Raynaud 증후군을 가진 사람에게 이러한 혈관수축이나 혈관경련이 일어날 수 있다. 약한 추위에 손 또는 발을 노출했을 때 같은 현상이 나타날 수 있다. 소동맥 벽의 근경련은 혈액공급이 급격히 줄어들고, 푸른 빛을 띠거나, 감각이상 또는 따끔거리거나 타는 듯한 감각이 나타난다. 소동맥의 경련은 쉽게 없어지지 않는다. 그리고 경련은 적어도 1시간 이상 지속될 수 있다. 손이나 발을 따뜻한 물에 적실 때 혈관 경련이 일어나면서 통증이 느껴질만큼 맥박이 뛴다면, 즉시 멈추어야 한다. 마사지 치료를 적용할 때 국소적 냉치료와 같은 냉수욕 또는 ice pack을 발에 적용했을 때 혈관경련성 Raynaud' s 질환을 가지고 있는 사람은 주의해야 한다.
- 발에 국소적 열치료 적용시 금지 조건:
    1. **동맥 경화증**이 있는 발과 다리. 발에 국소적 열을 적용하는 온천 족탕이나 뜨거운 물병, 열패드 또는 파라핀을 적용하지 않는다.
    2. **Buerger' s 병**은 혈관벽 및 혈관 주위에 결합 조직의 염증—혈전, 폐색, 괴저가 발생하는 희귀 질환이다. 열을 이용한 온천 족탕 또는 뜨거운 물병, 난방패드, 또는 파라핀 등은 금기증에 해당한다.

## 당뇨병 Diabetes

당뇨병 때문에 미국에서는 점점 더 많은 의뢰인들이 수치료의 중요성과 사용환경에 대해 알게 되었다. 당뇨병은 심혈관 질환, 특히 동맥경화로 당뇨병 환자에게 이미 이 문제가 있을 수 있다. 그러므로 뜨거운 목욕은 금기이다. 그러나 따뜻한 중온욕에서 전신에 소금 마찰을 하는 것은 당뇨병을 위한 좋은 선택이다.

당뇨병은 또한 다리와 발의 혈관에 영향을 미친다. 피부 바로 아래의 작은 혈관이 일반적으로 국소적인 열에 대응하기 어렵다. 온천 족탕과 같은 국소적인 열치료를 적용한 다음에는 더 많은 산소와 다른 영양분을 필요로 하기 때문에 조직을 따뜻하게 하고, 신진 대사의 증가를 이끈다. 발의 혈관이 잘 순환하지 않으면, 충분한 산소와 다른 영양분을 공급할 수 없게 되어 조직의 괴사가 일어난다. 또 다른 잠재적인 문제는 당뇨병 환자의 발에 너무 뜨거운 것을 적용하였을 때 화상을 입을 수도 있기 때문에 다리에 가해지는 압력이나 온도에 대해서 관심을 가져야 한다. 따라서 온천 족탕, 난방 패드, 뜨거운 물병, 파라핀, 핫 팩은 모두 금기해야 한다. 그리고 의뢰인이 스팀실에 들어갈 때에는 바닥으로 몸을 낮추고 앉아 있어야 한다. 그러나 102°F 또는 그 이하의 족탕은 당뇨병 환자에게 안전하다. 교대족욕은 의사의 감독하에 미국의 여러 의료 클리닉에서 발의 당뇨성 궤양을 치료하는데 사용된다: 족욕 시 102°F의 온수와 55°F의 냉수를 교대로 적용할 때 높은 온도 상승없이 혈액 순환을 촉진한다. 그러나, 이 치료는 의사의 허가없이는 수행해서는 안된다.

### 온냉 감각 무능력 Inability to sense heat or cold

척수 부상과 다발성 경화증 등과 같은 신경근육학적인 질환과 동맥 경화, 신경 손상, 독성 물질, 당뇨 등에 열 또는 냉 등의 다양한 조건에 노출되었을 때 정상적인 감각 손실이 발생할 수 있다. 온감 또는 냉감을 잘못 느낄 수 있는 의뢰인은 잠재적인 위험이 매우 높기 때문에 뜨거운 경우나 차가운 경우에 자신의 피부가 위험하다는 것을 말할 수 있어야 한다. 그로 말미암아 냉치료를 적용할 때 얼음적용은 금기이다. 온열(102°F 이상), 시원한 물 (얼음 아니지만), 그리고 미온욕에서의 소금마찰은 안전하다.

### 림프부종 Lymphedema

**림프부종**은 일반적으로 암의 림프절 제거 수술 후 피하조직에서 림프의 축적이 발생한다. 의사들은 이 질환이 있는 환자에게 열의 노출을 피하게 하는 것이 좋다. 예를 들어, 팔의 림프부종 환자가 오븐에서 뭔가 뜨거운 것을 꺼낼 때에는 긴 절연 장갑을 착용하는 것이 좋다. 다리에 림프부종이 있는 경우 열에 의해 국소적으로 혈관확장이 일어나 혈관을 통한 유체가 모세혈관 밖으로 유출되고, 조직 공간으로의 양이 증가하여 피의 흐름이 증가하게 된다. 이는 일반적으로 림프 시스템의 정상적인 과정이다. 심장에서 이 액체를 반환하면 혈관이나 림프절을 파괴하는 조직 주위가 액체로 가득차게 된다. 때로는 이와 함께 조직손상이 유발되기도 한다. 그러므로 뜨거운 고온습포, hydrocollator 팩, 뜨거운 물병, 족탕 등 따뜻한 부분치료, 그리고 파라핀 등은 금기이다. 얼음을 장시간 적용하기도 하지만, 얼음 마사지와 온수(102°F 이상으로 부분치료) 또는 냉수는 피해야 안전하다. 의사들은 일반적으로 뜨거운 샤워, 뜨거운 욕조, 그리고 모든 전신 열치료가 혈관확장을 하기 때문에 환자에게 피하라고 조언한다. 또한 전신열 치료는 수영장에서 92°F로 15분 이상 장시간하지 말아야 한다. 그러나 수중 치료는 다리 부종이 혈액과 림프를 통해 이동할 수 있도록 하기 때문에 효과적인 치료가 될 수 있다.[10] 림프부종 환자는 102°F 정도의 온수욕이 안전하다.

### 다발성 경화증 Multiple sclerosis

피부의 넓은 부위에 부분적으로 열을 오랜 시간 동안 적용할 때에도 전신열 치료와 마찬가지로 핵심온도가 높아질 수 있다. 미온 또는 냉치료를 포함하여 미온의 whirlpools, 냉습포, 차가운 물속에서의 운동으로 나타날 수 있다. 자세한 내용을 보려면 14장 다발성 경화증을 참조한다.

### 발작장애 Seizure disorders

발작장애를 가진 의뢰인은 머리의 외상, 감염, 뇌종양 등 다양한 요인에 의해 발생될 수 있지만, 의뢰인의 1/3에서 이와 같은 증상과 함께 일어나는 것은 이미 알려진 원인이다. 발작 장애를 가진 의뢰인에게 따뜻한 것과 차가운 전신치료를 적용했을 때 발작이 일어날 수도 있기 때문에 금기이다. 따뜻한 염류욕, 미온의 온천과 미온의 습포를 적용했을 때 진정작용이 일어난다. 하지만 발작이 일어날 가능성은 항상 존재한다.

### 피부의 감염과 발진 Skin infections and rashes

피부에 감염이나 발진이 있을 경우에는 의사의 허가를 받은 경우를 제외하고는 수중 치료를 적용해서는 안된다.

### 갑상선 장애 Thyroid disorders

전신 열 치료는 신진 대사장애로 인한 갑상선 활동에 영향을 미친다. 갑상선 기능 저하증이 있는 환자에 대한 열치료는 금기이다(1시간 정도의 약한 열치료는 갑상선이 있는 상태에도 일반 사우나, 뜨거운 욕조, 또는 기타 열치료가 우울증에 효과가 있을 수 있다). 반대로 전신 냉각 치료는 갑상선 기능 항진증을 가지고 있는 의뢰인이 갑상선 기능저하증이 있는 의뢰인에게는 지나칠 정도로 위험할 수 있기 때문에 금기이다(냉치료는 갑상선이 있는 경우에 적용하면 안되지만, 일반적인 냉마찰목욕은 효과가 있을 수 있다).[11]

### 사지의 신경 손상이나 압좌손상 Nerve or crush injuries to the extremities

신경 또는 신경압박이 있는 의뢰인은 영구적으로 한기에 민감하게 반응하지 않는다. 냉치료는 금기증은 아니나 느낌이 매우 불편하다. 이러한 경우에는 냉수욕을 적용하는 것이 더 좋을 수 있다. 냉치료 적용 시 물의 온도를 처음에는 너무 차갑지 않도록 하고, 점차로 온도를 내리게 적용한다. 이 경우에 더 많은 혈액 순환이 증가하고, 조직에 진정작용이 일어나게 된다. 미온의 염소욕이 더욱 효과적일 수 있다.

### 약물 처방 Prescription medications

수치료를 할 때 특정약품을 복용한다. 냉치료시 혈관수축약물과 카페인을 포함한 편두통 치료약을 같이 적용해서는 안되고, 혈관수축제만 추천하고 있다. 열치료시의 약물 즉, 충혈완화제 및 편두통 치료제와 혈관확장제를 같이 적용해서는 안되며, 혈관확장제만 추천하고 있다. 만약 낮은 혈압약을 복용하는 고혈압 환자에게 온수 또는 냉수치료를 적용할 때 위험한 처치를 해서는 안된다. 미온욕은 그들에게 안전하다.

## 안전 주의사항 SAFETY PRECAUTIONS

수중 치료 기간 동안 몇 가지 간단한 안전 조치를 취해야 한다 :

1. 의뢰인이 수치료를 마치고 나왔을 때 바닥에 물이 쏟아져서 미끄러질 수 있기 때문에 수치료 이후에는 즉시 바닥을 닦아내야 한다.
2. 핫 팩을 사용할 때 금속 집게나 장갑을 사용하여 손을 보호해야 한다(그림 4-4).
3. 뜨거운 욕조, 스팀 룸 또는 사우나를 이용할 때 마사지 오일이나 로션을 바르면 바닥이 미끄러울 수 있다. 따라서 마사지 치료 이후에는 즉시 바닥을 닦아내야 한다. 그러나 대부분의 전신 열치료를 한 의뢰인의 경우에는 마사지를 보다 효과적으로 만들기 위해 마사지 치료를 수행하기 전에 하는 것이 좋다. 그런 다음 의뢰인이 조직이 더 유연하고 부드러운 움직임과 더 큰 범위의 움직임을 가질 수 있도록 편안하게 시작한다.
4. 특히 의뢰인들은 마사지 치료시 맨발로 해서는 안된다. 의뢰인이 사우나를 하거나 뜨거운 욕조 또는 샤워를 이용하고 도보로 빠져나갈 때 발이 미끄러질 수 있기 때문에 미끄러짐을 방지할 수 있는 양말이나 신발을 착용하도록 해야 한다.
5. 마찬가지로, 그림 4-5에서 월풀 샤워를 하거나 뜨거운 욕조의 옆에 바를 설치하여 비만인 사람이나 불안정한 사람 또는 과도한 열에 노출되어 어지러움을 느끼는 의뢰인에게 도움을 주어야 한다.
6. 의뢰인은 냉치료 후에 불편을 호소할 가능성이 있다. 냉수욕탕: 일반적으로 피부에 물이 소량으로 묻은 경우에 이 물이 건조될 때 매우 빠른 속도로 증

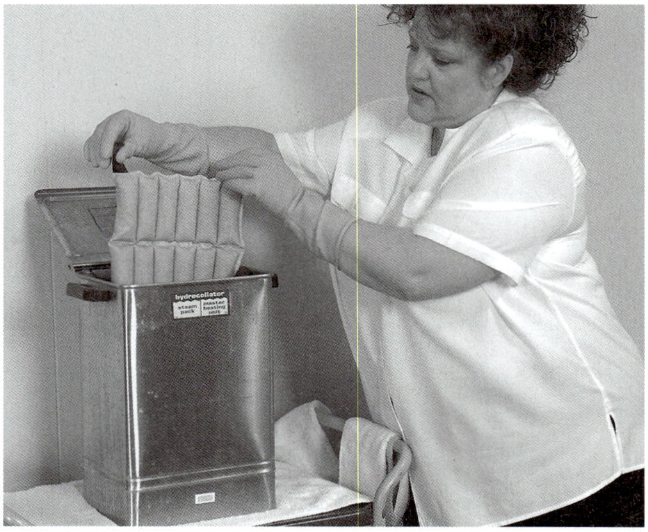


그림 4-4 ■ 손을 보호하는 장갑을 사용하여 핫팩을 옮기고 있다.

**사례연구 4-2**

**신경성 긴장과 좌골 신경통환자에 대한 올바른 치료 선택**

**배경**

Gene은 70세의 할머니로 친구가 마사지 치료사를 추천했다. 그녀는 6개월 전에 이름난 곳에서 엉덩관절치환술을 받았고, 그녀의 수술은 매우 성공적이었지만, 좌골신경통이 그 후로도 계속 지속되었다. 그녀는 과거와 비슷한 스트레스를 심하게 느꼈다. 그녀는 오랫동안 좌골신경통이 그 원인임을 알고 있었다. 그러나 엉덩관절치환술을 받고 난 이후에도 여전히 통증이 지속되었다. 그녀의 주변사람들에게 치료사는 자주 객관적으로 이야기했다. Gene은 그녀의 전신을 이완시키는 마사지를 받았고, 그녀의 좌골신경통이 완화되기를 바랬다.

**논의 질문**

1. 치료사는 Gene과 면담을 했을 때 추가로 어떠한 질문을 했습니까?
2. 몇몇 전통적인 수치료에서는 좌골신경통에 얼음마사지를 포함하고 있다(14장 참조). 그녀에게 수치료는 안전하게 시행할 수 있습니까? 치료사는 이것에 대해서 어떠한 단계를 가지고 있습니까?
3. 그녀에게 수치료가 적절하고 효과적이라는 것이 입증된 것이 있습니까?

발하게 되는데, 그러면 실내 공기에 비해 피부온도가 더 많이 내려가게 된다. 전신침수욕 이후에는 확실하게 마른 타월이나 의류로 감싸 이런 현상이 일어나는 것을 방지하도록 해야 한다.

7. 화상을 방지하기 위해 사우나의 히터 주위에는 항상 나무 난간이나 울타리가 있어야 한다.

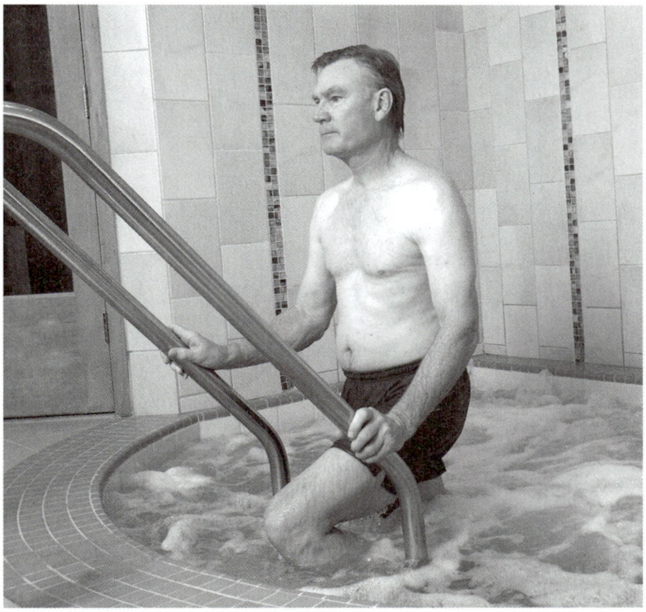

**그림 4-5** ■ 의뢰인이 바를 잡고 있다.

## 온기와 냉기가 신체 반응에 영향을 미치는 요인
## FACTORS AFFECTING THE BODY'S RESPONSE TO HEAT AND COLD

수치료를 시행하는 동안 마사지를 적용할 때 이러한 방법을 사람들이 강하게 기대할 것이다. 예를 들어, 피부를 얼음물에 담그게 되면, 의뢰인의 혈관은 강력하게 수축되게 되는데, 이 때 의뢰인이 뜨거운 욕조에 들어가게 되면 순환계통에 강력한 자극을 줄 수 있을 것이다. 그러나 모든 의뢰인에게 적용하는 것은 문제가 있을 수 있다. 한 의뢰인에게 적용하였을 때는 문제가 없던 것이 다른 의뢰인에게서는 문제가 될 수도 있기 때문이다. 이러한 몇 가지 요인은 치료 이후의 반응에 대해 예측할 수 없기 때문에 의뢰인에게 미치는 영향에 대해서 다양한 치료를 선택하여 도울 수 있어야 한다.

### 신체 조직 및 유전학
### BODY COMPOSITION AND GENETICS

온기와 냉기에 대한 촉각자극의 반응은 의뢰인의 내성에 따라 다르게 나타난다. 마사지실에서 어떤 의뢰인은 마사지를 받는 동안 창문을 열어 두고 최소한의 유니폼만을 걸치고도 편안하게 있을 수 있는 반면에 어떤 의뢰인은 치료실에 온열 장치를 하고 온열찜질을 하고 여분의 담요를 덮어 주어도 따뜻함을 더 필요로 할 수도 있다. 이와 마찬가지로 물의 온도도 사람마다 느끼는 정도가 다른 것이다. 오랜 세월에 걸쳐 내가 수치료 수업을 가르친 학생들은 이상적인 목욕온도를 98°F에서 110°F로 알고 있다(그림 4-3, 75쪽에 일반적으로 물의 온도가 중립적인, 따뜻한 뜨거운 또는 차가운 정도로 인식되고 보여준다).

이러한 각각의 차이점은 체지방 비율과 유전적 유산 등 다양한 요인의 조합이다. 신체의 지방율이 낮은 사람이 더 많은 사람보다 높은 비율로 추위를 심하게 느낄 것이다. 왜냐하면 지방은 좋은 절연체로, 비만인 사람은 날씬한 사람에 비해 열을 쉽게 낭비하지 않기 때문이다. 에스키모, 아시아계, 아프리카계 미국인과 같은 백인 그룹에 따라 신체의 온도가 반응하는 차이를 발견했다. 이러한 차이는 자신들의 조상이 어디에서 유래되었는지에 따라서 다양한 기후를 반영한다.[12-15] 의뢰인의 혈관이 추위에 반응하는 능력과 체온에 의해 땀을 생성하고 식히는 정도 등은 유전적인 영향을 받는다. 어떤 사람들은 실제로 그들의 열수용체가 피부 표면에 가까이 있으며, 또한 부분적인 열과 냉기를 느끼는 정도가 피부가 두꺼운 사람과 얇은 피부를 가진 사람에 따라 차이가 느껴질 것이다.

그러나 치료사의 첫 번째 책임은 우리가 의뢰인의 의견에 의존하여 고정 관념이나 가정에 의해 치료하는 것이다. 치료에 대한 반응이 각각의 의뢰인에 따라 그들이 어떻게 반응할 것인지 예측 가능하지 않다. 온기와 냉기를 이용할 때 자신들의 과거 경험이나 그들이 어떻게 반응하는지 주의를 기울이고, 듣는 것은 치료의 적합성에 대한 최고의 안내서이다.

## 계절적 고려 사항 SEASONAL CONSIDERATIONS

정기적으로 매우 뜨거운 또는 차가운 온도에 노출되는 의뢰인은 더 극단적으로 반응하는 경향이 있다. 98.6°F의 온도를 유지하는 것이 핵심이기 때문에 우리 몸은 계절 변화가 잘되고, 신속하게 외부 온도에 적응하는데 매우 중요하다. 며칠 또는 몇 주 동안 많은 미묘한 조정이 이루어진다. 예를 들어, 온도는 여름에는 올라가고, 땀은 증가하며 우리의 땀으로 인해 염류의 량이 적어지게 된다. 추운 곳에서 일을 하는 사람이 추위에 노출되었을 때 추위를 견디는 능력이 증가하게 되고, 차가운 손 목욕에도 반복적으로 노출이 되면 추위에 점점 더 강하게 혈관이 반응한다. 수치료 시 당신의 의뢰인이 치료에 대한 반응으로 신체가 뜨겁거나 차가운 곳에 노출이 되었던지 그렇지 않던지에 따라서 수치료의 방법을 정해야 할 것이다. 또한 뜨거운 찜질은 더운 날에 적용하게 되면 의뢰인이 좋은 느낌을 받을 수 없지만, 매우 추운 겨울이라면 그것은 매우 좋은 느낌을 받을 수 있을 것이다. 마찬가지로 의뢰인이 치료실로 들어올 때 추운 겨울이라면 얼음 마사지 치료를 하기 전에 몸을 먼저 따뜻하게 해주어야 한다.

하나는 당신의 사무실에서 수중 치료에 사용할 수 있는 가장 효과적인 방법은 의뢰인의 체온을 지나치게 뜨겁지 않게 유지하는 것이다. 예를 들어, 열 치료는 국소적으로 마사지를 적용하는 동안에 필요할 수 있다. 그러나 지나치게 과열하지 않는 것과 동시에 냉각 치료를 받을 수 있다. 이 주제에 대한 자세한 내용은 글상자 4-1, 4-2에서 볼 수 있다.

## 의뢰인의 건강상태
PHYSICAL CONDITION OF THE CLIENT

수치료시 건강한 사람이 약한 사람이나 건강하지 못한 사람에 비해 더 강하고 빠르게 반응을 한다. 매우 나이가 많거나, 매우 나이가 적거나, 건강상 문제가 많거나, 비활동적인 사람, 비만인 사람 그리고 일반적으로 저항력이 낮은 사람은 반응이 매우 약하다. 예를 들어, 젊고 활기찬 사람은 열기욕 후에 냉수에 들어갈 수 있다. 일반적으로 열기욕 이후 냉수욕을 교대로 하는 느낌을 장시간 즐길 수 있다.

## 치료를 시작하기 전 의뢰인의 피부와 신체의 온도
TEMPERATURE OF THE CLIENT'S SKIN AND BODY CORE BEFORE A TREATMENT

의뢰인의 피부가 치료 시작시에 매우 차거나 또는 뜨겁다면, 아마도 피부의 반응은 느리거나 약할 것이다. 매우 뜨겁다면 차가운 것에 적응하는데 오래 걸릴 것이고, 매우 차갑다면 뜨거운 것에 적응하는데 오래 걸릴 것이다.

기본 온도는 매우 중요하다. 의뢰인이 냉수에 들어가기 전에 차갑다면, 약하게 반응할 가능성이 높다.[19] 의뢰

**글상자 4-1** *흥미로운 점 (Point of interest)*

### 수치료시 의뢰인에게 냉치료를 적용하는 것

1. 의뢰인이 날이 뜨거운 때 사무실을 방문하면 마사지를 하기 전에 그들의 진정에 도움이 되는 간단한 냉족욕을 한다. 5분 정도 적용하면 체온이 내려간다. 마사지 테이블 위에 무릎을 구부리고 바로눕거나 앉은 채로 몸을 적신다.
2. 냉 샤워를 마사지치료 이전이나 이후에 적용하면 체온을 떨어뜨릴 것이다.
3. 찬 물로 가득찬 편평한 플라스틱 용기를 치료 테이블에 놓고 시트 커버를 덮고 의뢰인을 눕게 한다.
4. 수건이나 둥근 천 패드를 얼음물에 담그어 눈이나 얼굴위에 사용한다. 얇은 천으로 된 미니 얼음 팩이나 냉각 젤 마스크를 사용하는 것도 비슷한 효과를 거둘 수 있다.
5. 얼음 팩은 신체의 거의 모든 부분에 사용할 수 있다. 적당한 크기로 사용할 때 : 작은 눈 위, 목 뒤나 주위 또는 신체의 다른 부위 그리고 허벅지 상단이나 등 뒤에 사용할 수 있다. 주의사항에 따라 직접 피부를 보호하기 위해 얇은 천으로 보호해야 한다.
6. 차가운 장갑 (수세미 장갑이나 심지어 매우 얇은 모직이나 면으로 된 장갑)을 손 또는 차가운 면양말을 발에 착용하여 의뢰인의 신체의 중심에서 먼곳에 적용할 수 있다. 장갑과 양말을 물 밖으로 꺼내어 꼭 짠다음 냉동실에 보관한다. 그리고 그것들을 의뢰인의 손이나 발에 착용하면 서서히 녹게 된다. 의뢰인의 몸에 열이 날 때에는 얼음물에 녹차나 그와 비슷한 것들을 넣어서 이용할 수 있다.
7. 뜨거운 물이나 얼음물로 가득 채운 물병으로 신체의 모든 부분에 사용할 수 있다.
8. 대형 타월을 얼음물에 담근후 꼭 짜서 다시 사용해도 냉각 효과가 있다. 마사지시에는 차가운 수건을 사용할 수 있다.
9. 가슴과 복부에 냉치료를 적용하려면, 약간 작은 수건을 사용하여 얼음물에 담근후 꼭 짜서 사용한다. 마사지시에는 차가운 수건을 사용 할 수 있다.
10. 의뢰인의 몸 위에 스프레이 용기에 담긴 얼음물을 분사한다. 선풍기를 이용하여 의뢰인의 몸에 시원한 공기를 부는 것은 특히 효과적이다. 일부 치료사는 박하 등의 에센셜 오일 몇 방울을 떨어뜨려 사용한다. 얼굴에는 스프레이를 뿌리지 않는다.
11. 당신이 마사지를 끝내고 나서는 수건을 얼음물에 담가 놓는다. 특별한 효과를 원한다면, 선풍기를 이용해도 효과적이다.
12. 염류가 포함된 얼음물을 신체의 특정부위나 전신에 사용할 수 있다. 축축하게 젖은 소금을 얼음에 녹여 의뢰인이 씻기 전이나 후에 사용할 수 있다.
13. 얼음 마사지를 신체 각 부분에 사용할 수 있다.
14. 냉동기에 10분 정도 넣어두거나, 얼음 박스에 10분 정도 반쯤 잠기게 넣어두거나, 냉동실에 20분 정도 넣어둔 것을 꺼내어 얼어있는 시트를 감싸거나 차가운 물에 담갔다 꽉 짜서 사용한다. 시트도 아주 차가운 물을 큰 용기(얼음 조각을 듬뿍 넣은)에 담가 두었다가 바로 사용할 수 있다. 아이스 시트를 마사지 테이블 위에 덮고, 의뢰인을 아이스 시트 위에 눕게 하고 감싼다. 그리고 시트에서 일어나기 전에 얼굴, 손, 그리고 발을 마사지한다.
15. 극도로 차가운 냉치료를 하기 전에 마사지 과정 이후에는 의뢰인이 첫 번째 샤워로 마사지 오일이나 로션을 제거한다.

**참고문헌**

1. Bruder L, Cooling Down Your Sessions. Available at http://www.spamassagealliance.com2003/issue 104/cool.html.

인을 따뜻하게 할 것이라면 치료 직전에 예열할 필요는 없다. 치료실 온도는 약 70°F를 유지한다.

## 몸의 치료 부분 PART OF THE BODY TREATED

신체의 여러 영역은 부분별로 온도차가 있기 때문에 따뜻한 것과 차가운 것에 대한 반응이 다르게 나타난다. 예를 들어, 얼음 팩을 가슴 위에 적용하면 다리에 적용할 때보다 차갑게 느낄 것이다.

## 치료 온도 TREATMENT TEMPERATURE

뜨겁거나 차가운 수치료를 할 때, 의뢰인은 빠르고 강력한 반응을 할 것이다. 중성-온도의 샤워는, 자신의 신체 온도보다 뜨거운 샤워나 차가운 샤워를 할 때보다 피부, 신경계, 순환계에서 일어나는 반응이 느리게 나타날 것이다. 왜냐하면 중간 정도의 물 온도는 신체를 뜨겁게 하거나 차갑게 하지 않고 신체가 98.6°F의 정상적인 온도를 변함없이 유지하는데 적은 노력을 할 것이기 때문이다. 이런 이유로 뜨겁거나 차가운 것에 비해 중간 정도의 온도가 차분하고 이완되게 하는데 더욱 효과적인 것

**글상자 4-2** *흥미로운 점 (Point of interest)*

**수치료를 하는 동안에 의뢰인을 따뜻하게 해야한다.**

1. 마사지를 하기 전에 족탕에 발을 담근다. 이것은 의뢰인이 의자에 앉아서 또는 마사지 테이블 위에 누워서 함께 할 수 있다.
2. 마사지하기 전에 뜨거운 욕조에서 열탕, 사우나, 증기욕, 뜨거운 물로 샤워를 한다. 의뢰인이 마사지 테이블을 이용하기 전이나 이용 후에 춥지 않도록 특별히 신경써서 보호해야 한다.
3. 편평한 플라스틱 병에 따뜻한 물을 가득 채우고, 마사지 테이블에 시트를 덮고 의뢰인을 그 위에 눕게 한다. 의뢰인이 마사지를 받기 직전에 마사지 테이블을 따뜻하게 하면 의뢰인은 빠르게 이완될 수 있다.
4. 따뜻한 젤 아이 마스크, 촉촉하고 둥근 면으로 된 패드 또는 수건을 뜨거운 물에 담근 것 또는 천으로 된 작은 얼음 팩을 따뜻한 얼굴과 눈 위에 놓는다.
5. 수건 또는 둥근 면으로 된 패드를 따뜻한 물에 담그고 차가운 얼굴이나 눈 위에 사용할 수 있다. 따뜻한 젤 마스크도 눈에 독특한 효과를 줄 수 있다.
6. 국소적인 습열 적용. 이것을 수치료팩을 포함하여 찜질팩, 손수건 등에 뜨거운 물을 붓고 나서 식힌다. 그리고 수건을 가열용기 바닥에 있는 적은 량의 따뜻한 물에 담그고 의뢰인의 피부에 적용하기 전에 수건을 쥐어짠다.
7. 손이나 발에 적용하는 파라핀 치료는 몸 전체를 따뜻하게 오랫동안 유지하는데 효과가 있다.
8. 따뜻한 물로 가득찬 다양한 크기의 뜨거운 물병.
9. 큰 수건을 뜨거운 물에 담근 후 꺼내어 수건을 짜서 등이나 몸 앞에 사용할 수 있다. 그것들은 곧 차게 된다. 그렇기 때문에, 수건이 차갑게 변하기 전에 따뜻한 수건으로 교체해 주어야 한다. 마지막으로 수건을 제거한 경우, 의뢰인을 완전히 건조시킨 후에 덮어 주어야 한다.
10. 뜨거운 물로 씻어 오일이나 로션을 제거한다. 뜨거운 물에 적신 수건으로 몸을 씻고 마사지를 마무리한다. 의뢰인의 피부를 건조시키는 것과 동시에 커버를 덮어 따뜻하게 해 주어야 한다.
11. 몸 전체를 마사지하는 동안 발 또는 머리를 따뜻하게 감싸야 한다.

이다.

## 치료의 갑작스러운 변화
ABRUPTNESS OF TREATMENT

갑자기 더 뜨겁게 하거나 차갑게 치료한다면, 의뢰인의 반응이 클 것이다. 예를 들어, 서서 샤워를 하는 사람이 따뜻한 물로 샤워를 하다가 서서히 차가운 물로 바꾸는 것이 따뜻한 것에서 차가운 것으로 갑자기 바꾸는 것보다 강한 반응을 일으키지 않을 것이다. 더 많은 갑작스러운 변화는 치료시 더욱 자극할 것이다.

## 치료 기간
DURATION OF TREATMENT

일반적으로, 순환하는 것은 적은 시간 동안에 적용하는 것이 더욱 자극적일 것이다. 예를 들어, 더운 물로 짧게 목욕을 하는 것이 뜨거운 물로 더 오랫동안 목욕하는 것보다, 그리고 찬물로 짧게 샤워하는 것이 오랫동안 샤워하는 것보다 더 자극적이다. 짧게 열을 적용하는 것은 hydrocollator 팩을 2분 동안 한부분에 적용하는 것이 오랫동안 뜨거운 것을 적용하는 것보다 그리고 얼음마사지를 새로운 부분으로 이동시키며 적용하는 것이 한 부분에서 적용하는 것보다 더 많은 시간동안 자극이 남아있게 된다.

## 치료시 몸의 노출 비율
PROPORTION OF THE BODY THAT IS EXPOSED TO THE TREATMENT

다른 모든 요소 즉, 의뢰인의 직접적인 반응은 적용 영역의 크기에 비례한다. 즉, 적용범위가 큰 경우 더 큰 반응이 나타난다. 침대에 누워 있는 의뢰인에게 3개의 따뜻한 찜질팩을 각각 무릎과 목의 피부에 적용하는 것이 의뢰인의 눈 위에 따뜻한 것을 적용하는 것보다 더 큰 반응이 나타난다.

## 마찰이나 압박의 사용
USE OF FRICTION OR PRESSURE

뜨거운 또는 차가운 치료의 기계적 자극은 신체의 반응을 빠르게 하거나 증가시킨다. 이러한 자극은 신경과 혈관의 크고 넓은 정도에 따라 피부의 반응은 더 강하게 나타날 것이다. 물을 지속적으로 피부에 넓게 바르거나 흘리면, 온수나 냉수가 지속적으로 온난하거나 냉각된다. 천을 얼음물에 담갔다가 짜서 피부 위에 세차게 문지르면 몸의 작은 부분까지 반응을 일으킬 것이다. 찬물로 마찰을 시키면 피부 혈관을 자극하여 팽창시킨다.

## 전신치료 이후의 체온
BODY TEMPERATURE AFTER A WHOLE-BODY TREATMENT

치료 후에 몸이 즉시 차가워진다면 긍정적인 효과가 감쇄할 것이다. 의뢰인에게 짧게 열기욕을 적용하는 것, 예를 들어, 몸의 중심온도가 증가하지 않는 것이다. 그러나 피부의 혈관은 팽창하고 피부의 열은 발산되고, 실제로 물 밖으로 발을 딛는 순간부터 신체의 열을 잃기 시작한다. 따라서 의뢰인은 마사지를 받고 난 이후에는 치료 테이블 위에서 이완하기보다는 떨고 있게 될 것이다. 매우 짧은 냉 샤워나 뜨거운 목욕 후의 차가운 장갑을 이용한 마찰은 피부의 혈관을 수축시켜 따뜻한 느낌을 오랫동안 느끼게 해 줄 것이다. 그리고 의뢰인은 훨씬 더 편안하게 치료 테이블 위에 있을 수 있을 것이다. 의뢰인의 체온을 알고 있어야 어떤 종류의 전신 열치료나 냉치료 후에 이러한 느낌을 줄 수 있을 것이기 때문이다. 냉기 또는 뜨거운 열은 의뢰인의 이완을 방해하고, 그들의 몸을 정상적인 체온으로 만들고자 에너지를 쓰게 되고, 그들은 불편함을 가질 것이다.

## 뜨겁거나 차가운 것을 싫어하는 사람
AVERSION TO HEAT OR COLD

어떤 사람들은 뜨거운 것과 차가운 것에 대해 격렬하게 싫어하거나 두려워 할 수도 있다. 아마도 과거에 뜨겁거나 차가운 것에 대한 나쁜 경험이 그 원인일 것이다. 그들은 수치료를 하려고 애쓰지 않을 것이다. 소아 마사지 요법사는 실제로 어렸을 때 학대를 당한 한 여성을 인용하고 있다. 자라는 동안 그녀는 많이 맞아서 타박상을 입는 등 학대를 당했다, 그리고 뜨거운 목욕을 당했다. 비록 어른이 되었지만 그녀는 여전히 뜨거운 목욕을 피한다.[20] 아주 어린 나이의 Suzanne Pike는 조지아에 있는 Warm Springs Rehabilitation Institute에 따뜻한 봄날에 club feet의 치료를 위해 입원했다. Club feet의 치료를 위해 실시한 뜨거운 파라핀 족탕은 할 때마다 찌르는 듯한 통증을 주었고 마사지와 수기치료도 통증이 뒤따랐다. 73세의 그녀는 어린 시절의 경험 때문에 그녀의 삶 전반에 걸쳐 의학적인 치료와 의사를 두려워하게 되었고, 그녀의 사지에 단지 열을 적용하는 것을 생각만해도 두려워하게 되고 불쾌했다고 털어놓았다.[21] 의뢰인이 특정 치료 등에 혐오감을 가지고 있다면, 그것을 적용하기보다 그와 같은 효과를 낼 수 있는 다른 것을 이용하는 것이 좋을 것이다. 예를 들어, 의뢰인이 찜질같은 열치료에 반감이 있다면 중간 정도의 염소욕을 국소적으로 적용하여 서서히 온도를 올려 적응시키는 것이다. 가끔은 당신이 의뢰인에게 치료의 목적에 대해서 설명을 하더라도, 의뢰인이 포기하려 할 수도 있을 것이다. 하지만 결코 특수한 치료를 강요해서는 안된다.

## 의뢰인의 과거력
CLIENT' S HEALTH HISTORY

의뢰인이 마사지 요법과 함께 수중 치료를 받기 위해서는 과거의 건강에 관한 사항 중 주의 해야 할 부분 중에서 수중 치료시 금기로 해야 할 만한 조건을 알아야 한다(의뢰인과 인터뷰를 그림 4-6에서 보여주고 있다). 또한 양식의 끝에 몇 가지 질문을 통해 당신이 의뢰인을 치료 방법에 대한 느낌을 기록할 수 있다(그림 4-7 건강 기록 양식 샘플을 제공하였다). 의뢰인의 과거력에 대해 몇 분 동안 어떤 특정 건강 문제에 대해서 꼼꼼히 기록한다. 안전에 관한 사항이나 치료에 관한 모든 질문은 의뢰인

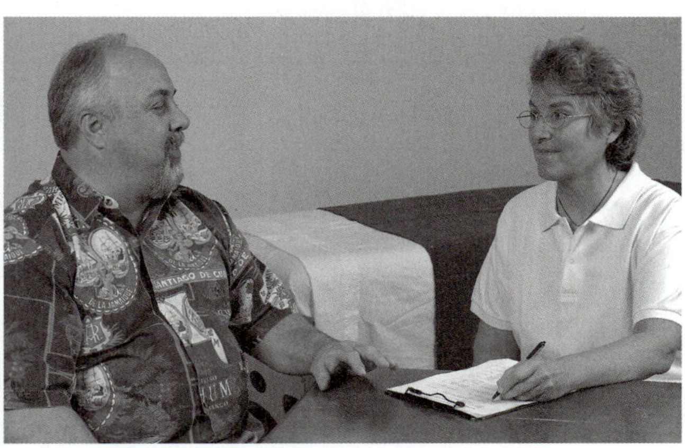

그림 4-6 ■ 의뢰인과의 면담.

## 건강의 이력

**이름 :** **오늘 날짜 :**

**주소 :** **전화 # :**

1. 일반적으로 여러분은 건강에 대해서 얼마나 알고 계십니까? ____________________

2. 당신의 모든 건강 관리를 위해 위해 모니터링 하고 있는 조건이 있나요? ____________________

3. 지금 가지고 있거나 다음과 같은 조건 중 하나라도 없었는지 확인하시기 바랍니다:

_____ 동맥 경화증
_____ 관절염
_____ 인공 장치 상처 (관절보장구, 임플란트, 심장 박동기, 또는 기타)
_____ 천식
_____ 활액낭염
_____ 암 질환
_____ 당뇨병
_____ 심장병 (심장 마비의 역사, 울혈성 심부전, 관상 동맥 질환)
_____ 간염
_____ HIV / AIDS
_____ 고혈압
_____ 관절의 통증이나 부종
_____ 신체의 기능상실이나 감각상실
_____ 림프부종
_____ 편두통
_____ 다발성 경화증
_____ 사지의 신경 또는 분쇄상처
_____ 정맥염
_____ 임신
_____ Raynaud 증후군
_____ 발작
_____ 피부병
_____ 뇌졸중
_____ 힘줄염
_____ 긴장성 두통
_____ 특정 영역의 긴장이나 통증
_____ 갑상선 질환
_____ 편타성 손상
_____ 다른 건강상태
_____ 다른 통증

소견 ____________________

4. 살아오면서 수술한 적 있습니까? ____________________

5. 타박상, 염좌, 골절, 탈구 및 뇌진탕 등의 상해나 외상이 있습니까? ____________________

그림 4-7 ■ 의뢰인의 과거력.

6. 최근에 부상 또는 질병으로 입원한 적이 있습니까? ____________________

7. 어떤 약물을 복용한 적이 있습니까? ____________________

8. 최근에 스트레스를 받은 적이 있습니까? ____________________

9. 지난 몇 년 동안 스트레스를 받은 적이 있습니까? ____________________

10. 스트레스가 있을 때 어떻게 해소합니까? ____________________

11. 당신은 이완을 하기위해서 어떻게 합니까? ____________________

12. 당신은 스트레스를 받을 때 얼마나 잘 이완합니까? ____________________

13. 당신의 가정의는 누구입니까? ____________________

14. 오늘 마사지를 받으려고 하는 중요한 목적은 무엇입니까? ____________________

### *수치료에 관한 질문:*

1. *부분적인 열치료를 사용한다면:*

   당신의 피부는 열에 어떠한 반응이 일어납니까? ____________________

   당신의 피부는 강한 열을 잘 견딥니까? ____________________

2. *국소적인 냉치료를 사용한다면:*

   당신의 피부는 얼음과 매우 차가운 물에 어떻게 반응합니까? ____________________

   당신의 피부는 차가운 것을 잘 견딥니까? ____________________

3. *전신 열치료를 한다면 :*

   당신은 열탕, 사우나, 스팀욕 그리고 뜨거운 증기탕에서 어떠한 반응이 나타납니까? ____________________

   당신은 매우 따뜻한 것을 잘 견디나요? ____________________

4. *전신 냉치료를 한다면:*

   당신은 냉샤워를 하거나 냉목욕을 할 때 어떠한 반응이 나타납니까? ____________________

   당신은 차가운 것을 매우 싫어합니까? ____________________

5. *전신 랩(뜨거운 담요 팩, 젖은 시트 랩)을 사용한다면:*

   이전에 전체 바디랩을 사용해 본 적이 있습니까? __________ 만약 사용해 보셨다면 어떤 느낌이 있던가요? __________

   어떤 사람은 담요를 덮어서 온몸을 감싸는 느낌이 편안하고 따뜻하게 느낄 수 있습니다. 그러나 다른 사람은 갇혀 있다는 느낌을 가지기도 합니다. 당신은 혹시 폐쇄공포증이 있습니까? ____________________

6. *뜨거운 치료나 차가운 치료를 당신의 피부에 적용하지 못하는 의학적인 이유를 알고 있습니까?*

7. 열목욕이나 냉샤워 같은 열치료나 냉치료를 당신의 전신에 적용하지 않아야 하는 의학적인 이유를 알고 있습니까?

____________________

나는 몸에 적용하는 마사지가 의학적인 검진 및 치료를 위한 것이 아니라는 것을 이해한다. 더 나아가 마사지개업자는 질병을 치료하거나 진단하기 보다는 이완을 비롯하여 근육의 긴장을 풀어주고, 에너지의 흐름과 건강의 질을 향상시키는 것을 목적으로 한다.

고객의 서명 ____________________

**그림 4-7** ■ *(계속)*

가 하겠지만 그러나 당신이 알다시피 당신의 우려를 설명할 시간이 필요하다. 예를 들어, 의뢰인이 림프부종이 있을 때 그녀는 사우나에 들어가지 않아야 하지만, 그녀의 친구들과 같이 가는 경우에는 그 사실을 인식하지 않을 수 있다. 당신이 책 또는 다른 소스를 이용하여 그녀에게 필요한 정보를 보여주고 우려에 대해 정말 명확하게 설명할 수 있어야 한다.

## 수중 치료를위한 기본 지침
### BASIC GUIDELINES FOR HYDROTHERAPY

다음의 내용은 귀하의 의뢰인에게 안전하고 효과적인 치료를 제공할 수 있도록 한 기본적인 지침이다:

1. 의뢰인의 피부에 뜨거운 것이나 차가운 것을 적용하기 전에 온도를 확인한다. 의뢰인의 피부에 증기팩과 같은 뜨거운 것을 적용할 때 당신의 피부로 확인해야 한다. 물을 사용하여 치료를 할 때에는 항상 온도계를 사용하여 온도를 확인해야 한다.
2. 뜨거운 것을 적용할 때, 항상 의뢰인에게 말해야 한다 "너무 뜨겁다고 느낀다면, 나에게 꼭 말해주십시오." 심지어 당신의 의뢰인이 뜨겁다고 여러 번 호소하기 전에 당신은 뜨겁다는 것을 기억해야 한다.
3. 당신이 수치료를 하는 동안 의뢰인에게 왜 수치료를 적용하는지에 대해서 설명할 필요가 있다. 의뢰인에게 간단하게 말해야 한다. "이제 당신의 타박상에 얼음팩을 넣을 거예요. 처음에는 차갑게 느낄 것이다. 하지만 붓기와 불쾌감을 완화시키는데 도움이 된다." 또는 "나는 당신의 허리 위에 핫팩을 올려놓을 것이다. 이것은 내가 마사지를 하기 전에 당신의 근육을 이완시키는데 도움이 된다."
4. 치료하는 동안 신중하게 의뢰인을 관찰한다. 뜨거운 것을 적용할 때에는 핫팩 밑의 피부를 눈으로 확인해야 한다. 특히 핫팩을 적용할 때 최초의 5분 동안은 가장 뜨겁다는 것을 염두에 두어야 한다. 또한 의뢰인은 그것을 느낄 것이다. 예를 들어, 뜨거운 팩이나 차가운 팩을 사용할 때 "지금 당신의 피부 느낌은 어떻습니까?" 하고 물어볼 수도 있다.
5. 귀하의 의뢰인이 모든 수중 치료를 하는 동안 편안하게 있는지 확인한다. 예를 들어, 그들에게 얼음을 적용했을 때 완전히 편안하지 않다고 한다면, 당신은 그들의 몸을 따뜻하게 하여 편안하게 휴식을 취할 수 있게 해주어야 한다. 얼음 마사지를 하는 동안 얼음이 녹은 물이 그 주위에 계속해서 흘러 내리는 것은 민감하게 느껴질 수 있다. 자신의 신체의 일부를 치료하는 동안에 노출되는 곳은 그들의 옷이나 시트로 덮어 주어야 한다.
6. 차갑게 신경 치료를 하는 의뢰인이 치료를 시작하거나 끝낼 때에는 항상 치료를 시작하기 전에 의뢰인을 따뜻하게 해주어야 한다. 냉치료를 하는 의뢰인은 마사지를 하는 동안 긴장할 수 있을 것이다. 의뢰인의 머리카락이 젖어 있거나 옷이 젖어 있다면 귀하의 사무실을 떠나지 않으려고 할 것이다.
7. 모든 금기증을 관찰해야 한다.
8. 의뢰인에게 안전 규칙을 따르라고 지시한다. 예를 들어, 헬스 클럽 시설 등과 같은 곳을 이용하는 의뢰인이에게 고혈압이나 심장에 문제가 있는 상태라면 뜨거운 사우나를 출입하는 것을 금지시켜야 한다.

## 치료 과정의 결정
### SESSION DESIGN

마사지 세션 중에서 어떤 치료를 선택하는 것은 의뢰인에게 그리 어려운 일이 아니다. 첫 번째 세션에서(수치료와 같은 어떠한 경험를 포함하여), 신중하게 의뢰인의 문제를 듣고, 치료에 대해 좋았던 경험과 피드백을 통해 그 한 쪽을 쉽게 고를 수 있다. 수치료를 적용하는 것은 마사지 기술을 보완하거나 목표를 향해 나아갈 수 있게 해준다. 예를 들어, 의뢰인의 상태를 확인하려고 하면, 눈에 띄게 두드러진 스트레스나 근골격계의 문제에 대해서 도움이 필요하거나 단순한 정신적문제를 해결하기 위해 노력해야 한다. 스트레스가 경감되면 얼음 마사지를 할 때 그 또는 그녀가 도움을 요청하거나 호출하지 않을 것이다. 더욱 더 진정을 시키는 치료는 따뜻한 목욕, 뜨거운 샤워를 하거나, 바디랩 마사지가 따라야 할 것이다. 의뢰인이 근골격 상해가 있을 때, 얼음 마사지 또는 교대욕이 최선의 치료이다. 의뢰인의 혈액순환을 증가시키고 부상 영역의 불편함을 해소하기 위해서는 그것을 건드리지 않고 치료하는 것이 최선이며, 그리고 나서 마사지 테크닉을 적용할 수 있다. 의뢰인이 마사지를 추가적으로 더 받으려고 한다면, 당신의 촉진으로 인해 피부에 염증성 조홍이 나타날 것이다.

몇 가지 구체적인 사례:

1. 과거에 갑작스러운 교통사고를 당한 그녀는 한 달 전에 도착하기로 약속되어 있었다. 그녀는 가까운 병원의 응급실에서 대부분의 근골격에 상해가 있다고 평가되었다. 그녀의 몸에서 손과 발을 제외한 대부분은 너무 많은 상처로 건드릴 수 조차 없었다. 또한 그녀는 초기에는 정서적인 쇼크도 있었다. 모든 활발한 마사지는 분명히 금기이다. 간단하게, 황산염(Epsom salt)이 녹아 있는 물에 3개의 작은 수건을 담갔다가 짜서 부드러운 자극으로 그녀의 몸과 복부 그리고 다리에 배치한 다음 따뜻한 얇은 시트와 플라스틱 가열패드로 덮어주었다(Hydrocollator 팩은 너무 민감한 그녀의 조직에는 무거운 것이다). 그러면 의뢰인의 손과 발을 마사지 기술을 이용하여 적용할 수 있다. 이것은 그녀의 고통뿐만 아니라 편안한 시간을 가질 수 있도록 도와 준다.
2. 어깨에 통증이 있는 여성 의뢰인이 의사의 진료실에서 나온다. 의사는 그녀의 어깨를 염좌, 활액낭염, 또는 근육통 증후군으로 진단했다. 그녀는 간호사로 아침마다 무거운 환자를 다루어야 했다. 그녀의 치료는 교대법을 적용하여 어깨에 핫팩을 실시한 이후 어깨 주위를 부드럽게 얼음 마사지를 하는 것이다. 이것은 어느 정도 부분적인 통증완화와 순환개선에 도움이 된다.
3. 심한 허리 경련을 호소하는 의뢰인이 그의 친구의 도움을 받고 치료실에 도착했다. 의뢰인의 직접적인 통증의 원인은 근육의 긴장에 의한 것이었고, 의사는 근육을 조정하고 지압 및 마사지를 권장하였다. 소금요법을 사용하여 혈액 순환, 통증완화, 및 얼음 마사지를 적용하여 근육의 경련을 감소시키는데 더 효과를 거두었다. 스팀기 또는 전신욕 시설이 되어있는 곳에서 따뜻한 황산염 증기욕 이후 근육의 지방에 얼음마사지 기법을 적용할 수도 있다. 또 다른 방법은 hydrocollator 팩 찜질이나 뜨거운 물병, 황산염을 녹인 물 속에 타월을 적신 수건을 덮는 것이다. 15일간 허리 근육을 훨씬 더 편안하게 하기 위해서 마사지 전에 준비운동을 20분간 적용하였다. 이 기간 동안 허리의 볼기근(둔근, gluteals), 궁둥구멍근(이상근, piriformis), 척추세움근(spinal erectors) 전체에 마사지를 수행할 수 있다. 만성 허리통증 환자에게는 핫 팩을 짧은 시간동안 적용했고, 급성 허리통증 환자에게는 짧은 시간동안 얼음 마사지 치료를 짧게 실시하였다.[22]

병원에 입원한 117명을 대상으로 연구한 결과 의뢰인들의 요구를 충족하는 최선의 수치료를 결정하기 위한 노력으로 표준 3단계 과정을 따르는 것이 도움이 된다. 1단계: 의뢰인의 의료 기록을 검토한다. 2단계: 의뢰인과의 면접이다. 3단계: 적절한 치료를 선택한다. 다음의 과정은 하나의 휴식을 위한 마사지 및 기타 치료 마사지를 사용하는 두 가지 예이다.

## 이완 마사지 시간을 위한 수치료 선택
## CHOOSING HYDROTHERAPY TREATMENTS FOR A RELAXATION MASSAGE SESSION

### 1단계 : 의뢰인의 의료 기록 검토
### Step 1: Review the client's medical history

- 의뢰인이 수치료 시 어떤 금기증이 있는가?
- 의뢰인에게 이전에 수치료시 무슨 반응이 있었나? 그리고 만약 반응이 있었다면 어떤 반응이 있는가?

### 2단계: 의뢰인 면접
### Step 2: Interview the client

- 의뢰인의 신체에서 어떤 부분이 스트레스에 저항하는 경향이 있는가?
- 의뢰인의 어떤 근육에 특징이 나타나는가?
- 의뢰인이 선호하는 마사지 유형: 부드러운 스웨디쉬 마사지, 또는 깊은 압력 기법과 같은 가벼운 터치 기술은? 자극에 민감한 사람은 강한 압축과 같은 기법보다 가벼운 터치 기법을 더 선호하는 것으로 보인다. 이와 교대적으로 자극에 덜 민감한 사람은 스프레이와 샤워같은 강한 지압기법을 더 좋아한다.

### 단계 3 : 적절한 치료를 선택
Step 3: Select the appropriate treatment

- 수중 마사지 요법 중 휴식시간에 대한 옵션을 결정한다. 치료를 결정하는 것은 물론 수중 장비를 귀하의 사무실에서 제공할 수 있다.
- 금기증에 대해 검토한다.
- 안전하고 적절한 치료를 선택한다.
- 의뢰인에게 권한을 얻는다.

## 마사지 치료에 따른 수치료 선택
CHOOSING HYDROTHERAPY TREATMENTS FOR A THRAPEUTIC MASSAGE SESSION

### 1단계 : 의뢰인의 의료 기록 검토
Step 1: Review the client's medical history

- 의뢰인의 연부조직 상태 또는 조건은 어떠한가?
- 이 조건은 급성 또는 만성인가?
- 의뢰인이 수치료 시 어떤 금기증이 있는가?
- 의뢰인에게 이전에 수치료시 무슨 반응이 있었나? 그리고 만약 있었다면 그 반응은 무엇인가?

### 2단계: 의뢰인 면접
Step 2: Interview the client

- 의뢰인의 신체 일부 또는 전체에서 어떤 부분에 통증이나 불편한 부분이 있는가?
- 아무것도 하지 않을 때에도 통증이나 불편함이 증가 혹은 감소하는가?

### 3단계 : 적절한 치료를 선택
Step 3: Select the appropriate treatment

- 수치료시 마사지 시간에 대한 옵션을 결정한다. 물론, 당신은 수중 장비를 귀하의 사무실에서 결정하고 치료를 선택할 수 있다.
- 금기증에 대한 검토가 이루어져야 한다.
- 안전하고 적절한 치료를 선택한다.
- 의뢰인에게 권한을 얻는다.

## 다른 환경에서 수치료법의 적용
ADAPTING HYDROTHERAPY TREATMENTS TO DIFFERENT SETTINGS

이번 장에서 논의한 수치료의 대부분은 치료사들이 개인사무실에서 치료를 하거나 다른 치료사들과 사무실을 공동으로 사용하는 것에 관한 것이었다. 하지만 각각의 수치료는 수많은 환경에서 수행될 수 있다. 어떤 치료환경에서라도 치료를 적용하면 생리학적인 효과와 더불어 긍정적인 감각자극이 제공된다는 것을 기억해야 한다. 다음은 몇 가지 치료상황에 대한 예들이며, 수치료를 어떻게 적용하는지에 관한 내용이다.

### 야외 스포츠 현장 OUTDOOR SPORTS EVENT

야외 스포츠 마사지 이벤트를 열기 위해서는 얼음과 생수를 넣은 쿨러가방과 여분의 수건 및 발을 담글 수 있도록 개조한 작은 욕조 그리고 황산염이 필요하다. 근처에 호스를 연결할 수 있는 장소가 있다면, 좀 더 많은 사람을 치료할 수 있다. 이러한 몇 가지 간단한 도구 항목을 사용하면 다음을 수행할 수 있다:

- 다리의 근육 통증 완화 및 이완을 위한 아이스 마사지
- 긴장되어 있는 다리의 혈액순환을 증진시키기 위한 긴장된 부분의 소금마찰
- 기록적인 더운 날에 얼음을 이용하여 통증이 있는 발을 진정시키는 것
- 피곤하고 아픈 발에 황산염을 적시는 것. 발에 적용하는 물은 뜨겁지 않아야 한다. 미지근한 물이 효과가 있을 것이다. 마사지를 기다리는 동안 선수들은 그들의 발을 담그고 싶어할 것이다.

### 병원 HOSPITAL

개별 마사지를 실천하는 병원에서는 월풀을 이용하는 환자를 도와 줄 수 있는 사람을 볼 수 있다. 예를 들어, 출산 후에 여성의 좌욕을 위한 욕실, 욕조를 이용하는데 따른 불편함을 도와 줄 수 있는 사람이 있다. 월풀 이용 후에도 산모에 대한 마사지 치료로 좋은 서비스를 제공한다. 간호를 하는 직원의 허락하에 환자에게 부분적으로 따뜻한 수건을 적용하고, 마사지를 마치고 난 후 따뜻한 공간에서 씻고 로션을 바를 수 있다. 이러한 치료는 환자들을 위해 매우 편안하고 실용적인 잠자리를 제공한다. 그 광범위한 치료 중에서 환자를 위한 수치료와 마사지를 통합한 병원의 예를 글상자 4-3에서 참조한다.

**글상자 4-3** *흥미로운 점 (Point of interest)*

### 수치료 및 의료 설비에서의 마사지

조지아 주에 있는 와일드 우드 병원은 7일 예수 재림 교회에 의해 운영되는 급성 케어 병원, 외래 진료소, 건강 교육 센터이다. 수중 부서를 포함한 모든 시설은 1942년에 지어졌으며, 그 이후 지속적으로 환자를 치료했다. 수치료 병원에서 간호의 필수적인 부분은 보건 교육 프로그램으로 참가하는 사람은 모두 아픈 환자이다.

입원 환자의 건강 증진 및 처방 약물의 사용에 대안을 제시하는 자연 요법을 사용하여 병원의 철학적인 일환으로 수치료 마사지를 받을 수 있다. 각 환자의 경우 치료에 대한 처방은 의사에 의해 검토된다. 병원은 간암 간경변, 암, 고혈압, 천식, 당뇨 궤양, 정맥류 궤양, 면역 체계의 질병, 근골격질환 환자에 대한 수치료를 관찰한다. 수술 후 36시간 동안, 자신의 의사가 출혈의 위험이 있는 많은 환자가 과거에 일반적으로 자신의 절개부에서 고통과 치유 속도를 줄이기 위해 반대로 치료를 받은 것을 확인한다. 일반적으로 절개부위에는 건조한 플라스틱 시트, 그리고 따뜻한 찜질천이나 얼음천과 함께 3개의 변경 사항을 계속 적용하는 경우가 가끔 있다.

와일드 우드에서, 전신 치료를 위해 대형 월풀, 다중압주욕 및 러시아의 증기 욕탕이 사용된다. 국소치료는 작은 월풀, 좌욕, 뜨거운 찜질, 얼음을 사용하여 수행한다. 환자의 대부분은 자신의 다른 치료 끝에 반대로 샤워를 받을 수 있다.

환자가 걸을 수 있거나 휠체어를 이용할 수 있는 경우는 병원의 수치료실에서 치료를 했다. 그러나 그들이 너무 약하거나 너무 많은 정맥 라인, 모니터, 또는 다른 장비를 가지고 이동해야 하는 경우 그들은 방 안에서 치료를 받을 수 있다. 이 경우, 간호사, 또는 특수 훈련을 받은 치료사는 일반적으로 치료를 수행할 정도로 뜨거운 찜질과 얼음을 사용할 수 있다. 대형쿨러에 찜질팩이나 얼음조각을 넣은 통, 온수를 공급할 수 있는 장치와 함께 환자의 방으로 이동한다.

남성과 여성전용의 양쪽 각 다중 제트 샤워를 포함, 러시아 증기 목욕, 린넨 스토리지 영역 등 5개의 치료실이 있다. 이 방은 환자들의 치료 후 물로 마사지 치료를 할 수 있는 테이블이 포함되어 있다. 일반적으로 남성과 여성 모두에서 사용하는 도자기로 된 좌욕기 및 크고 작은 철강으로 된 월풀(사진)이 포함되어 있다. 부서 전체의 수중 바닥의 천장은 타일이며 벽에는 장갑, 마사지 오일, 및 기타 소형 항목을 둘 수 있는 수납공간이 있다.

와일드 우드에서는 수중치료실 또는 가까운 목욕탕 샤워실, 욕실, 그리고 사우나 등을 갖춘 수중 치료를 받을 사람 또는 자신의 건강 교육 프로그램을 수행하기 위해 체류한다.

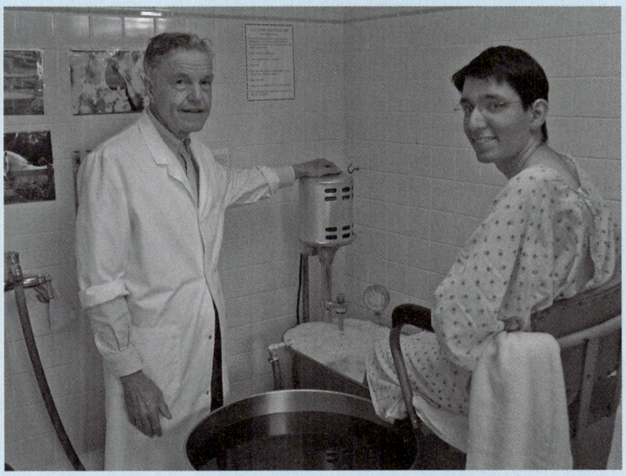

**물리 치료사 Qualls에 의해 관리되는 수중 부서로, 병원에서 주로 사용하는 지역이다. 별도로 수중치료를 담당하는 물리치료사에 의해 교대욕을 해야하는 환자에게 제공된다. 뜨거운 월풀은 오른쪽에 있고, 차가운 수영장은 왼쪽에 있다. Qualls는 1951년 물리 치료 학교를 졸업하고 여전히 물리 치료사로 근무하였고 2007년에 와일드 우드 병원에서 수중 부서를 감독하였다. 와일드 우드 병원, 와일드 우드, 조지아(사진 의례)**

## 카이로 요법 또는 물리치료 클리닉 CHIROPRACTIC OR PHYSICAL THERAPY CLINIC

개별 마사지를 실천하는 카이로 요법 사무실이나 병원에서 운영하고 있는 물리치료실은 거의 항상 여러가지 hydrocollator 팩을 hydrocollator 장치에 담아둘 수 있다. 이 뜨겁고 습한 팩은 근육긴장을 완화하고, 부분적인 순환을 증가시키며, 마사지를 수행하는 동안 신체의 다른 부분에 적용하는 것으로 매우 효과가 있다. 얼음 마사지도 이 같은 효과가 있으며 많은 의뢰인의 심각한 근골격 통증에 유용하게 사용된다.

## 양로 시설 ASSISTED LIVING FACILITY

일반적으로 작은 부엌이 있는 자신의 집에서 마사지를 받을 수 있는 시설을 볼 수 있다. 그래서 여기에 물과 얼음을 담아 치료할 수 있다. 아이스크림 기계같은 생활 보조 시설(주방 직원이나 당신이 큰 얼음을 대량으로 사용할 수 있는 것)을 사용할 수 있다. 당신은 플라스틱 욕조 또는 버킷 등의 물 용기를 지참하는 것이 좋지만, 당신은 주방에서 그것들을 찾을 수 있다.

족욕은 따뜻한 물에 소금을 넣어 적용하는 효과적인 방법이다. 바닥에 족욕기를 놓고 의뢰인은 의자에 대형 타월을 놓고 앉는다. 의뢰인은 앉아 있는 상태로 바닥에 놓여 있던 발을 교대로 황산염과 족욕기에 넣는다. 그리고 욕조 또는 양동이의 가장자리에서 휴식을 수행할 수 있다. 그리고 다시 발을 넣고 다른 쪽 다리를 앞에서와 마찬가지로 반복한다. 쿨러를 깨끗한 물로 헹구는 것이 가능한 경우 발을 건조시킨 이후에 손으로 마사지하여 마무리한다.

## 집에서의 간호 NURSING HOME

의뢰인은 일반적으로 주방과 거실도 있지만, 화장실과 인접한 자신의 방에서 마사지를 받기를 원한다. 그 이유는 따뜻한 물과 차가운 물이 나오는 수도를 이용하여 소금, 지방 형광 같은 물품이나 마사지로션을 사용하여 간단하게 치료하고 씻을 수 있기 때문이다. 뜨거운 여름날이나 추운 겨울에 차가운 팩이나 뜨거운 팩으로 위안을 얻을 수 있다. 당신은 물 박스를 가져다 주고 간호를 수행할 수 있다.

## 헬스 클럽이나 스파 HEALTH CLUB OR SPA

일반적으로 헬스 클럽에서는 하나의 욕조, 스팀 룸, 또는 사우나, 스파, 샤워를 마사지와 함께 제공한다. 당신은 의뢰인의 건강상태를 기록하고 금기증이 없으면, 마사지를 하기 전에 이 시설을 사용하는 것이 좋다. 많은 클럽과 웰빙센터 후원자는 종이에 금기증에 대한 설명을 다음과 같이 나열한다:

- 알코올이나 약물의 영향 아래에서 뜨거운 욕조 또는 사우나를 사용하지 않는다.
- 감염성 질환, 높거나 낮은 혈압, 또는 매우 낮은 혈당을 가지고 있는 사람은 이용을 줄인다. 온수 욕조 또는 사우나를 사용하지 않는다.
- 의뢰인이 사우나를 이용한 후 15분을 초과하여 냉각해서는 안된다.

또한 거기에 종종 사우나의 입구에는 금기증에 대해서 나열해 놓는다. 의뢰인들에게 맨발의 환자, 포틀랜드, 오레곤, 파라핀과 진흙에 젖은 발을 적용하는 발마사지에 대한 내용으로 다음의 질환을 가진 사람의 다리에 제공하는 스파에 관한 내용이다.

> 발 건강에 영향을 미칠 수 있는 감각이나 순환의 문제가 나타나는 당뇨병을 가진 사람이나 신경 계통이나 심혈 관계 질환, 피부의 조건, 또는 암(화학 요법과 방사선 치료를 포함)의 일부 치료법을 제공하기 전에 의사의 처방이 있어야 실시할 수 있다. 이러한 조건을 방치하면, 얼마나 위험한지에 대해서 알려 주고 있다.

요점은 헬스클럽은 의뢰인의 요청에 의해 수치료를 할 때 이와 같은 내용에 따라 책임을 포기할 수도 있다.

## 의뢰인의 집 CLIENT' S HOME

약간의 준비와 함께 자신의 집에서 기본적인 치료를 할 수 있는 마사지를 많이 해준다. 그림 4-8은 휴대용 수중 키트의 내용을 보여준다. 다음은 가정방문을 위한 키트와 이것을 유지할 수 있는 몇 가지 항목에 대해서 나열하였다:

1. 물 온도계
2. 당신의 의뢰인에게 전달한 얼음, 예열한 습포, hydrocollator 팩, 또는 찜질팩
3. 내열 장갑
4. 비닐 봉투, 1쿼트에 1갤론의 얼음 조각을 찜질기를 이용한 얼음팩 마련
5. 그들에게 쓰기 위한 축축한 뜨거운 팩과 수건 (fomentations 또는 hydrocollator 팩)
6. 얼굴수건, 작은 수건, 그리고 목욕 타월. 단, 린넨 등은 의뢰인의 가정에서 사용할 수 없다.
7. 황산염
8. 사용한 린넨을 위한 비닐 봉투
9. 신선한 물을 사용할 수 없다면, 얼음주머니와 플라스틱 물통에 물을 담아서 가져가야 한다. 당신은 차가운 물과 가스레인지에 끓는 물을 혼합하여 다음과 같이 만들 수 있다. 온도를 구하는 방법은 항상 온도계와 함께 물을 혼합하는 비율을 사용하기 전에 확인한다.

- 4쿼트의 차가운 수돗물을 끓이면 5쿼트의 물 85° F가 된다
- 1쿼트 수돗물 92° F는 1갤런과 같다. 물을 더한 3쿼트의 차가운 물을 데운다.
- 1쿼트 물 더하기 2쿼트의 차가운 물을 가볍게 데워 106° F의 3쿼트로 만든다.
- 물을 이용할 때 동일한 온도를 유지하기 위해서 1컵의 차가운 물을 넣던지 2컵의 물을 데워 넣어 준다. 의뢰인이 다리를 꺼내고 있는 동안 적용해야 한다. 다시 사지를 물에 넣기 전에 온도를 확인한다.

10. 뜨거운 물 병. 모든 깨끗한 플라스틱 병이나 유리병에 뜨거운 물을 담아 사용할 수 있다.
11. 옵션; 컨테이너 운반용 휴대용 스팀 캐노피상자는 본 장의 앞에서 설명했다. 이것은 표면이 수건으로 덮여 있으며, 전기가 필요하고, 약간의 물을 사용하면 약 20파운드의 무게에 이른다.
12. 옵션: 칠면조를 굽는 용기에 천천히 물을 데워 사용
13. 선택 사항: 비닐 쓰레기 봉투, 골판지 상자, 그리고 튼튼한 테이프, 좌욕을 하거나 목욕을 할 수 있는 목욕탕을 건설

## 요약
## CHAPTER SUMMARY

이 장에서는 수치료장치를 선택하고 유지하는 방법을 배웠으며, 의뢰인의 과거 건강상태를 철저하게 파악하고, 치료를 하기 전에 의뢰인이 주의해야 할 금기증에 대해서 공부하였다. 또한 의뢰인의 고유한 요구를 어떠한 방법으로 충족시킬 수 있는지에 대해서 수업시간을 디자인하고, 몇 가지 기본적인 치료 지침을 배우고, 다양한 수중치료에 적응하는 방법을 알게 되었다. 이러한 지식을 갖추고, 개인적인 노력을 통해서 다양하게 물을 이용하는 방법을 습득하여 의뢰인에게 도움을 주기 바란다. 이 장에서는 훨씬 더 자세하고 많은 수치료를 알려 주었으며, 당신의 깊은 이해가 수치료의 잠재적인 가능성을 열어줄 수 있다.

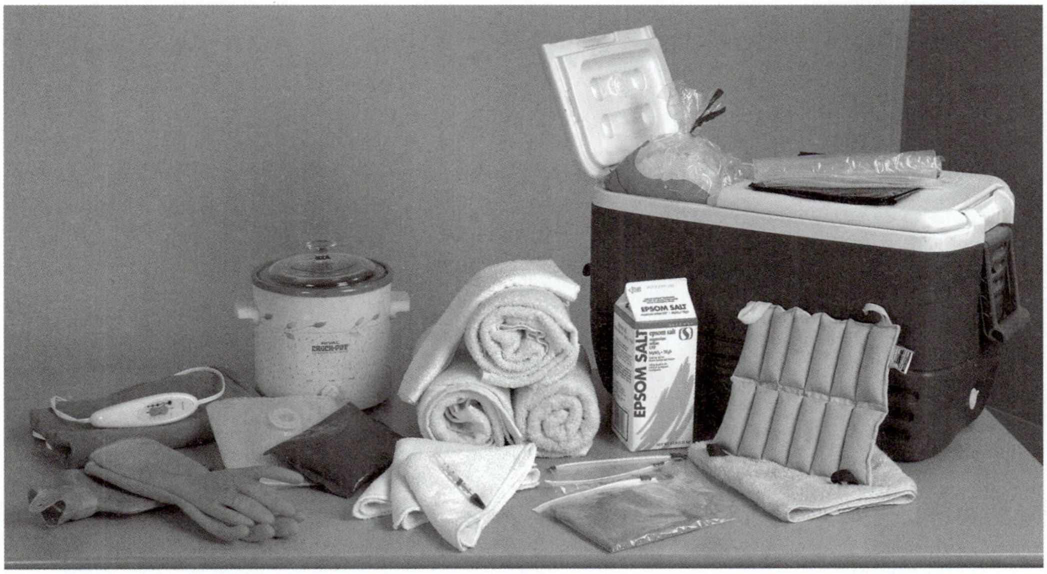


그림 4-8 ■ 휴대용 수치료 도구와 상자.

## 복습문제 REVIEW QUESTION

### *주관식 문제*

1. 수치료 시 사람에게 영향을 미치는 6가지 반응은 무엇인가?

______________________________

______________________________

2. 수치료를 받으려 한다면, 건강기록지의 추가적인 질문을 기술하시오.

______________________________

______________________________

3. 의뢰인이 전신열 치료를 하는 동안 어지러움이나 구역질이 나타나는 등의 신체 변화를 기술하시오.

______________________________

______________________________

4. 의뢰인에게 수치료에 대한 내용에 대한 설명과 수치료를 선택하는 것에 대해서 설명하시오.

______________________________

______________________________

### *객관식 문제*

5. 다음 중 수치료의 금기증이 되는 것을 선택하시오.
   a. 추워하는 사람
   b. 다발성 경화증
   c. 림프부종
   d. 비활동적 사람
   e. Raynaud 증후군

6. 몇 가지 수치료를 제외하고, 의뢰인에게 적절하지 않은 반응이 나타날 수 있는 것을 선택하시오.
   a. 앉아서 일하는 생활 방식
   b. 치료 시작 시에 차가운 피부
   c. 만성 질환
   d. 주의력 결핍 장애를 가진 환자
   e. 감정적으로 스트레스를 가지고 있는 환자
   f. 치료후 몸이 매우 차가워지는 경우

7. 냉기에 쉽게 적응하지 못하는 모든 사람이 아닌 경우를 고르시오?
   a. 갑상선 기능저하증을 가진 사람
   b. 가족들이 추위를 쉽게 타는 사람
   c. 작고 날씬한 사람
   d. 비만한 사람
   e. 추위에 적응하지 못하는 사람

8. 수치료 이외에 물을 보존하는 효과적인 방법이 아닌 것은?
   a. 원하는 온도를 유지하는 것을 피하기
   b. 물을 적용할 때 물을 낭비하지 않기
   c. 세면대의 물이 넘쳐흐르게 하지 않기
   d. 수치료를 선택할 때 비교적 적은 양을 사용하기
   e. 의뢰인 주변의 공기를 따뜻하게 하기

9. 어떤 열치료가 가장 효율적인가?
   a. 파라핀 욕조
   b. 사우나
   c. 열 족탕
   d. 스팀 캐노피
   e. 수제 찜질

### *OX 문제*

____ 10. Raynaud 증후군에서 국소적인 냉치료는 금기이다.

____ 11. 당뇨병을 가진 사람을 위한 것으로 발의 강렬한 열은 안전하다.

____ 12. 소금마찰이 피부의 혈액 순환을 개선하고 누워만있는 사람들을 위한 감각 자극을 제공하는데 사용할 수 있다.

____ 13. 수치료시 가장 중요한 도구의 하나는 기본적인 열치료이다.

____ 14. 마사지 시간 후, 모든 옷감 등은 뜨거운 물에 끓이고 건조시켜야 한다.

### 짝짓기문제

**15.**

| | |
|---|---|
| ___ 1. 분쇄 상처 | a. 열을 복부에 적용하면 안됨 |
| ___ 2. 천식 | b. 두꺼운 단열재 |
| ___ 3. 가동성 제한 | c. 얇은 피부 |
| ___ 4. 비만 | d. 차갑지 않고 건조한 공기 |
| ___ 5. 임신 | e. 어려운 움직임 |
| ___ 6. 어린 아이 | f. 국소적인 냉치료를 하지 않음 |

**16.**

| | |
|---|---|
| ___ 1. 타는 듯한 | a. 92° F |
| ___ 2. 아주 차가운 | b. 60° F |
| ___ 3. 중립 | c. 110° F |
| ___ 4. 매우 뜨거운 | d. 97° F |
| ___ 5. 차가운 | e. 125° F |
| ___ 6. 미지근한 | f. 212° F |
| ___ 7. 끓는 | g. 32° F |

**17.**

| | |
|---|---|
| ___ 1. 대걸레 | a. 히터에 떨어지는 것을 방지 |
| ___ 2. 장갑 | b. 추위 방지 |
| ___ 3. 손잡이 | c. 욕탕에서 미끄러지는 것을 방지하는 손잡이 |
| ___ 4. 마른 수건이나 의류 | d. 넘어지는 것을 방지 |
| ___ 5. 사우나 안의 울타리 | e. 손 화상 방지 |

**18.**

| | |
|---|---|
| ___ 1. 국소적 열적용 | a. 증기 목욕 |
| ___ 2. 몸 전체 냉적용 | b. 얼음 마사지 |
| ___ 3. 뜨거운 공기 욕 | c. 사우나 |
| ___ 4. 국소적인 냉적용 | d. 파라핀 |
| ___ 5. 전신 뜨거운 물 적용 | e. 습식 시트 팩 |

## 참고문헌


1. Tsuzuki-Hayakawa K et al. Thermoregulation during heat exposure of young children compared to their mothers. *Eur J Appl Occup Physiol* 1995;72(1-2):12.
2. Jokinen E. Children in sauna: Hormonal adjustments to intensive short thermal stress. *Acta Physiol Scand* 1991; 142:437.
3. www.usareim.army.mil. Prevention and Treatment of Cold-Weather Injuries. TB Med Bulletin 500. Accessed September 2005.
4. Proctor D, Koch D, Newcomer S, et al. Impaired leg vasodilation during dynamic exercise in healthy older women. *J Appl Physiol* 2003;95:1963.
5. Inoue Y, Kuwahara T, Araki T. Maturation and aging-related changes in heat loss effector function. *J Physiol Anthropol Appl Human Sci* 2004;6:289.
6. Norton A. A Nice Warm Bath May Be Good for the Heart. *Reuters Health Information*, November 3, 2002.
7. Standish L, Calabrese C, Galantino ML. AIDS and Complementary & Alternative Medicine: Current Science and Practice. St. Louis: Churchill Livingstone, 2002.
8. Milunsky A, Ulcickas M, Rothman KJ, et al. Maternal heat exposure and neural tube defects. *JAMA* 1992; 268:882.
9. Smith E. The cold pressor test: Vascular and myocardial response patterns and their stability. *Psychophysiology* 1993; 30:366.
10. Rymal C. Can patients at risk for lymphedema use hot tubs? *Clin J Oncol Nurs* 2002;6:369.
11. DeLorenzo Fet al. Haemodynamic responses and changes of haemostatic risk factors in cold-adapted humans. *Q J Med* 1999; 92:509.
12. Charles K. Fanger's Thermal comfort and draught models. Institute for Research in Construction, National Research Council of Canada, Ottawa, October, 2003.
13. Kelsey R, Alpert B, Patterson S, Barnard M. Racial differences in hemodynamic responses to environmental thermal stress among adolescents. *Circulation* 2001;101:2284.
14. Marino FE, Lambert MI, Noakes TD. Superior performances of African runners in warm humid but not in cool environmental conditions. *J Appl Physiol* 2004; 96:124.
15. Nguyen MH, Tokura H. Sweating and tympanic temperature during warm water immersion compared between Vietnamese and Japanese living in Hanoi. *J Hum Ergol (Tokyo)* 2003;32:9.
16. DeLorenzo F et al. Haeomodynamic responses and changes of haemostatic risk factors in cold-adapted humans. *Q J Med* 1992:509.
17. Geurts C. Local cold acclimation of the hand impairs thermal responses of the fingers without improving hand neuromuscular function. *Acta Physiol Scan.* 2005;183:117.
18. LeBlanc J et al. Autonomic nervous system and adaptation to cold in man. *J. Appl Physiology* 1975; 39:181.
19. Belanger A. *Evidence-Based Guide to Therapeutic Physical Agents.* Baltimore: Lippincott Williams & Wilkins, 2002, p 269.
20. Sinclair M. *Pediatric Massage Therapy*. Baltimore: Lippincott Williams & Wilkins, 2004, p 157.
21. Pike S. Interview with author, Warm Springs, Georgia, Feb 23, 2005.
22. Lander BR. Heat or ice for relief of low back pain? *Phys Ther Rev* 1967; 47:1126.

## 추천 도서


1. Kandel R. *Water from Heaven: The Story of Water from the Big Bang to the Rise of Civilization and Beyond.* New York: Columbia University, 2003.
2. Michlovitz S. *Thermal Agents in Rehabilitation.* Philadelphia: FA Davis, 1996.
3. Pielou EC. *Fresh Water.* Chicago: University of Chicago, 1998.
4. Qualls E. *Hydrotherapy.* Wildwood, GA: College of Health Evangelism, 1985.
5. Thrash A, Thrash C. *Home Remedies: Hydrotherapy, Charcoal, and Other Simple Treatments.* Seale, AL: Thrash, 1981.
6. www.epa.gov/watrhome/you/chap3.
7. Williams A. *Spa Bodywork.* Baltimore: Lippincott Williams & Wilkins, 2006.

# 온습포, 습포, 압착, 그 외 국소열적용
# HOT PACKS, FOMENTATIONS, COMPRESSES, AND OTHER LOCAL HEAT APPLICATIONS

**5 장**

*그녀는 (영국의 여왕 케서린 파) 아주 오랜 시간 동안 그녀의 남편인 헨리 8세의 다리 궤양을 완화시키기 위해서 그의 다리를 그녀의 무릎 사이에 두었다.*

*— Agnes strickland, lives of the queens of England*

## 학습목표

이 장을 다 읽고 나면 독자는 다음의 질문에 답할 수 있다:

- 국소열 치료 효과에 대해 설명할 수 있다.
- 국소열 치료 금기증에 대해 설명할 수 있다.
- 겨자 플라스터, 피마자유 팩의 국소 수치료의 명칭과 방법을 묘사할 수 있다.
- 국소열 치료를 적용절차에 맞게 실행할 수 있다.

이 장은 신체의 한부분에 열을 적용하는 다양한 방법이 수록되어 있다. 값비싼 장비와 더 많은 정성이 필요한 전신치료보다 마사지 치료는 비교적 단순하면서 비용이 안드는 치료 중의 하나이다. 국소열 치료는 다양한 방법으로 다방면에 적용할 수 있다(그림 5-1). 마사지 수업에서 국소열 치료는 어떻게 적용할 수 있을까? 여기에 몇 가지 예가 있다. 예를 들어, 업무를 마친 후 신장을 필요로 할 때는 온습포, 습포, 고온 압착, 습열 패드, 고온 물병, 겨자 플라스터, 피마자유 팩 등을 이용하여 조직을 훨씬 더 유연하고 효과적으로 신장시킬 수 있다. 국소열은 골격근이나 민무늬근 둘 다의 이완을 가지고 올 수 있다(고온습포나 전기담요는 신장결석으로 인한 통증 즉, 수뇨관 민무늬근의 경직으로 인한 통증을 감소시킨다). 또한 국소열은 근막 압통점의 통증을 치료하는 동안 압력을 가해서 경감시키고, 적용 직후에 발통점 치료로부터 근육의 아픔을 줄여준다. 또한 국소 혈액순환을 증진시키며 관절염으로 인한 관절의 뻣뻣함과 불편함을 개선시킨다. 열의 적용은 차가운 것과 겸해서 교대치료를 통해 국소 혈액 순환을 자극하고 통증을 줄여준다. 최종적으로, 국소열은 마음을 진정시키고 편안한 느낌으로 신경의 긴장을 줄여준다.

많은 국소열 치료, 예를 들어, 건열 패드(dry heating pads), 고온 물병(hot water bottles), 전자레인지용 자루(rice-filled microwaveable bags)들은 물을 사용하지 않고 같은 효과를 나타낸다. 하지만 물은 다른 건조한 물질보다 더 효과적으로 열을 전달한다. 예를 들어, 건조한 천으로 만든 팩은 습기가 있는 팩보다 몸을 따뜻하게 하지 못할 것이다. 습기 적용은 물의 성질로 인해 마음을 진정시킨다.

어떤 형태의 열을 적용하든지 항상 두 가지의 불이익에 대하여 숙고해야 한다. 열적용은 화상을 유발할 수 있고 오랫동안 신체의 표면에 열을 적용하면 몸의 온도가 올라가기 때문에 항상 주의 깊게 관찰하여야 한다.

열적용은 마음을 진정시키며 이완효과가 있기 때문에 대부분 의학적인 방법뿐만 아니라, 온천에서도 마사지와 같은 방법으로 창조적이고 재미있게 사용한다. 예를 들

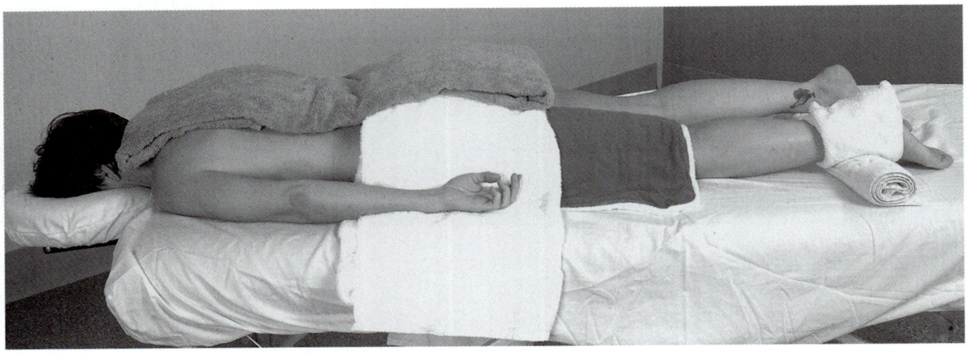

그림 5-1 ■ 환자의 넙다리 뒤쪽에는 온습포를, 등 전체에는 습포를, 발목에는 고온습포를 적용한다.

어, El Monte Sagrado Spa in Arizona에서는 전신 마사지를 *hot towel infusion massage*라 부른다. 이 마사지는 신체의 각 부분별로 먼저 피부에 오일을 적용한 후 따뜻하게 데워진 수건을 그 위에 놓고 시작한다. 그 다음 뜨거운 수건을 이용해서 마사지를 수행한다. 그 후 또 다른 마른 수건을 피부 위에 놓고, 캔버스 천으로 만든 팩에 규산 겔로 채워진 **실리카겔 온습포**를 물에서 가열한 후에 그 위에 올린다. 신체의 각 부분 별로 마사지는 이루어지며 각 부위별 마사지마다 새로운 실리카겔 온습포가 사용되며 전체적인 효과는 깊은 이완과 따뜻함이 발생한다. 여기서 사용된 따뜻한 수건과 실리카겔 온습포는 국소열 치료 방법 중 하나이다.

모든 열적용의 적응증은 다음과 비슷하다:

1. 근육의 긴장감으로 인한 소아의 복통, 근육의 경직
2. 국소 혈액순환장애
3. 근골격계 통증(근육의 통증, 관절의 뻣뻣함, 관절염으로 인한 통증, 만성 허리통증)
4. 근육의 긴장
5. 마사지 전 조직을 신장시키거나 유연하게 할 때 특히 운동선수들의 아주 단단한 조직이나 민감한 반흔 조직 부위
6. 심부마사지 이후 통증
7. 월경 증후군
8. 발통점
9. 울혈된 부위로부터 혈액의 움직임을 유도. 편두통에도 쓰인다.
10. 신경의 긴장
11. 국소적 한기
12. 추위에 노출된 사람

금기증:

1. 감각 손실 예를 들어, 척수손상, 당뇨성 신경장애 혹은 어떤 상태로 약물을 섭취하고 있을 때. 이들의 상태는 뜨거운 열을 적용해도 통증을 느낄 수 없다. 따라서 감각이 없는 부위는 절대로 열을 적용하지 않는다.
2. 발진이나 열로 인한 피부손상이 있는 경우
3. 염증
4. 부종
5. 피부손상 — 화상, 상처, 습진이나 튼 살로 인한 피부 결손
6. 악성종양
7. 심박조절장치나 위밴드(stomach band), 수액 펌프(infusion pump)를 가진 사람
8. 당뇨병성 발이나 다리를 가진 자는 열적용을 할 수 없다.
9. 당뇨를 포함한 말초혈관장애, 버거씨병, 다리의 동맥경화증
10. 열에 예민한 사람, 특히 피부가 얇은 노인이나 아이들은 화상을 입기가 더 쉽다.

주의사항:

1. 60세 이상의 노인
2. 어린이

## 실리카겔 온습포
### SILICA GEL HOT PACKS

실리카겔 온습포(Silica gel hot pack)는 실리카겔로 채워졌으며 Hydrocollator나 Thermollator로 불리어지며

치료사들이 신체에 열을 적용할 때에 가장 대중적으로 사용되는 방법 중의 하나이다. 실리카겔 온습포는 환자에게 열을 적용하거나 열을 올리기가 쉽기 때문에 물리치료실이나 카이로프랙틱 연구소에서도 습열 적용으로 대부분 일반적으로 사용된다. 실리카겔 온습포는 간단한 방법으로 치료전 근육의 긴장을 쉽게 완화시킨다. 많은 치료실에서 온습포 가열기는 하루 종일 켜진 상태로 사용하게 되며, 사용한 온습포는 가열기에서 재가열하여 사용되는 것을 볼 수 있다. 보통 한사람 당 하나의 온습포를 사용하지만, 때에 따라서는 여러 개를 사용할 때도 있다. 온습포는 다양한 크기와 모양으로 사용되는데 가장 큰 것은 등 전체를 덮을 만한 크기에서 손을 덮을 때 쓰는 작은 것도 존재한다.

실리카겔 온습포는 피부나 피하조직의 온도를 올리는데 중요한 역할을 한다. 올바르게 사용하면 피부는 20° F, 피하조직은 15° F 이상을 올릴 수 있다. 그러나 실제로 근육조직 아래는 6° F 정도 올릴 수 있다. 손, 발, 발목, 손목의 관절은 온습포를 적용하면 적당하게 온도를 올릴 수가 있다. 조직이 따뜻해지면 근육은 이완되고, 관절의 경직은 감소되며, 교원질섬유는 더 신장된다(조직은 반듯이 신장되지만 이러한 효과는 따뜻함이 계속될 때의 효과이다). 실리카겔 온습포를 적용하면 신장보다 유연함을 더 향상시킨다. 그러나 실리카겔 온습포는 습열을 적용할 때 최선의 방법은 아니다. 왜냐하면 인체의 만곡에 습포나 고온 압착보다 적합하지 않고, 너무 무겁기 때문에 예민한 부위에 적용할 수 없고, 신체의 아래 부분에는 적용할 수 없기 때문이다. 환자는 이러한 3가지 이유 때문에 팩을 깔고 누워서는 안된다: (1) 실리카겔 온습포는 울퉁불퉁하고 편하지 않으며, (2) 환자의 몸무게로 인해 팩에서 물이 압착되어서 나오게 되며 그로 인해 화상을 입을 가능성이 있고, (3) 환자의 피부를 돌아누움 없이는 한 쪽만 연속적으로 관찰할 수 있으므로 팩을 깔고 누워서는 안된다.

실리카겔 온습포는 켄버스천으로 만들어졌고 규토알갱이로 채워져 있으며 거대한 양의 물을 흡수해 겔 상태로 되서 열을 아주 효과적으로 유지할 수 있다. 실리카겔 온습포는 특별하게 만든 금속 용기에 전기적 난방장치를 이용해 가열한다. 한번 금속 용기 안에 물을 가득 채운 후 전원을 켜고, 물의 온도는 1시간에서 2시간 사이에 160° 에서 166° F로 도달할 것이다. 겔로 채워진 팩은 뜨거운 물에 놓이게 되며 열을 흡수할 것이다. 그 용기는 밤새도록 켜져 있어서 팩은 따뜻하며 바로 사용할 준비가 되어있다. 팩은 뜨거운 물에서 나와 수건으로 감싸지며 환자에게 적용한다. 팩은 또한 뜨거운 물에서 나와서 수건으로 감싼 후 열을 유지하기 위해 아이스박스에 20분 정도 보관할 수도 있다.

오직 하나의 실리카겔 온습포를 특정시간에만 사용한다면 개인용 실리카겔 온습포를 구매하여 핫플레이트 위의 끓는 물에 20분 정도 데운 후 사용하는 것이 더 경제적일 것이다. 온습포 전열장치는 많은 전기 에너지량을 필요로 한다. 가장 작은 용기인 4개의 실리카겔 온습포를 담을 수 있는 전열기는 100와트 정도의 전력을 소비한다. 그러나 에너지 효율을 줄일 수 있는 간단한 방법이 존재한다. 실리카겔 온습포를 매일 하루에 몇 시간만 사용한다면, 아침에 그 용기 안에 차가운 물 대신에 뜨거운 물을 채우는 것이 에너지와 돈을 절약할 수 있는 방법이다. 따뜻한 물은 보다 더 빨리 적당한 온도에 도달 할 것이다. 가장 작은 금속용기는 탱크로부터의 열손실을 줄일 수 있다(NAIMCO, 425-648-7730). 금속용기의 전원을 하루종일 켜 놓는 것보다는 저녁에는 끄고 아침에 켜서 에너지 효율을 더 높일 수 있다.

이렇게 실리카겔 온습포 사용방법을 등에 적용할 수 있다. 또한 차가운 것을 겸해서 적용해 교대치료를 창출해 낼 수도 있다.

**온도:** 실리카겔 온습포는 뜨거운 물에서 160° F에서 166° F의 온도로 가열될 수 있다. 실리카겔 온습포는 물에서 나오면 빨리 식지만 식을 때까지는 화상의 위험이 존재한다. 실리카겔 온습포가 식는 것은 다양한 요인이 있을 수 있다. 물에서부터 언제 나오며, 수건의 두께가 얼마나 두꺼운지, 하지만 정확하게 얼마나 빨리 식는지는 알 수 없다. 치료를 하는 모든 시간 동안 환자로부터 화상의 잠재성을 관찰해야 한다.

**소요시간:** 피부의 진정작용은 15분에서 20분 정도 걸린다.

**필요장비:** 금속재질인 온습포 담을 용기, 온습포, 온습포를 용기에서 꺼낼 때 쓰는 장갑, 온습포와 환자의 피

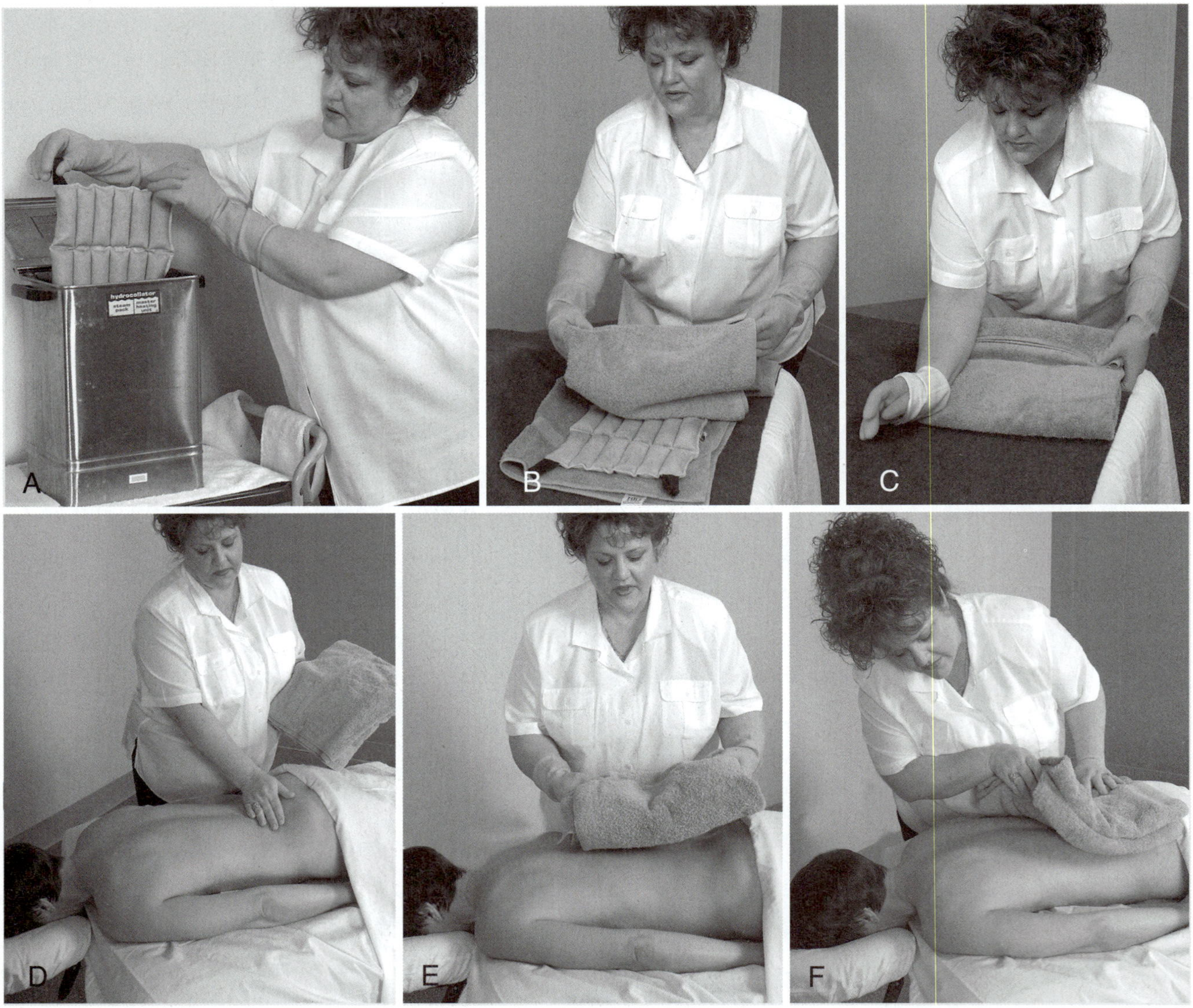


그림 5-2 ■ 실리카겔 온습포. A. 뜨거운 물속에서 장갑을 끼거나 집게를 이용해서 실리카겔 온습포의 모서리를 잡아서 꺼낸다. B. 하나 또는 그 이상의 수건을 덮는다. C. 환자에게 적용하기 전에 치료사의 손이나 손목을 이용해서 너무 뜨거운지 확인한다. D. 감싼 팩을 환자에게 적용하기 전에 환자의 치료 부위를 눈으로 확인한다. E. 환자의 등쪽에 온습포를 놓는다. F. 첫 2~3분 동안은 팩을 들어서 그 밑에 있는 조직을 관찰한다.

부 사이에 놓을 4~6장 정도의 충분한 수건, 온습포 제작업자에게서 테리천이라는 특별한 천으로 만든 커버를 구매하고, 적어도 그 커버와 환자의 피부 사이에는 한 개 이상의 수건이 존재해야 한다.

**효과:** 주로 열효과

**청소:** 사용한 수건은 세탁하고 실리카겔 온습포는 용기로 다시 넣는다. 탱크안의 물은 작은 규소 알갱이들로 인해 오염이 되므로 주기적으로 교환해 주어야 한다.

**적용절차:**

1. 국소열을 사용할 경우 환자가 금기증인지를 확인한다.
2. 환자에게 국소열을 사용하는 것을 설명하고 동의를 받는다.
3. 가열기에 나타난 가장 낮은 온도를 설정하고 물의 온도를 확인한다.
4. 집게나 장갑을 사용해 뜨거운 물에서 실리카겔 온습포를 꺼내고 모퉁이에 팩을 올려놓는다(그림 5-2A).

5. 하나 이상의 수건을 가지고 감싼다. 큰 목욕용 수건을 반으로 접거나, 작은 수건 여러 장을 사용해 뜨거운 팩을 감싼다. 그 수건층은 환자의 피부를 화상으로부터 보호하며 그 팩이 빨리 식는 것을 예방하는 것이다. 실리카겔 온습포는 일반적으로 6장의 수건이 필요하지만, 때에 따라서는 여분의 수건이 필요할 때도 있다. 특별하게 테리천으로 만든 커버를 많이 사용한다. 어린이나 노인들 같은 경우는 더 많은 수건을 필요로 한다(그림 5-2B).
6. 당신의 손이나 손목을 이용해서 너무 뜨거운지 확인한다(그림 5-2C).
7. 환자에게 따뜻한 팩을 적용할 것이라고 이야기하고 뜨겁다는 느낌이 있으면, 바로 즉시 이야기하라고 말한다.
8. 수건으로 감싼 팩을 적용하기 전에 시각적으로 치료 부위를 확인한다(그림 5-2D). 당신이 보고 정상적인 피부상태이면, 온습포를 적용한다.
9. 환자의 등쪽으로 온습포를 적용한다(그림 5-2E).
10. 처음 매 2~3분 간격으로 관찰한다. 팩을 들어 올려서 조직을 확인한다. 정상적인 경우, 밝은 연분홍색으로 혈액의 흐름이 증가되어 나타나는 것이지만 물집이 생기는 것 같은 징후나 타는 듯한 느낌이 들면 확인을 해야 한다. 그래서 항상 환자에게 느낌이 어떻냐고 물어보아야 한다. 만약 필요하다면, 여분의 수건으로 피부를 보호해야 한다. 온습포는 20분 정도 사용하면 식기 때문에 시간이 흐를수록 화상의 위험은 줄어든다(그림 5-2F).
11. 온습포가 식으면 따뜻함을 유지하기 위해서 수건을 제거하고 환자의 피부상태를 계속 지켜본다.
12. 환자가 너무 뜨거워 하거나 피부의 이상 징후가 보일 때는 즉시 팩을 제거한다.
13. 건조한 피부에는 오일이나 로션을 바른 후 마사지를 적용한다. 치료사는 환자의 조직이 따뜻하고 유연해진 것을 관찰할 수 있을 것이다.

## 습포
## FOMENTATIONS

**습포**는 라틴어로 *fomentum*이라는 단어에서 유래되었으며 '마음을 가라 앉히다', '찜질을 하다', '따뜻하게 하다'라는 의미를 가지며, 습기를 적용해 신체에 열을 전달해서 치유효과를 나타낸다. 습열을 적용하기위해 특별하게 만든 큰 패드 즉, 두꺼운 프랄렌천, 수건, 다른 두꺼운 물질들이 뜨거운 물을 흡수하면 더 효과적으로 열을 유지할 수 있다(글상자 5-1 습포 만들기). 다른 습열적용과 마찬가지로 습포는 국소조직의 온도를 상승, 국소혈액 순환 증가, 이완, 근육이나 근막의 유연함, 많은 근골격계통의 통증을 경감시킨다. 습포는 예전의 민간요법으로도 다양하게 사용되어져 왔다. 20세기에 세계1,2차 대전 동안 유행했던 유행성 소아마비 상처의 회복을 위해서 물을 이용한 치료가 광범위하게 사용되어졌다(글상자 5-2).

몇몇 사람들은 실리카겔 온습포가 더 유리하다고 한다. 실리카겔 온습포는 수건으로만 싸서 사용할 수 있지만 습포는 한겹의 모직과 수건층을 필요로 한다. 습포는 실리카겔 온습포보다 더 많은 준비 시간을 필요로 하지만 처음에는 더 뜨거울 것이고 더 빨리 식을 것이다. 실리카겔 온습포는 작고 유연하지 않은 반면, 습포는 크기도 크고 인체의 만곡에 알맞게 덮을 수 있다.

습포는 아주 뜨겁기 때문에 일반적으로 모직 펠트로 감싸 열을 유지하고 환자의 피부를 보호하기 위하여 여분의 수건을 사용한다. 습포를 적용할 때는 오랫동안 열을 유지해야 하므로 방수의 물질로 된 커버를 사용하며 그 후에 전기 열 패드를 적용한다. 습포는 커버로 쌓인 후 20분 정도 온기가 있으며 그 이후로는 식는다.

습포를 준비할 때에는 먼저 모든 방향에 물을 적신 후 적당히 비틀어서 물을 제거시킨다(그림 5-3A). 그 후 가열시킨다. 4가지의 습포 가열방법은 다음과 같다.

- 젖은 습포를 플라스틱 봉투에 넣어서 표준 전력으로는 5분 정도 낮은 전력으로는 그보다 오랫동안 전자레인지로 가열한다.
- 젖은 습포를 무거운 알루미늄으로 만든 호일에 감아서 425° F의 오븐에 25분 정도 가열한다.
- 젖은 습포. 스파게티요리기구 중에 하나인 찜통에 젖은 습포를 동그랗게 말거나 세워 놓는다. 그 찜통에 물을 넣고 20분 정도 끓인다. 물은 2갤런이나 더 많이 사용한다.
- 집에서 언제든지 사용할 수 있는 큰 습포를 만들려면 보호 장갑이나 큰 목욕용 수건이 필요하다. 보호

**글상자 5-1** *흥미로운 점 (Point of interest)*

## 습포 만들기

고온습포는 비교적 만들기가 쉽다. 작은 고온습포는 단일성분으로 그 자리에서 바로 만들 수 있다. 모든 크기의 고온습포를 만들 수 있는 방법이 있다.

### 작은 고온습포 만들기

**필요장비:** 끓는 물, 보호장갑, 부엌에서 쓰는 스폰지, 수건, 전자렌지

**효과:** 열효과

**청소:** 수건을 씻는다.

적용절차

1. 수건 위에 스펀지를 올려놓는다.
2. 보호장갑을 이용해 적은 량의 끓는 물을 스펀지에 적신다.
3. 그 수건을 반으로 접어서 작은 팩으로 만든다. 그 후 그 수건의 마른 끝 부분을 잡고 들어 올린다.
4. 전자렌지에 30초 적용한다.
5. 수건의 마른 끝 부분을 잡고 전자렌지로부터 꺼낸다.
6. 환자의 피부에 적용하기 전에 치료사의 피부를 이용해 온도를 확인하고 조심스럽게 관찰한다.

### 표준형 크기의 고온습포와 커버

고온습포를 만들 때 이 장에서 지시한 내용을 준비하고 적용해야 한다.

**필요장비:** 무거운 면 1야드, 테리천으로 만든 물질, 혹은 고온습포를 위한 두꺼운 수건, 그리고 커버로 쓰일 모직 1야드나 양모

적용절차

1. 직물을 25×40인치로 자른다.
2. 반으로 접거나 또 반으로 접어서 마지막으로 10×25인치로 만든다.
3. 그 팩의 모서리를 서로 꿰매거나 모든 층을 서로 붙들어 바늘로 꿰맨다.
4. 양모는 모든 면의 고온습포가 완전히 덮히도록 30×32인치로 자른다.

구매를 위한 정보는 부록 D를 참조한다.

---

장갑을 끼고 끓는 물에 있는 습포를 건져내어서 여분의 물을 쥐어짠다. 뜨겁고 젖은 수건은 정상적인 감각을 가지고 있는 사람에게는 바로 적용해도 되지만 모직이나 마른수건을 사용해서 쓰는게 더 좋다. 첫 번째로 확인 할 사항은 뜨거운 것, 젖은 타올은 너무 뜨겁지 않은지 당신의 피부에 확인하고, 그것을 환자에게 적용했을 때는 화상을 입지 않도록 주의 깊게 관찰한다. 뜨거운 타올은 미리 준비된 습포보다 빨리 열을 빼앗긴다. 그러나 방수의 물질로 덮거나 전기적 전열기를 사용하면 오랫동안 따뜻함을 유지할 수 있다.

다음의 절차에 따라 대퇴부 앞쪽에 습포를 적용할 수 있다. 습포는 신체의 모든 부위에 적용할 수 있으며, 환자가 옆으로 누운 자세에서 가슴의 근육, 혹은 환자의 등쪽과 앞부분을 동시에 열을 적용할 수 있다.

습포는 또한 냉을 적용함으로써 새로운 교대치료를 창출할 수 있다. 예를 들어, 이 장에 설명하는 3가지 국소열치료를 사용해 전신치료를 할 수 있다.

**온도:** 적당히 데워진 습포는 아주 뜨겁다. 열의 근원인 전자렌지나 오븐으로부터 제거되면 빠르게 식지만, 적당히 식을 때까지는 화상의 위험이 있을 정도로 뜨겁다. 습포는 물에서 나올 때나 얼나마 두꺼운 수건으로 덥는지에 따라 얼마나 빨리 식는지 변화를 알 수 있다.

**소요시간:** 15~20분 정도면 이완과 진정효과를 가진다.

**필요장비:** 보호 장갑, 습포, 모직물, 수건, 물을 끓일 때 사용하는 전자렌지나 오븐

**효과:** 주로 열효과

**청소:** 습포는 매달고 커버는 말린다. 커버는 환자의 피부에 직접 적용되지 않았기 때문에 특별한 경우를 제외하고 세탁하지 않는다. 수건은 매번 쓴 후 세탁을 한다.

### 적용절차

1. 국소적 열을 사용할 경우, 환자가 금기증인지를 확인한다.
2. 환자에게 국소적 열을 사용하는 것을 설명하고 동의를 받는다.
3. 습포를 물에 적시고 꺼내서 비틀어 짠다(그림 5-3A).

**글상자 5-2** *흥미로운 점 (Point of interest)*

## 소아마비를 위한 고온 습포와 신장

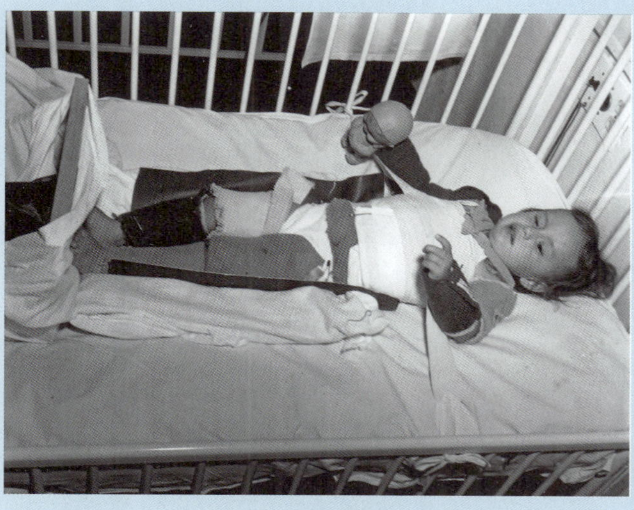

고온 습포를 한 상태에서 병원 침대에 누워있는 소아마비 여아. San Angelo, Taxas, June 1949. (Photo courtesy of March of Dimes Birth Defects Foundation.)

1930년대에 호주 간호장교 Elizabeth Kenny에 의해 소아마비의 근경축이나 통증을 감소시킬 목적으로 그들의 팔다리에 고온 습포를 사용했다. 고온습포는 모직물로 만들어졌으며 각각의 환자에 맞게 잘라서 사용되었다. 모직물은 열을 잘 보존할 수 있기 때문이다. 그 모직물은 아주 뜨거운 물에 의해 데우고 집게를 이용해 끄집어내며 두번 정도 쥐어짜서 환자에게 적용하였다. 급성기 동안에는 한시간에 한 개의 팩을 적용하였다. 고온습포는 긴장을 감소시키고 통증을 줄이지만, 때때로 뜨겁기 때문에 화상을 입기도 한다. 처음 열이 떨어지자마자 간호사와 물리치료사는 관절 각도를 유지하기 위하여 수동적으로 팔다리를 움직이고 고온습포를 적용한다. 그후 완전한 기능회복을 위하여 경련선 근육의 이완을 목적으로 마사지, 신장, 능동운동을 하기 전에 고온습포를 적용한다.

Kenny는 소아마비 환자를 장기간 침대에서 휴식을 취하거나 부목을 사용해 팔다리를 고정하는 기존의 치료 방법과는 전혀 다른 치료 방법을 사용하였다. 기존의 치료방법은 근육의 위축이나 관절의 구축을 더 진행시켰으므로 실제적으로 더 많은 해를 보았다. 많은 사람들은 Kenny의 치료방법에 대해 수용하고 1940년대까지 기존적인 소아마비 치료법을 사용했다.

***참고문헌***


1. Campion M. *Hydrotherapy in Pediatrics*. Rockville, MD: Aspen Systems, 1985, p 236.
2. Wilson D. *Living with Polio: The Epidemic and Its Survivors.* Chicago: University of Chicago, 2005.


4. 지퍼로 된 가방에 넣고 전자렌지로 가열하거나(그림 5-3B). 끓는 물이 있는 찜통에 동그랗게 말아서 넣는다.
5. 보호 장갑을 사용해서 열공급원(전자렌지, 찜통)에서 습포를 조심스럽게 꺼낸다(그림 5-3C).
6. 모직이나 양털로 된 직물로(그림 5-3D) 고온습포를 감싼 후 수건을 놓는다(그림 5-3E). 수건은 환자의 피부를 화상으로부터 보호해 주고, 빨리 식는 것을 막아준다. 습포는 일반적으로 4장의 수건이 필요하지만, 필요할 경우를 대비해서 여분의 수건을 준비한다. 열손실을 막기 위해서 최대한 빠르게 작업한다.
7. 습포와 그 커버가 너무 뜨거운지를 치료사 손이나 손목을 이용해 확인한다(그림 5-3F).
8. 환자에게 습포을 적용할 것이라고 이야기하고, 뜨겁다는 느낌이 있으면 바로 즉시 이야기하라고 말한다.
9. 타올로 싼 습포를 적용하기 전(그림 5-3G) 환자의 피부상태가 정상적인지 눈으로 확인한다.
10. 습포를 환자의 종아리에 적용한다(그림 5-3H).
11. 처음 매 2~3분 간격으로 관찰한다. 팩을 들어 올려서 조직을 확인한다(그림 5-3I). 정상적인 경우 밝은 연분홍색으로 혈액의 흐름이 증가되서 나타나는 것이지만, 물집이 생기는 것 같은 징후나 타는 듯한 느낌이 들면 확인해야 한다. 그래서 항상 환자에게 느낌이 어떻냐고 물어봐야 한다.
12. 습포는 20분 정도 적용하지만, 바로 식기 때문에 시간이 지날수록 화상의 위험이 줄어든다. 습포가 식으면 수건을 한겹씩 제거해서 온기를 유지하지만 피부상태를 항상 확인한다.
13. 피부의 위험신호나 환자가 너무 뜨겁다거나 혹은 너무 뜨거워서 불편하다고 한다면, 습포는 제거한다.
14. 피부가 건조하면 오일이나 로션을 적용 후 마사지를 시작한다. 당신은 환자의 조직이 유연하고 밝은 연분홍색을 띠며 따뜻한 것을 찾을 수 있을 것이다.

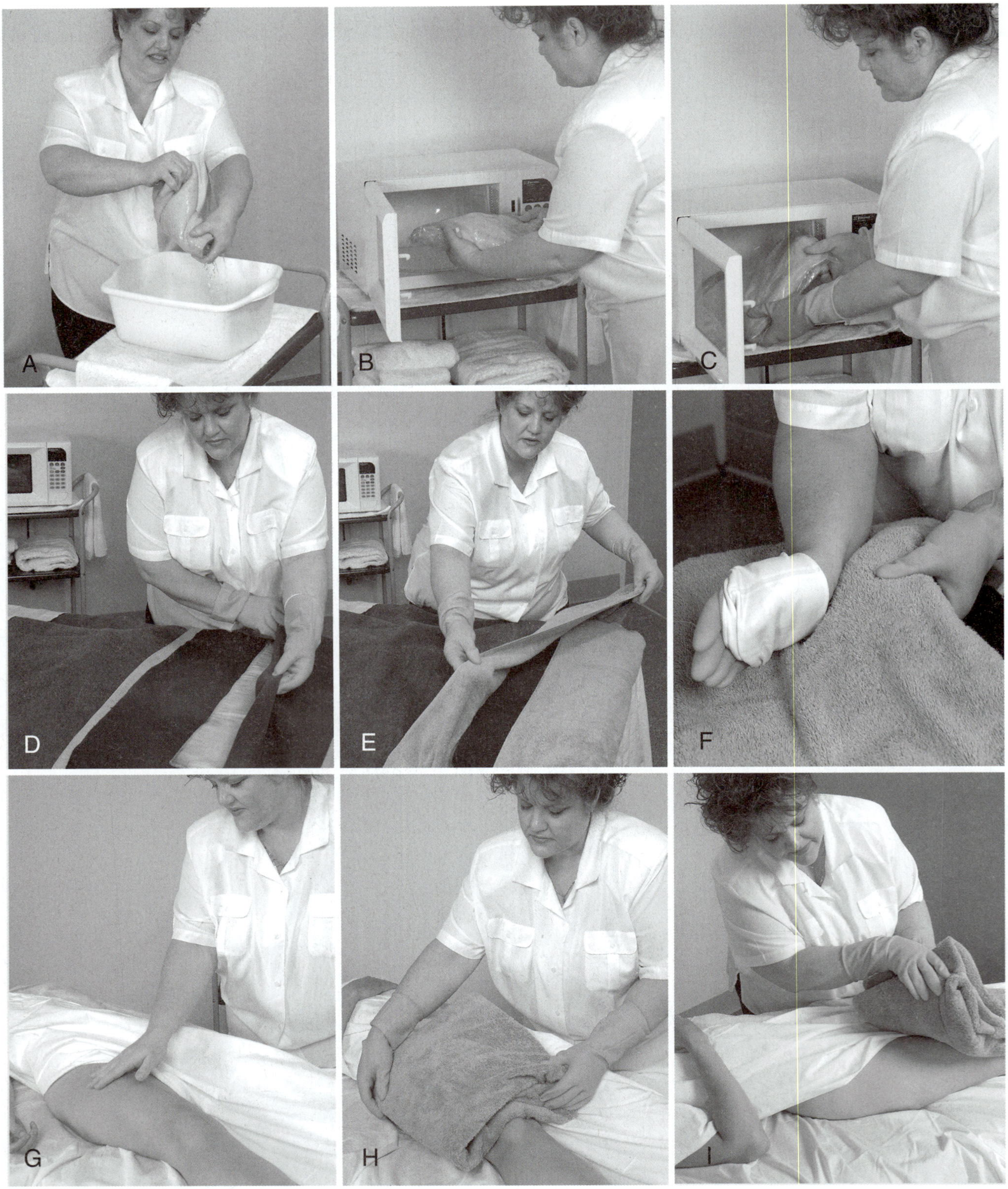


그림 5-3 ■ 습포. A. 습포를 꺼낸 후 물기를 짠다. B. 지퍼가 달린 가방에 넣고 전자렌지나 끓는 물이 있는 찜통에 넣는다. C. 열의 원천(전자렌지, 찜통, 오븐)에서 보호 장갑을 이용해 꺼낸다. D. 뜨거운 습포를 모직이나 양직물로 싼다. E. 수건으로 습포를 감싼다. F. 습포가 뜨거운지 당신의 손이나 손목을 사용해서 확인한다. G. 습포를 적용할 환자의 치료 부위가 정상적인지를 확인한다. H. 환자의 종아리에 습포를 놓는다. I. 처음에는 2~3분 간격으로 팩을 들어서 조직이나 피부의 상태를 점검한다.

**사례연구 5-1**

### 근연축(muscle spasm)으로 인한 통증에 고온습포를 적용

**배경**

Rebecca는 비서직을 은퇴한 65세의 건강상태가 좋은 사람이다. 그녀는 치료사에게 단 한번 마사지를 받은 적이 있다. 그러나 어제 하이킹을 하다가 등을 다쳐서 마사지를 받으로 온 상태이다. 그녀는 심각한 통증으로 인해 남편의 부축을 받으며 도착했다. Rebecca의 어떠한 움직임 즉, 치료대에 올라가거나 옷을 벗는 것조차 심각한 통증때문에 하지 못했다. 그녀의 등은 통증이 한 곳에 모여있었으며, 그 부위를 만졌을 때 아주 예민했다. 카이로프랙터가 최근에 그녀에게 엉치엉덩인대의 보호작용으로 인해 근육의 연축이 발생했다고 진단했다. 그로 인해 완전하게 회복되지 않은 상태에서 아주 오랫동안 걸으므로 인해 손상을 받은 것이다.

**치료**

Rebecca는 의자에 다리를 벌리고 앉을 수 있었다. 그녀의 병력을 듣는 동안 고온습포를, 그녀의 등의 중간정도에 탄력 붕대를 가지고 고정해 놓았다. 그녀의 등 중간은 아주 통증이 심하고, 치료대에 올라갈 수는 없으나 습포를 몇 분 적용 후 통증이 조금 줄어들었다. 이제 그녀는 의자에 앉아있을 수는 있었으나 옷을 벗는 것은 남편의 도움이 필요했다. 치료사는 Rebecca의 통증이 있는 부위에는 습포를 적용하고 그 위, 아래에 마사지를 시행하였다. Rebecca의 통증이 조금 존재하기는 하지만, 점차적으로 줄어들기 시작했다. 통증이 있는 부위 위, 아래에 마사지를 15분 적용한 후, 치료사는 습포를 제거했다. 남편의 도움으로 Rebecca를 마사지 치료대 위에 올라간 후, 치료사는 통증이 있는 근육에 특별한 마사지를 적용했다. 그녀의 등은 핑크색이고 유연하며 치료할 준비가 되었다.

**논의 질문**

1. 습포는 어떻게 해서 Rebecca의 통증을 줄일 수 있었을까?
2. 이 상황에서 다른 국소적 열치료나 냉치료를 적용했으면 어떠했을까?

## 압착
## COMPRESS

고온 **압착**은 실리카겔 온습포 혹은 고온 습포보다는 온순한 습열이며 물을 천에 적시는 것을 말한다. 고온 압착은 실리카겔 온습포나 습포보다 만들기도 쉽고 간단하기 때문에 사용하기가 이롭다.

모든 치료사는 뜨거운 물 속에 있는 천을 보호 장갑을 끼고 꺼내서 물기를 짠다. 고온 압착의 이점은 실리카겔 온습포나 고온습포보다 빨리 식는 것이다. 역사적으로 보면, 뜨거운 물에 허브나 오일, 무기질 혹은 소금같은 여러 가지 물질을 넣어서 사용하였다. 또한 차가운 치료법을 다양하게 겸해서 교대 치료를 만들었다.

당신은 아주 쉽게 고온 압착을 만들 수 있다. 예를 들어, 눈을 덮는 작은 고온 압착을 만들려면 따뜻한 물에 얼굴 닦는 수건을 적시고, 꺼낸 다음 물기를 제거하고 사용하면 된다. 작거나 중간 정도의 고온 압착은 작은 수건이나 몇 겹의 천으로도 만들 수 있다. 등을 덮을 수 있을 정도의 고온 압착은 큰 목욕용 수건을 이용해서 만들 수 있다. 고온 압착을 만드는 다양한 방법이 존재한다. 고온 압착을 만들기 위해 스토베탑을 사용하거나 칠면조 요리를 만들 때 쓰는 슬로우 쿠커나 전자렌지 혹은 높은 열을 내는 전열기를 사용할 수 있다. 따뜻한 물에 그 천을 적셔서 쥐어짠 후 동그랗게 말거나 소세지 모양으로 만들어서 끓는 물에 넣는다. 얼굴 닦는 수건을 가지고 전자렌지에 잠시 동안 가열 후 사용할 수도 있다. 가열하는 시간은 전자렌지의 전력량에 따라 달라질 수 있다. Hot Towel Cabi라고 하는 가열기구를 판매하고 있는데 이는 작은 크기부터 중간 정도의 크기까지 필요할 때마다 사용할 수 있는 것이다.

고온 압착은 항상 화상의 위험이 있기 때문에 고온 압착을 적용할 때 환자가 뜨겁다고 불편해 하는지, 아니면 피부상태를 관찰해야 한다. 고온 압착이 뜨거워서 환자에게 불쾌감을 주거나 화상을 입히게 해서는 안된다.

아래팔(전완, forearm)에 습포를 적용할 때 간단한 적용절차를 요약하였다.

**온도:** 고온(110~120° F)

**소요시간:** 10~20분 정도 압착의 크기나 갯수에 따라서 달라지고 작은 것은 큰 것보다 빨리 식는다.

**필요장비:** 온도계, 뜨거운 물, 적당한 크기의 수건, 손 보호용 장갑

**효과:** 주로 열효과

**청소:** 깨끗하고 위생적인 물을 용기에 넣고 수건은 세탁한다.

**적용절차:**

1. 국소적 열을 사용할 경우 환자가 금기증인지를 확인한다.
2. 환자에게 국소적 열을 사용하는 것을 설명하고 동의를 받는다.
3. 물의 온도를 확인하고 110° 에서 120° F의 온도를 유지한다(그림 5-4A).
4. 장갑을 끼고 뜨거운 물을 천에서 쥐어짠다 (그림 5-4B).
5. 치료사의 손이나 손목을 이용해서 너무 뜨거운지 확인한다(그림 5-4C). 그 온도가 차갑다면 안전한 온도이다.
6. 환자에게 압착을 적용할 것이라고 이야기하고 뜨겁다는 느낌이 있으면, 바로 즉시 이야기 하라고 말한다.
7. 뜨거운 것을 적용하기 전에 환자의 피부가 정상적인지를 시각적으로 확인한다. 당신이 보고 정상적인 피부상태면, 온습포를 적용한다.
8. 환자 치료부위에 습포를 적용한다(그림 5-4D). 열손실을 막기 위하여 작은 플라스틱재질의 커버를 맨 위에 올려놓는다.
9. 환자의 피부를 관찰하며 가끔씩 어떻냐고 물어본다.
10. 가열 패드를 사용하지 않는다면, 매 2분마다 새로운 따뜻한 천으로 교체한다(그림 5-4E). 가열 패드가 있는 경우에는 10~20분 정도로 교체 없이 사용 가능하다.
11. 마지막으로 압착을 교체할 때는 그 부위를 마른 천으로 물기를 닦아낸다. 그러면 환자의 피부가 분홍색의 유연하고 따뜻함을 알 수 있을 것이다.

## 습열패드
### MOIST HEATING PAD

전기적 가열패드는 따뜻하거나 뜨거운 것을 적용하는 방법 중의 하나이다. 스위치를 조정해 따뜻해지므로 준비시간이 필요 없다. 치료사가 사용하기가 편리하다. 그리고 아주 유연하기 때문에 신체의 어느 부위든지 감쌀 수 있다. 실리카겔 온습포나 습포같이 수건으로 감쌀 필요가 없기 때문에 부피도 크지 않고 일하기도 쉽다. 예를 들어, 등쪽에 마사지를 할 동안에도 적용할 수 있다. 그러나 열패드는 실리카겔 온습포나 습포같이 감각이 둔하거나 또한 전기장치 없이는 사용할 수가 없다. 또한 패드를 사용할 때는 콘센트 가까이에 있어야 하며 치료사는 반드시 전기선 주위에서 일을 해야 한다. 또한 열 패드는 그 열기가 강하지 않으므로 환자에게 큰 반응은 볼 수 없지만, 냉치료과 겸해서 교대치료를 만들어 낼 수 있다.

습열과 건열의 두 가지 종류의 전기 열패드가 있다. 습열 전기패드는 전기열 패드와 공기로부터 습기를 유지할 수 있는 커버로 이루어져 있다. 패드가 켜지면 습열도 따뜻해지고, 따라서 커버에도 열이 전달될 것이다. 건열 전기적 열패드는 치료부위를 젖은 천으로 덮고 건열 전기열 패드를 그 위에 올리고 습열 패드로 사용할 수 있다. 습열은 건열보다 더 깊은 곳까지 열을 전달하기 때문에 더 선호한다. 습열이나 건열은 잠이 들 수 있기 때문에 위험하며, 화상을 일으킬 수 있다. 많은 전기 열패드는 사용 후 몇 분 혹은 몇 시간 후에 자동적으로 꺼지는 자동멈춤 기능을 가지고 있다. 모든 전기패드가 자동 멈춤 기능을 가진 것이 아니므로 치료사는 집에서 환자가 사용하게 된다면, 자동 멈춤기능을 사용할 수 있는지 확인한다. 감각저하인 사람, 예로 당뇨병적인 신경장애, 척수 손상과 같은 감각저하를 가지고 있는 사람에게 사용할 때는 신중해야 한다. 왜냐하면 이들은 화상을 입어도 느끼지 못하기 때문이다.

복부에 사용하는 간단한 적용절차를 설명하였다. 환자가 마사지를 받으러 왔을 때 환자의 피부와 전기열 패드 사이에 위생상 한 겹의 수건을 둔다.

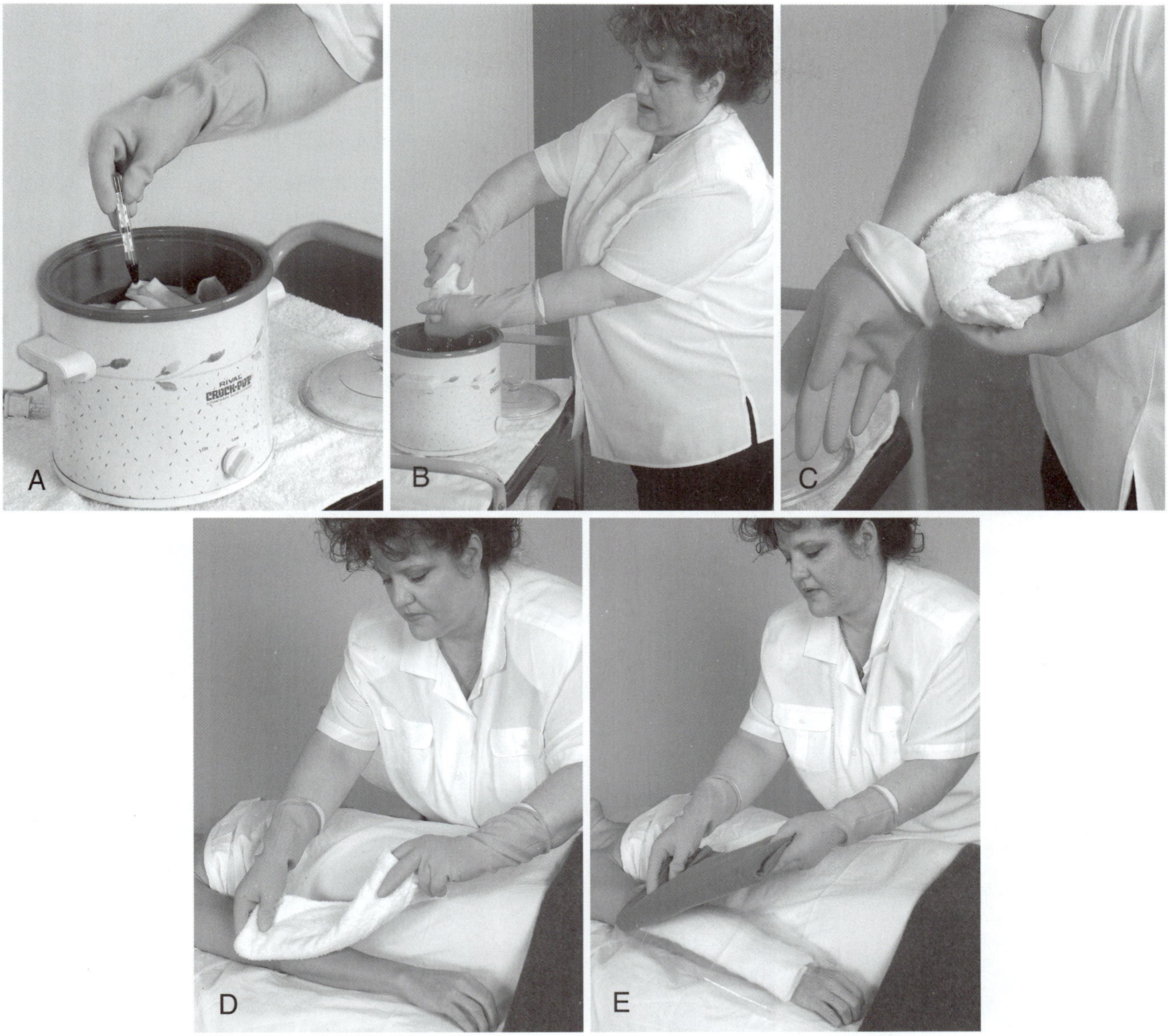


**그림 5-4** ■ 고온 압착. **A.** 물의 온도를 확인한다. **B.** 보호 장갑을 끼고 뜨거운 물로부터 천을 꺼낸다. **C.** 뜨거운 정도를 치료사의 손이나 손목으로 반드시 확인한다. **D.** 환자 피부에 그 천을 적용한다. **E.** 그 위에 플라스틱 재질의 천을 올려놓는다.

**온도:** 낮은 온도 78° F에서 고온 125° F까지 설정한다.

**소요시간:** 15분. 환자의 상태에 따라서 더 오래 할 수도 있다.

**필요장비:** 전열장치, 작은 플라스틱 혹은 천재질의 시트.

**효과:** 주로 열효과

**청소:** 환자의 피부와 접촉된 모든 것은 위생적이어야 한다. 열패드와 피부 사이에 존재하는 천은 세탁하고 플라스틱재질의 천은 뜨거운 물과 비누로 씻거나 버린다.

**적용절차:**

1. 국소열을 사용할 경우 환자가 금기증인지를 확인한다.
2. 환자에게 국소열을 사용하는 것을 설명하고 동의를 받는다.
3. 열 패드를 점검한다(그림 5-5A).
4. 열패드 전기를 연결하고 켠다(그림 5-5B).
5. 환자에게 열패드를 적용할 것이라고 이야기하고, 뜨겁다는 느낌이 있으면 바로 즉시 이야기하라고 말한다.
6. 치료 적용할 부위를 시각적으로 확인한다(그림 5-

5C). 환자의 피부가 정상적인지를 확인한다.
7. 복부에 열패드를 놓는다(그림 5-5D)
8. 매 5분 동안 패드를 들어서 조직을 관찰한다(그림 5-5E).

## 고온 물병
## HOT WATER BOTTLES

*사람들은 미래의 건강 위험을 줄이기 위해 약을 더 효과적이고, 경제적이고 안전하게 뜨거운 물로 먹는다.*

— *Agatha Thrash, MD, Home Remedies*[6]

고온물병은 예로부터 수치료로 사용하고 있는 방법 중의 하나이다. 플라스틱이나 고무가 발견되기 전의 문화에서 고온 물병은 코르크 마개와 토기로 대부분 만들어졌다. 그것은 아프거나 잠자기 전에 차가운 침대를 따뜻하게 데우기 위해서 쓰였다. 팔 다리 또한 그것으로 인해 따뜻함을 유지했으며 세라믹으로 된 물병은 움푹 들어간 모양으로 발에 사용되었으며 작은 물병은 머프 안에 넣어 손을 따뜻하게 만들었다.

오늘날에는 고온물병은 고무나 플라스틱으로 만들어졌으며, 간단하고, 값이 싸고, 다양한 방법으로 국소열을 적용하는데 사용하고 있다. 치료대에서 추워하는 환자에

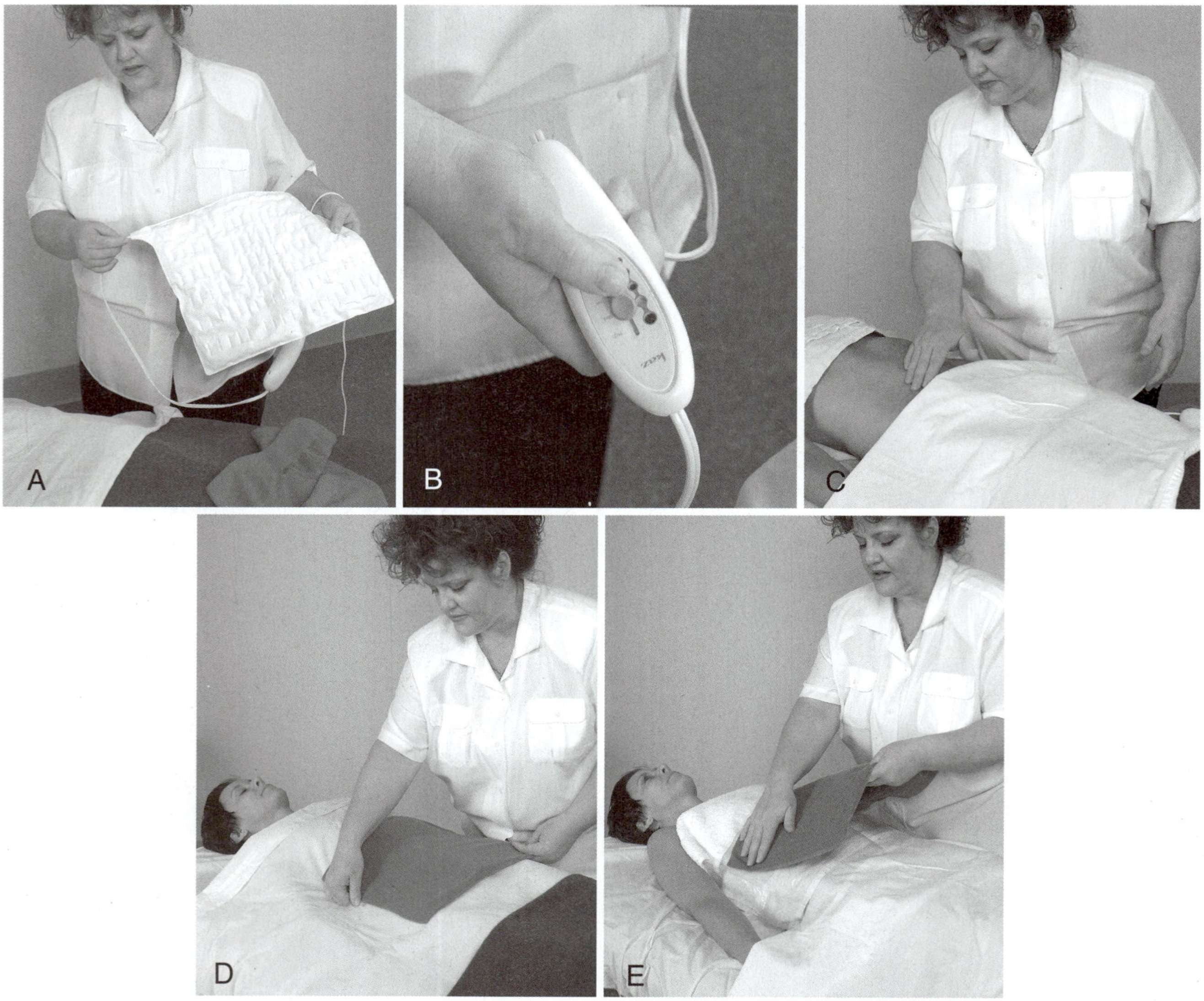

그림 5-5 ■ 습열 패드. **A.** 열 패드를 확인한다. **B.** 열패드를 전기 연결한 후 켠다. **C.** 치료 할 부위를 시각적으로 확인한다. **D.** 환자의 복부에 열패드를 놓는다. **E.** 처음 5분 동안 패드를 들어서 조직을 관찰한다.

게 따뜻하게 사용할 수 있다. 고온물병은 신체 어느 부위에 마사지를 적용하고 있을 때나 아픈 부위에 적용할 수 있고, 습포나 압착의 따뜻함을 오래 유지하기 위해 그 위에 올려서 사용하기도 한다. 고온물병은 즉시 사용할 수 있고 다양한 크기가 존재하며 어떠한 플라스틱으로도 만들 수 있다. 고무로 만든 물병은 큰 부위를 덮을 수 없는 단점이 존재한다. 전기 열패드 위에 뜨거운 물병을 사용하면 점차적으로 식고, 환자가 화상을 입을 가능성이 줄어든다.

## 고무로 된 고온물병
RUBBER HOT WATER BOTTLE

고무로 만든 고온 물병은 신체의 어떤 부위든 적용할 수 있다. 고무로 된 고온 물병에 공기를 없애고 물을 가득 담으면 유연해질 것이고 또한 환자의 어느 곳이든 적합할 것이다. 예를 들면, 작은 물병은 턱밑에 적용할 수도 있고, 팔 부위 중 가장 높은 곳, 바로 누운 자세에서 복부, 엎드려 누운 자세에서 목 뒤쪽이나 무릎 위에 적용할 수 있다. 큰 것은 가슴, 복부, 바로 누운 자세에서 다리 혹은 엎드려 누운 자세에서 다리나 등에 적용할 수 있다. 치료하는 중에 고온 물병을 환자의 가슴이나 복부 주위인 손이 잘 닿는 곳에 두고, 치료하는 동안 몸을 따뜻하게 할 수 있게 한다.

고온 물병 위에는 압력이나 무게를 가해서는 안된다. 오래 사용하려면 그것을 접거나 분해하지 말고, 끓는 물로 채워서도 안된다.

등쪽으로 고온 물병치료를 적용하는 적용절차를 간단하게 설명하였다.

**온도:** 고온(110~120° F)

**소요시간:** 10~30분

**필요장비:** 물 온도계, 고온 물병, 고온 물병을 싸는 얇은 천

**효과:** 주로 열효과

**청소:** 천은 세탁하고 물병은 안을 완전히 비운 후, 위가 아래 방향 쪽으로 매달고 서늘하게 건조시킨다.

**적용절차**

1. 국소적 열을 사용할 경우, 환자가 금기증인지를 확인한다.
2. 환자에게 국소열을 사용하는 것을 설명하고 동의를 받는다.
3. 병에 물을 반이나 2/3 정도 채운다(그림 5-6A). 온도계를 사용해서 110~120° F 정도까지 온도를 올린다(그림 5-6B). 공기를 완전히 빼고 물이 세지 않게 뚜껑이 완전히 잠겼는지 확인한다.
4. 환자의 등에 얇은 천을 데거나, 고온 물병을 천이나 베개 커버로 싸서 환자의 피부를 보호한다(그림 5-6C).
5. 고온 물병이 데워졌으면, 환자에게 뜨겁다는 느낌이 있으면 바로 즉시 이야기하라고 말한다.

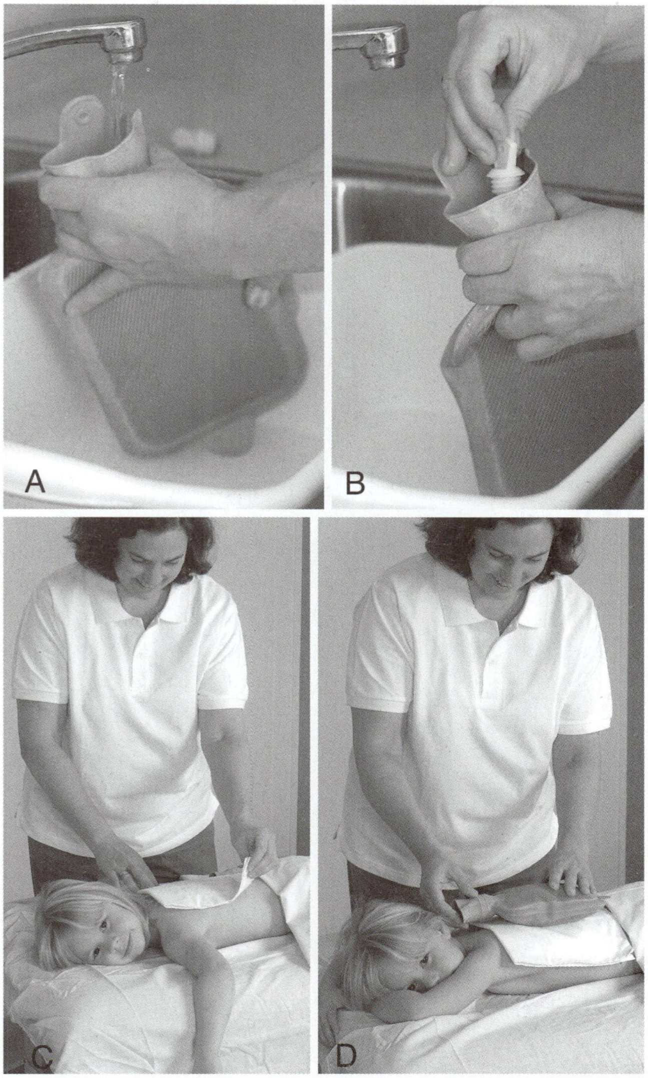


**그림 5-6** ■ 고무 고온 물병. **A.** 물의 온도를 확인하고 물병에 1/2, 2/3 정도의 물을 체운다. **B.** 공기를 완전히 제거한 후 물이 세지 않게 완전히 잠근다. **C.** 환자의 등에 천이나 베개 커버를 놓는다. **D.** 등쪽의 천위에 고무 물병을 올려 놓는다.

6. 고온 물병을 올려 놓기 전에 시각적으로 환자의 피부가 정상적인지를 확인한다.
7. 등쪽으로 뜨거운 물병을 올려놓는다(그림 5-6D).
8. 고무로 된 물병은 화상을 입을 염려가 적지만 환자의 피부를 관찰한다.

## 납작한 플라스틱 고온 물병
## FLAT PLASTIC HOT WATER BOTTLE

납작한 플라스틱 고온 물통은 적당한 온도의 물이 채워져 있을 때, 그 위에 누워도 안전하다. 신체 표면 위에 있을 때도 가능하다. 치료하기 전 치료대를 따뜻하게 하기 위해 사용할 수 있다. 치료하는 동안 환자의 몸전체를 따뜻하게 데우거나 치료하기 전에 국소부위를 따뜻하고 유연하게 할 수도 있다. 그 온기는 약 2시간 정도 유지된다. 이 특별한 수치료법의 장점은 값이 싸고 기술정도가 낮아서 모든 치료사가 물병과 뜨거운 물만 있으면, 치료가 가능하다. 한번 뜨거운 물로 채우면, 두 명의 환자에게 쓸 수 있다. 또한 차가운 물을 채워서 대비된 치료를 교대치료를 겸해서 쓸 수도 있다. 큰 물병은 환자의 넓은 부위에 적용되고, 또한 심부 온도를 잠재적으로 더 많이 올릴 수 있을 것이다.

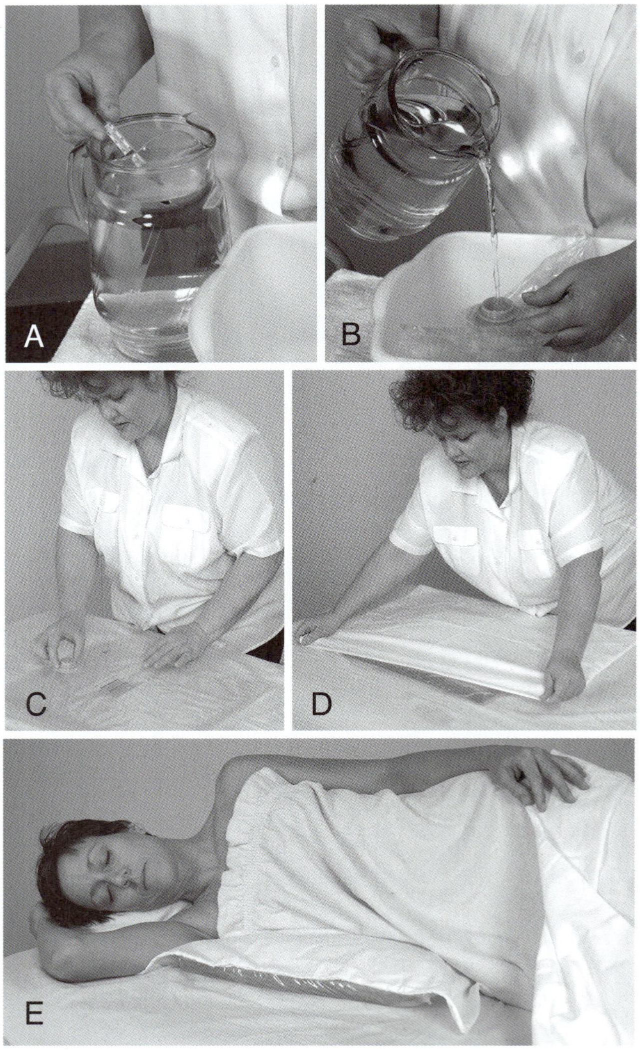

그림 5-7 ■ 납작한 플라스틱 고온 물병. **A.** 물의 온도를 확인한다. **B.** 물병에 1/2, 2/3 정도의 물을 채운다. **C.** 공기를 빼내고 완전히 잠근 후 물이 세는지 확인한다. **D.** 고온 물병을 커버로 덮는다. **E.** 환자는 고온 물병 위에 눕는다.

**온도:** 아주 고온 〔108~113°F(뜨거운 물)〕

**소요시간:** 5~30분. 환자의 조직은 시작한 5분 후에 따뜻함을 느낄 수 있다.

**필요장비:** 물 온도계, 고온 물통, 고온 물통을 쌀 수 있는 얇은 천(베개 커버가 이상적이다)

**효과:** 주로 열효과

**청소:** 천은 세탁하고 물병은 완전히 비우고, 마지막 물기를 마져 없앤 후 납작하게 눕혀놓는다.

**적용절차**

1. 국소적 열을 사용할 경우 환자가 금기증인지를 확인한다.
2. 환자에게 국소적 열을 사용하는 것을 설명하고 동의를 받는다.
3. 온도계를 이용해 108°~113°F 정도의 온도를 맞춘다(그림 5-7A). 물병에 1/3 정도의 뜨거운 물을 채운다(그림 5-7B). 약 6컵 정도의 물을 필요로 하며 18×24 인치의 물병을 사용한다.
4. 물병을 조심스럽게 치료대로 옮긴 후 편평하게 깔아놓는다. 치료사는 손을 이용해 공기를 제거한 후 물이 세지 않게 꽉 잠근다(그림 5-7C).
5. 옷, 베개 커버로 감싸거나 그것을 베개 커버 안에 넣는다(그림 5-7D).
6. 환자에게 뜨거운 물병을 올릴 것이라고 이야기하고 뜨거우면 알려 달라고 한다(그림 5-7E).
7. 정확한 온도를 사용하면 화상의 위험은 없지만, 환자를 계속 관찰해야 한다. 온습포나 고온 습포보다 더 느리게 따뜻함을 느낀다.

## 겨자 플라스터
## MUSTARD PLASTER

**플라스터**는 보통 허브를 혼합해서 만들며 신체 모든부위에 천을 덮어서 적용할 수 있다. 겨자는 물과 결합될 때 효소나 화학적인 상태가 되며 합성물질은 피부표면의 혈액순환을 촉진한다. 플라스터는 피부신경종말을 자극하거나 중추신경계로부터 나타나는 통증을 분산시키는 **유도효과**(counterirritant) 기능도 가진다. 겨자 플라스터는 근육조직을 따뜻하게 할 때 사용하는데 특히, 심부조직, 관절염 같은 만성 통증에 사용된다.

겨자는 유럽에서 의학용이나 식용 목적으로 사용되는 것을 쓴다. 겨자 열매는 미국 Pharmacopeia(의학용허가를 받은 것)에서 들어 왔으며 이는 목욕용, 분말, 액상, 마사지 오일에도 포함되어 있다. 조제된 겨자는 다양하게 사용될 수 있으며 겨자분말은 미국의 군대에서 사용하는 약품 중의 하나이다. 20세기에는 플라스터를 거의 사용하지 않았으나, 오늘날에는 가정용 치료제로 많이 쓰이고 있다. 최초에 겨자 플라스터는 쓰지 못하는 것이라해서 버렸었다. 그러나 실제적으로 기관지염이나 냉가슴과 같은 호흡성질환이나 관절염의 통증, 국소혈액순환, 진정작용을 제공한다. 오늘날 마사지 치료사들은 치료 전에 근육의 심부까지 열을 전달하거나 통증이 있는 근육이나 관절에 적용한다.

겨자 플라스터는 아주 뜨겁기 때문에 물집이 생길 수 있으므로 환자의 피부 아래를 잘 관찰하여야 하며 치료시간을 정확히 지키고 제거 시 조심한다.

어깨 앞쪽에 적용하는 간단한 적용절차를 소개하였다.

### 적응증

1. 국소 혈액순환 장애
2. 겨자 프라스터를 제거한 후 통증이 있는 근육에 마사지를 적용할 때
3. 오십견
4. 통풍
5. 근육으로 인한 급성 허리통증
6. 만성 허리통증
7. 관절통

### 금기증

1. 예민한 피부
2. 겨자에 알레르기가 있는 자.
3. 개방성 피부(상처, 습진 등)
4. 척수손상이나 당뇨성 신경 장애와 같은 열적용 금기 환자.

**온도:** 고온(110° F)

**소요시간:** 15~30분

**필요장비:** 겨자 파우더 한 티스푼, 밀가루 4티 스푼을 미지근한 물에 넣어 반죽한다. 스푼은 반죽을 젓거나 측정할 때 사용한다. 얇은 면 천, 약 10×12인치 플라스틱보다 약간 큰 조각, 작은 수건, 습포, 뜨거운 물병, 플라스터를 따뜻하게 하는 전열장치, 작은 쟁반

**효과:** 주로 겨자의 화학적 효과와 플라스터에 열을 가해 열효과까지 나타난다.

**청소:** 플라스터와 플라스틱 천은 처리하고 얇은 천과 수건은 세탁한다.

### 적용절차

1. 국소적 열을 사용할 경우, 환자가 금기증인지 확인한다.
2. 환자에게 국소적 열을 사용하는 것을 설명하고 동의를 받는다.
3. 겨자가루를 물과 1:4로 섞어서 반죽을 만들고, 얇은 천 위에 펼칠 수 있을 만큼 반죽한다(그림 5-8A).
4. 쟁반에 그 천을 올려 놓는다(그림 5-8B).
5. 겨자혼합물을 스푼을 이용해 천 위에 마른 부분이 없이 충분히 펼쳐 바른다(그림 5-8C). 오직 하나의 천만 환자의 피부와 플라스터 사이에 놓는다.
6. 플라스터를 적용하기 전에 환자에게 뜨겁다는 느낌이 있으면, 바로 즉시 이야기 하라고 말한다.
7. 플라스터를 적용하기 전에 환자의 피부상태가 정상적인지를 시각적으로 관찰한다(그림 5-8D).
8. 환자의 어깨앞 쪽으로 플라스터를 적용한다(그림 5-8E).
9. 한겹의 플라스틱 천으로 덮는다(그림 5-8F).
10. 작은 수건으로 플라스틱을 덮는다.
11. 근본적인 열 위에 플라스터 플라스틱 작은 수건이 놓이게 된다(그림 5-8G).

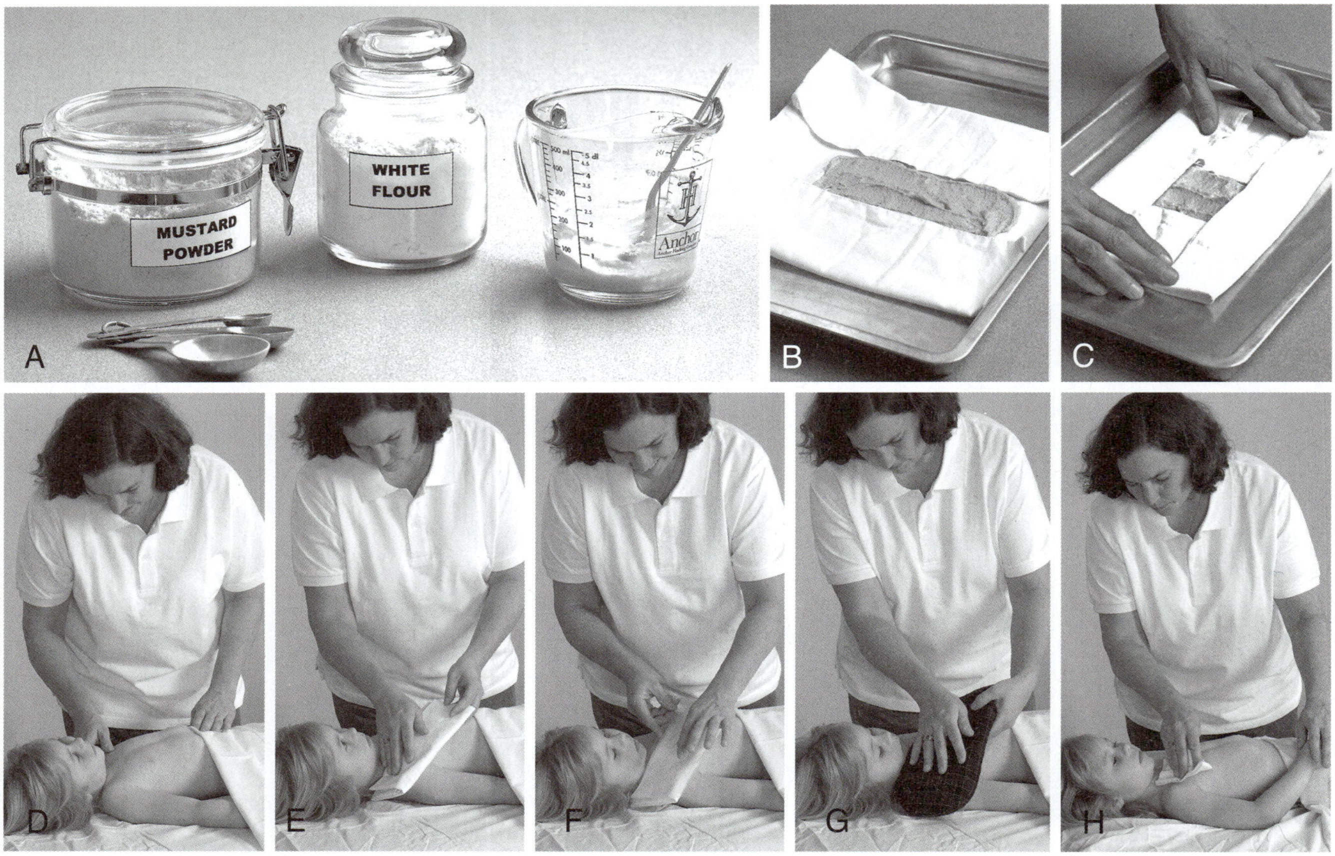


**그림 5-8 ■** 겨자 플라스터. **A.** 겨자가루를 물과 1대 4로 섞어서 반죽을 만들고, 얇은 천 위에 펼칠 수 있을 만큼 반죽한다. **B.** 쟁반에 그 천을 올려 놓는다. **C.** 겨자혼합물을 스푼을 이용해 천 위에 마른 부분이 없이 충분히 펼쳐 바른다. **D.** 플라스터를 적용하기 전에 환자의 피부상태가 정상적인지를 시각적으로 관찰한다. **E.** 환자의 어깨앞쪽으로 플라스터를 적용한다. **F.** 한겹의 플라스틱 천으로 덮는다. **G.** 근본적으로 열위에 플라스터 플라스틱 작은 수건이 놓이게 된다. **H.** 겨자를 닦아내기 위해 식물성 오일을 작은 천이나 직물에 적셔서 피부를 깨끗이 한다.

12. 20분 적용 후 플라스터를 제거한다.
13. 환자의 피부를 조심스럽게 관찰한다. 20분 전에 환자의 피부가 매우 빨간색을 띠면, 플라스터를 벗겨낸다. 환자가 화상이나 물집이 생기는 것 같은 느낌이 든다면, 즉시 플라스터를 제거한다.
14. 겨자를 닦아내기 위해 식물성 오일을 작은 천이나 직물에 떨어뜨려 겨자를 닦아내고 피부를 깨끗이 한다(그림 5-8H).

## 캐스터 오일팩(피마자유 포) CASTOR OIL PACK

피마자 열매를 압착해서 투명한 오일로 뽑아낸 것이 피마자유이다. 피마자 식물은 세계 어디에서든지 잘 자라기 때문에 그 오일을 획득하기는 쉽다. 아유르베다 의술과 유럽 의술 둘 다 이 오일을 많이 사용했으며 오늘날에는 약국에서 일반적으로 살 수 있다. 피마자유에는 지방산 특히 리시놀래산이 많이 함유되어 있다. 피마자유 팩은 국소혈액이나 림프 순환, 민무늬근의 이완, 반흔조직의 연화, 근육이나 관절의 통증 이완, 특별한 부위의 이완에 도움을 준다. 혈관확장은 팩 위에 놓인 오일의 화학적 흡수가 증가해서 국소열 효과를 나타낸다.

어떤 사람들은 오래전부터 내려온 민간요법으로 오일이 강한 해독작용을 가진다고 믿고 있다. 하지만 이 주장은 연구된 바 없다. 더 중요한 것은 치료사들이 유착이나 섬유증을 부드럽게 하기 위해 피마자유를 사용하는 것이다. 피마자유는 마사지 수업 시작 시 유착된 조직을 치료하기 30분 전 혹은 그 이상 동안 적용한다.

오히려 피마자유는 마사지 시간 동안 사용된다. 두껍게 피마자유를 치료 부위에 바르고 플라스틱 랩을 이용해 감싼 후 그 위에 열을 적용한다. 30분 정도 적용 후 그 부위를 세척한 후 마사지를 시작한다. 다음에 피마자유를 이용해 종아리세갈레근에 적용하는 간단한 방법을 소개하였다.

### 적응증

1. 월경 증후군을 포함한 근육통
2. 마사지 치료를 하기 위한 섬유결절, 반흔조직. 엉덩정강근막띠(장경인대, iliotibial band) 유착을 포함한 단단한 섬유조직.
3. 관절염

### 금기증

1. 당뇨병성 신경장애나 척수손상과 같은 열 치료 금기환자. 국소 염증환자.
2. 손상된 피부
3. 악성종양
4. 욕창
5. 임신한 여성의 복부

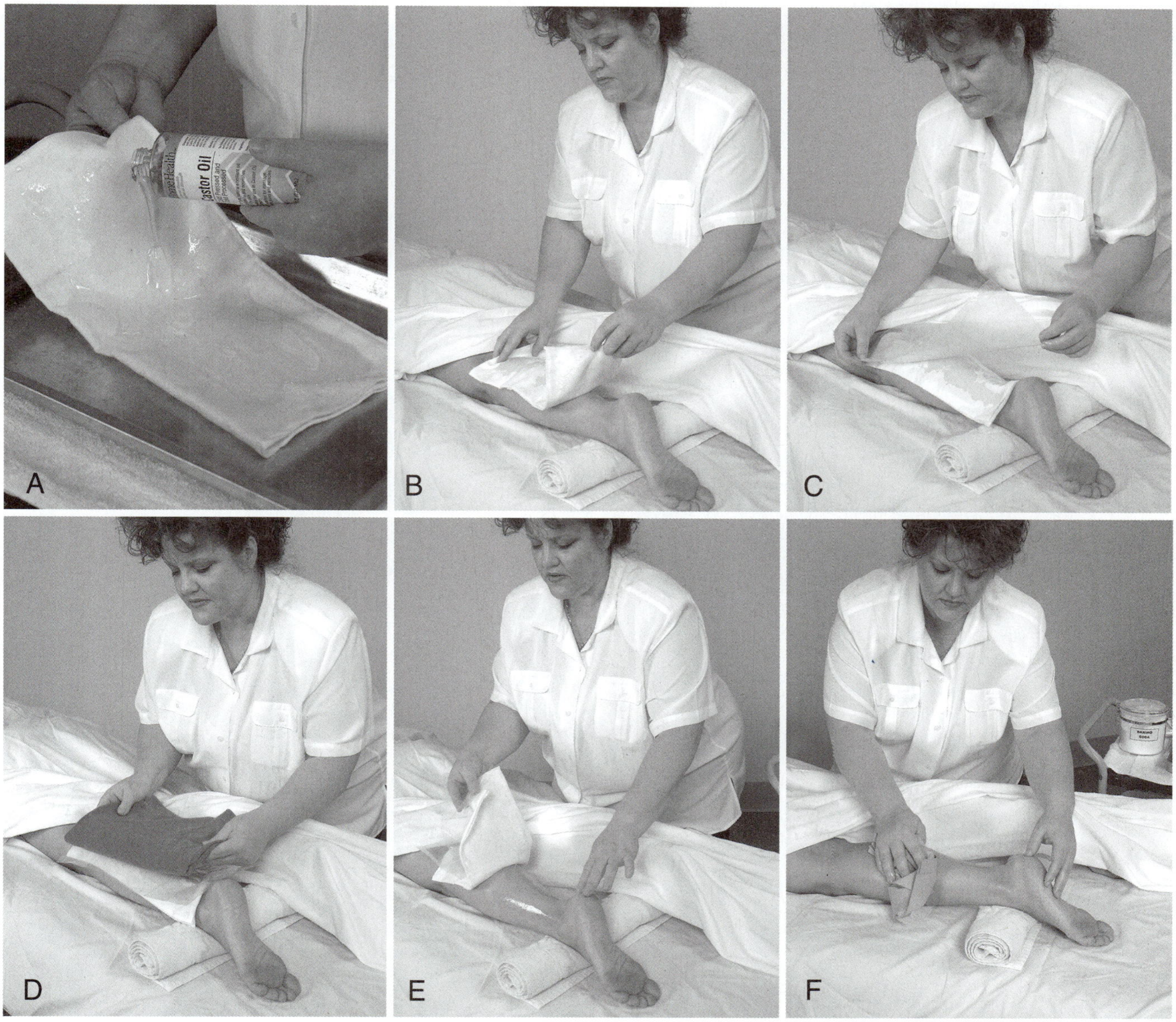


**그림 5-9** ■ 피마자 오일. **A.** 피마자 오일을 프랄렌 천에 적신다. **B.** 피부에 적용한다. **C.** 프랄렌 커버 위에 플라스틱을 올린다. **D.** 플라스틱 위에 물병이나 전열장치를 올린다. **E.** 치료를 끝낸다. **F.** 베이킹 소다와 시원한 물을 섞어서 피부를 깨끗이 한다.

**온도:** 미온(습열 패드로부터)

**소요시간:** 45분에서 1시간

**필요장비:** 플란넬천(모직이 우선이지만, 면도 사용이 가능하다). 피마자유병, 금속재질의 냄비나 플란렌 천을 담기에 충분한 크기의 쟁반, 플라스틱 랩, 팩의 열을 보존하기 위한 습포, 뜨거운 물병 혹은 열패드, 세척제, 비누나 물 한 컵에 베이킹 파우다 1/2 티 스푼으로 팩이 제거되면 피부를 씻는다.

**효과:** 처음에는 피마자유의 작용으로 인해 화학적 효과이지만, 그 후에는 주로 열효과

**청소:** 플라스틱 시트를 처리하고 금속 냄비는 물과 비누로 씻고 수건은 세탁한다. 오일에 젖은 플란렌 천을 집으로 가지고 가고 싶다면, 플라스틱 가방에 넣고 냉장고에 보관 시 10번 정도까지는 재사용이 가능하다고 한다. 냉장고에 보관하지 않는 경우에는 바로 버린다.

**적용절차:**

1. 국소열을 사용할 경우, 환자가 금기증인지 확인한다.
2. 환자에게 국소열을 사용하는 것을 설명하고 동의를 받는다.
3. 플랄넨 천을 적당한 크기로 자르고 3겹으로 만든 후 금속재질의 냄비나 쟁반에 놓는다.
4. 프랄렌 천 위에 피마자유를 충분히 적신다. 물기는 있게하되 흐르지는 않게 한다(그림 5-9A).
5. 열을 프랄렌천에 적용하기 전에 환자에게 뜨겁다는 느낌이 있으면, 바로 즉시 이야기 하라고 말한다.
6. 프랄렌 천을 적용하기 전에 환자의 피부상태가 정상적인지 시각적으로 확인한다.
7. 종아리세갈레근에 프랄렌천을 적용한다(그림 5-9B).
8. 플라스틱 천을 그 위에 덮는다(그림 5-9C).
9. 프랄렌 천 위에 열을 적용시킨다. 열패드는 가장 높게 사용하며 뜨거운 물은 사용하지 않는다(그림 5-9D).
10. 다른 신체에는 마사지를 수행한다.
11. 30~90분 정도 사용 후 제거한다(그림 5-9E).
12. 물과 베이킹파우더를 2:1로 섞어서 피부를 닦아내고, 비누를 사용해 수건을 세탁한다(그림 5-9F).
13. 국소 마사지를 시행한다.

## 복합적 치료
## COMBINATION TREATMENT

전신치료는 국소 혈액 순환을 자극하며 몸 전체를 따뜻하게 하는 실제로 3가지 국소적인 치료가 결합된 것이다. 교대치료는 가슴쪽에 고온습포와 얼음마찰을 결합해 등쪽으로는 고온습포를 발에는 족욕기를 결합한다. 3가지의 열을 결합하면, 몸의 깊은 부위 온도가 더 빠르게 올라갈 것이다. 그 치료의 마지막에 환자는 일반적으로 마음이 차분하고 그들의 호흡이 보다 더 완화되었음을 발견할 것이다.

가슴우리(흉곽)의 냉기 때문인 충혈, 감기, 폐렴, 기관지염은 교대치료로 가슴우리의 혈액 순환을 장려한다. 따뜻함은 가슴 쪽 분비물을 녹이고 체외로 방출시키며 호흡이 편안하며 백혈구를 끌여들여 감염을 예방할 것이다. 이 치료는 내부 장기의 병변(간경화)에 많이 사용된다. 또한 복부 수술 후에 의사의 지시 하에 장기 위에 고온 습포를 적용할 수도 있다. 가슴쪽의 직접적인 열적용은 냉적용이 따라오며(교대치료), 이는 가슴의 혈액순환을 증가시키고, 등쪽의 고온습포와 발의 족욕은 가슴이나 복부의 장기로부터 울혈을 빼내는 작용을 한다.

마사지 치료사들은 이러한 문제점 때문에 사용하지 않는다. 때때로 실습을 할 때는 이러한 결합된 치료가 아주 유용하다. 특히 이 치료는 짧은기간 동안 아주 뜨겁고, 냉 적용 시 강장과 자극적인 치료 때문에 혈액순환에 좋다. 또한 근골격계통의 불편함, 예를 들어, 오랫동안 기침으로 인한 가슴부위 근육의 아픔, 긴장, 혹은 관절염으로 인한 통증 감소에 효과적이다. 알맞게 따뜻한 습포를 오랜기간 동안 적용하면 더 진정작용이 있고, 신경의 긴장이나 불면증 근경직을 덜어줄 수 있다. 이 치료는 파킨슨증이나 심각한 관절염을 가진 사람에게 따뜻한 욕조에서 전신열 치료를 하는 것에 도움을 준다. 치료의 마지막은 치료사가 환자의 긴장을 풀기 위해 마사지를 시작한다. 이는 조직을 따뜻하게 하고, 혈액순환을 향상시킬 수도 있다. 이 3가지의 치료를 결합시키면 비싼 수치료 장비없이 치료를 시작할 수 있다.

**적응증**

1. 관절염, 근육통, 파킨슨증의 강직 등, 근골격계 통증의 경감 효과
2. 알레르기나 폐렴, 기관지염, 천식, 폐기종 등으로부터 유발된 기침으로 인해 목갈비근(사각근, scalenes), 갈비사이근(늑간근, intercostal), 큰가슴근(대흉근, pectoralis major)의 긴장이나 통증 시 근긴장 혹은 호흡 곤란
3. 근경직이나 근육의 통증
4. 신경긴장증
5. 일반적인 강장효과
6. 불면증

**금기증**

1. 당뇨성 발을 가진 자에게는 열을 적용하지 않는다.
2. 감각 결손
3. 심혈관계질환, 간염, 림프부종, 다발성괴사, 발작, 의사로부터 특별하게 치료를 하지 말라는 사람 등, 몸전체에 열을 적용할 수 없는 자
4. 고도비만
5. 임산부
6. 약물이나 음주한 자
7. 열을 참을 수 없는 자.

**온도:** 고온, 고온습포와 뜨거운 족욕기(110° F)를 결합하고, 차가운 마찰열은 이마에 적용하고 차가운 물은 발 위에 붓는다.

**소요시간:** 30분

**필요장비:**

물온도계
주방용 타이머

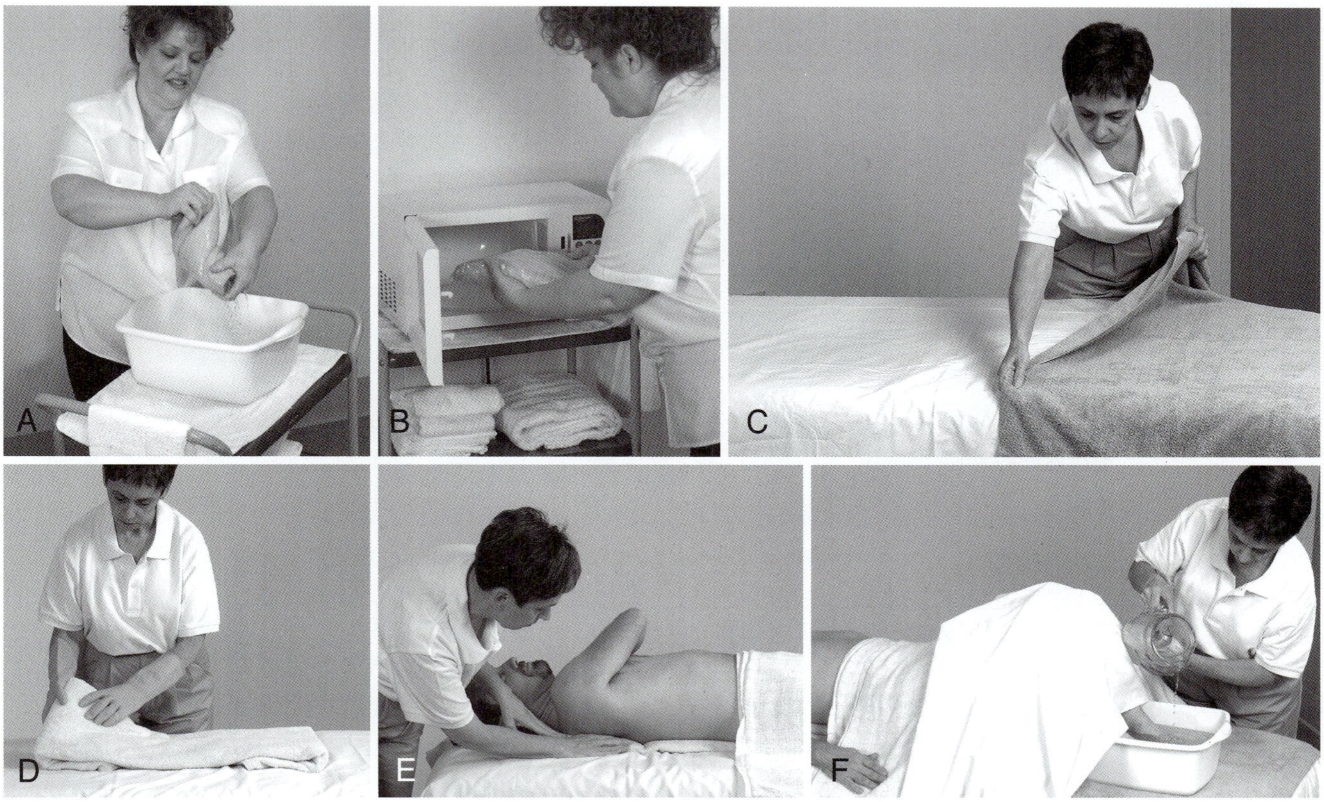


그림 5-10 ■ 복합적 치료. **A.** 습포를 따뜻한 물이 있는 용기에 넣었다가 꺼내서 물기를 제거한다. **B.** 습포를 플라스틱 가방에 넣어 5분 정도 가열하거나, 끓는 물 위 선반에서 15분 정도 가열한다. **C.** 습포가 가열되고 있는 동안 환자가 치료할 공간을 준비한다. 치료대 표면은 담요로 덮고 합성수지 천, 그다음 큰 수건 마지막으로 면 커버를 놓는다. **D.** 보호 장갑을 사용해 첫 번째로 습포를 싸고 환자의 등에 닿을 곳에 천을 하나 깔고 수건 1장 혹은 2장을 덮는다. **E.** 즉시 환자는 치료대 위에 올라가고 그 팩은 어깨에서 엉치뼈(천골, sacral)까지 등 전체를 따뜻하게 데울 것이다. **F.** 개수대에 뜨거운 물(110° F)을 채우고 환자의 발을 담근다. *(계속)*

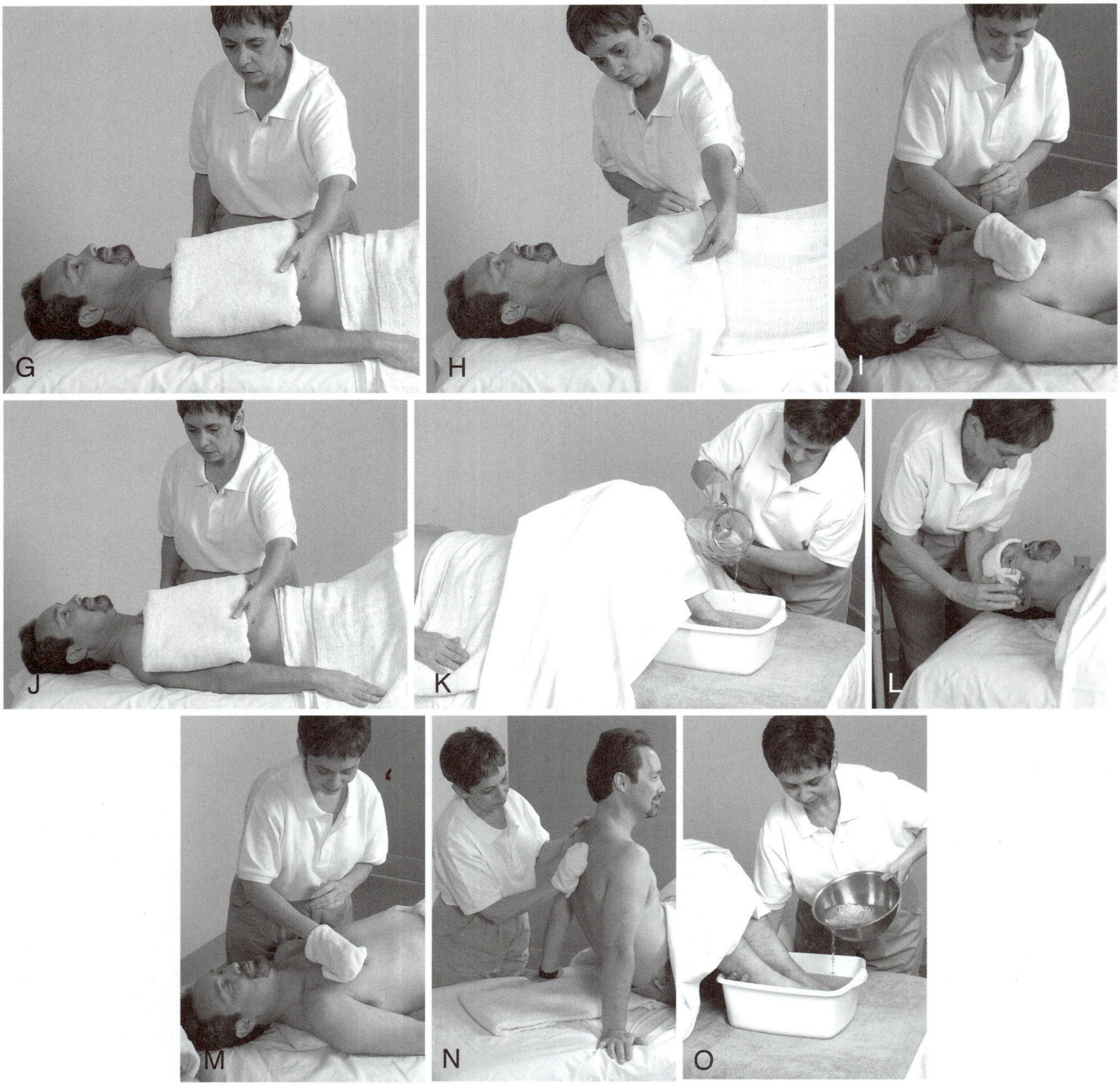


**그림 5-10** ■ *(계속)* **G.** 환자의 흉부에 수건 1~2장을 깔고 두 번째 습포를 그위에 얹고 그 위에 다시 수건 한 장을 놓는다. **H.** 담요로 환자를 덮는다. **I.** 타이머가 울리면 수건이나 테리천 장갑을 차가운 물에 적셔서 30초 동안 빠르게 흉부를 문지른다. **J.** 또다른 고온습포를 흉부에 적용하고 타이머를 5분 설정한다. **K.** 물 마시는 것을 장려하고 차가운 물에 적신 수건을 이마위에 올려놓는다. **M.** 고온습포를 제거하고 차가운 물로 했던 것처럼 흉부를 문지른다. 그 후 흉부는 건조시킨다. **N.** 습포를 제거한 후 등전체에 차가운 물로 문지른다. **O.** 뜨거운 물에서 환자의 발을 뺀 후 차가운 물을 환자의 발에 붓는다. 그 후 완전히 말린다.

치료대나 장비를 적용할 수 있는 공간
습포를 다루기 위해 손을 보호할 고무장갑
치료대를 덮은 두꺼운 수건이나 침대 커버
면 시트

담요
족욕기
물주전자 2개
컵과 빨대

6장 정도의 수건
3개의 습포와 직물로 된 커버
이마에 냉을 적용하기 위해 얼음조각들과 수건
습포를 위한 뜨거운 물
냉치료를 위한 차가운 물
얼음 마찰을 위한 차가운 물과 얼음조각
환자가 마실 물

**효과:** 주로 열효과와 약간의 기계적 효과

**청소:** 모든 장비를 제거하고 세척한다.

**적용절차**

1. 습포를 따뜻한 물이 있는 용기 안에 넣고 적신 후 꺼내서 짠다(그림 5-10A).
2. 가열된 습포를 플라스틱가방에 넣고, 전자렌지에 5분 가열하거나 끓는 물 위 선반에서 15분 가열한다(그림 5-10B).
3. 습포가 가열되고 있는 동안 환자가 치료할 공간을 준비한다. 치료대 표면에 담요를 덮어 놓는다. 담요는 합성수지천이나 순면 천을 사용한다(그림 5-10C).
4. 보호 장갑을 사용해 첫 번째로 습포를 싸고 환자의 등에 닿을 곳에 천을 하나 깔고, 수건 1장 혹은 2장을 덮는다(그림 5-10D).
5. 환자는 곧 치료대 위에 바로 눕는다. 그 팩은 엉치뼈(천골)에서 어깨까지 등 전체를 따뜻하게 데울 것이다(그림 5-10E). 납작한 플라스틱 물주머니에 110°F 정도의 온도 물을 채워서 써도 된다. 환자는 곧 뜨겁다고 느낄 것이고 여분의 수건을 깔아준다. 처음 10분 정도는 특히 주의해서 관찰하여야 하며 너무 뜨겁다고 하면 수건을 1장 더 깔아주고, 그 이후에는 습포가 식을 것이다.
6. 개수통에 뜨거운 물(110°F)을 채우고 환자의 발을 담근다. 환자에게 물의 온도가 참을만한지 확인한다(그림 5-10F).
7. 환자의 가슴 부위에 1~2장의 수건을 깔고 두 번째 습포를 위에 올리고 그 위에 수건 하나를 더 올린다. 환자가 화상을 입지 않도록 다시 확인한다(그림 5~10G).
8. 담요를 덮은 후 5분 정도 있는다. 이 시간동안 얼굴 마사지를 짧게 실행한다(그림 5-10H).
9. 시간이 지난 후 차가운 물을 적신 수건이나 테리천 장갑을 이용해서 30초 정도 가슴부위를 기분 좋게 문지른다(그림 5-10I). 이런 방법은 여성의 가슴에는 적용하지 않는다. 혹은 차가운 물을 적신 작은 수건을 사용해 30초 정도 문지른다. 이것은 가슴을 노출시키지 않고 하기 때문에 여성에게 더 적용하기 쉽다. 최소의 노출로 고온습포를 제거한 가슴부위에 얼음처럼 차가운 수건을 올려 놓는 것이다. 환자에게 차가운 것을 적용할 것이라고 알리고, 적용 후에는 심호흡을 하라고 권장한다. 자극적인 교대요법이지만, 환자의 가슴부위는 아주 따뜻할 것이고 대부분 시원하고 상쾌한 느낌을 받을 것이다.
10. 또 다른 고온습포를 가슴부위에 놓고 5분 타이머를 켜 놓는다(그림 5-10J).
11. 따뜻함(105°F~110°F)을 유지하기 위해서 족욕기에 뜨거운 물을 더 채운다(그림 5-10K). 환자의 발을 꺼낸 후 식은 물을 퍼내고, 뜨거운 물을 더 넣고 다시 환자의 발을 넣는다.
12. 환자는 항상 따뜻함을 느낄 것이다. 필요시 물을 마실 수 있게 하며 이마에는 차가운 물을 적신 수건을 올려 놓는다(그림 5-10L).
13. 타이머가 울리면 9~12번까지 반복한다.
14. 5분 정도의 시간이 지난 후 가슴쪽의 습포는 제거하고, 9번처럼 차가운 물로 가슴부위를 문지른다(그림 5-10M). 완벽하게 가슴부위를 닦는다.
15. 치료대에서 고온습포를 제거하고, 간단히 차가운 물을 이용해 등 전체를 문지른다(그림 5-10N). 등을 닦는다. 환자가 냉기를 느껴서는 안 된다.
16. 환자의 발은 뜨거운 물에서 꺼내고 차가운 물을 붓고 완전히 건조시킨다(그림 5-10O).
17. 환자가 완전히 마른 것을 확인한다.
18. 환자의 등에 있는 타월이 축축해지면 타월을 제거한 다음, 마른 타월을 덮어주어야 한다. 그 다음 마사지를 한다.

## 요약
## CHAPTER SUMMARY

이번 장에서는 전신욕의 효과나 장점을 제외한 신체에

열을 적용하는 다양한 치료법을 알아보았다. 마사지 적용동안 치료적 열은 근육의 통증을 경감시키고, 정신적인 이완을 장려하며 국소 혈액순환을 증가시키며 동시에 운동이나 신장 전 근육의 뻣뻣함을 부드럽게 해준다. 치료사의 치료기술은 정당하게 향상될 것이지만, 치료사 자신과 환자를 조정하는 방법을 더 배우고 더 새로운 치료법을 배우기에 앞서 각 장을 검토해야 할 것이다. 특별한 환자에게는 결합된 치료를 할 수 있을 것이다.

## 복습문제 REVIEW QUESTION

### *주관식 문제*

**1.** 열적용에서 첫 번째로 위험한 것은 무엇인가?

______________________________

______________________________

**2.** 국소열적용시 5가지 금기증을 기술하시오.

______________________________

______________________________

______________________________

______________________________

______________________________

**3.** 국소열적용에서 3가지 적응증을 기술하시오.

______________________________

______________________________

______________________________

**4.** 실리카겔 온습포, 습포에서 뜨거운 물병과 마른 전열패드의 다른 점에 관해 설명하시오.

______________________________

______________________________

______________________________

**5.** 발통점에서 국소열의 효과를 설명하시오.

______________________________

______________________________

______________________________

______________________________

### *주관식 문제*

**6.** 국소열 적용으로 나타나는 효과는?

**a.** 연부조직의 긴장을 풀어줌
**b.** 조직 재생 향상
**c.** 국소 혈관확장
**d.** 통증 경감
**e.** 이외 모두

**7.** 이 치료의 열효과는 무엇인가 ?

**a.** 국소 소금 마찰
**b.** 차가운 족욕
**c.** 미지근한 족욕
**d.** 차가운 습포
**e.** 피마자유 팩

**8.** 국소열적용의 적응증이 아닌것은?

**a.** 만성 관절염
**b.** 순환증진
**c.** 급성염좌
**d.** 운동전

**9.** 복합치료의 적응증 중 하나만 고르시오.

**a.** 오래된 기침때문에 생긴 가슴부위 근육의 통증
**b.** 가슴근육의 긴장
**c.** 신장의 기능부전
**d.** 관절염
**e.** 근경련

**10.** 겨자플라스터의 효과를 설명한 것으로 하나만 고르시오.

**a.** 진정 작용을 제공한다.
**b.** 근육 마사지 전의 준비
**c.** 국소 혈액순환증진
**d.** 발진의 원인
**e.** 근육이나 관절염 통증 경감시킨다.

### *OX 문제*

___ **11.** 습열은 건열과 같은 작용을 한다.

___ **12.** 온습포 적용은 마사지에 앞서 근육의 이완을 돕는다.

___ **13.** 겨자 플라스터는 환자의 피부가 화상을 입을 수 있기 때문에 관찰하여야 한다.

___ **14.** 피마자유 팩은 유착을 부드럽게 한다.

___ **15.** 복합치료는 중심온도가 정확해야 한다.

## 참고문헌

1. Belanger A. *Evidence-Based Guide to Therapeutic Physical Agents*. Baltimore: Lippincott Williams & Wilkins, 2002.
2. Boyle W, Saine A. *Lectures in Naturopathic Hydrotherapy*. Sandy, OR: Eclectic Medical, 1988.
4. Kober A. et al. Local active warming: An effective treatment for pain, anxiety and nausea caused by renal colic. *J Urol* 2003;170:741–744.
5. Simons D, Travell J. *Myofascial Pain and Dysfunction: The Trigger Point Manual*, vol 1, 2nd ed. Baltimore: Lippincott Williams & Wilkins, 1999, pp 133, 170.
6. Thrash A. Thrash C. *Home Remedies: Hydrotherapy, Charcoal, and Other Simple Treatments*. Seale, AL: Thrash, 1981, p 75.

## 추천 도서

*Sister Kenny*. 1946. Movie starring Rosalind Russell.
*Ice Therapy*. 1993. Video by massage therapist Harold Packman.

# 냉습포와 압박 그리고 얼음마사지: 국소적 냉 적용

# COLD PACKS, COMPRESSES, AND ICE MASSAGE: LOCAL COLD APPLICATIONS

6장

*실제로 어떤 부분에 냉을 적용하는가? 냉은 부종이나 손상 시 출혈을 감소시키는 결과를 가져오는 것으로 국소적으로 혈관을 수축시킨다. 이 사실은 상처를 입거나 타박상과 같은 내부 출혈 시 냉을 즉각 적용하면, 손상된 근육의 불쾌한 경직을 감소시킨다. 이것은 통증을 줄여 피부 바로 아래 신경을 마비시키는 효과를 제공하게 된다. 냉 치료의 모든 측면을 고려하여 설명한 바와 같이, 손상된 조직을 회복시키고 신체를 도와주는 환경적 부분을 제공하여 도움이 되어지고 있다.*

*— Harold packman, ice Therapy: Understanding its Application*

## 학습목표

이 장을 다 읽고 나면 독자는 다음의 질문에 답할 수 있다:

- 국소적 냉 적용의 효과에 대해 설명할 수 있다.
- 국소적 냉 적용 시 금기 사항을 설명할 수 있다.
- 각 명칭과 국소적 냉 적용에 대해 설명할 수 있다.
- 냉마사지의 4단계를 설명할 수 있다.
- 각각의 치료에 포함된 적용절차를 이용하여 국소적 냉 치료의 실행에 대해 설명할 수 있다.

이 장에서는 치료적 도구박스(toolbox)를 지속적으로 사용한 몇 가지 일반적인 국소적 냉 적용에 대해 소개할 것이다(그림 6-1). 5장에서 덮개를 씌워 열을 적용한 것처럼 국소적 냉 적용은 대부분의 경우, 아주 휴대하기 쉽고 비용이 많이 들지 않아 효과적이다. 이는 마사지와 같이 쉽게 적용할 수 있도록 작은 준비가 필요하며, 국소적 열치료와는 차이가 있다. 냉 적용의 이점은 역사상으로 인정되어지고 있다. 이러한 효과 때문에 현대의학에서 수많은 얼음을 사용하여 적용하고 있다(글상자 6-1).

어떻게 국소적 냉 치료에 마사지를 이용하여 적용할 수 있을 것인가? 여기에서 몇 개의 예로, 근육 경직이 일어나기 이전에 냉젤습포, 얼음 습포, 얼음 주머니, **얼음 마사지**(ice massage)(회전방향으로 신체 부위에 각얼음이나 얼음 컵을 적용) 또는 **얼음 압박**(ice compresses)(얼은 젖은 타월)으로 경련을 감소시킬 수 있다. **얼음 문지르기**(ice stroking)(문지르기로 근육의 길이와 함께 근육의 긴장도를 이완시키고 통증을 감소시킨다)는 일시적으로 압통점 역치를 낮춰 근육의 길이를 정상범위까지 스트레칭 될 수 있게 한다. 얼음 마사지는 깊은 가로 방향 마찰로 치료를 통하여 근육통을 예방할 수 있다. 관절염 환자에게 마사지하기 이전 냉적용은 열적용보다 통증을 감소시킬 수 있을 것이다. 마사지 하기 이전에 손상된 근육에 냉 적용시 통증과 조직부종을 감소시키는데 도움을 줄 수 있다. 마지막으로, 냉 적용 시 차가운 물을 편평한 플라스틱 물병에 채우고, 얼음물 압박을 하면, 환자에게 지나치게 차가울 수 있다. 냉 적용이 뜨거운 것을 적용하는 것보다 더 쉽게 조직으로 깊게 통과한다. 뜨거운 것을 적용하면 혈관 팽창으로 출혈이 일어나며, 몸에서 차가운 혈액이 지속적으로 흐르게 하므로 냉 적용을 하게 되는

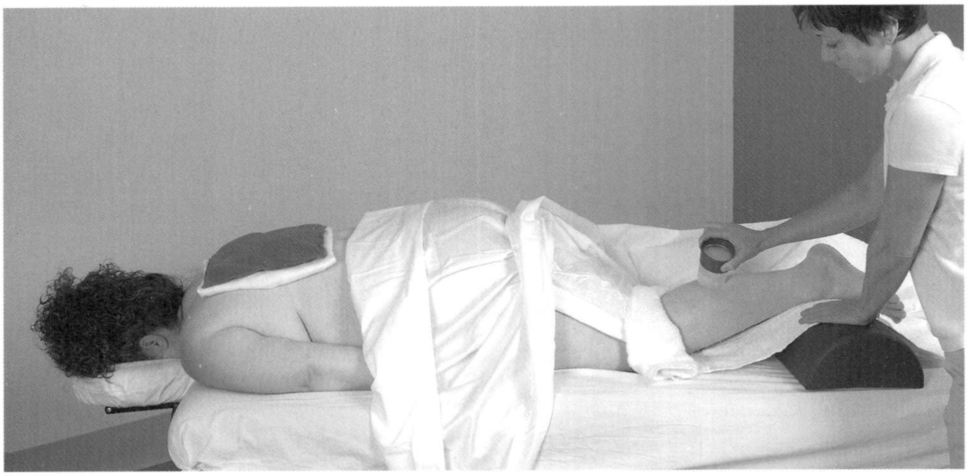

그림 6-1 ■ 장딴지근(비복근, gastrocnemius) 위에 얼음 마사지를 실행하고 있으며, 뒤넙다리근(슬괵근, hamstring) 위에 얼음 습포, 등에 얼음 겔습포를 환자에게 적용하고 있다.

**글상자 6-1** *흥미로운 점 (Point of interest)*

### 얼음 적용 시 5가지의 효과

현대의학에서는 얼음적용 시 5가지의 효과를 폭넓게 사용하고 있다.

1. 얼음적용은 국소적 감각신경섬유로부터 뇌로 느린 속도로 메시지를 보내 감각을 둔하게 할 수 있다. 얼음은 감각을 둔하게 시키는 효과로, 골절 그리고 혈종, 근경련, 타박상과 같은 근골격계 손상 시 통증을 감소시키는 것으로 현대의학에서는 널리 사용되어지고 있다. 정형외과 수술 후 통증 감소, 감각이 없는 피부에 벌침 치료나 마취를 주사하고 있다. 그리고 둔한 혀는 약의 불쾌한 맛 느낌을 감소시킨다.
2. 얼음적용은 염증을 감소시켜준다. 이 소염제의 효과는 찢어진 근육과 좌상, 염좌, 타박상과 같은 근골격계 손상 후의 부종 감소로 현대의학에서 널리 사용되어지고 있다. 정형외과 수술 후 부종 감소, 암의 몇몇 종류의 가려움증 감소, 암 처방 시 사용되는 일부의 약으로 가려움 감소; 약한 독성분으로 인한 가려움 감소의 효과가 있다.
3. 얼음적용 시 혈관수축 반사로 인해서 국소적으로 혈액 흐름을 감소시킨다. 한 연구에서 한쪽 무릎에는 얼음으로 감싸고, 반대쪽 무릎에는 실내 온도를 적용하여 연구했다. 연구 결과 얼음을 싸서 적용했을 때, 연부조직의 혈액 흐름이 26% 감소, 동맥의 흐름이 38% 감소하였고, 뼈에서 혈액 흐름도 19% 감소하였다. (1) 5분의 짧은 시간에 무릎뼈와 연부조직에서 혈액 흐름이 감소할 수 있다. (2) 얼음 적용 시 대부분 사람들이 15~30분으로 제한되어지는 이유가 손상 후 얼음적용 시 조직 아래에서 국소 빈혈이 나타날 수 있기 때문에 제한을 두는 것이다. 또한 장시간 적용 시 신경마비와 동상을 가져올 수 있다. 얼음적용 시 혈류량 감소 효과로 현대의학에서 아래와 같은 목적으로 사용하고 있다.
   - 근골격계 손상 후 조직에서 혈액 흐름 감소
   - 편두통, 두통 시 뇌에서 혈액 흐름 감소
   - 혈우병환자 출혈 시 관절에서 혈액 흐름 감소
   - 그림 3-11처럼 국소적 조직의 신진대사 감소
   - 코피가 흐를 때 혈액 흐름 감소
   - 특정한 약물을 주사할 때 천천히 약물이 들어갈 수 있게 혈액의 흐름 감소
   - 머리뼈에 탈모 원인으로 적용된 얼음과 소량의 화학적 약물을 투여하는 동안 두피에서 혈액 흐름 감소
   - 수포, 물집이 생기는 것을 막고 치유시간을 단축하도록 혈액 흐름 감소
4. 얼음적용은 근 연축(spasm)을 감소시킨다. 이 효과는 스트레칭 되기 이전에 활동 범위가 감소되고, 완전히 스트레칭되어져야 개개별의 근육을 위해 필요한 만큼 근긴장도가 감소되며 정확한 근육에 근 연축 감소, 압통점 역치감소의 효과로 현대의학에서 사용할 수 있다.
5. 얼음적용 시 체온이 감소된다. 이 효과는 고열과 소모성 열사병, 열사병 환자에게 체온 감소 목적으로 현대의학에서 사용되어진다.

***참고문헌***

1. Ho SS et al. The effects of ice on blood flow and bone metabolism in knees. Am J Sports Med 1994;22:537.
2. Ho SS et al. Comparison of various icing times in decreasing bone metabolism in the knee. Am J Sports Med 1990;18:376.

데, 이는 혈관수축과 정말 적은 양의 깨끗하고 따뜻한 혈액을 냉 적용한 부분에서 흐르게 할 수 있다. 따라서 얼음팩 20분 적용 후 근육은 한 시간 또는 그 이후에 정상체온에 도달할 수 있다.

많은 냉 적용은 뜨거운 것과 더불어 적용할 수 있다. 예를 들어, 열 치료가 필요한 환자에게 지나치게 흥분시키게 되면, 그 환자가 편안함을 가질 수 있도록 신체의 다른 부분에 냉 적용이 추가되어져야 한다. 뜨거운 것과 냉 적용 시 통증을 완화시키며 국소적 순환자극을 교대치료 형식으로 조합하여 적용할 수 있다. 국소적 냉 치료를 어떻게 사용하는지 학습한 후 마사지 내용을 디자인하고 치료실에서와 다른 치료 형태로 수행할 수 있다. 환자들이 단순한 치료를 집에서 실행할 수 있도록 할 수 있다.

## 국소적 냉 적용에 대한 주의사항과 금기증, 적용증
## INDICATIONS, CONTRAINDICATIONS, AND CAUTIONS FOR LOCAL COLD APPLICATIONS

아래에 국소적 냉치료에 대한 주의사항, 금기증과 기본 적응증이다. 이 장에서는 증상이 나타나지 않는 한 모든 치료를 적용할 것이다.

### 얼음적용에 해당되는 적용증
### INDICATIONS FOR ICE APPLICATION

1. 처음 손상 시 24~48시간 이내의 근육 좌상
2. 처음 손상 시 24~48시간 이내의 타박상
3. 처음 손상 시 24시간 이내의 관절의 염좌
4. 활발한 운동으로 인한 지연성 근육통
5. 급성 허리통증
6. 만성 허리통증
7. 환자를 위해 이로움을 가질 수 있는 류마티스 관절염(열은 아마도 무엇보다 더 좋은 작용을 할지도 모른다)
8. 퇴행성관절염
9. 활액낭염
10. 척수와 뇌손상으로 인한 근육의 경직과 만성 뻣뻣함
11. 근위축병과 척수손상, 뇌졸중과 같은 상태로 근약화된 근육을 일시적으로 자극하고 수축하고자 할 때(14장 참고)
12. 국소적 순환자극(교대치료의 일부분으로 사용)
13. 파생효과를 만듦으로써 울혈 부분에 혈액 흐름 감소(유체-옮기기). 예를 들어, 냉을 목 뒤쪽에 적용하는 것은 국소적 혈관수축 원인과 편두통 치료에 도움이 될 수 있다.
14. 지나치게 열이 많은 의뢰인

### 얼음적용 시 금기증
### CONTRAINDICATIONS TO ICE APPLICATIONS

1. 냉한 환자. 냉한 환자가 얼음 치료로 한다면, 처음에는 환자가 따뜻하거나 뜨거운 팩, 담요, 뜨거운 물병, 그리고 따뜻한 옷으로 적용한 후 근위부에서부터 얼음을 적용하는 것이 중요하다. 복부에 따뜻한 팩을 올려놓으면, 체온과 손, 발의 혈관을 확장시킬 수 있다.
2. 차가운 것을 아주 싫어함
3. 차가운 것에 예민한 경우의 환자들에게서 공통적으로 섬유조직염이 있다.
4. 차가운 것을 적용 시 두통이 생긴다.
5. 손상된 영역에서 조직의 온도에 대한 피드백 제공은 불가능한 상태이다. 무감각, 약물 복용과 다른 의학적 질환, 신경성 당뇨병, 척수손상의 원인으로 아마도 아주 차가운 것을 적용했을 때 통증을 느낄 수 없을 것이다. 감각이 없는 부위에 절대로 차가운 것을 올려 놓으면 안된다.
6. 순환이 잘 되지 않는 경우로, 혈액 흐름의 감소때문에 차가운 것을 적용하면 안된다.
7. 레이노드 증후군
8. 동상이 걸리기 직전에 얼음을 적용하거나 차가운 겔 팩을 사용하면 안된다.
9. 말초혈관장애, 당뇨병, 버거씨병(폐쇄성 혈전 관절염) 그리고 하지 동백경화증
10. 피부에 진통제 크림을 바르고 있다면, 냉적용을 하면 안된다.
11. 상처가 완전히 치유되지 않은 상태
12. 암 치료중인 상태
13. 심장병: 심장 위에 냉을 적용하면 관상동맥을 수축하게 하므로 안된다.
14. 예를 들어, 심장조율기, 위장용 밴드, 산소요법기

구 등 장치를 주입하여 치료중 일 때

15. 고혈압(신체에 차가운 것을 적용하면 혈압이 증가하는 원인이 되므로 고혈압인 사람은 사용을 금해야 한다.)
16. 림프부종: 장기간 극도의 차가운 노출은 피해야 한다. 예를 들면, 냉겔습포, 얼음습포, 그리고 차가운 물이 담긴 평편한 플라스틱 물병 사용을 방지한다. 아무리 냉습포, 얼음 압박, 그리고 얼음 마사지를 안전하게 사용한다고 하더라도 사용을 금한다.

## 얼음 적용 시 주의사항
### CAUTIONS FOR ICE APPLICATIONS

1. 냉한 사람. 냉한 환자가 얼음치료를 한다면, 첫 번째, 따뜻한 린넨물과 뜨거운 물병, 담요, 뜨거운 팩, 뜨거운 족욕기를 적용하여 따뜻하게 하여 사용하는 게 중요하다.
2. 어르신들 특히, 60세 이상 노인들은 냉치료를 하는 중에는 체온을 따뜻하게 유지하지 못할 수도 있다. 노인들이 한기가 들지 않도록 주의한다.
3. 어린이 특히, 유치원 어린이는 신체가 예민하고 냉 적용 시 통증을 표현할 수 없으므로 주의깊게 국소적 냉을 적용하여야 한다.
4. 표층부 신경 위에 냉 적용을 조심해야 한다. 표층부 신경 위에 냉을 적용하지 않거나 시간을 초과하지 않는다.
5. 환자는 얼음 치료 30분 후에는 느린 반사와 근육 스트레칭 감소하게 되며, 운동 후에는 손상이 발생하기 쉬울 수 있다.
6. 냉 적용으로 손상이 발생하는지 주기적으로 조직을 검사해야 한다. 냉 적용을 너무하면 거기에 부푼 자국이나 빨간 얼룩이 생길 수 있다.

## 실리카 겔 냉습포
### SILICA GEL COLD PACKS

Elasto 겔과 Flex 겔은 상업적으로 대표적인 유형의 냉겔습포들이다. 그 겔은 냉동되어져도 신축성이 계속 있으며 겔 형태는 여러 가지 첨가제와 물의 조합으로 채워진 겔들이다.

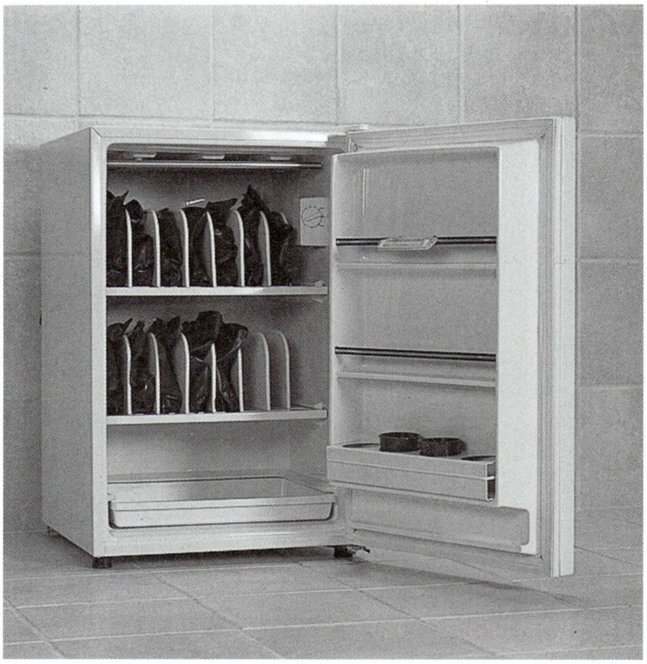

그림 6-2 ■ 냉겔습포와 얼음컵을 저장하는 작은 냉동고. (Photo courtesy of Whitehall Company. www.whitehallmfg.com/media)

그 겔의 특징은 비닐이 물세탁이 가능하도록 제작되어졌다. 냉겔습포들이 선호되는 이유는 냉에 효과적이고 얼음보다 조직을 빨리 차갑게 하며, 준비과정이 필요없기 때문이다. 그것을 사용하기 2시간 전에는 냉동고에 넣어 두워야 한다. 작은 냉동고는 치료실에서 작은 공간을 차지하며 가격이 저렴하다(그림 6-2). 이것을 사용하기 위해서는, 15에서 20분 동안 약 25° F의 매우 차가운 냉겔습포가 준비되어져야 한다.

냉겔습포의 장점은 매우 차갑다는 것이나, 이는 또한 단점일 수 있다. 냉이 효율적인 인자(source)인 것과는 반대로 겔팩은 조직을 손상시킬 수도 있다. 한 연구에서 환자 피부 위에 20분 적용 후 체온이 93° F에서 32° F까지 떨어졌다. 냉겔습포를 20분 적용하였다면, 5~10° F 만큼 근육내의 체온이 떨어질 수 있다. 조직을 너무 차게 한다면 과도한 손상을 입을수 있다.

겔습포는 허리나 허벅지 각각 평평한 표면에 적용하기에는 매우 효과적이나 다른 표층부분이나 관절 주위에는 싸는 것이 어렵다(그림 6-3). 냉겔팩은 환자가 누운 상태여야 한다. 신체의 어떤 부분에는 냉겔습포는 묶지 않는다. 이것은 순환을 정지시키거나 조직 아래에 압박을 줄 수 있기 때문이다.

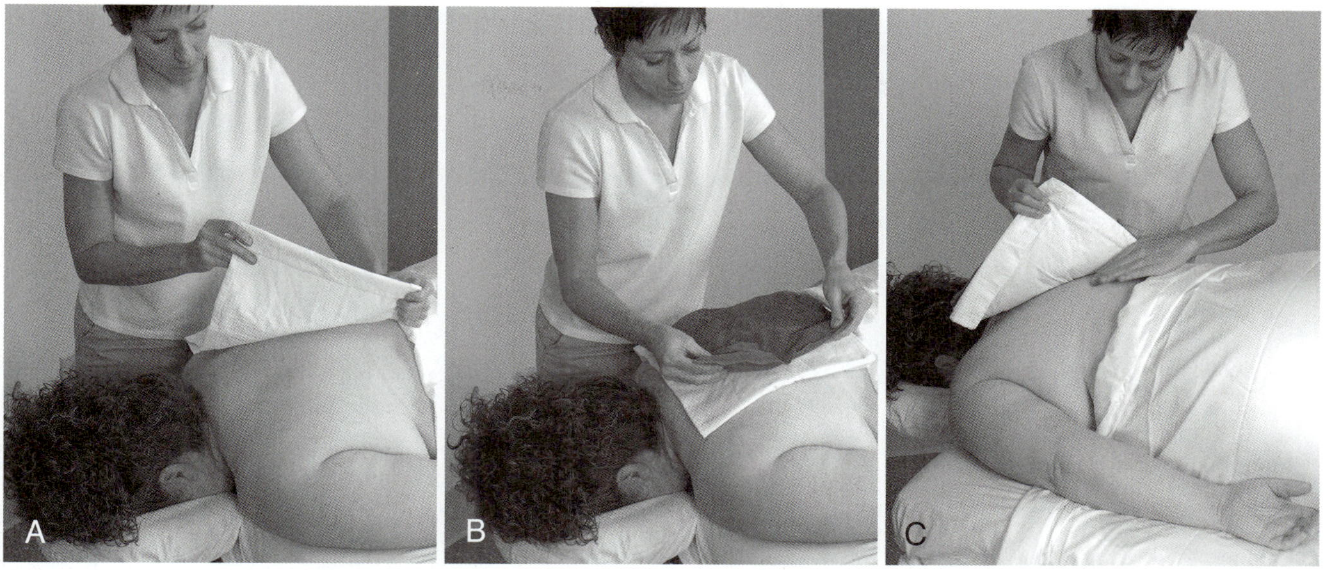

그림 6-3 ■ 등 위에는 큰 겔습포. A. 환자는 엎드린 상태에서 등위에 타월을 놓는다. B. 타월의 가장자리 위에 냉겔습포를 놓는다. C. 몇분 간격으로 피부상태를 점검하여 제거한다.

등 위에 냉겔습포를 사용하는 순서를 볼 수 있다. 아무리 겔습포로 신체 대부분을 치료를 한다고 하더라도, 순서에 맞게 적용하여야 한다. 그것은 치료로서 열적용과 함께 결합하여 적용할 수 있을 것이다.

**사례연구 6-1**

### 냉겔습포 적용시 통증감소

**배경**

Leila는 38세의 건강한 여성으로 허리에 적은 통증을 가지고 있다. 13세 때 그녀는 척추옆굽음증을 가지고 있었고, 4년 동안 보조기를 착용하였다. 17세에 그녀는 등뼈 4번에서 허리뼈 3번까지 척추에 퓨즈(fuse)를 넣어 수술을 하였다. Leila는 수술이 잘 되었고 합병증도 없었다. 하지만 그녀는 수술 후 허리통증이 남아 있었다. 그녀의 **재활의학과 전문의**는 규칙적인 유산소 운동과 주기적 물리치료로 근력을 증가시키고 가변성과 규칙적인 치료 프로그램을 추천하였다. Leila는 전문의가 추천한 프로그램으로 통증이 상당히 세심하게 관리되었지만, 저녁에는 허리통증이 나타났다. 하지만 그녀는 허리통증 감소를 위해 어떠한 약도 먹을 수 없었기 때문에, 그녀는 잠들기 전까지 통증을 느꼈다.

**치료**

마사지하는 동안 허리에 냉겔습포를 적용한 후 잘 때 통증 감소를 위해 적용하고, 감각이 없는 그녀 허리에 적용하는 것을 생각하게 되었다. 그녀는 큰 겔습포를 구입하였다. 냉동고에 넣고 자기 전 매일 밤에 사용하기 시작하였다. 그녀는 20분 동안 허리에 올려놓고 치료하며, 감각이 없던 부분이 상당히 좋아졌고, 잠을 쉽게 잘 수 있었다.

**논의 질문**

1. 냉겔습포가 Leila의 통증을 어떻게 감소시키는지 설명하자.
2. 왜 다른 국소냉 치료를 Leila에게 마사지에 적합하여 적용할 수 있었는가?

**온도:** 25~32° F (-3.8° C에서 0° C)

**소요시간:** 20분. 이 시간을 초과하지 않아야 냉 적용 시 손상을 예방할 수 있다.

**필요장비:** 냉겔습포는 환자 피부에 겔습포를 타월로 싸거나 얇은 옷감으로 싸서 얹는다. 젖은 타월이라면 마른 것보다 더 빨리 차가워질 것이다.

**효과:** 주로 열효과

**청소:** 타월을 덮는 막의 세탁: 환자 피부에 접촉하므로 겔습포의 표면을 씻는데 비누나 물로 세탁한다.

**적용절차:**

1. 환자에게 국소적 냉을 사용 시 금기증을 반드시 체크하여야 한다.
2. 환자에게 국소적 냉 사용에 대한 충분한 설명과 함께 동의를 받아야 한다.
3. 얇은 타월을 물에 적신다.
4. 환자는 엎드려 누운자세에서 등 위에 타월을 올린다(그림 6-3A).
5. 타월 위에 냉겔습포를 올려놓는다(그림 6-3B).
6. 몇분 간격으로 피부상태를 점검하며 제거한다(그림 6-3C).

최고 20분 적용 후 제거한다.

## 얼음 습포 그리고 얼음 주머니
## ICE PACKS AND ICE BAGS

얼음 습포 그리고 얼음 주머니는 국소 근골격계 치료방법으로 인기가 있다. 마사지샵 그리고 물리치료실, 운동시설, 병원, 개인의원에서 폭넓게 사용된다. 그들은 냉적용의 효과뿐만 아니라, 준비도 간단하다. 얼음습포는 얼음덩어리나 갈은 얼음을 얼음주머니에 가득 채우거나 갈은 얼음과 얼음 덩어리를 타월로 싸서 쉽게 만들 수 있다. 얼음습포는 환자 피부에 20분 적용했다면 근육내의 온도를 5~10° F로 낮춰질 수 있다.

얼음습포나 얼음주머니를 눈 위를 제외하고는 신체 대부분에 적용할 수 있고, 특히 현실적으로 큰 근육이나 깊은 부위의 근육에 냉 적용 시, 얼음습포나 얼음주머니가 적합하다. 손등과 같이 작은 부분에는 매우 차가운 것이나 오랫동안 얼음을 적용할 필요는 없다.

### 얼음습포 ICE PACK

타월의 크기에 따라 얼음습포를 만들 수 있다. 작은 얼음습포는 좁은 부분이나 무릎관절의 앞면과 목 뒤에 사용할 수 있다. 얼음습포는 누운 상태에서는 적용하지 않는다.

**온도:** 매우 한냉(32° F)

**소요시간:** 20분. 이 시간을 초과하지 않아야 동상을 예방할 수 있다.

**필요장비:** 얼음덩어리와 각얼음, 마른 타월 한 장 그리고 축축한 타월 한장

**효과:** 주로 열효과

**청소:** 타월 세탁

**적용절차:**

1. 환자에게 국소적 냉을 사용 시 금기증을 반드시 체크하여야 한다.
2. 환자에게 국소적 냉 사용에 대한 충분한 설명과 함께 동의를 받아야 한다.
3. 작은 타월로 얼음습포를 만들어 얼굴의 평평한 표면 위에 놓는다. 타월 가장자리에 얼음덩어리 4컵을 올려놓는다(그림 6-4A). 얼음습포를 만들어 반으로 접어 작은 부분 위에 적용할 것이다(그림 6-4B)
4. 환자의 피부 위에 얼음습포를 올려놓는다(그림 6-4C).
5. 습포보다 큰 크기의 마른 타월로 얼음습포를 싼다(그림 6-4D).
6. 몇 분 간격으로 동상이 걸리는지를 점검하여 제거한다.
7. 최고 20분 적용 후 제거한다.

### 얼음 주머니 ICE BAG

얼음 주머니는 마사지샵이나 식료품 가게, 약국에서 손쉽게 구입할 수 있다. 이것은 여러가지 크기로 되어 있다.

**온도:** 매우 한냉(32° F)

**소요시간:** 20분. 이 시간을 초과하지 않아야 동상을 예방할 수 있다.

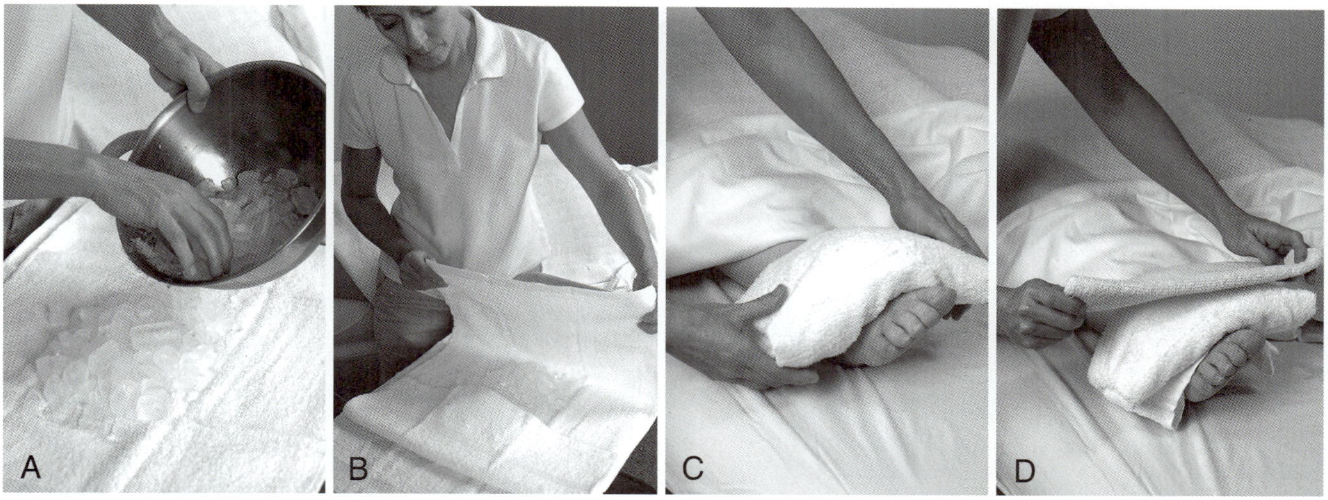


그림 6-4 ■ 집에서 만든 얼음습포. A. 타월 위에 얼음덩어리를 올려놓는다. B. 타월 안에 얼음이 든 얼음습포를 반으로 접는다. C. 환자의 피부 위에 얼음습포를 올려놓는다. D. 얼음습포의 가장자리 위에 마른 타월을 올려놓는다.

**필요장비:** 이미 만들어져 나온 얼음 주머니와 비닐팩으로 만든 얼음 주머니, 가득 찬 각얼음 덩어리 주머니, 환자의 피부와 얼음 주머니 사이에 필요한 얇은 헝겊(선택사항)(여러 종류의 얼음 주머니를 그림 6-5에서 볼 수 있다)

**효과:** 주로 열효과

**청소:** 타월덮개와 다른 세탁물을 세탁한다. 환자 피부에 닿는 얼음 주머니의 표면은 비누나 물로 깨끗하게 씻는다. 사용한 비닐팩은 처리한다.

**적용절차:**

1. 환자에게 국소 냉 사용 시 금기증을 반드시 체크하여야 한다.
2. 환자에게 국소 냉 사용에 대한 충분한 설명과 함께 동의를 받아야 한다.
3. 얼음 덩어리와 각얼음을 주머니에 채운다. 그 주머니를 밀봉하기 전에 가능한 많은 공기를 제거해야 한다.
4. 환자의 피부 위에 얇은 타월을 올려놓는다 (그림 6-6A).
5. 환자의 피부 위에 얼음주머니를 올려놓는다 (그림 6-6B).
6. 몇분 간격으로 동상이 걸리는지를 점검하여 제거한다.

최고 20분 적용 후 제거한다.

## 편평한 플라스틱 물병
## FLAT PLASTIC WATER BOTTLE

5장에서는 뜨거운 물을 편평한 플라스틱 물병에 채워 사용하는 것에 대해 설명하였다. 이 편평한 플라스틱 물병은 적당한 온도의 차가운 물로 채울 수 있으며, 냉 적용을 위하여 효과적으로 다양하게 사용될 수 있다. 시작하기 전에 시원한 마사지 테이블에 편평하게 눕는다. 더운날, 마사지를 하기 전에 국소적 부분 자극과 환자의 허리 전체와 복부 그리고 몸통 전체를 차갑게 유지할 수 있다. 환자의 체온과 채워진 물의 온도에 따라 대략 30분 정도 냉을 적용할 수도 있다. 확실히, 열이 많은 사람이 차가운 물체에 누우면열이 별로 없는 사람보다 더 빨리 뜨거워질 수 있다.

특별한 수치료의 이점은 비싸지 않고 기술이 많이 필

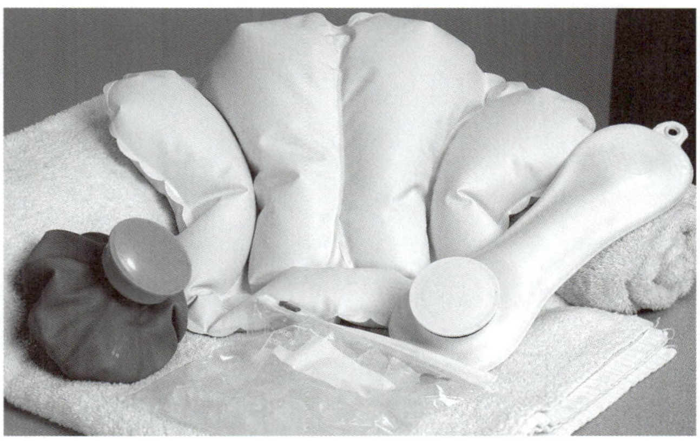

그림 6-5 ■ 여러 종류의 얼음주머니를 만들어 준비할 수 있다.

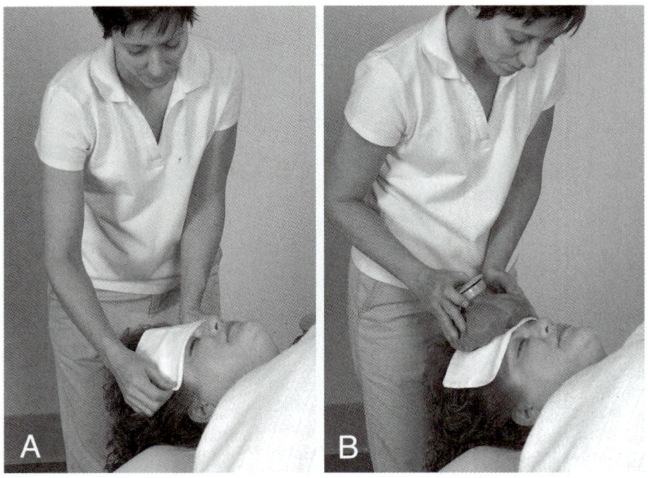


**그림 6-6 ■** 얼음 주머니 적용. **A.** 환자의 피부 위에 타월 올려놓는다. **B.** 환자의 피부 위에 얼음 주머니를 올려놓는다.

요하지 않다는 것이다. 모든 치료사에게 차가운 물과 병이 필요하다. 얼음습포과 겔냉습포과 달리 이 치료는 누워있는 환자 위에 이것을 적용하여 몸을 천천히 풀기 시작함으로써 안전하게 적용할 수 있다. 뜨거운 물을 병에 채워 교대치료(contrast treatment)를 하기 위하여 다양한 열 적용과 편평한 플라스틱 물병에 차가운 물을 채울 수 있다. 매우 차가운 물을 채우고, 얼음 주머니를 아이스 박스에 넣어 장시간 차갑게 유지할 수 있다. 물병은 마사지 테이블의 상단부분에 올려놓고, 환자는 누워있는 동안 복부 또는 등 전체를 차갑게 할 수 있다. 다리부분이기는 하지만, 편평한 물병을 적용하여 차갑게 할 수 있으며, 상반신에 가장 효율적으로 적용할 수 있다.

그 다음 적용절차를 보면, 환자의 허리 전체를 시원하게 할 수 있으며, 마사지 테이블에 타월을 올려놓고 물병을 가장 편한 곳에 비치한다.

**온도:** 한냉(물은 55° F)

**소요시간:** 5분에서 30분. 환자 조직에 5분 정도 적용해야 차가워지기 시작한다.

**필요장비:** 물 온도계, 물병 그리고 덮을 얇은 타월이나 물병을 쌀 랩(베갯잇이 가장 알맞은)

**효과:** 주로 열효과

**청소:** 씻을 타월; 빈 물병 뚜껑을 열어 물을 증발시킨다: 이동 및 저장

**적용절차:**

1. 환자에게 국소적 냉을 사용시 금기증을 반드시 체크하여야 한다.
2. 환자에게 국소적 냉 사용에 대한 충분한 설명과 함께 동의를 받아야 한다.
3. 온도계를 사용하여 반드시 물이 55° F가 되어야 한다(그림 6-7A). 1/3 채워진 물병은 냉장고에 냉장되어 있고, 그 물은 각얼음으로 혼합되어 냉장되어 있어야 하고, 좌상의 경우 얼음 조각을 사용한다(그림 6-7B). 물 6컵이 들어갈 18×24 inch의 큰 병이 필요하다.
4. 마사지 테이블에 조심스럽게 병을 올려야 한다. 손으로 사용하여 공기방울이 생겼는지 그리고 새지 않는지 안전하게 되어 있는지 반드시 확인하여야 한다(그림 6-7C).
5. 천이나 베갯잇으로 덮거나 혹은 베갯잇 안에 물병을 넣는다(그림 6-7D).
6. 찬 물병을 덮은 천 위에 환자를 눕힌 다음 "너무 차가우면 말씀하세요"라고 말한다.

약간의 손상이더라도 반드시 환자에게 재확인을 하여야 한다. 30분 누워 있으면 매우 차가울 것이기 때문에 즉각 준비운동을 시작한 후 시작하여야 한다.

## 얼음 마사지
## ICE MASSAGE

얼음 마사지는 피부에 얼음 덩어리를 적용하여 조직을 차갑게 하여 사용하는 방법이다. 얼음은 조심스럽게 회전과 차갑게 적용할 부위를 이동하여 사용하는데 이때 압박하면 안된다. 얼음 마사지는 손등과 같이 작은 부분과 넙다리네갈래근 같은 큰 근육의 신체 부분에 적용할 수 있다. 관절 염좌나 근육 좌상, 타박상과 같이 손상을 입었을 때 얼음 마사지나 다른 차가운 것을 적용하여 국소 부종이나 염증 그리고 경직과 통증을 감소시킬 수 있다. 얼음은 깊은 가로 방향 마찰로 화끈거리는 통증을 감소시키기 위해 적용될 수 있다. 얼음 마사지는 환자에게 교육한 후 집에서 치료할 수 있는 훌륭한 치료이다. 예를 들어, 매우 뻣뻣한 목이나 다른 근육의 연축이 있을 때

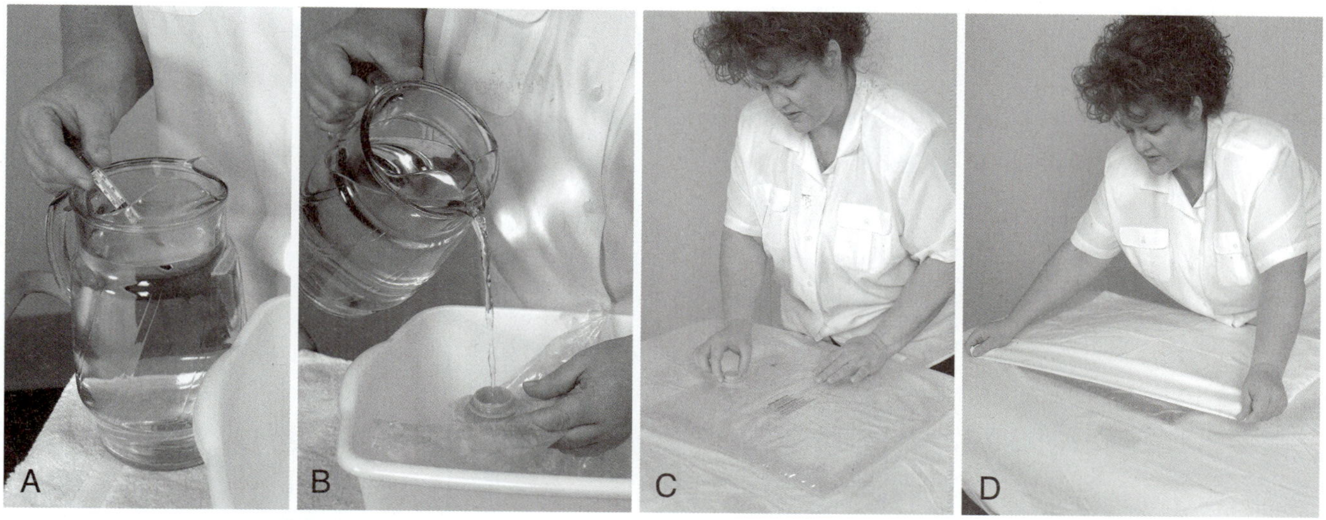

**그림 6-7** ■ 편평한 플라스틱 물병. **A.** 물 온도를 확인한다. **B.** 병에 차가운 물을 1/3 채운다. **C.** 마사지 테이블에 조심스럽게 병을 올려야 한다. 손으로 공기방울이 생겼는지 그리고 새지 않는지 안전하게 되어있는지 반드시 확인하여야 한다. **D.** 베갯잇이나 타월로 덮어주거나 물병을 베갯잇 안에 넣는다.

얼음 마사지를 적용하여 치료할 수 있다.

몇몇 의사들은 얼음습포나 주머니로 얼음 마사지를 하기를 원하고, 이는 각각 장 · 단점이 있다. 얼음 마사지뿐만 아니라, 얼음 주머니와 얼음 습포는 조직의 온도를 훨씬 빠르게 감소시킨다. 한 연구에서는 얼음 마사지의 효과를 비교하였는데 얼음 주머니가 10분 빠르게 가자미근을 냉각시키는 것을 발견하였다. 그러므로, 마사지 하는 동안 얼음 마사지를 사용하므로 차가운 것을 적용하는 부분을 장시간 기다리게 하면 안된다. 아무리 빠르게 냉각시킨다 하더라도, 사실 무게를 고려해야 하며, 일부 환자들은 강한 느낌을 좋아하고 더욱 차가운 얼음 마사지를 좋아하는 경우도 있다. 환자에게 냉을 적용하는 것에 대해 좀 더 느리게 적용하는 경우는 신체의 또다른 부분에 마사지를 하는 동안 얼음 주머니와 얼음 습포를 적용하는 것이 좋아질 수도 있다. 또한 얼음 마사지는 다른 화학물질이나 에센셜 오일, 허브를 선택하여 얼음 마사지를 적용할 수 있고, 얼음 컵을 만들기 전에 물을 추가하여 조절할 수 있다. 얼음이 녹으면, 화학물질이 녹아 피부에 직접적으로 접촉하여 흡수될 것이다. 또하나 고려해야 할 것은 얼음 마사지를 적용하는 동안 손으로 마사지하는 것과 시간을 따로 두어 차가운 것을 적용하여야 한다.

처음에 얼음 마사지를 위해 특별히 디자인된 플라스틱 컵이나 종이컵에 물을 꽁꽁 얼려서 만든 얼음 덩어리가 필요하다(그림 6-8A).

얼음 마사지 할 때, 두꺼운 부분에 차가운 것이 잘 적용될 수 있게 많은 시간이 필요할 수 있다. 조직은 신체

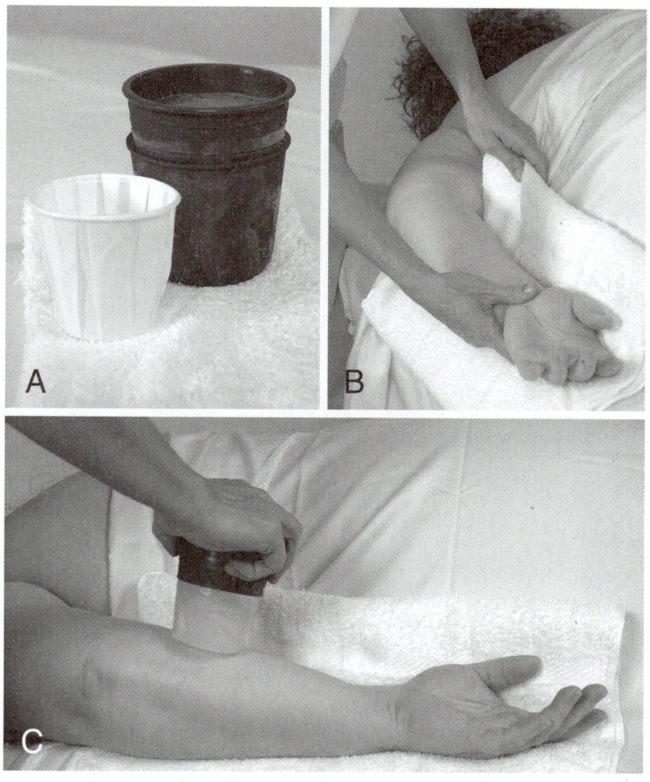

**그림 6-8** ■ 얼음 마사지. **A.** 공업용 얼음 마사지 컵과 종이컵으로 만든 얼음 컵들. **B.** 얼음 마사지의 적용할 부위를 타월로 싼다. **C.** 한 손에는 얼음 컵을 잡아서 동그랗게 원을 그리면서 부드럽게 문지른다. 그림은 아래팔 위에 얼음 마사지 하는 모습.

표면에 가깝고 약간의 피하 지방을 싸는 조직이다. 무릎 앞과 같은 부분은 비교적 약간의 시간이 필요할 것이며, 조직 깊이와 보온성이 피하지방과 볼기근에서 더 많아서 시간이 필요할 것이다. 마른 사람은 조직이 작아서 쉽게 차가워지고, 피하지방이 두껍거나 근육이 충분히 발달된 사람은 다른 치료 방법이 필요하게 될 것이다. 이런 이유로 얼음 마사지 단계 목록을 정해진 횟수보다는 환자의 시간에 맞게 설정되어져야 할 것이다. 얼음 마사지는 15분을 넘기면 안된다.

일반적으로, 환자는 4가지의 감각을 느낄 수 있다.

1. 차가운 느낌
2. 불타는 느낌과 쑤시는 느낌
3. 아리는 느낌
4. 무감각: 얼음을 대면 바로 감각을 못느낀다.

환자가 얼음 마사지하기 전에 이로운 점부터 계획하는 것이 중요하며, 얼음 마사지를 멈췄을 때 불타는 느낌이나 아리는 느낌을 느낄 수도 있다. 아프다는 느낌을 느끼는 이유는 그 조직이 감각 마비 때문일 것이다. 과거에는 아프다는 느낌을 안정감과 함께 좋은 것으로 받아들였다.

여기에 우리는 아래팔 굽힘근 위에 얼음 마사지 적용에 대한 적용절차를 단계별로 설명하였으며 얼음 마사지를 목이나 사지, 허리 전체를 포함하여 신체의 많은 다른 부분에도 적용할 수 있다.

**온도:** 매우 한냉(32° F)

**소요시간:** 5분에서 15분. 개인마다 허용 오차가 있을 수 있고 조직의 두께에 따라 달라질 수 있다.

**필요장비:** 얼음 마사지를 위해 특별히 디자인된 플라스틱 컵과 얼음 넣을 종이컵과 큰 타월, 중간 크기 타월

**효과:** 주로 열효과

**청소:** 얼음을 처리하고, 타월과 지저분한 플라스틱 컵을 씻는다.

**적용절차:**

1. 환자에게 국소 냉을 사용 시 금기증을 반드시 체크하여야 한다.
2. 환자에게 국소 냉 사용에 대한 충분한 설명과 함께 동의를 받아야 한다.
3. 환자에게 얼음마사지의 4단계를 설명한다. 또한 중요성을 인식시켜 주고, 얼음 마사지 후 마비가 발생할 수 있는 부분도 인식시켜줘야 한다.
4. 신체의 주위에 타월을 깔아 두어 얼음이 녹아 물방울이 신체 다른 부분에 흐르지 않게 하여야 한다(그림 6-8B).
5. 한 손에는 얼음 컵을 잡아서 치료하고자 하는 부위에 동그랗게 원을 그리면서 부드럽게 문지르고, 그 신체 아래부분과 약간 위에도 치료한다(그림 6-8C). 여기에서 아래팔 위에 얼음마사지 하는 것을 볼 수 있다.
6. 깊은 부분을 계속적으로 적용하면 마비가 올 수 있다.
7. 얼음을 제거하고 그 부분을 말린다.

**변화:** 발 아치에 얼음 마사지를 적용하는 것은 아치 근육통이나 뻣뻣한 아치 근육이나 염증 시 사용한다.

1. 플라스틱 음료수 병에 물을 20온스(oz) 채우고 얼린다.
2. 환자의 손상된 발 위에 병으로 10에서 15분 굴린다. 압력은 병 위에 신체의 체중을 실어 압력을 가하면 근육, 힘줄, 근막은 부드럽게 스트레칭된다.
3. 마사지 시작한다.

## 얼음으로 문지르기(스트레칭을 동반한 간헐적인 냉)
## ICE STROKING (INTERMITTENT COLD WITH STRETCH)

얼음 문지르기와 마사지로 압통점 역치를 낮추는 동안 통증억제와 근 긴장도를 일시적으로 낮춰줄 수 있다. 이것은 치료사가 뻣뻣한 근육을 스트레칭하여 정상 범위의 길이를 어려움 없이 만들 수 있게 한다. 보통, 뻣뻣한 근육을 스트레칭하면 통증이 생기고 화끈거리고 근육이 불수의적인 움직임으로 통증의 원인이 되면 관절 범위에 제한이 생긴다. 그러나 얼음 문지르기는 아프지 않은 범위에서 스트레칭하고, 충분한 개개 근육의 압통점을 낮춰주거나 긴장도를 낮춰줄 수 있다. 얼음을 3번 문지르면서 각각 2에서 3초 유지하여 근육의 길이를 만든 다음 정상 범위까지 부드럽게 스트레칭한다. 얼음은 얇은 비닐로 쌓여 있어 건조한 피부를 유지하게 된다. 스트레칭된 근육에 얼음 문지르기를 하는 이유는 얼음의 움직임

**사례연구 6-2**

### 근연축을 위한 얼음 마사지

**배경**

Suzanne Smith는 28세의 간호사이며 이전에 휴식을 취하기 위해 마사지를 받은 적이 있다. Suzanne은 매우 건강하지만, 사고로 인하여 경한 목뼈 채찍손상으로 진단받고 근 이완을 위한 소염진통제를 처방받았다. 그녀는 두통과 등과 목 통증때문에 물리치료를 받았지만, 마사지를 받은 적은 없다. 그녀는 마사지를 받기를 원하고 오른쪽 어깨뼈 중간쯤 매우 불편한 느낌을 호소하였다. 그녀는 그 부분이 "튀어 나왔다"라는 느낌이 며칠 전까지만 해도 든 적이 없었다(아마도 손상으로 근경련 발생). 그녀 아버지에게 어깨뼈 중간쯤에서 "튀어나온 부분"에 대해 이야기하였다. 강한 힘을 사용하면 그녀는 즉시 심한 두통이 4시간 동안 지속되었다. 그녀는 "튀어나온 부분"이 지금 별 도움이 되지 않는다는 것을 알고 있다. 그녀는 감각을 느낄 수 있도록 도움이 될 마사지에 대해 기대를 한다.

**치료**

Suzanne의 과거력을 듣고 마사지사는 물리치료사와 상의하여 Suzanne의 허리전체를 손 마사지나 얼음 마사지가 효과가 있을 것이라 생각하였다. 그 마사지사는 Suzanne Smith의 근육을 평가한 후 표층을 이완시키고 스웨디쉬 마사지를 15분간 실시하였다. 무엇보다 뻣뻣한 근육. 그녀의 오른쪽 아래등세모근과 오른족 큰마름모근에 압통점이 확인되었다. 15분이 거의 끝나고, Suzanne은 이완이 되는 느낌을 느낀 후에도 계속 불편한 느낌이 난다고 하였다. 마사지사는 중간 등부위 오른쪽에 집중적으로 얼음 마사지를 적용하였다. 얼음 마사지 10분 후 마사지사가 Suzanne에게 바로 누운 자세에서 테니스볼을 사용하여 어깨뼈 중간에 스스로 마사지하는 방법을 보여 주었고, Suzanne은 불편한 느낌이 사라졌다고 말하였다. 이 시간이 거의 끝나, Suzanne이 일어나 보니 아직 불편한 느낌은 있으나 그녀의 허리 근육은 이완되고 편안함을 느낄 수 있었다. 마사지사는 불편한 느낌이 반복적으로 나타난다면, 테니스볼을 이용해 스스로 마사지를 할 수 있게 하고 이전에 중간 등부위 근육에 얼음 주머니나 습포를 사용하여 적용하는 방법을 설명해 주었다.

**논의 질문**

1. 왜 얼음 마사지로 Suzanne Smith의 불편한 느낌을 제거해 주는 걸까?
2. 다른 수치료를 사용하여 할 수 없는 것일까?

을 통한 강한 촉각 자극을 통하여, 척수에서 신경계로 집중적이고 지속적인 자극을 보내어 피부 온도가 갑자기 떨어지기 때문에 스트레칭 된 근육에 적용하게 된다. 스트레칭이 일어나지 않으면 근육의 정상적인 반사 강화를 억제하게 되므로 스트레칭 되어져야 한다.

얼음 문지르기는 대부분 마사지와 같이 할 수 있다. 급성기 손상이나 염증이 생긴 조직, 염좌나 채찍손상 시 얼음 문지르기를 적용하면 안된다. Janet Travell, David Simons의 근막통증의 기능 장애에서 더 많은 정보를 얻을 수 있다.

다음은 위팔세갈래근의 압통점 역치를 낮추는 동안 얼음 문지르기를 사용하는 순서를 단계별로 하나하나 설명하였다. 이 방법은 모든 근육의 압통점 역치를 낮추기 위해 사용할 수 있다.

**온도:** 32° F

**소요시간:** 1분 보다 적게

**필요장비:** 얼음 컵이나 얼음 조각, 얇은 비닐 봉지로 포장된 얼음

**효과:** 주로 열효과

**청소:** 비닐 봉지와 얼음을 처리하고, 사용한 플라스틱 컵은 위생처리

**적용절차:**

1. 환자에게 국소적 냉을 사용시 금기증을 반드시 체크하여야 한다.
2. 환자에게 국소적 냉 사용에 대한 충분한 설명과 함께 동의를 받아야 한다.
3. 마사지로 압통점 치료

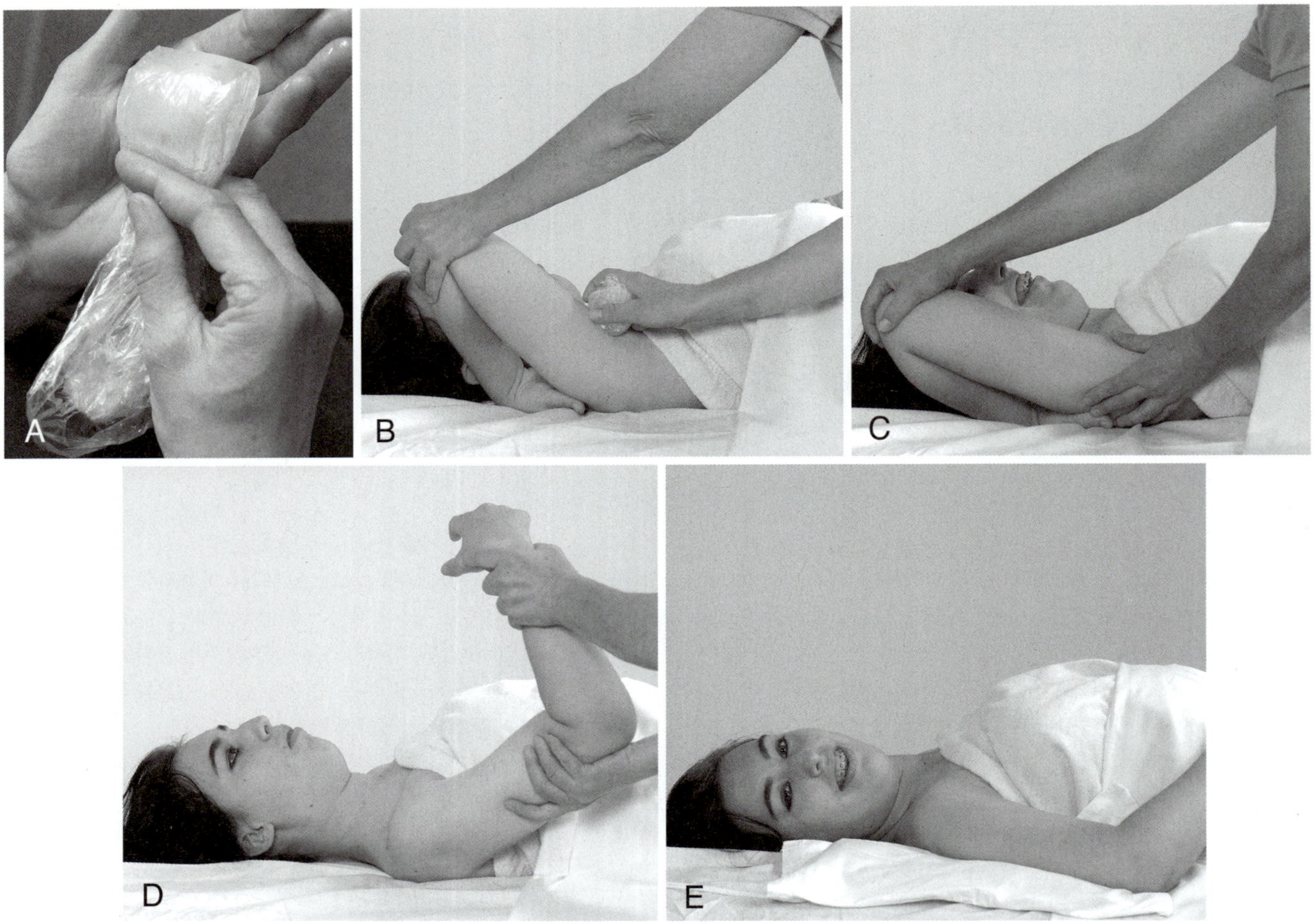


그림 6-9 ■ 얼음 문지르기. **A.** 얇은 비닐봉지에 얼음을 넣는다. **B.** 과도한 스트레칭 없이 가능한 정상 범위 안에서 근육을 부드럽게 스트레칭한다. 근육을 스트레칭 한 상태에서 얼음으로 근육 전체 길이를 3번 문지르기를 한다. **C.** 과도한 스트레칭 없이 가능한 정상범위 안에서 근육을 부드럽게 스트레칭한다. **D.** 부드럽게 근육을 돌린 편안한 자세. **E.** 근육에 촉촉하고 뜨거운 습포나 열 팩을 적용한다.

4. 얇은 비닐봉지에 얼음을 넣는다(그림 6-9A).
5. 과도한 스트레칭 없이 가능한 정상 범위 안에서 근육을 부드럽게 스트레칭 한다.
6. 근육을 스트레칭 한 상태에서 1초당 4인치를 움직이면서 얼음으로 근육 전체 길이를 3번 문지르기를 한다(그림 6-9B).
7. 과도한 스트레칭 없이 가능한 정상범위 안에서 근육을 부드럽게 스트레칭 한다(그림 6-9C).
8. 근육이 정상범위 길이가 나오지 않은 상태에서 통증이 발생한다면, 그 근육을 다시 부드럽게 스트레칭해서 완전히 이완시키고 30초 동안 길항근을 수축하며 그 근육을 다시 부드럽게 스트레칭 하여 압통점에 직접적으로 압력을 가한다.
9. 4에서 6단계를 반복하여 근육의 통증을 감소시키고 완전히 스트레칭한다.
10. 부드럽게 근육을 돌린 편안한 자세(그림 6-9D)를 취하고, 원하는 부분에 마사지한다.
11. 5분 또는 보다 길게 근육에 습포나 열 팩을 적용한다(그림 6-9E). 치료 후 화끈거림이 감소한다.

## 압박
### COMPRESSES

**압박**은 쥐어짜거나 또 다른 물질이나 물에 흠뻑 젖은 타월로 신체의 여러 부분에 적용할 수 있다. 압박은 뜨거운 것, 따뜻한 것, 차가운 것, 얼음으로 할 수 있다. 피부에 다양한 화학적 요법을 이용하여 냉과 열을 적용하였다. 이 부분에서는 차가운 수돗물을 냉동시켜 만든 물과

**글상자 6-2** *흥미로운 점(Point of interest)*

### 열 생성을 위한 냉 사용: 열 가중과 이중 압박

열을 모아 압박하는 것은 창의성 있는 냉 적용이다. 궁극적으로는 가장 가벼운 열처리가 된다. 이것은 널리 사용되어졌고, 여전히 안전하고 효과적으로 집에서도 치료할 수 있다. 이것은 냉압박과 같이 적용한다 – 목화직물을 차가운 물에 담근다 – 신체의 한 부분에, 마른 타월로 덮어서 냉압박한다. 처음 신체에 타월 2장을 선택하여 적용하고 그 부분에 혈관확장을 통해 그리고 신체에 열이 퍼지기 때문에 체온이 달아날 수 없으며 그 부분에 워밍업이 시작된다. 열 가중이나 이중 압박은 최소 몇시간 따뜻하게 한다. 하룻밤이 이상적이다. 그래서 환자들이 집에서도 사용할 수 있는 좋은 치료이지만, 마사지하는 동안 사용하기에는 비현실적이다.

열을 모아서 압박하는 것은 따뜻하니까 압박시 계속적인 혈액 증가, 파생효과를 가지고 근골격계 통증감소와 근육 이완과 따뜻하게 사용할 수 있다. 그들은 피부의 습기 또는 발진에 의한 염증 또는 다른 금기증을 제외하고는 신체의 모든 부분에 사용할 수 있다.

Elke Fraser, LMT는 45년의 경험을 가진 마사지사이며 마사지를 하루 받은 후에 손과 팔의 통증이 완화되는 열 가중 압박치료에 대한 경험이 있다. 그녀는 밤에 손과 아래팔이 차가워 젖은 타월 적용 후에 마른 타월로 싸서 잠을 잤다. 그녀의 손과 팔에 싸서, 아침에 젖은 타월과 마른타월로 압박하여 열 가중하니 증상이 크게 감소되었다(개인 휴대 통신망, Corvallis, oreqon, 2005년 9월 5일). 열 가중 압박은 관절 손상 그리고 관절염, 허리통증과 같이 근골격계에 많은 효과가 있다. 열을 모아 압박하는 것은 많은 근골격계 상태의 허리통증, 관절염 그리고 관절 손상과 같은 근골격계에 많은 효과가 있다. 이는 가슴근육이 긴장되거나 아픈 가슴 주위를 싸서 적용할 수 있다. 허리통증은 허리와 복부 주위에 적용하고, 발목관절과 무릎, 팔꿈치, 손목과 같은 관절 주위에 적용한다. 염좌나 근육의 긴장도를 낮춰서. 국소적 순환을 제공하며, 전도를 위해서 사용할 수 있다. 부비동에 점액이 막혔을 때, 최고의 치료는 마른 양말로 젖은 찬 양말에 덮개를 씌워 사용한다.

냉압박에 대해 설명하였다(글상자 6-2처럼 집에서 냉압박 치료를 적절하게 할 수 있도록 특별한 냉동고를 둘 수 있다).

냉압박은 얼음과 냉겔습포의 가벼운 형태이다. 냉압박은 특히, 예민한 사람의 눈과 같이 연약한 부분에 적절할지도 모른다. 신체 곡선에 잘 맞춰진 가벼운 타월은 일부 환자들에게 더 좋은 느낌을 줄지 모른다. 현재, 상처 위에 에센셜 오일 또는 소독제 허브와 염좌 그리고 멍 위에 황산염(의약품)(Epsom salts), 피부를 발적시키는 허브, 소염제 역할의 허브와 같이 많은 화학적 용해를 특별한 목적에 맞게 냉압박을 추가해오고 있다(화학적 용해이긴 하지만, 에센셜 오일과 허브에 관한 도서에서 추가적 정보는 언급하지 않았다). 냉압박은 열을 다양하게 적용하여 교대치료로 결합해 오고 있다. 예를 들어, 환자의 발을 파라핀욕에 살짝 담구어 냉압박을 적용하고, 뜨거운 이산화규소 겔습포를 환자의 등에 치료하여 냉압박을 적용할 수 있다.

환자 개개인에 맞게 냉압박을 용이하게 적용할 수 있다. 아주 작은 냉압박은 흠뻑 젖은 타월과 차가운 물에 완전히 젖은 수건으로 눈에 적용할 수 있다. 작은 크기나 중간 크기의 냉압박은 아마도 작은 타월 몇 장으로 만들었을지도 모른다. 큰 냉압박은 목욕 타월로 만들어 등 전체를 쌀 수 있다.

## 냉 압박 COLD COMPRESS

다양한 크기의 냉압박은 어떤 부분에서도 냉을 적용하여 사용할 수 있고, 눈 위와 같은 부분에는 적용하기가 적합하지 않다. 몸 전체에 열 치료하는 동안 이마에 차가운 것을 적용한다. 열이 많은 환자에게 부드러운 냉을; 온습포와 함께 교대치료; 피부의 가려움 감소; 차가운 것을 적용 시 참지 못하는 환자에게 치료한다.

신체의 1/5 이상 냉습포를 적용하면 체온이 떨어지기 시작하므로 환자가 따뜻한지 차가운지에 대한 모든 시간을 모니터링 하는게 중요하다. 가끔 피부상태를 모니터링 해야 하는데 그 이유는 냉습포를 하기 때문에 동상의 위험이 있기 때문이다. 이런 식으로 하지의 앞쪽에 냉습포를 적용할 수 있다.

**온도:** 한냉(40～50° F)

**소요시간:** 교대치료를 제외하고 10분에서 20분 적용한다. 반면 교대치료를 위해 1분 휴식한다.

**필요장비:** 물 온도계, 물 담을 그릇, 압박 시 사용할 적합한 크기의 타월, 그리고 또다른 타월로 압박 시 환자

아래에 놓여진다.

**효과:** 주로 열효과

**청소:** 타월 세탁

**적용절차:**

1. 환자에게 국소적 냉을 사용 시 금기증을 반드시 체크하여야 한다.
2. 환자에게 국소적 냉 사용에 대한 충분한 설명과 함께 동의를 받아야 한다.
3. 40~50°F의 물을 담을 그릇과 얼음 덩어리, 각얼음을 추가한다(그림 6-10A).
4. 물에 젖은 적절한 크기의 타월을 짠다(그림 6-10B).
5. 환자의 정강이에 적용한다(그림 6-10C).

환자의 피부에 몇 분간 워밍업 한 후 타월을 적용한다: 반복하여 적용하는 것도 좋다.

## 얼음 압박 ICED COMPRESS

얼음 압박은 봉한 비닐팩에 들어있는 차가운 젖은 타월(다양한 크기)로 되어 있다. 냉동고에서 꺼내어 환자의 신체 부위에 올리면, 길게는 20분 정도 냉열이 유지된다. 냉 압박보다 차갑지만, 얼음 또는 냉겔습포 보다는 차지 않다. 얼음 압박은 국소적 냉치료 효과도 볼 수 있지만, 냉겔습포 또는 얼음 강도에 대한 내성을 가지진 않는다. 얼음 압박은 냉겔습포 또는 얼음과는 달리, 환자의 몸과 접촉하자마자 열이 발생하기 시작함으로, 누워있는 환자에게 안전하다. 얼음 압박은 환자의 어느 부분에서도 안전하며, 마사지 순서 중에 첫 단계에 놓이게 된다. 몇 분 뒤에 열이 발생하기 시작하며 치료 부위에 20분 정도 둔다. 손을 위한 얼음 압박으로는 한 쌍의 양모장갑을 얼리거나 축축하게 하여 만들 수 있다. 냉동고에서 빼내어 반복적인 신체의 활동으로 피곤해진 손에 적용할 수 있다.

얼음 압박은 의외로 빨리 만들 수 있기에 편리하며, 환자가 오면 냉동고에서 꺼내어 적용하기만 하면 된다. 마사지 초기에 신체 위에 습포를 놓고, 그 부분에 마사지를 하고 끝낸다. 얼음 압박은 환자에게 추천할만한 우수한 가정요법이다.

얼음 압박을 하기 위해, 차가운 물에서 손타월을 짜서, 세로로 길게 반으로 접고 다시 반으로 접어 봉한 비닐 주머니에 넣는다. 냉동고에 평평하게 놓아둔다. 적어도 2시간 정도 냉각시킨다. 사용 준비가 되면, 주머니에서 얼음을 꺼내어 신체 위에 고르게 놓는다. 처음에는 단단하나 신체의 부분과 닿게 되면 곧 열이 상승할 것이다. 어깨의 외측에 있는 근육들에 얼음 압박을 사용하는 방법을 설명하였다.

**온도:** 매우 한냉(32°F의 짧은 시간: 습포로 몸을 천천히 풀기 시작할 것이다.)

**소요시간:** 20분

**필요장비:** 손 타월, 개봉 가능한 비닐 주머니, 냉동고

**효과:** 주로 열효과

**청소:** 사용한 타월을 세탁하고 비닐주머니를 처리한다.

**적용절차:**

1. 환자에게 국소냉을 사용 시 금기증을 반드시 체크하

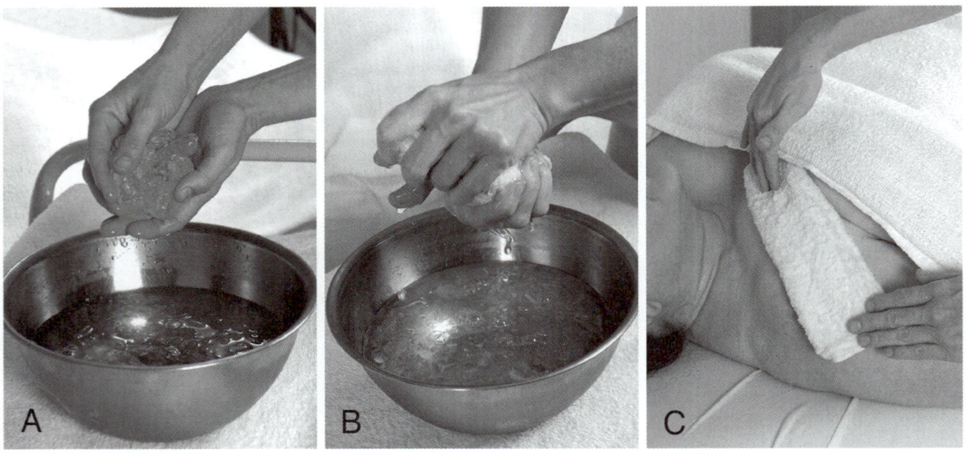


**그림 6-10** ■ 냉 압박. **A.** 40°에서 50°F의 물 담을 그릇과 얼음 덩어리, 각얼음을 추가한다. **B.** 물에 젖은 적절한 크기의 타월을 짠다. **C.** 환자에게 적용한다.

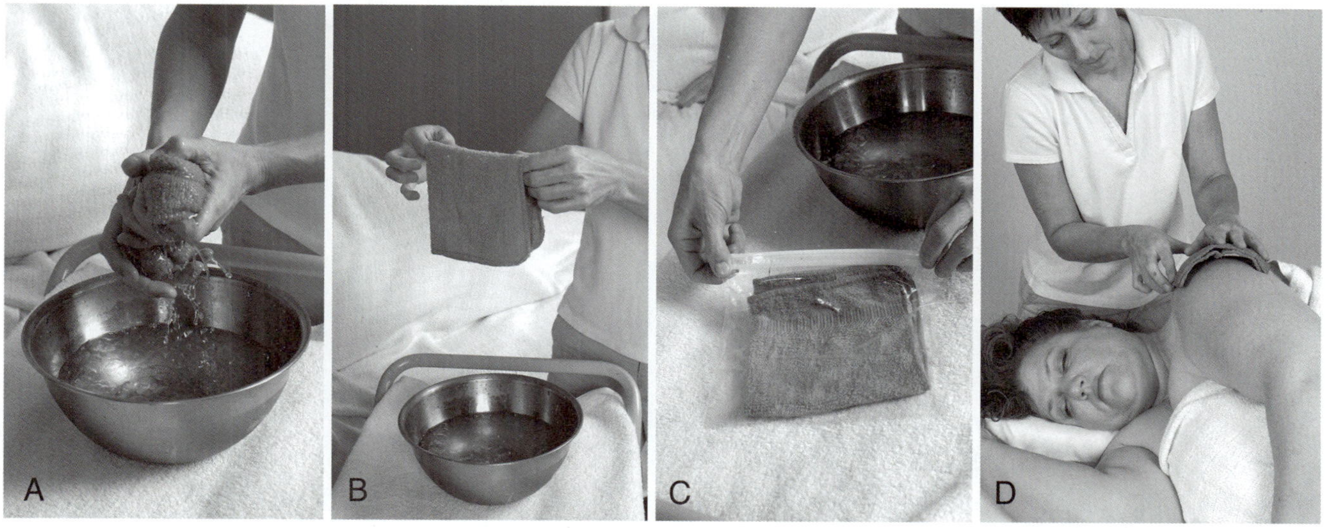


**그림 6-11** ■ 얼음 압박. **A.** 적절한 크기의 타월을 차가운 물이 조금 스며들 정도로만 짠다. **B.** 타월을 반으로 접고 그것을 다시 반으로 접는다. **C.** 봉인한 비닐주머니를 냉동고에 넣어 둔다. **D.** 주머니에서 얼음 습포를 빼고 그것을 환자의 어깨에 적용한다.

여야 한다.

2. 환자에게 국소적 냉 사용에 대한 충분한 설명과 함께 동의를 받아야 한다.
3. 적절한 크기의 타월을 차가운 물이 조금 스며들 정도로만 짠다(그림 6-11A). 너무 흠뻑 젖은 상태는 아니다.
4. 타월을 반으로 접고 그것을 다시 반으로 접는다(그림 6-11B).
5. 봉인한 비닐주머니를 냉동고에 넣어 둔다 (그림 6-11C).
6. 환자에게 국소부분에 사용 시 금기사항에 대한 여부를 제일 먼저 확인하여 준비된 얼음 습포를 사용한다.
7. 환자에게 국소적 냉 사용에 대한 충분한 설명과 함께 동의를 받아야 한다.
8. 주머니에서 얼음 습포를 빼고 그것을 환자의 어깨에 적용한다(그림 6-11D).
9. 환자의 피부에 몇 분간 워밍업을 한 후 타월을 적용하면, 더 신축성이 있게 된다. 부드러워지면 그 주위를 싼다.

## 교대습포: 또 다른 연합 치료
## CONTRAST COMPRESSES: ANOTHER COMBINATION TREATMENT

**교대습포 치료**는 냉 습포와 함께 번갈아 하는 온습포로 구성되어 있다. 3장에서 언급한 바와 같이 교대습포는 신체의 많은 영역의 순환을 극적으로 증진시키는데 사용될 수 있다. 교대습포, 마사지를 하는 동안 근골격계 통증 감소와 압박하는 아래의 근육과 피부를 자극하여 혈액순환을 증가시킴으로써 마사지를 위한 단순한 방법이다.

단독으로 사용되는 온 습포 또는 냉 습포에 약초, 순수한 오일, 소금과 같은 화학적 첨가물, 무엇이든지 쉽게 더하여 사용할 수 있다.

눈 위에 교대치료를 실행하는 방법은 습포의 온열과 냉열을 교대로 적용하는 방법중 하나로 사용된다. 이 경우의 목적은 눈 주위의 마사지를 위해 환자의 조직과 근 긴장도와 눈피로 감소. 눈 주위의 극적인 혈액순환 증가이다. 유사한 치료로 신체 어떤 부위에서든 순환 증가와 그리고 마사지 시작 전 긴장을 풀 수 있다. 여기에 두 가지 예를 들면, 무릎 위의 교대습포는 특히 외과적 수술 후 회복을 촉진할 수 있으며, 허리 위의 교대습포는 허리 근육쪽으로 혈류 증가와 통증을 경감시킬 수 있다. 교대습포는 온열과 냉열의 다른 타입의 교대치료를 언제 사용하여 선택할 것인가? 약한 강도의 치료를 선택할 때(차가운 것과 따뜻한 것을 적용하지 않는다), 작고 불규칙적인 부분 치료가 필요할 때, 또는 마사지사가 뜨겁고 차가운 물과 옷감만을 이용할 수 있을 때이다.

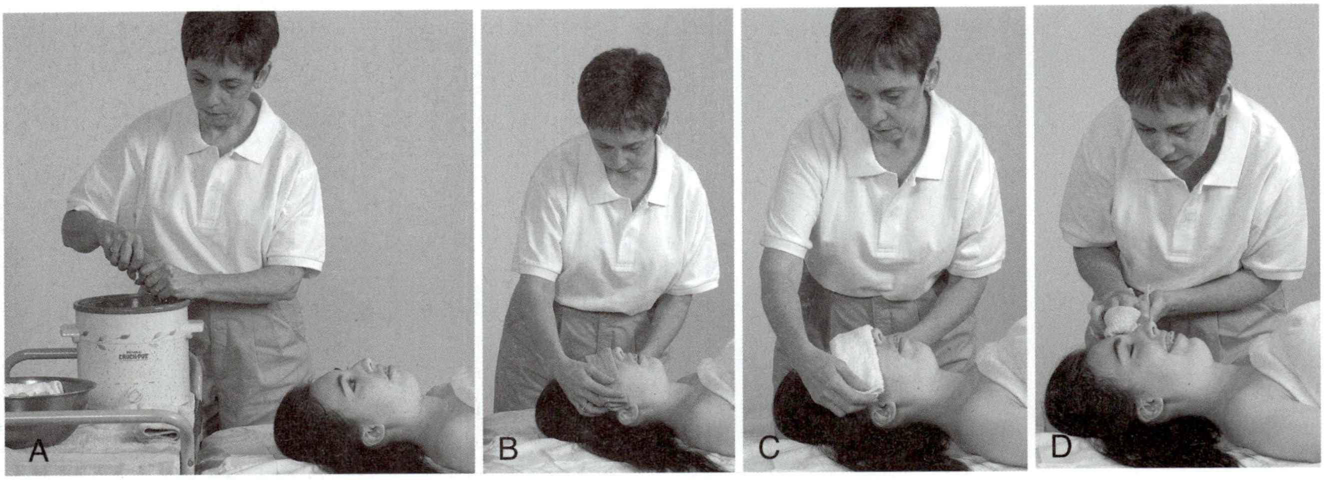


**그림 6-12** ■ 교대습포. **A.** 뜨거운 물에서 수건 한 장을 흠뻑 적셔 꺼내어 짠다. **B.** 수건을 길게 반으로 접어 환자의 눈 위에 올려놓는다. **C.** 차가운 물에 다른 수건을 흠뻑 적셔 꺼내어 짜고, 수건을 길게 반으로 접어 환자의 눈 위에 올려놓는다. **D.** 마지막으로 마른 수건으로 부드럽게 눈 주위를 말린다.

**온도:** 한냉(32° F에서 55° F)과 고온(102° 에서 110° F)을 교대로 적용한다.

**소요시간:** 10분

**필요장비:** 물 온도계, 뜨거운 물과 차가운 물을 담을 그릇, 3개의 수건, 마사지 테이블 위에 마른 시트를 놓고 머리 아래에도 수건 하나를 깔아둔다.

**효과:** 주로 열효과

**청소:** 그릇들을 깨끗하게 소독하고, 타월과 빨래감은 세탁한다.

**적용절차:**

1. 환자에게 국소적 냉을 사용 시 금기증을 반드시 체크하여야 한다.
2. 환자에게 국소적 냉과 열 사용에 대한 충분한 설명과 함께 동의를 받아야 한다.
3. 환자는 누운 상태에서 머리 위에 타월을 올려놓는다.
4. 뜨거운 물에서 수건 한 장을 흠뻑 적셔 꺼내어 짠다(그림 6-12A).
5. 수건을 길게 반으로 접어 환자의 눈 위에 올려놓는다(그림 6-12B).
6. 환자에게 국소 부위의 사용 시 금기사항이 아닌지 여부에 대하여 제일 먼저 확인하여 준비된 얼음 습포를 사용한다.
7. 2분 후 차가운 물에 다른 수건을 흠뻑 적셔 꺼내어 짜고, 수건을 길게 반으로 접어 환자의 눈 위에 올려놓는다(그림 6-12C).
8. 30초 적용 한 후 제거한다.
9. 4단계에서 8단계를 반복한다.
10. 4단계에서 8단계 반복을 3번 반복한다.
11. 마지막으로 마른 수건으로 부드럽게 눈 주위를 말린다(그림 6-12D).

## 요약
### CHAPTER SUMMARY

이 장에서는 액체 형태의 물을 적용하지 않고 차가운 것을 신체의 특정 부분에 적용한 후, 이로운 점과 효과에 대한 다양한 치료에 대해 설명하였다. 마사지를 하는 동안 냉을 적용하면 국소적 순환 증가와 압통점 역치를 낮추고 근골격계 통증을 비롯하여 근연축, 급성기 염증을 감소시키는데 도움을 줄 수 있다. "도구상자(toolbox)"를 적용한 치료는 냉 치료와 함께 적용하였으며, 마사지 실습을 위해 미세조절을 어떻게 할 것인지에 대해 더 학습하고 새로운 치료를 더욱 배워야 할 것이다.

## 복습문제 REVIEW QUESTION

### *주관식 문제*

**1.** 냉겔습포는 얼마나 적용하여야 하는가?
- **a.** 5분
- **b.** 15분에서 20분
- **c.** 30분에서 45분
- **d.** 60분

**2.** 국소적 냉 적용을 가장 자주 사용할 때는 언제인가?
- **a.** 통증과 부종 감소
- **b.** 만성기
- **c.** 저체온증 예방
- **d.** 통증으로

**3.** 국소적 냉 적용 시 금기사항은 무엇인가?
- **a.** 조직의 온도에 대해 피드백 불능 상태
- **b.** 신체가 차가움
- **c.** 레이노드 증후군
- **d.** 차가운 것을 싫어함
- **e.** 위의 모든 사항들

**4.** 타박상과 급성기 근경련 시 차가운 것을 적용하는 적절한 시기는 언제인가?
- **a.** 손상 후 48시간 이내
- **b.** 손상 후 12시간 이내
- **c.** 손상 후 8시간 이내
- **d.** 손상 후 일주일 이내

**5.** 근육의 정상 범위로 스트레칭 하여 압통점을 유발하지 않기 위해 어느 것을 적용하는가?
- **a.** 차갑고 편평한 물병
- **b.** 냉겔습포
- **c.** 교대습포
- **d.** 얼음 문지르기
- **e.** 얼음 습포

### *OX 문제*

____ **6.** 급성기 부종으로 통증 시 얼음 습포를 사용하는 것이 좋다.

____ **7.** 차가운 물-다른 냉 적용하는 것보다 차가운 물이 채워진 물병, 겔습포를 적용하는 것이 좋다.

____ **8.** 제일 위험한 것은 냉 적용하여 조직의 동상 유발하는 것이다.

____ **9.** 국소적 냉 적용은 근육의 긴장도와 근력, 신경학적 기능, 부종, 혈류량, 국소적 조직 온도의 영향을 줄 수 있다.

____ **10.** 작은 부분의 냉 적용을 선택할 수 있는 것은 얼음 마사지를 하면 자극이 적고 가벼운 느낌을 만들기 때문이다.

## 참고문헌


1. Belanger A. *Evidence-Based Guide to Therapeutic Physical Agents*. Baltimore: Lippincott Williams & Wilkins, 2002.
2. Ho SS et al. The effects of ice on blood flow and bone metabolism in knees. *Am J Sports Med* 1994; 22:537.
3. Ho SS et al. Comparison of various icing times in decreasing bone metabolism in the knee. *Am J Sports Med* 1990;18:376.
4. MacAuley DC. Ice therapy: How good is the evidence? *Int J Sports Med* 2001;22:379.
5. Michlovitz S. *Thermal Agents in Rehabilitation*. Philadelphia: FA Davis, 1996.
6. Packman H. *Ice Massage: The Ultimate Cryotherapeutic Alternative*. Victoria, BC: Trafford Publishing, 2007.
7. Taber C et al. Measurement of reactive vasodilation during cold gel pack application to nontraumatized ankles. *Phys Ther* 1992;72:294.
8. Thrash A, Thrash C. *Home Remedies: Hydrotherapy, Charcoal, and Other Simple Treatments*. Seale, AL: Thrash, 1981.
9. Travell J, Simons D. *Myofascial Pain and Dysfunction: The Trigger Point Manual*. 2nd ed. vol 1. Baltimore: Williams & Wilkins, 1999.
10. Zemke J et al. Intramuscular temperature response in the human leg to two forms of cryotherapy: Ice massage and ice bag. *J Orthop Sports Phys Ther* 1998;27:301.

# 침수욕

## IMMERSION BATHS

7장

*Mollie(간호사, 물리치료사, 그리고 마사지와 치료적 운동학의 저자이며 미국물리치료협회의 창립자인 Mary McMillan)는 1942년에 마닐라에 억류되어 감옥에 갇혀 있었다. 이 때 Mollie는 바닥에서 잠을 자지 않으려고 나무로 된 서류함을 엎어서 침상으로 활용하면서 469명의 여성들과 3개의 샤워기, 4개의 변기를 같이 사용한 적이 있었다. 이 때 시설은 미비하지만, 수건과 뜨거운 물을 이용하는 물리치료 진료소를 만들어 죄수들을 위한 물리치료를 하였다. 어떤 이가 말하기를 차가운 시멘트 바닥에서 자다 생긴 허리통증, 관절염, 근육통, 발의 통증 그리고 빈대에 물려 생긴 발진 등으로 진료소를 찾았던 대부분의 환자들이 회복되어 돌아갔다고 전한다.*

*— Wendy Murphy, 치료하는 사람들: 물리치료와 미국물리치료의 역사*

### 학습목표

이 장을 다 읽고 나면 독자는 다음의 질문에 답할 수 있다:

- 이 장을 읽고 난 후에 다음 항목들을 설명할 수 있다.
- 여러가지 전신욕 및 반신욕의 금기증을 설명할 수 있다.
- 팔, 다리, 손, 발 및 반신욕을 할 경우, 온도 차에 따른 명칭과 그 의미를 설명할 수 있다.
- 반신욕을 적용하는 방법들에 대해 설명할 수 있다.
- 전신 한냉수욕, 중온욕, 미온욕, 고온욕 및 교대욕, 전신욕 등 신체 부위에 따른 치료 욕의 명칭과 그 의미를 설명할 수 있다.
- 수치료를 할 경우, 첨가할 수 있는 물질의 명칭과 그 의미를 설명할 수 있다.
- 전신욕에 대한 다양한 방법들을 설명할 수 있다.
- 반신욕과 전신욕이 치료로 이용되는 예를 제시할 수 있다.

침수욕이란 물과 같은 액체 속에 신체나 신체의 일부분을 담그는 것을 말한다. 1장에서 설명한 바와 같이 목욕은 신체의 여러 부위에 다양한 치료적 목적으로 이용되었다. 이는 간편하고 효과적인 치료방법으로 세계적으로 대중화된 치료방법이다. 또한 마사지사에게는 도수기법을 보완할 수 있는 방법이었다. 침수욕은 근육을 이완하고 순환을 증진시켜 마사지하기 전에 적용하며 근피로나 통증, 관절통을 완화시키고 신체 내부 온도를 상승시킨다. 이 뿐만 아니라, 근수축이나 근이완에도 도움을 준다. 허브, 솔트, 오일 등 여러 가지 화학물질을 물에 첨가하여 신체의 일부나 전신을 담그는 것도 침수욕치료의 한 방법이다. 물에 신체의 일부분이나 전신을 담그는 것은 어느 한 부위 올려놓는 냉팩이나 온습팩을 적용하는 것보다 담근 부위에 고루고루 온, 냉기가 전달이 잘된다(그림 7-1). 이와 같이 장점을 최대한 활용하기 위해 부위에 따라 좀 더 실용적으로 선택할 수 있는 욕조를 만들어야 한다. 이 장에서는 일반적으로 이용하는 반신욕과 전신욕에 대해 알아보고자 한다(일반적으로 사용되지 않는 목욕에 대해서는 글상자 7-1에서 설명하였다). 우선 다양한 반신욕의 방법에 대해 좀더 알아보고자 한다.

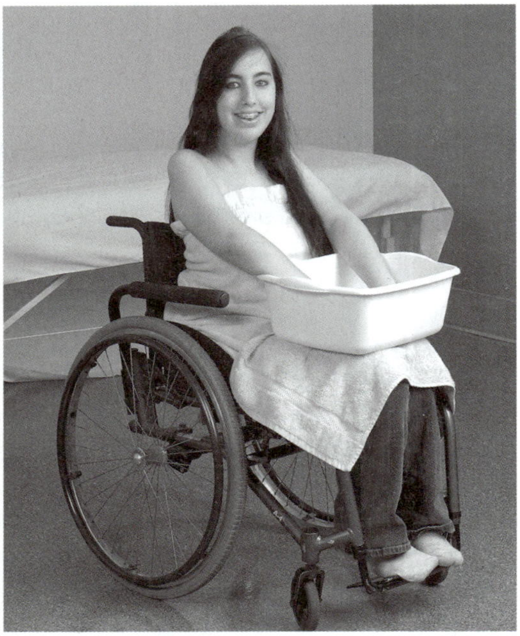

그림 7-1 ■ 손(hand) 욕조.

## 부분욕
## PARTIAL-BODY BATHS

부분욕은 아주 기본적인 장비로 치료할 수 있고 비용도 저렴하며 장소에 구애 받지 않아 많은 환자에게 적용할 수 있기 때문에 마사지사들이 주로 이용하였다. 또한 사용법이 간단하고, 가정에서도 할 수 있을 만큼 안전하다. 부분욕은 고온, 미온, 중온, 냉수를 이용할 수도 있고 냉수와 고온수를 교대로 적용하는데, 큰 용기나 스테인리스 강철로 만들어진 회전욕조와 같이 다양한 종류의 용기를 이용할 수 있다.

반신욕조나 다양한 종류의 첨가물은 과거에 이용되었던 것들이 지금도 주로 사용되고 있다. 부분욕을 언제 적용할 것인지 결정할 때 고려해야 할 사항들은 다음과 같다.

1. 대부분의 사람들은 물 속에서 피부가 진정되는 느낌을 갖는다. 그러므로 냉찜질과 같이 국소 부위에 직접 올려 놓는 치료법보다 편안하게 느낄 수 있으므로 대개는 물로 하는 치료를 더 좋아한다. 특히 가벼운 무게에도 민감하게 반응하는 사람에게 효과적으로 적용할 수 있다.
2. 치료할 시간이 부족할 경우, 미리 물의 온도를 정확하게 조절한 상태에서 여러 부분을 동시에 적용하여 빠르게 치료할 수 있다. 그러나 욕조를 사용하고 나서 감염되지 않도록 완전히 건조시키고 깨끗이

**글상자 7-1** *흥미로운 점 (Point of interest)*

### 오래 전에 이용된 것으로 요즈음에 흔히 사용되지 않는 치료욕

여기에서는 열 효과뿐만 아니라 해초, 흙, 진흙, 오일, 소금, 허브 조제품을 포함한 화학물질을 이용한 치료욕에 대해서 설명하였다.

**머리욕(두피욕, scalp baths)**

누워서 물이 들어 있는 욕조에 머리를 담근다. 욕조 안의 물을 따뜻하게 하거나 차갑게 하여 머리욕을 적용할 수 있는데 이때 준비해 둔 화학물질을 첨가할 수도 있다. 차가운 머리욕은 순환을 감소시켜 편두통이나 머리를 진정시키는데 도움이 되고, 교대욕은 머리의 순환을 증진시킨다. 한의학에서는 종종 뇌졸중환자에게 뜨거운 생강차를 이용한 머리욕을 적용시키는데 이는 두통을 완화시키는 작용을 한다고 한다. 황산염(Epsom salt)을 첨가한 머리욕은 뇌 손상 후에 두피의 종기를 감소시키는데 이용된다.

**눈욕(안욕, eye baths)**

안욕은 따뜻하거나 차가운 상태의 눈을 화학물질이 있는 컵을 이용하여 적용한다. 따뜻한 물을 이용한 안욕은 눈의 피로를 덜어주고 차가운 물을 이용한 안욕은 눈의 가려움과 피로를 덜어준다. 교대욕은 눈 주위의 혈액순환에 효과적이며 알레르기나 먼지로 인해 발생하는 눈염증은 차가운 물을 이용한 안욕을 함으로써 가라앉힐 수 있다.

**코곁굴욕(부비강욕, sinus baths)**

코곁굴욕은 비강세척기 등을 이용해 코 안을 세척한다. 이는 공동울혈, 국소적 혈류량을 증진시키는데 이때 허브차나 솔트물과 같은 화학품을 첨가하여 사용할 수도 있다. 물의 온도는 뜨겁거나 차갑거나 미지근하게 해서 적용할 수 있다.

**목구멍욕(throat baths)**

목구멍욕은 허브차나 소금물 같은 물질을 뜨겁거나 차가운 물을 이용해 목구멍에 적용할 수 있다. 따뜻한 목구멍욕은 목이 차가운 상태이거나 말을 많이 했을 경우, 노래를 많이 불렀을 때 발생하는 염증을 가라앉히거나 목구멍의 근육의 긴장을 이완시키는데 이용된다. 교대욕은 국소 혈액순환을 증진시킬 수 있다.

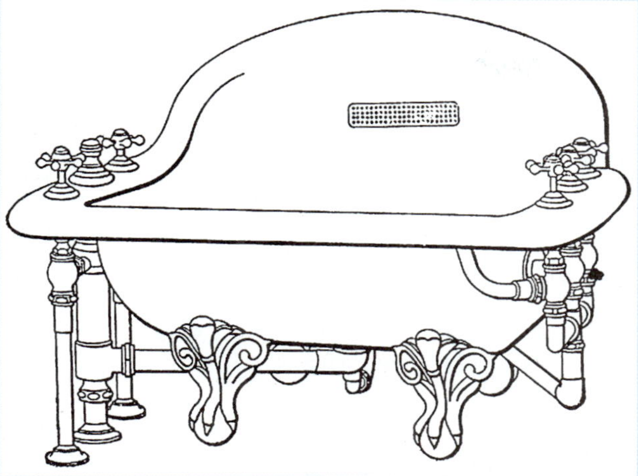

도자기로 만든 좌욕기는 1905년 펜실베니아주 피츠버그의 Standard Sanitary의 제조회사에서 만들었다.

**좌욕(sitz baths)**

골반이나 허리주변의 근육을 따뜻하게 하거나 차갑게 하기 위한 좌욕기구는 흔히 의자모양으로 만들어져 골반 부위를 담그고 그 주변을 덮개로 덮는 방법으로 흔히 이용되었다. 이때 소금, 오일, 허브와 같은 것을 첨가하여 이용할 수도 있다. 온찜질이나 냉찜질을 적용하기에는 골반 부위가 너무 넓어, 위와 같은 방법이 흔히 치료에 활용된다. 뜨거운 좌욕은 체액 이동, 순환증진, 신장결석으로 인한 통증, 경련성 변비, 생리통, 허리통증, 궁둥뼈 신경통에 이용된다. 또한 전신을 따뜻하게 하거나, 분만 후 샅고랑을 진정시키고 샅고랑의 통증을 빠르게 치유할 수 있다. 짧은 시간의 차가운 좌욕은 기관과 배근의 순환을 자극하고, 결장(이완성변비), 방광, 자궁의 민무늬근을 활성화시킨다. 장시간의 차가운 좌욕은 전신을 시원하게 만들고 샅굴근 약화와 같은 문제를 치료하기 위해 사용되었다. 교대 좌욕은 허리나 골반 근육의 순환을 증가시키고, 생리통 예방, 만성 골반 통증을 감소시키는데 이용되었다.

**팔과 다리 회전욕(arm and leg whirlpools)**

팔과 다리의 회전욕은 스테인리스로 만들어졌고 HI-BOY와 LOW-BOY에서 판매되는 기구가 흔히 이용되어 왔다. 회전욕은 뻣뻣한 관절을 유연하게 해 주고 근연축을 감소시킨다. 그리고 운동할 때 더 잘할 수 있도록 도와주고 통증을 덜어준다. 대개 국소 회전욕은 따뜻한 온도로 적용시킨다.

이는 외상 후 통증, 상처소독, 손이나 발의 부종, 입원시 정형외과적 외상, 근연축, 화상으로 인한 반흔조직이 구축되었을 때 이용되며 조직이 유연하고 이완되도록 하기 위해 마사지를 하기 전 단계에 이용된다. 선수 트레이너는 종종 온도를 다르게 하여 적용하기도 한다. 일반적인 회전욕은 적어도 6개의 분출구가 있어야 하고 낮은 압력으로 물결을 만들어 치료를 하기도 하고, 압력을 높여 활발하게 수중마사지를 하기 위한 치료에도 이용될 수 있어야 한다. 이는 스테인리스로 만들어져 있기 때문에 고온욕과는 달리 사용 후 필히 소독을 해야 한다.

**하버드탱크(Hubbard tank)**

하버드 탱크는 1920년에 CARL HUBBARD라는 미국 기술자에 의해 발명되었는데 한 쪽 끝에 터빈이 부착되어 있는 강철로 만들어진 아주 큰 회전욕 욕조이다. 여기에는 435갤런의 물을 담을 수 있고 탱크는 풀장과 비슷하게 생겼으며, 전신을 담그고 운동을 할 수 있다. 물의 온도는 고열성 질환을 제외하고는 일반적으로 90~104°F로 하는데 하버드 탱크 안에서 사람이 활동적인 운동을 하기 때문에 물 온도는 신체보다 차가워야 한다.

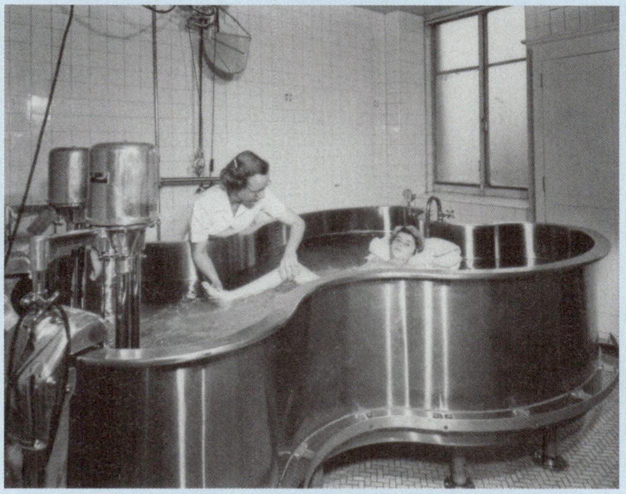

물리치료사가 Hubbard tank에서 소아마비 환자를 치료하고 있다(1949).

위 1929년도의 사진에서 보이는 것처럼 독특한 나비모양이고, 치료사가 물에 들어가지 않고 환자 가까이에서 운동을 시킬 수 있다. 그리고 하버드 탱크에서 운동을 하는 동안 개방된 상처나 화상을 입은 고객이 감염의 위험이 생기지 않도록 매번 사용한 후에 소독을 해야 한다.

청소를 해야 한다.

3. 복잡한 물치료 장비를 갖추고 있지 않을 때 깨끗한 용기, 깨끗한 물, 타월을 이용하여 적용할 수도 있다. 그러나 깨끗한 물이 멀리 떨어져 있다면 물의 무게로 인하여 옮겨오기 어려운 문제가 있다.
4. 전신에 열치료나 냉치료를 하기 위해서 그 부위에 뜨거운 물이나 차가운 물을 직접 적용하는 것이 가장 효과적이다. 한 연구에 따르면, 같은 시간을 두고 장딴지근(비복근, gastrocnemius)에 냉찜질과 냉수욕을 적용했을 때 냉수욕이 더 효과적이었다고 한다. 50° F에 20분 동안 냉수욕을 다리에 적용했을 때 다시 정상온도로 돌아오는 시간은 3시간 정도였

다. 이에 반해 냉찜질은 20분 적용했을 경우 1시간 반만에 정상 온도를 유지하였다.[1]

5. 부분욕 시 화학물질을 첨가할 경우 황산염(epsom salt)과 같은 물질을 넣어 할 수도 있다.
6. 부분욕을 하는 동안, 특히 따뜻한 물에서 마사지나 스트레칭을 적용하면, 효과성이 높고 허혈성 압박으로 인한 통증도 감소시키며 긴장되어 있는 근육도 이완시킨다.[2]

## 공중 위생의 주의 A NOTE ON SANITATION

부분욕이나 전신욕을 하고 난 뒤에는 감염에 주의해야 하며, 사용하고 난 뒤에는 깨끗이 청소하고 완전히 건조시켜야 한다. 이것은 한사람의 환자로부터 병원균의 전염을 예방하기 위해 매우 중요한 사항이다(무좀 발에 있는 진균, 연쇄상구균 박테리아는 물로 인해 전염될 수 있는 병원균의 예이다). 그러므로 전용 세척제로 욕조를 깨끗이 청소를 하고, 살균제 용액을 뿌리고 문질러 닦아 살균해야 한다.

혈액이나 체액을 제거하기 위한 살균제 용액은 강한 독성의 살균제에서부터 알콜이나 식물성 오일과 같이 독성이 적은 것까지 종류가 다양한데, 이를 적절하게 선택하여 사용해야 한다. 예를 들어, 염소는 일반적이며 살균

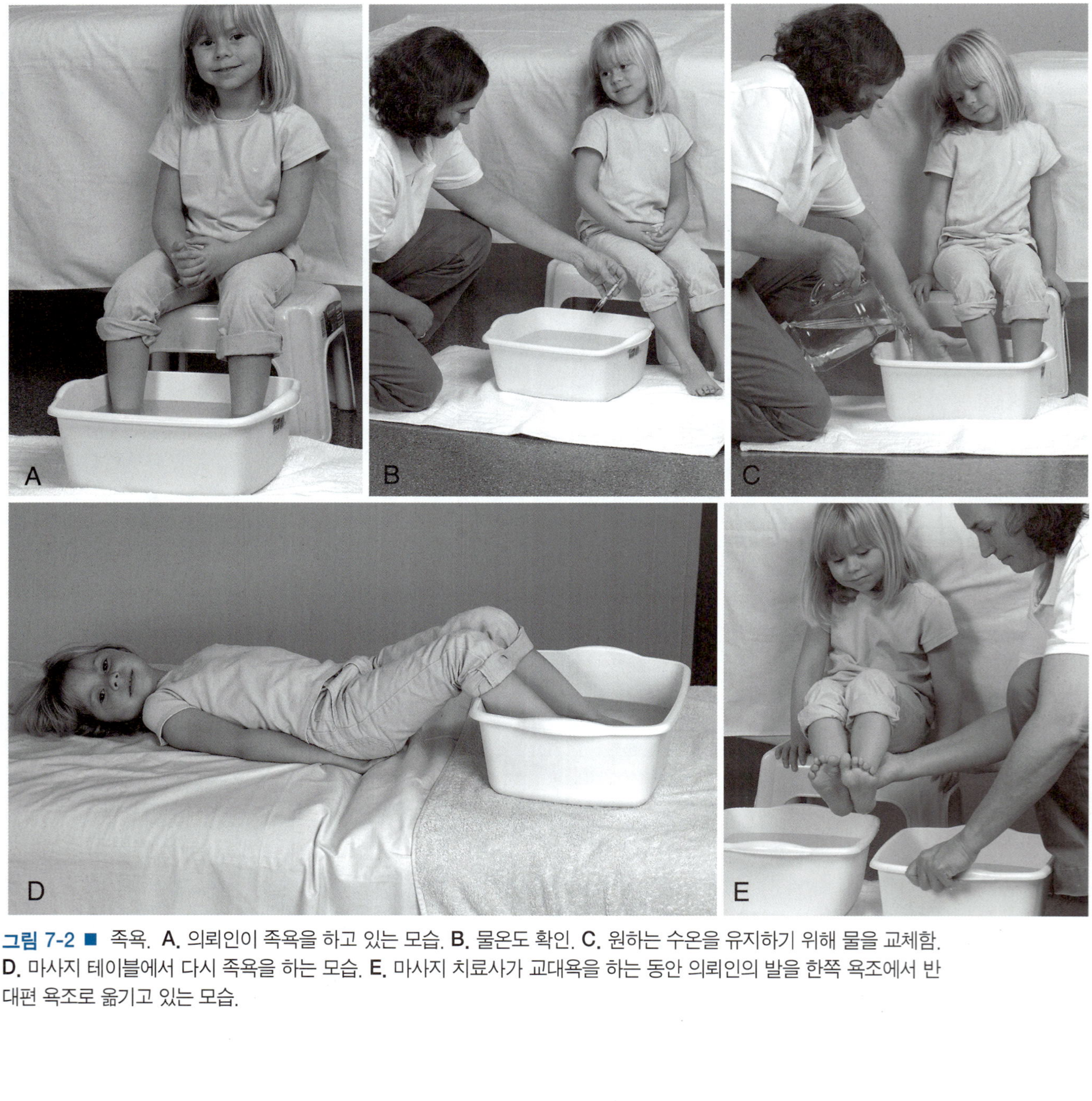


**그림 7-2** ■ 족욕. **A.** 의뢰인이 족욕을 하고 있는 모습. **B.** 물온도 확인. **C.** 원하는 수온을 유지하기 위해 물을 교체함. **D.** 마사지 테이블에서 다시 족욕을 하는 모습. **E.** 마사지 치료사가 교대욕을 하는 동안 의뢰인의 발을 한쪽 욕조에서 반대편 욕조로 옮기고 있는 모습.

력은 있지만, 치료실에 적용하기에는 냄새가 너무 강하다. 각 장소에 맞게 세척제를 사용하기 위해서는 여러 종류의 세척제를 알아보고 잘 선택해야 한다. 또한 수치료를 할 욕조를 구입한다면, 살균이 용이한 제품인지를 고려해야 한다.

## 족욕 FOOTBATHS

족욕은 고객의 발을 충분히 담을 만큼 큰 용기가 필요하다. 그래야만 마사지를 적용하기가 쉽다(그림 7-2). 효과는 다양하며 목욕하는 시간; 물의 온도; 황산염, 허브, 오일과 같은 화학첨가물의 종류에 따라 효과가 달라질 수 있다. 그리고 다른 수치료들과 함께 병합하여 적용할 수도 있다.

### 고온 족욕 Hot footbath

고온 족욕은 보통 이완을 목적으로 할 경우 사용한다. 만성적으로 발이 차가운 사람에게 효과적이고, 이는 차가운 발을 따뜻하게 만들어 줄 뿐만 아니라, 중심온도를 상승시켜 발한을 촉진시킨다. 이는 불면증에도 효과적인데 한 연구에 따르면, 자기 전에 따뜻한 물로 적용했을 때 평소보다 더 빨리 수면에 빠지며 깊이 잠이 든다는 결과가 나왔다. 마사지 실습시 저녁에 마사지를 하기 전이나 하고 난 후에 족욕을 하는 것이 불면증에 시달리는 사람들에게 아주 효과적인 방법이다. 또한 한 환자가 치료실에 와서 추위를 느낀다면, 상담을 하고 신청서를 작성하는 동안 족욕을 적용할 수 있고 필요에 따라 마사지 테이블에 누워 적용할 수도 있다. 발이 들어갈 수 있을 만한 커다란 직사각형의 용기 안에 발을 담그고 물을 넣을 때, 고객의 발목 끝까지 잠기도록 하여 치료를 해야 한다.

**온도:** 고온(102° ~110° F)

**소요시간:** 20분

**필요장비:** 물 온도계, 물 담는 용기, 1.5~2갤런의 물, 족욕하는 부위 위를 덮는 큰 수건과 발을 말리기 위한 작은 수건, 냉압박치료를 위해 필요한 차가운 물과 거즈.

**효과:** 주로 열효과

**청소:** 청결, 소독 및 족욕기의 건조, 타월세탁

**적응증:** 추위를 타는 사람, 냉치료를 위한 준비 단계, 발과 다리의 경련, 생리통, 관절통, 통풍, 편두통, 불면증(고객이 잠자리 들기 전에 단시간 적용), 일반적인 이완반응, 족욕을 할 시에 허브나 솔트, 오일을 첨가하게 되면 쉽게 적용할 수가 있다.

**금기증:** 감각상실, 하지 말단의 림프부종, 말초혈관질환(당뇨병 포함), 폐쇄적 혈전 혈관염, 하지 말단의 동맥경화증, 림프부종

**적용절차:**

1. 적응증과 금기증을 조사한다.
2. 고온 족욕에 대해 상세히 설명하고 동의를 구한다.
3. 고객을 마사지 테이블에서 의자에 앉히고 다리 위에 수건을 놓는다.
4. 용기 안에 환자의 발을 넣고 안정을 취하게 하고, 수건을 뜨거운 물의 용기 위에 둔다. 고객이 원하는 신체부위를 덮개로 가려준다(그림 7-2A).
5. 물 온도계로 일정시간마다 물의 온도를 관찰하고(그림 7-2B), 원하는 온도의 물을 유지하기 위해 필요하다면, 뜨거운 물을 더 붓는다. 이 물은 발 위에 직접적으로 붓지 않고 고객의 발은 옆으로 두고 더 붓는다(그림 7-2C).
6. 고객이 땀을 흘리면, 이마에 냉습포를 올려준다.
7. 족욕을 하는 동안 앉은 자세에서 할 수 있는 신체의 다른 부분에 마사지를 적용할 수도 있다.
8. 족욕이 끝나면 고객의 발을 물에서 꺼내고, 용기를 한쪽으로 치우고 고객의 발에 수건을 올려준다.
9. 용기를 치운다.
10. 발을 건조시킨다.
11. 고객의 발이 밖으로 노출되지 않게 하면서 마사지 테이블로 이동한다.

**응용**

1. 누워있는 환자의 족욕(그림 7-2D). 시트를 물에 젖지 않게 하기 위해 용기 아래에 커다란 타월을 두고 마사지를 테이블 위에서 바로 족욕을 적용할 수가 있다. 고객은 물 안에 발을 넣고 테이블 위에 눕는다. 이 경우에 중요한 것은 용기가 미끄러지지 않을 정도로 무거워야 하고, 다리를 들고 유지하는데 힘이 들지 않고 물 안에 발을 넣고 휴식을 취할 수 있어야 한다. 경성 플라스틱상자는 다음과 같은 용도

로 사용할 수 있다. 플라스틱상자 아래에 타월을 깔고 그 안에 다리를 넣어 족욕을 한다. 위생적으로 하기 위해 고객의 피부에 닿는 플라스틱상자에 타월을 깔도록 한다. 다리에 맞게 반원 모양으로 제조한 용기와 나무로 만든 용기의 덮개는 족욕의 온도가 감소되는 것을 막아준다. 용기의 위는 나무로 만든 뚜껑을 두고 물 안에 고객의 발을 넣는다.

2. 족욕의 발한. 고객이 의자에 앉고 담요로 덮으면 일찍이 땀이 나서 머리에 냉습포를 올려줘야 한다. 덮개로 덮어놓지 않은 신체보다 덮어놓은 부위는 열 방출이 잘 되지 않아 체온이 많이 높아지게 된다.
3. 족욕의 혈관확장. 겨자 분말. 생강분말, 카엔 고추 분말은 발에서의 혈관확장을 일으킬 수 있다. 2갤런의 물에 2티스푼의 겨자 분말, 1티스푼의 생강분말, 1/4 티스푼의 카엔 고추분말을 넣는다. 이것은 개방된 상처나 민감한 피부를 가진 환자에게는 타는 듯하고 찌르는 듯한 감각을 일으킬 수 있다.

## 상온족욕 Warm footbath

**온도:** 미온(98° ~102° F)

**소요시간:** 15~20분

**필요장비:** 수온계, 물을 담을 수 있는 족욕기, 1.5~2갤런의 물 족욕기 아래에 놓을 수 있는 큰 타월, 발을 닦기 위한 작은 타월

**효과:** 주로 열효과

**청소:** 청결, 소독 및 족욕기 건조, 타월 세탁

**적응증:** 가벼운 신체온열, 차가운 발, 당뇨병 환자와 같이 고온의 족욕을 해서는 안되는 경우, 이완을 목적으로 하는 경우

**금기증:** 없음

**과정**

고온 족욕과 같으며 따뜻하게 해주기 위해 수온을 조절해야 한다.

**응용**

황산염 족욕, 황산염을 이용한 족욕은 격렬한 운동 후의 통증, 타박상의 통증 또는 임신성 부종을 위해 사용될 수 있다. 상온 1갤런의 물 1컵의 황산염을 첨가할 수 있다. 황산염의 효과에 대한 정보는 이 장의 뒷부분에서 자세히 알아 볼 수 있다.

## 한냉족욕 Cool footbath

**온도:** 냉(66° ~98°F)

**소요시간:** 15~20분

**필요장비:** 수온계, 물을 담을 수 있는 족욕기, 1.5~2갤런의 물, 족욕기 아래 놓을 수 있는 큰 타월, 발을 닦기 위한 작은 타월

**효과:** 주로 열효과

**청소:** 청결, 소독 및 족욕기 건조, 타월 세탁

**적응증:** 가벼운 신체 냉각, 뜨거운 발, 일반적인 이완효과

**금기증:** 없음

**적용절차:** 고온 족욕과 같다. 그러나 시원하게 해주기 위해 수온을 조절해야 한다.

## 한냉족욕 Cold footbath

단시간 한랭 족욕의 적용은 국소순환, 상쾌함, 활력을 주는 반면에, 장시간 한랭 족욕은 국소 순환을 억제시킨다. 단시간 한랭 족욕은 뇌혈관, 골반안의 내장, 방광, 간 및 위장계의 반사적 수축을 일으킨다. 그러므로 자궁, 방광, 또는 신장 출혈을 치료하기 위한 수치료 요법으로 사용되고 있다. 98° F보다 낮은 물의 온도로 장시간 적용하면 체온은 어느 정도 떨어지게 되는데 물의 온도를 더 차갑게 하면 열손실이 극대화 될 것이다. 이런 효과들은 혈관크기의 반사적 변화를 포함한 한냉에 대한 신경계의 반응으로 일어난다. 그러나 한냉 족욕의 큰 효과는 엄밀히 말해 조직들을 더 차가워지게 하여 나타나는 것이다. 한 연구에서 척수손상을 가지고 있는 사람들을 대상으로 중심온도가 증가할 때까지 운동을 하고 한냉 족욕을 적용하였다. 결과는 중심온도가 4° F까지 낮아졌다. 척수손상 환자들은 신경계에 이상이 생기고 이 사람들의 뇌는 한냉에 대한 중추신경계 감각정보를 정상적으로 받아 들일 수가 없다. 이는 곧 중심온도의 변화가 냉치료로 인해 조직의 온도가 내려감으로써 나타나는 현상임을 알 수 있다. 발에서부터 차가워진 혈액은 다시 심장으로 이동되고, 전신으로 이동하여 중심온도를 낮춘다.[7]

**온도:** 냉(55° ~65° F) ; 55° F의 물은 오랜 시간동안 적용하기 힘들 것이다. 온도를 낮추기 위해서 사각얼음을 적용할 수 있다.

**소요시간:** 2~20분. 견딜 수 있는 정도로 적용

**필요장비:** 수온계, 물을 담을 수 있는 족욕기, 1.5~2갤런의 물, 족욕기 아래 놓을 수 있는 큰 타월, 발을 닦기 위한 작은 타월.

**효과:** 주로 열효과

**청소:** 청결, 소독 및 족욕기, 건조, 타월 세탁

**적응증:** 2분이나 그 보다 짧게 적용했을 때 전신자극 효과, 특히 2분 이상 사용하였을 때 전신을 차갑게 하기 위해 사용한다. 발목 염좌(2~10분, 물의 높이는 반드시 발목의 높이보다 위에 있어야 한다). 차가운 온도에 내성을 기르기 위함이다. 치료를 비교하기 위해 사용하기도 하고, 발과 발목의 근 긴장도를 높이기 위해 사용한다(14장의 근육 약화 단원을 참고.)

**금기증:** 동상 환자, Raynaud' s 증후군, 고혈압, 림프환자는 장시간 한냉 족욕을 피하도록 한다.

**적용절차:** 고온족욕과 같다. 그러나 차가운 물을 사용하며 대략 2분 정도 발을 물에 담그고, 족욕의 목적과 환자의 참을성에 따라 시간을 조절한다. 차가운 것에 민감한 사람들은 점차적으로 온도를 낮추고 각얼음이나 압축얼음을 1~2분 뒤에 적용하여 사용할 수도 있다. 족욕물이 너무 따뜻해지면 따뜻한 물은 밖으로 퍼내고, 대신 차가운 물이나 얼음을 넣도록 한다.

**응용:** 발이나 발목의 근 긴장도를 자극하기 위한 한랭족욕, 이 족욕과 일상의 운동은 뇌졸중, 근이영양증, 척수손상, 소아마비 및 뇌성마비로 인해 약해진 환자에 대해 근력증강의 목적으로 이용한다. 한냉 족욕을 하고 대략 20분 후 근긴장도가 높아질 것이다. 이번 주제와 관련하여 더 알아보고자 한다면, 14장의 근약화 단원을 참조하여라.

1. 한냉족욕에 대해 자세히 설명하고 동의를 얻어야 한다.
2. 매우 차가운 물에 깜작 놀라거나 싫어할 수 있으므로, 이 치료를 시행하는 이유에 관해 설명하는 것은 중요하다.
3. 커다란 족욕기에 얼음과 물을 동시에 넣는다.
4. 차가운 물의 욕조 아래에 타월을 둔다.
5. 환자에게 물이 매우 차가울 것이라고 주의를 준다.
6. 환자가 앉기 전에 3초 동안 얼음물에 발을 담그게 한다.
7. 30초 동안 차가운 물로 발을 이동시킴과 동시에 환자는 발과 발목의 폄근 운동을 한다.
8. 6~7단계를 5번 이상 반복하고, 6번을 하는 동안 차가운 물에 발을 담근다.
9. 발을 잘 말려준다.

족욕을 하고 나서 20분 뒤에 폄근들은 더 강하게 작용한다.

### 교대 족욕 Contrast footbath

교대 족욕은 고온 족욕과 한냉 족욕을 번갈아서 차례로 반복하는 것이다. 고온 족욕은 혈관을 확장시키고 한냉 족욕은 혈관을 수축시키는데 이들을 교대로 사용하여 치료하는 동안에 동맥류의 흐름이 급격해지고, 가만히 앉아있는 동안 동맥혈류는 두 배로 빨라진다. 이때 발은 전혀 움직이지 않도록 한다. 규칙적으로 치료를 한다면, 직경이 변하는 동맥혈관벽의 근육은 강하게 수축하게 될 것이다. 이로 인해 발의 혈액순환이 증진되고 복부나 골반 주위 기관의 충혈이 감소된다.

교대 족욕이 순환을 증가시키기는 하지만 심부조직까지 전달되지는 않는다. 그러므로 발목이 삐었을 경우에는 혈액순환을 증진시킬 수는 있지만, 고온 족욕치료와 같이 부종을 감소시키지는 못한다. 교대 족욕은 발목의 수동종창이 있을 시 적용할 수 있다. 혈액순환이 증진되면, 치유시간이 단축되어 Wildwood병원과 다른 Adventist 의료시설에서 발의 궤양, 정맥류로 인한 궤양 및 다른 치유조직의 부상을 치료하기 위해 적용할 수 있다(그러나 마사지사는 의사의 직접적인 처방이 없다면 치료를 해서는 안된다). 고온에 의해 동맥 혈관벽의 근육은 팽창되고 저온에 수축하는데 이를 3~4번 정도 반복하게 되면 근육이 피로해진다. 따라서 치료를 할 때 온도차가 심하게 나도록 하는데, 뜨거운 물은 더 뜨겁게 차가운 물은 더 차갑게 적용을 한다. 발을 물에 넣어 교대 족욕을 함으로 효과적으로 혈액순환을 증진시키고 발이나 발목근육을 수축시킨다.

## 사례연구 7-1

### 화상을 입거나 뜨거운 발에 대한 냉족욕

**배경**

Rachel은 규칙적으로 요가를 하는 건강한 45세의 학자였다. 그녀는 과로와 심한 스트레스로 인해 주기적으로 마사지를 받았다. 어느 더운 여름날 마사지사에 약속일정을 잡고 그날 아침에 3시간 동안 발마사지를 받았다. 그녀는 더운 여름에 오랫동안 서 있어서 발이 붓고 부종이 생겼다고 하였다. 치료사에게 말하기를 그녀는 수 년동안 이 상태가 지속되었고 가족과 의사에게 상황을 설명했는데 걱정할 필요 없다고만 말을 하였다고 한다. 그러나 마사지 테이블에 누웠을 때 불편함을 느꼈고, 발에 어떤 것도 신지를 못하고 다리가 불안정하게 떨리고 타들어가는 느낌이 든다고 하였다.

**치료**

치료사는 테이블 위의 발아래 타월을 깔고 75°F의 물을 플라스틱욕조에 넣는다. Rachel은 발을 물 안에 넣자마자 물이 차갑다고 소리쳤다. 시간이 지나고 차가운 물에 적응이 되었다. 평소와 같이 치료사는 Rachel이 무릎을 구부리고 발을 족욕기 안에 넣은 상태에서 평소와 같이 머리에 마사지를 시작했다. 2분이 지나고 편안해졌지만 여전히 더운 상태였다. 치료사는 1컵의 얼음을 넣고 페퍼민트오일을 2방울 떨어뜨리고 5분 동안 마사지를 시원하고 좋다고 할 때까지 계속 하였다. 욕조를 치우고 Rachel의 발을 건조시켰다. 빠른 시간 안에 편안해졌고 발에 선선한 바람이 부는 것처럼 느낌이 좋다고 말하였다.

**논의 질문**

1. 이 상황에서 왜 냉족욕을 적용하였는지 설명하시오.
2. Rachel의 발이 좋아지게 하기 위해서는 냉족욕 이외에 어떤 수치료를 적용할 수 있는지 설명하시오.

**온도:** 고온족욕 110°~115°F, 한냉족욕 50°F

**소요시간:** 약 10분

**필요장비:** 수온계, 물을 담을 수 있는 족욕기, 1.5~2갤런의 물, 족욕기 아래 놓을 수 있는 큰 타월, 발을 닦기 위한 작은 타월

**효과:** 주로 열효과

**청소:** 청결, 소독 및 족욕기 건조, 타월 세탁

**적응증:** 발에 혈액순환이 원활하지 못한 경우, 발의 힘줄염, 발목굴 증후군, 편두통이 있는 경우, 발목 염좌(물의 높이는 발목을 넘어야 한다). 발목 염좌의 급성기에는 가능한 많은 종창과 통증의 감소를 위해 고온과 한냉의 족욕을 10번 같은 횟수만큼 반복했다면, 고온의 물은 점점 온도가 내려가게 될 것이고, 한냉의 물은 온도가 점점 올라가게 될 것이다. 때문에 물의 온도를 유지하기 위해 주의를 기울어야 한다. 이에 대해 더 자세히 알고 싶다면 13장의 발목 염좌 단원을 참고한다.

**금기증:** 고옥족욕과 한냉족욕의 금기증과 동일하다.

**적용절차:**

1. 교대 족욕에 대해 금기증을 가지고 있는지 확인한다.
2. 환자에게 교대 족욕의 사용법에 대해 설명하고 동의를 얻는다.
3. 고온의 물에 족욕기 한 개와 한냉 물의 족욕기 한 개를 준비하고, 나머지는 고온족욕에서 준비했던 것들과 동일하게 한다. 한 가지 실시 후, 다음 족욕으로 변경할 시 바닥에 직접적으로 닿기 때문에 각각의 족욕기 아래 타월을 깔아준다.
4. 고온족욕을 시작할 때 2분 동안 환자의 발을 흠뻑 적신다.
5. 한냉족욕을 적용하고 환자의 발을 30초 동안 흠뻑 적신다.
6. 2단계와 3단계를 총 3번 반복한다.
7. 환자의 발을 잘 건조시켜준다.

## 수욕 HAND BATH

양손을 넣을 수 있을 만큼 충분한 공간이 있는 욕조에 마사지를 할 수도 있고, 시간, 물의 온도나 황산염, 허브 또는 오일과 같은 화학첨가물을 첨가물의 종류에 따라 여러 가지 효과를 나타낼 수 있다. 이뿐만 아니라

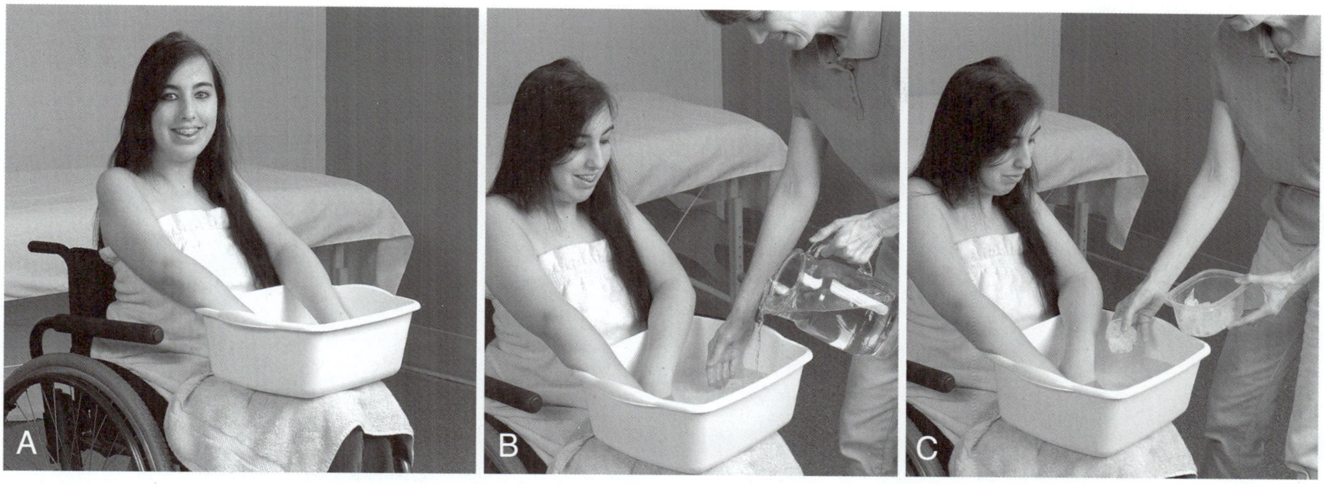

**그림 7-3** ■ 수욕(hand bath). **A.** 의뢰인이 수욕을 하고 있는 모습. **B.** 원하는 온도를 맞추기 위해 물을 교환하는 모습. **C.** 물의 온도를 55~ 65° F로 유지하기 위해 얼음을 추가하는 모습.

다른 수치료법과 혼합하여 사용할 수도 있다. 그림 7-4와 같이 수욕과 족욕을 동시에 통합하여 적용할 수 있다. 이때 팔과 다리를 고온의 물에 모두 넣어 편두통을 치료하는데 사용할 수 있다.

### 고온 수욕 Hot hand bath

고온 수욕법은 손을 따뜻하게 하며 마사지의 준비단계에 이용되고 손의 통증을 경감시킨다. 더 나아가 전신을 따뜻하게 한다. 수욕법은 허브, 솔트 또는 오일과 같은 화학물을 첨가하며 더 효과적으로 치료를 할 수가 있다. 고온 수욕법의 경우 혈관을 확장시키는데 이는 전신의 혈류량이 증가함을 의미한다. 어떤 편두통의 환자가 고온의 물로 설거지 하는 동안 이 현상이 그대로 일어났다. (몇 년 동안 나는 편두통이 발생하여 고생을 하고 있었습니다. 어느 날 나는 평소와 다른 편두통의 느낌을 받았습니다. 나는 딸에게 맛있는 식사를 만들어 주고, 세탁을 하고, 설거지를 했는데 뜨거운 물로 그릇을 닦고 있을 때 두통이 사라진 것을 알 수 있었습니다. 이를 확인하기 위해 다시 물에 두 손을 넣었습니다. 두 손의 혈관이 확장되면서 혈액순환이 원활해지고 두통이 사라졌습니다. 설거지를 하고 두통도 깔끔히 씻어냈습니다.)[4]

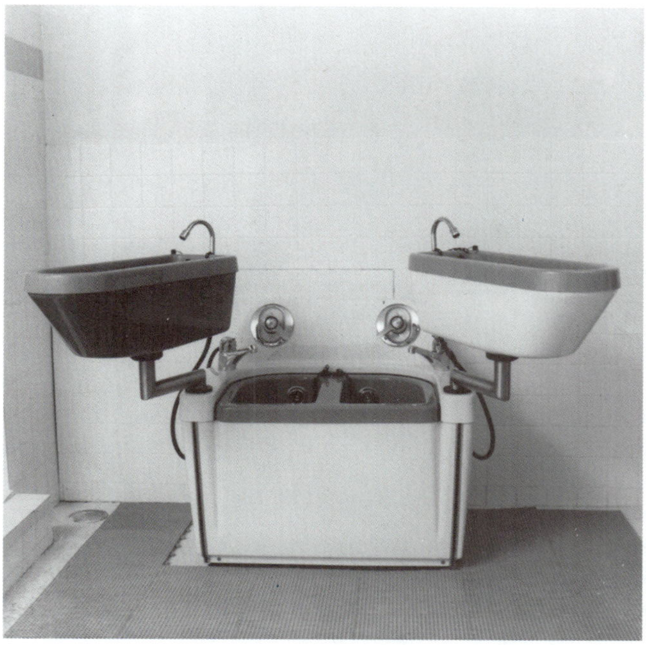

**그림 7-4** ■ 팔과 다리를 동시에 할 수 있는 욕조. (California, Calistoga에 있는 HEAT Spakut 치료기 개발 회사)

**온도:** 고온 110° F

**소요시간:** 15 ~20분

**필요장비:** 수온계, 물을 담을 수 있는 족욕기, 1.5~2갤런의 물, 족욕기 아래 놓을 수 있는 큰 타월, 발을 닦기 위한 작은 타월

**효과:** 주로 열효과

**청소:** 청결, 소독 및 족욕기 건조, 타월 세탁

**적응증:** 차가운 손, 관절염의 통증, 손의 근육사용을 많이 했을 때 나타나는 근경련, 근육이나 근막의 신장을 위한 준비단계로 이용. 편두통(두통이 시작될 경우 20분 동안 적용한다. 마지막에 냉수를 부어 끝낸다) 교대욕 치료법의 일부로 사용하기도 한다.

**금기증:** 손의 감각 손실, 팔의 림프부종

**적용절차:**

1. 고온 수욕법에 대해 금기증이 있는지 알아본다.
2. 환자에게 고온 수욕법에 대해 설명하고, 시행할 시 동의를 얻는다.
3. 테이블 위에 커다란 타월을 둔다.
4. 커다란 용기에 뜨거운 물을 채우고 큰 타월 위에 용기를 둔다.
5. 수욕기 앞의 의자를 놓고 환자를 앉힌다.
6. 15~20분 정도 손을 담그게 하고, 마사지는 그 시간동안 신체의 다른 부위에 적용한다. 물이 담긴 용기는 환자의 무릎에 타월을 깔고 그 위에 둘 수도 있다(그림 7-3A).
7. 온도를 110°F로 유지하기 위해 차가워진 물을 약간 덜어내고 뜨거운 물을 다시 넣어준다. 이 때 뜨거운 물에 손이 닿지 않도록 주의한다(그림 7-3B).
8. 손을 수욕기 밖으로 꺼내고 건조시킨다.

**응용:** 황산염 수욕, 격렬한 운동 뒤 쑤시거나 타박상으로 인한 통증, 임신으로 인한 부종에 대해 황산염을 첨가하여 적용할 수 있다. 타박상을 입어 피부가 벗겨져 있을 경우, 솔트를 첨가하여 적용하면 안전하다. 상온의 물 1갤런당 1컵의 황산염을 첨가한다. 황산염에 관한 정보와 효과에 대해 더 자세히 알고 싶다면 이번 장에 황산염 단원을 참고한다.

## 한냉 수욕 Cold hand bath

단시간의 한냉수욕은 국소순환, 상쾌함, 활력을 주는 반면에 장시간의 한냉 수욕은 매우 차가워 국소순환을 방해한다. 한냉수욕은 적용하기 쉽고 한냉족욕하면서 민감하게 반응하는 환자들에게 알맞은 치료방법이다. 이것들은 코의 점막혈관을 수축시켜 치료사들은 코피를 치료하는 방법으로 사용한다. 차가운 물에 내성을 가진 환자들은 수욕하는 물에 손을 담근 상태에서 1~2분 후 점진적으로 얼음조각을 첨가하여, 편안함을 느끼도록 할 수 있다.

**온도:** 한냉(55~65°F) 55°F의 물은 오랫동안 참기가 힘들 수도 있다. 이 때 압축된 얼음이나 각얼음을 사용하여 온도를 낮출 수도 있다.

**소요시간:** 15~20분

**필요장비:** 수온계, 물을 담을 수 있는 수욕기, 1.5~2갤런의 물, 수욕기 아래 놓을 수 있는 큰 타월, 손을 닦기 위한 작은 타월

**청소:** 청결, 소독 및 수욕기 건조, 타월 세탁

**적응증:** 손관절염, 손을 자주 사용함으로써 나타나는 손경련, 혈액순환이 잘 되지 않을 경우(하루에 2번), 손의 염좌(하루에 2번), 시간을 길게 하게 되면 교대욕의 한 부분으로써 전신에 cooling 효과가 일어난다.

**금기증:** 오한이 있는 환자, Raynaud's 증후군, 고혈압, 림프부종을 가진 환자들에게 장시간의 한냉수욕법은 금기이다.

**적용절차:**

1. 한냉수욕법에 금기증을 가지고 있는지 알아본다.
2. 환자에게 한냉 수욕법에 대해 설명하고 동의를 얻는다.
3. 테이블 위에 커다란 타월을 둔다.
4. 커다란 용기에 차가운 물을 채운다. 그리고 큰 타월 위에 이를 놓는다.
5. 수욕기 앞에 의자를 두고 환자를 앉힌다.
6. 15~20분 정도 손을 담그게 하고 마사지는 그 시간동안 신체의 다른 부위에 적용한다. 환자의 무릎에 타월을 깔고 수욕기를 그 위에 둘 수도 있다.
7. 물이 따뜻해지면 온도를 55°~65°F로 유지시키고 조각얼음을 넣어준다(그림 7-4).
8. 손을 밖으로 꺼내놓고 건조시킨다.

**응용:** 손가락과 손목폄근의 근 긴장도를 높이는 한냉수욕. 이 한냉수욕은 뇌졸중, 근이영양증, 척수손상, 소아마비증후군, 뇌성마비 등으로 인해 약화된 근력을 향상시킬 때 사용된다. 한냉수욕을 하고 20분 뒤에 근긴장도가 서서히 증가하게 될 것이다. 좀 더 자세히 알고 싶다면, 14장의 근력약화 단원을 참고한다.

**적용절차:**

1. 환자에게 한냉수욕법에 대해 설명하고 동의를 얻는다. 매우 차가운 물에 깜짝 놀랄 수 있으므로, 이 치료에 대해 충분히 설명하여야 한다.
2. 수욕기에 얼음과 물을 동시에 넣는다.
3. 얼음물 욕조 아래에 타월을 둔다.

4. 환자에게 물이 차가워질 것이라고 주의를 준다.
5. 환자를 앉히고 얼음물에 3분 동안 손을 넣도록 한다.
6. 30초 동안 차가운 물에 발을 넣고 발과 발목의 폄근 운동을 하게 한다.
7. 한냉수욕법은 6번 모두 수행하는 동안 1, 2번 단계를 5번 이상 반복한다.
8. 손을 건조시킨다.

물리치료사가 환자에게 폄근운동을 처방하여 운동을 시키면, 20분 뒤에 굽힘근은 억제되고 폄근이 활성화 될 것이다.

## 교대수욕 Contrast hand bath

그림 7-5과 같이 이 치료법은 손을 고온의 물과 한냉의 물에 번갈아 가며 담그는 것이다. 고온의 물에 손을 담그는 대신에 손을 파라핀에 담그거나 뜨거운 온습포로 감싸 적용할 수도 있다. 교대 수욕법은 순환을 증가시키고, 손과 손목을 튼튼하게 한다. 이 치료는 마사지사들처럼 손을 많이 사용하는 사람들에게 효과적이다. 실제로 이 치료법은 근피로를 줄여주고 국소순환을 증가시키기 위해 마사지를 하고 난 후 사용할 수 있다. 교대 수욕법은 순환 효과를 증가시키고, 손과 손목 근육을 활성화시킨다.

**온도:** 고온 (110° F) 한냉 (55° F)

**소요시간:** 약 10분

**필요장비:** 수온계, 물을 담을 수 있는 수욕기, 1.5~2 갤런의 물, 수욕기 아래 놓을 수 있는 큰 타월, 손을 닦기 위한 작은 타월

**효과:** 일반적인 열효과

**청소:** 청결, 소독 및 수욕기 건조, 타월 세탁

**적응증:** 손과 손목의 근피로, 손과 손목의 근육통, 손과 손목의 순환이 좋지 않은 경우, 손과 손목을 과다 사용했을 때, 손목 염좌, 석고붕대 제거 후 치료된 골절부, 의사의 처방하에 전염병의 치료 촉진을 위해 사용한다.

**금기증:** 고온 수욕과 한냉수욕의 금기증과 동일하다.

**적용절차:**
1. 고온의 물에 2분 동안 손을 담근다.
2. 한냉의 물에 1분 동안 손을 담근다.
3. 1~2단계 과정을 반복하여 총 3번 실시한다.

## 상지욕 ARM BATHS

손과 팔을 포함하여 치료하는 상지욕은 마사지를 할 때 쉽게 사용한다. 이는 시간, 수온에 따라 그 효과가 달라지고, 황산염, 허브, 오일과 같은 화학적 첨가물 적용에 따라 그 효과가 달라진다. 상지욕을 하기 위해 두 손을 넣을 수 있는 직사각형의 용기, 여분의 플라스틱통(그림 7-6), 작은 욕조, 또는 5갤런의 플라스틱 양동이를 준비한다.

## 고온상지욕 Hot arm bath

고온상지욕은 손에 대한 통증을 경감시키고, 마사지를 하기 전에 사용할 수도 있다. 그리고 손과 팔을 따뜻하게 하며 장시간동안 할 경우, 전신을 따뜻하게 하는 효과가 있다. 111° F의 온도로 20분 정도 적용을 하면, 팔의 온도는 4° F 정도 상승하게 된다.[8] 다른 사지에서 4° F 정도 상승하게 되면, 혈류량은 평소의 2배 정도 증가한다는 점에서 아주 중요하다. 고온상지욕을 하면 혈관이 더욱 더 확장되고 상지의 혈류는 2배로 증가한다. 이로 인해 혈액순환이 원활해진다.

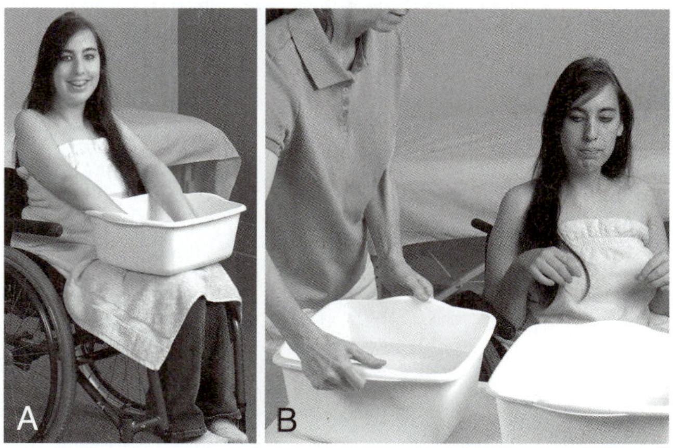


**그림 7-5 ■** 교대수욕. **A.** 손을 뜨거운 물에 담근다. **B.** 뜨거운 물에서 찬물로 교대한다.

**온도:** 고온(110° F)
**소요시간:** 15~20분
**효과:** 주로 열효과
**필요장비:** 수온계, 물을 담을 수 있는 상지욕기, 1.5~2 갤런의 물, 상지욕기 아래 놓을 수 있는 큰 타월, 손과 팔을 닦기 위한 작은 타월
**청소:** 청결, 소독 및 수욕기 건조, 타월세탁
**적응증:** 관절염에 의한 통증, 목수, 마사지사나 작가들처럼 손과 팔을 많이 사용하였을 때 나타나는 근경련, 근육이나 근막의 신장을 위한 준비, 편두통(두통이 생기고 20분 동안 적용하고, 마지막에는 냉수를 부어 끝내도록 한다)
**금기증:** 상지의 림프부종 감각손실
**적용절차:**

1. 고온상지욕법에 대해 금기증이 있는지 알아본다.
2. 환자에게 고온 상지욕법에 대해 자세히 설명하고 동의를 얻는다.
3. 테이블 위에 커다란 타월을 둔다.
4. 커다란 용기 안에 뜨거운 물을 채우고 이것을 큰 타월 위에 놓는다.
5. 수욕기 앞에 의자를 두고 환자를 앉게 한다.
6. 15~20분 정도 양팔을 담그게 한다. 원한다면 마사지는 치료받고 있지 않는 부위에 해도 상관없다. 무릎에 담요를 깔고 수욕기를 두어 치료할 수도 있다(그림 7-6A).
7. 물이 차가워지면 그 물을 조금 덜어내고 따뜻한 물을 다시 넣어 온도를 110° F로 유지한다. 이 때 뜨거운 물을 손에 직접 붓기 않도록 주의한다(그림 7-6B).
8. 치료가 끝나면 팔을 꺼내고 완전히 말린다.

### 한냉상지욕 Cold arm bath

한냉상지욕을 하기 전에 지침서를 읽고 거기에 따라 해야 한다. 상지욕을 하기 위해서는 커다란 용기 안에 충분한 양의 물을 담는다.

적응증과 금기증은 위의 치료들과 같고 다른점이 있다면 손뿐만 아니라, 팔 근육과 관절에 각각 적용이 된다는 것이다. 손만 담그기 보다는 팔 전체를 담그기 때문에 한냉상지욕은 전신에 영향을 미친다.

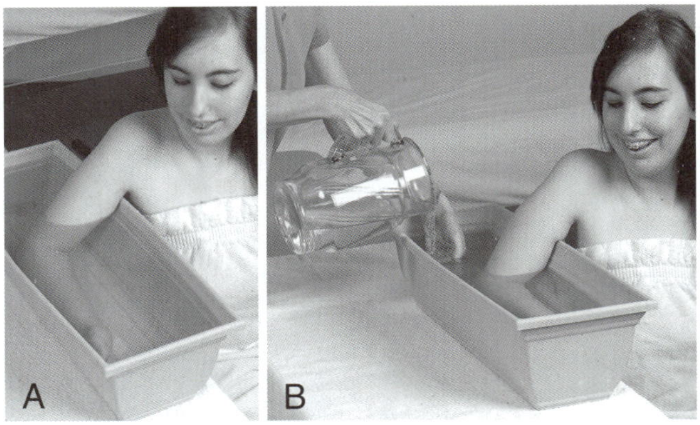


**그림 7-6 ■** 상지욕. **A.** 한쪽 팔 침수. **B.** 물의 온도를 맞추기 위해 물을 교환함.

### 교대 상지욕 Contrast arm bath

교대 상지욕은 손과 팔을 담그는 것인데, 이는 국소적 순환 증진을 위해 팔을 따뜻한 물과 차가운 물에 교대로 넣는다. 우선 따뜻한 물에 팔을 먼저 넣고 차가운 물에 넣어 적용할 수 있다. 예를 들면, 파라핀적용, 뜨거운 물에 흠뻑 적시거나 뜨거운 찜질하는 것이다. 이것은 3가지의 효과와 비슷하다. 교대상지욕은 혈액순환을 증진시키고, 이로 인해 팔과 손목의 근육들이 능동적으로 움직일 수 있도록 한다.

**온도:** 고온(110° F)과 한냉(55° F)을 교대로 적용
**소요시간:** 10분
**필요장비:** 수온계, 물을 담을 수 있는 상지욕기, 1.5~2 갤런의 물, 상지욕기 아래 놓을 수 있는 큰 타월, 손과 팔을 닦기 위한 작은 타월
**효과:** 주로 열효과
**청소:** 청결, 소독 및 수욕기 건조, 타월 세탁
**적응증:** 팔의 근피로를 풀어주고 근육의 통증을 완화시킨다. 석고붕대를 제거한 후에 적용하고 팔의 염좌, 골절을 치료할 때 쓰이고, 감염치료를 위해 의사가 처방을 내리기도 한다. 마사지사들이 마사지를 하기 전에 팔의 혈액순환을 돕기 위해 적용하기도 한다.
**금기증:** 고온상지욕, 한냉상지욕의 금기증과 같다.
**과정**
교대수욕과 동일하고 팔 전체를 물에 담근다.

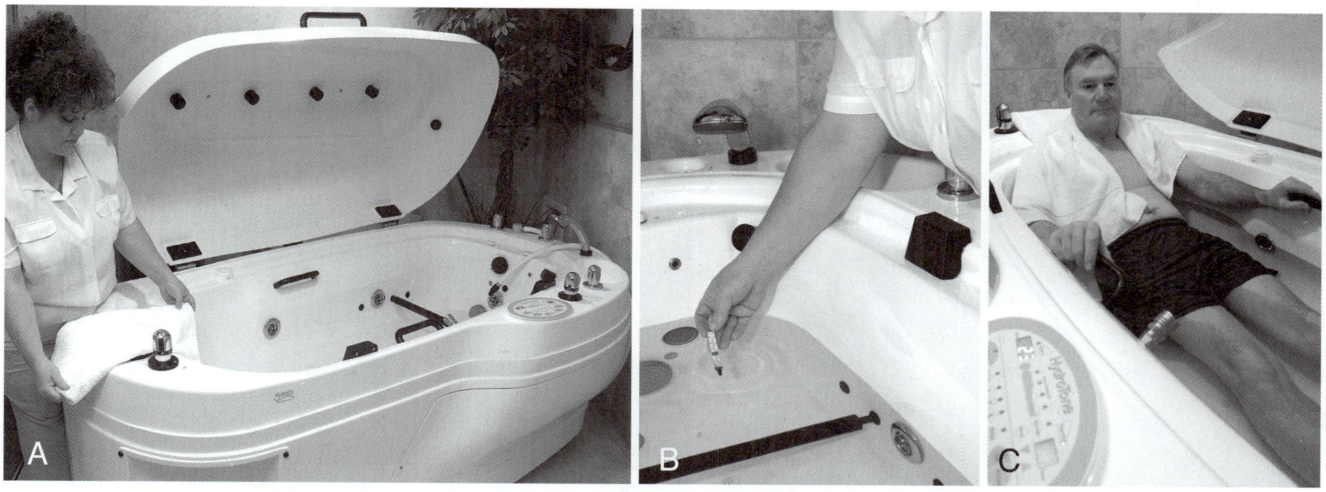

그림 7-7 ■ 반신욕. A. 타월을 비치함. B. 욕조를 채운 다음 수온을 체크함. C. 의뢰인는 반신욕을 하면서 휴식을 취함.

## 반신욕 HALF BATH

그림 7-7의 고온 반신욕은 환자의 상지를 물 밖에 놓고 허리와 하지는 고온의 물에 잠기게 앉는다. 이 목욕은 몸을 따뜻하게 할 수 있으나, 물의 온도가 너무 높을 경우 환자가 견디지 못한다. 반신욕은 혈액의 흐름이 하지로 가게끔 할 때나 편두통이 발생하는 환자에게 적용한다. 이때 허브나 오일과 같이 피부에 흡수될 만한 물질들을 첨가하여도 된다. 반신욕을 적용할 때 욕조 안에 104°F 온도의 물을 넣는다. 환자는 고온의 물 안에 허리아래까지 다리를 넣어야 하기 때문에 옷을 벗거나, 목욕가운이나 짧은 차림의 옷을 입도록 하여야 한다. 치료를 할 때, 상지는 따뜻해야 하기 때문에 작은 담요나 타월 또는 짧은 티셔츠를 입도록 한다. 땀을 흘리기 시작하면 이마에 얼음찜질을 하도록 한다. 반신욕이 끝나면 허리 아래로 잠깐 차가운 물을 조금 붓고, 총 20분 정도의 시간을 적용한다.

**온도:** 고온 104°F

**소요시간:** 15분

**필요장비:** 수온계, 두 개의 큰 목욕타월(하나는 바닥에 놓고 하나는 머리 뒤에 놓는다.) 찬물이 든 통과 냉찜질을 하기 위한 타월을 준비한다. 필요하다면 상지를 덮을 타월이나 셔츠를 준비한다.

**효과:** 주로 열효과

**청소:** 청결, 소독 및 반신욕기 건조, 타월 세탁

**적응증:** 하지 관절염, 급성 또는 만성의 허리통증, 궁둥신경 신경통, 편두통, 추위를 많이 타는 환자, 냉치료를 하기 전의 환자

**금기증:** 당뇨병, 하지 림프부종, 감각 상실, 말초혈관 질환(하지의 동맥경화증 또는 버거씨병)

**적용절차:**

1. 반신욕에 대한 금기증이 있는지 확인한다.
2. 반신욕에 대해 자세히 설명하고 동의를 얻는다.
3. 타월은 욕조 앞의 바닥에 하나 두고 하나는 환자 머리 뒤에 둔다.
4. 물은 허리까지 채우고 수온계로 온도를 확인한다.
5. 환자에게 욕조에 들어가라고 지시하고 필요하다면 상지를 따뜻하게 하기 위해 말린 셔츠나 천을 두를 수도 있다.
6. 15분 뒤에 환자를 욕조에서 나오게 하고 완전히 말린 다음 누워서 쉬거나 마사지를 받도록 한다.

**응용:** 반신욕. 당뇨병을 가진 환자라면 약 102°F 정도의 온도로 적용하면 안전하게 치료를 할 수 있다. 반신욕을 할 때 지침서에 따르고 물의 온도는 98~102°F로 적용한다.

## 하지욕 LEG BATH

하지욕은 욕조 안에 물을 충분히 넣어서 두 다리가 모두 잠기게 하는데 이는 하지 근골격계 질환이나 통증을

사례연구 7-2

### 편두통의 위한 고온반신욕

**배경**

Christina는 53세의 마사지사이고 평소에 매우 건강했다. 그녀는 가끔 편두통이 왔는데 처음 편두통이 나타났을 때 뇌바닥동맥이 수축하면서 발생했다고 그녀의 검안사가 말했다. 이 뇌바닥동맥의 수축은 우리가 빛이나 밝은 물체를 볼 수 있도록 해주는데 이는 천천히 확산되어 중추시각에서 말초시각으로 전달된다. Christina는 이전에는 편두통을 가지고 있지 않았다. 그녀는 5차례의 편두통이 있었지만 이것이 다른 어떤 특별한 사건과 관련이 되었으리라고는 생각하지도 못했다. 어느날 한 시간 동안 타이핑을 치고 난 후 다시 눈앞이 반짝거리는 느낌을 받았다. 시야 앞에서 지그재그의 모양의 불빛이 아른거렸고 집중을 할 수가 없었다.

**자가-치료**

Christina는 편두통을 경감시키기 위해 고온욕에 대한 책을 읽었다. 그리고 반신욕을 하기로 마음먹었다. 10분 동안 번쩍거리는 느낌을 받은 후 6인치의 욕조에 110° F 온도의 물을 받아 그 안으로 들어갔다. 짧은 티셔츠를 입고 물에 들어가 다리와 발을 담그었다. 시간을 확실히 재기 위해 시계를 꺼내 들었다. 일정한 시간이 지나고 그녀는 번쩍거리는 현상이 점차 감소된 것을 느낄 수 있었다. 시계를 보니 그 시각은 4분 뒤였다. 2분이 더 지나고 나서 완전히 사라졌다. 안정이 된 그녀는 5분을 더 물안에 있었다(총 시간은 11분이다). 그녀는 밖에 나가면 다시 편두통이 생길 것 같아 시험 삼아 밖으로 나가 보았다. 그러나 그녀는 옷을 입고 아무런 문제없이 일상생활을 할 수 있었다. 번쩍거리는 느낌은 다시는 나타나지 않았고 정상적으로 돌아왔다.

**논의 질문**

1. 고온 하지욕이 왜 편두통에 영향을 미치는지 설명하시오.
2. 반신욕과 같은 목적으로 사용되는 수치료 종류를 조사하시오.

완화시키기 위해 사용한다. 하지욕을 할 때 온도차를 두어 치료하기도 하고, 소금, 허브, 오일들을 적용하거나 피부에 흡수될만한 여러 물질들을 첨가하여 치료를 할 수도 있다. 이는 집에서도 쉽게 할 수 있는데 일반적인 가정욕조에서 시행할 수도 있다. 하지 전체를 치료하려 한다면 욕조의 깊이는 깊게 하고 한다리씩 각각 넣도록 한다.

### 고온하지욕 Hot leg bath

**온도:** 고온 102° ~110° F

**소요시간:** 20분

**필요장비:** 수온계, 목욕타월, 상지를 덮을 작은 타월이나 셔츠

**효과:** 주로 열효과

**청소:** 청결, 소독, 욕조 건조, 타월세탁

**적응증:** 하지근육이 긴장되어 있거나 다리의 석고붕대를 풀고나서 뻣뻣해진 다리나 혈액순환이 원활하게 되지 않을 경우, 격렬히 운동을 하고 하지에 통증이 나타날 때, 환상통이나 절단으로 인한 통증, 유착으로 인한 다리의 반흔조직, 창상, 화상의 경우에도 마사지와 함께 적용할 수 있다. 하지욕을 오랫동안 하게 되면 전신적 효과를 나타낼 수 있다.

**금기증:** 당뇨병, 림프부종, 감각손실, 말초혈관장애(버거씨병이나 하지동맥경화증)

**적용절차:**

1. 고온하지욕에 대해 금기증이 있는지 확인한다.
2. 고온하지욕에 대해 자세히 설명하고 동의를 구해야 한다.
3. 타월 하나를 앞쪽 바닥에 깔고 하나는 환자 머리 뒤에 둔다.
4. 대략 8인치의 깊이로 욕조에 물을 채우고 수온계를 이용해 온도를 확인한다.
5. 환자를 욕조 안에 들어가게 하고 필요하면 상지를 덮어줄 셔츠를 입거나 천을 덮어준다.
6. 약 20분 후 욕조를 나오게 하여 완전히 말리도록 한다. 그리고 누워서 안정을 취하거나 마사지를 받도록 한다.

**응용:**

1. 고온 하지욕(98° ~102° F). 이것은 당뇨병이나 하지 림프부종 환자에게 효과가 있는데 이 때 온도는 약

102° F 정도로 한다.

2. 황산염 하지욕은 격렬하게 운동을 하고 타박상을 입거나 쑤시는 사람들에게 적용할 수 있다. 이때 황산염 2스푼을 적용할 수 있다. 이장 뒷부분에 가면 황산염에 대해 자세히 기술되어 있다.
3. 하지욕. 두 개의 버킷 안에 다리를 넣어 치료를 한다.

## 한냉하지욕 Cold leg bath

한냉하지욕은 모든 사람들에게 적용되는 것은 아니다. 대부분의 사람들은 광범위한 부위에 차가운 것을 적용하면 불쾌감을 느낄 수도 있다. 그러나 격렬히 운동을 하거나 달리기선수들처럼 많은 활동을 한 뒤 욱신거릴 경우에 적용한다. 한냉하지욕에 대한 옛 연구에 보면 이것도 역시 근력을 증가시키는데 영향을 준다고 한다. 피실험자들은 54° F 온도에서 30분 동안 한냉하지욕을 하였다. 그리고 30분 동안 11번의 근력측정을 하고 매일 치료를 하는데 3시간마다 20분씩 휴식을 취하였다. 한냉하지욕을 하고난 뒤 하지의 근력이 증가되었음을 알 수 있었고, 이는 6시간까지 지속되었다. 연구자들은 치료를 하는 동안 말초로 흐르는 혈류량을 제한시키고 심부조직으로 흘러가게 해 힘이 증가한다고 하였다.

**온도:** 한냉 50° ~60° F에서 높은 작용. 환자가 참을 수 없다면 70° F까지 적용할 수 있다.

**소요시간:** 5~20분

**필요장비:** 수온계, 목욕타월, 셔츠나 상체를 덮을 시트

**효과:** 주로 열효과

**청소:** 청결, 소독, 욕조건조, 타월세탁

**적응증:** 격렬히 운동한 후 (15~20분) 욱신거리는 경우, 혈액순환을 촉진하기 위해서 2~5분 정도 적용할 수 있고 과열이 날 경우 5~15분 동안 적용할 수 있다.

**금기증:** 고혈압환자, 레이노이드 증후군, 림프부종환자에게는 장시간 적용하지 않아야 한다.

**적용절차:** 고온하지욕과 동일하지만 물을 차가운 물을 사용한다.

**응용:** 하지족욕. 두 개의 버킷을 준비하고 그 안에 다리를 넣어 치료한다.

## 교대하지욕 Contrast leg baths

교대하지욕은 혈액순환에 도움이 된다. 예를 들어, 2005년에 하지에 교대하지욕으로 차가운 물과 뜨거운 물을 적용하여 동맥류 흐름의 연구에서 교대욕은 4분 동안 104° F의 뜨거운 물에 다리를 담그고 1분 동안 55° F의 차가운 물에 다리를 담궈 치료를 하였다. 20분 동안 치료를 하면서 동맥류의 변화가 심하게 나타났음을 알 수 있었다. 뜨거운 물을 적용하였을 때는 흐름이 증가하였고 반대로 차가운 물을 적용하였을 때는 동맥류의 흐름이 감소한 것을 볼 수 있었다.

냉수욕을 하고 고온욕을 했을 때 가장 먼저 일어난 것이 동맥류 흐름이 증가한 것이다. 이것은 즉, 동맥혈관벽이 점차 피로해진다는 것을 의미하였다. 실험자들은 고온욕만 하는 것보다 교대욕을 하는 것이 국소혈류량을 증가시킨다는 것을 증명하였다. 실험한 결과 아무것도 하지 않고 가만히 앉아있는 환자들과 교대욕을 한 환자들의 혈류량을 비교해 보았을 때 교대욕을 한 환자들이 전자의 2배 정도 증가하였다. 교대욕을 효과적으로 하기 위해서는 치료동안 하지를 능동적으로 움직이도록 해야 한다.

물리치료사의 지시에 따라 교대욕을 하는데 욕조에 하나는 차가운 물 하나는 따듯한 물을 넣고 시행한다. 혹은 차가운 물로 다리에 샤워를 하고 따뜻한 물이 있는 욕조에 다리를 넣어 시행하기도 한다.

**온도:** 고온(102° ~110° F)과 한냉(55° ~70° F)을 교대 적용

**소요시간:** 10분

**필요장비:** 2개의 욕조, 수온계, 목욕타월, 셔츠나 상체를 덮을 시트

**효과:** 주로 열효과

**청소:** 청결, 소독, 욕조 건조, 타월세탁

**적응증:** 다리에 피로가 쌓이거나 혈액순환이 잘 되지 않을 때, 관절염, 다리의 수동 종창, 석고붕대를 제거하고 난 뒤 뻣뻣할 경우, 의사의 처방 하에 감염치유를 위해 이용하기도 한다.

**금기증:** 고온욕과 한냉하지욕과 동일하다.

**적용절차:**

1. 고온하지욕의 적용절차를 따른다. 환자가 한쪽에 고온하지욕을 하고 있을 때, 반대쪽에 차가운 물을 채

우도록 한다.

2. 2분 뒤에 따뜻한 물에서 다리를 빼고 차가운 물이 들어 있는 욕조로 다리를 넣는다.
3. 30초 뒤에 다시 따뜻한 물에서 다리를 빼고 차가운 물이 들어 있는 욕조로 다시 다리를 넣는다.
4. 3~4단계를 총 3번 반복한다.
5. 하지를 완전히 말리고 누워서 휴식을 취하거나 마사지를 받도록 한다. 다리를 처음처럼 따뜻해지도록 운동할 수도 있다.

**응용:** 하지욕. 2개의 버킷을 사용해 다리의 무릎까지 물이 잠기도록 한다.

## 파라핀욕 PARAFFIN BATH

파라핀욕은 손이나 발 같은 부위를 파라핀을 녹인 욕조 안에 침수시키는 것이다. 미국에서는 보통 파라핀은 미네랄 오일을 사용하는데 이는 피부로부터 쉽게 벗겨내 피부를 부드럽게 해준다. 신체의 일부분을 파라핀에 몇 분 동안 넣고 있으면, 파라핀 막이 생겨 조직에 열전달이 될 뿐만 아니라, 열을 발산하지 않고 보존하는 역할을 한다. 이 열은 관절 마디마디에 침투가 된다. 파라핀은 피부뿐만 아니라, 근육, 관절주머니에 열을 전달해 온도를 상승시킨다(글상자 7-2).

치료사들은 어떤 경우에 환자에게 파라핀을 적용할까? 통증이 있거나 관절염과 같은 뻣뻣한 부위에 적용하고, 염좌나 아급성기 점액낭염, 석고붕대를 제거한 골절 환자들에게 적용할 수 있다. 마사지를 사용하기 전에 사용할 수도 있는데 특히 이는 조직을 부드럽고 유연하게 해 반흔조직을 치료하는데 효과적이다. 화상으로 인해 ROM에 제한이 있는 환자들을 스트레칭 하기 전에 사용할 수도 있다. 딱히 관절에도 문제가 없고 통증도 없는 사람이라도 피부미용이나 기호에 따라 파라핀욕을 할 수도 있다.

그러나 상황에 따라 파라핀욕이 적절한 치료방법이 될 수 없을지도 모른다. 파라핀의 단점은 다음과 같다. 파라핀을 쉽게 쏟을 수 있고, 청소하기가 힘들다. 그리고 보통의 수치료 보다 값이 비싸고 적어도 파라핀 적용하기 3시간 전에는 스위치를 꽂아야 한다. 또 한손이나 한발만을 담구어 파라핀을 적용할 수 있다. 치료방법, 치료 대상자, 마사지 시행 장소에 따라 파라핀을 언제 적용할 것인지를 판단해야한다. 손이나 발에 적용하는 파라핀 방법이 아래에 자세히 기술하였다.

**온도:** 고온 123° ~126° F

**소요시간:** 15분

**필요장비:** 3파운드의 파라핀을 포함한 파라핀 욕조를 준비한다. 작은 플라스틱 가방, 발이 미끄러지지 않도록 하기 위해 양말을 신거나 부츠를 신는다. 종종 이 물품들은 파라핀을 구매하게 되면 제공되기도 한다.

**효과:** 주로 열효과

**청소:** 사용한 플라스틱 가방이나 파라핀은 버린다.
부츠나 양말, 사용한 타월을 세탁한다.

**적응증:** 부분 염좌, 아급성기 점액주머니염, 골절환자의 석고붕대 제거 후, 관절구축, 반흔조직, 근좌상, 근경련,

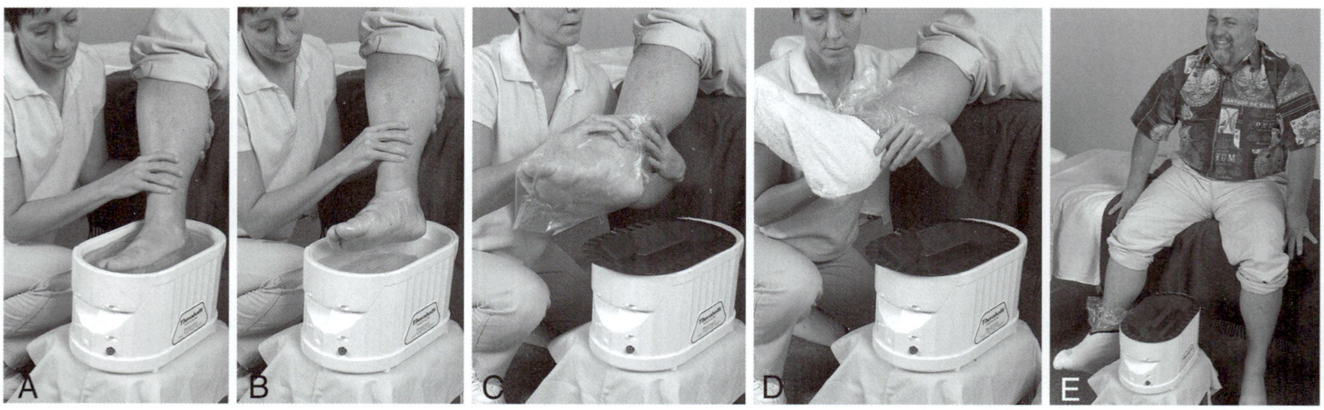

**그림 7-8 ■** 파라핀 족욕. **A.** 의뢰인의 발을 파라핀 욕조에 담금. **B.** 파라핀이 입혀진 발을 건조시킴. **C.** 플라스틱 백으로 발을 감싸줌. **D.** 의뢰인의 다리에 각반(bootie)을 씌움. **E.** 의뢰인은 발을 건조시키면서 휴식을 취함.

**글상자 7-2** *흥미로운 점 (Point of interest)*

### 파라핀욕의 역사

1913년부터 1940년까지 유럽에서 활동한 영국의 물리치료사 Olive Malard에 의하면, 녹인 파라핀욕은 1817년 물리학에서 소개되었다. W.L. Ingle의 영국공장, Ingle 주식회사의 제혁업자들과 제혁공들은 어떤 프랑스인이 류머티즘을 치료하는데 파라핀을 녹여 사용했다고 들었다. Ingle은 자기 공장의 직원들이 손과 발을 왁스에 넣고 있다는 것을 알게 되었다.[1]

관절염으로 인한 통증과 같은 여러 가지 질병에 대해 파라핀이 유용하다는 것을 안 Ingle은 상해를 입은 군인들을 위하여 Colonel Little Wood회사에 The Second Nothern General Hospital의 장에게 명령하여 파라핀을 제공하도록 하였다. 파라핀은 물리치료사들에게 유용하게 쓰였다. 이는 유럽에서 북부아메리카의 물리치료사, 운동트레이너, 마사지사들에게 사용되었다. 시설이 아주 잘 갖추어져 있는 Warm Spring Rehabilitation Institute에서는 근골격계환자들에게 파라핀을 적용하였는데 예를 들어, 안굽이의 경우 우선 발의 자세를 바로 잡기 위해 1~2주 동안 석고붕대를 한다. 그리고 몇 주 뒤에 석고붕대를 풀고 파라핀에 발을 넣어 더 유연하게 하였다. 그리고 나서 마사지를 하고 스트레칭을 하고 정상적인 자세를 잡도록 치료하였다. 이 이외에도 파라핀은 굳어진 반흔조직을 스트레칭 하기 전이나 관절통이 있을 때 적용한다.

***참고문헌***

1. Milard O. Under My Thumb London: Christopher Johnson, 1952.

통풍, 관절강직, 류머티스관절염, 뼈관절염. 관절염 환자의 경우 집에서도 매일 사용하여 치료를 할 수 있다.

**금기증:** 당뇨병, 버거씨병, 동맥경화증과 같은 말초혈관장애, 림프부종, 개방된 상처나 그 부위가 쑤시는 경우, 감각손실(특히, 어린아이나 소아들 중에 열에 민감한 환자)

**적용절차:**

1. 파라핀욕에 대해 금기증이 있는지 확인한다.
2. 파라핀에 대해 자세히 설명하고 동의를 구한다.
3. 마사지 테이블 옆에 있는 의자에 환자를 앉힌다. 그리고 환자의 발 앞에 타월을 깔아둔다.
4. 타월 위에 뜨거운 물이 담겨져 있는 욕조를 올리고 그 안에 발을 넣는다(흐르는 물이 없다면, 발에 소독제를 뿌린다). 이번 단계는 환자에게 불쾌감을 주지 않고 파라핀욕조를 깨끗하게 한다.
5. 파라핀욕조에 첫 번째 발을 빠르게 넣고 뺀다.
6. 왁스가 굳도록 3초 정도 기다리고(왁스의 광택이 점점 사라질 것이다) 다시 발을 넣는다.
7. 5~6단계를 5번 반복하고 발을 비닐팩에 넣거나 랩으로 감싼다. 그리고 열을 보존하기 위해 큰 양말이나 면으로 된 부츠, 전기부츠를 신도록 한다.
8. 5~7단계를 다른 발에도 적용한다.
9. 10분 정도 파라핀으로 감싸고 양말이나 부츠, 비닐백, 발을 감싸고 있는 파라핀을 제거한다.
10. 발마사지를 한다.
11. 9~10단계를 다른 발에도 적용한다.

**응용:**

1. 마사지테이블 위에 파라핀을 한다. 환자는 당신이 파라핀욕조를 들고 오는 동안 시트를 치우고 테이블 끝에 앉는다.
2. 교대욕. 파라핀으로 교대욕을 시행할 수도 있는데 파라핀을 적용한 뒤 30초 동안 발에 차가운 물을 적용할 수도 있다. 위의 사항을 3번 반복한다.

## 전신욕
## WHOLE-BODY BATHS

이번 단원에서는 전신욕에 대한 여러가지 치료방법을 배우게 될 것이다. 일반적인 목욕에서 다양한 침수치료를 할 수도 있는데 물의 온도, 치료시간, 물의 첨가물의 종류에 따라 그 효과가 달라질 수 있다. 고온, 미온, 중온, 한냉수욕이나 전신교대욕에 첨가물을 넣어서 시행할 수도 있고 마사지효과를 나타내는 분무욕과 watsu를 시행할 수도 있다. 일반적인 목욕이나 특별한 목욕을 하는 어떤 시설에서 일을 한다면, 당신의 스타일에 따라 전신욕을 쉽게 할 수 있다. 당신은 환자집에서 할 수 있는 또 다른 목욕 방법을 가르쳐 줄 수 있다. 여러 가지 문제로 인해 전신에 적용하는 지속탕욕을 하는 것은 오늘날에는 사용하지 않는데, 이는 시간소비가 많이 되기 때문이다.

**글상자 7-3** *흥미로운 점 (Point of interest)*

### 지속탕욕: 옛날 문제에 대한 특수한 치료방법

지속탕욕 치료방법은 1861년에 빈의 한 의사로부터 발명되었다. 환자들은 중온의(98° F) 물에 수 시간, 몇일 몇 주 동안 침수치료를 하였다. 그들은 욕조에 매달린 들것 위에 누었다(해먹 타입의 – 해먹 타입: 나무로 짜진 나무). 그 들것은 맨 위에 담요나 매트리스로 씌어져 있고, 환자들의 머리와 다리에는 고무 베개가 제공되었다. 환자가 물 안에 있을 때, 욕조는 판자로 덮혀져 있어서 열이 지속될 수 있었고, 환자들에게 테이블 또한 제공해주었다(그림 1-13 참조). 따뜻한 물은 계속해서 들어오고 차가운 물은 빠져 나갔다. 그래서 욕조는 일정한 온도를 유지할 수 있었고, 피부를 따라 부드럽게 흐를 수 있었다. 보통 환자들은 한번에 오랫동안 물 속에 머물러야 하기 때문에 처음에 그들 피부에는 방수 연고를 발랐다. 몇몇 환자들은 욕조가 청소될 때까지 나와 있었다.

오늘날 지속적인 목욕은 의학적인 도움이 필요해서 약의 도움을 받고 있다. 하지만 그것이 처음 발명되었을 때 그것들이 수반하는 많은 문제들을 치료해 줄 약이 없었다. 예를 들면, 경련, 척추 부상, 다리 마비, 관절 뻣뻣해짐, 관절염으로부터 오는 통증들이다. 사람들이 욕조에 몸을 담그고 있을 때 감염부위의 미생물의 성장이 억제되기 때문에, 미생물의 성장을 줄이기 위한 치료법 중 하나이기도 하다.[1]

욕조에 몸을 담그는 것은 압력을 줄여주고 몸 뒤편의 상처나 다친 부위의 통증을 감소시켜준다.[2] 지속적인 욕조법은 류마티스 관절염과 고통, 경련, 화상, 파킨슨 병 등의 질병에 대한 고통 완화에도 도움이 된다.[3] 물리치료학자인 Earl Qualls는 지속적인 욕조법이 근골격계 통증과 심신을 안정시키기 위해 캘리포니아의 정신과병원에서 사용한 것을 보고하였다(E. Qualls, personal communication, July 5, 2005).

지속탕욕은 점점 사용되는 횟수가 줄어들었는데 이 이유는 시간이 많이 소요되기 때문이다. 하지만 약이 치료하지 못하는 지속탕욕의 효과가 있는지 연구가 더 필요할 것이다. 항생제를 써서 욕창이 치료되지 않았을 때, 또한 약에 의한 부작용이 클 때와 같은 경우에 말이다.

***참고문헌***

1. Baruch S. *An Epitome of Hydrotherapy for Physicians, Architects and Nurses.* New York: Saunders, 1920, p95.
2. Jelinek R. Continuous bath treatment in surgical therapy. *J Int Coll Surg* 1953;20:156.
3. Thrash A, Thrash C. *Home Remedies: Hydrotherapy, Charcola, and Other Simple Treatments.* Seals, AL: Thrash, 1981, p120.

그럼에도 불구하고, 많은 문제점들에 대해 치료를 하였는데 이는 전신욕이 다양한 효과를 나타내고 있다는 것을 명확히 보여주고 있다(글상자 7-3).

## 표준욕 STANDARD BATHS

많은 침수치료는 일반적인 욕조 하나로 행할 수 있다. 치료효과는 물의 온도를 바꾸어 가면서 낼 수 있다.

### 고온욕 Hot Bath

대부분의 사람들이 그림 7-9처럼 따뜻한 물에 몸을 담그는 것을 좋아한다. 특히 근골격계 통증을 가지고 있는 사람들의 경우처럼 물의 따뜻함과 피부를 부드럽게 해주는 감촉이 좋아 전세계 사람들이 온천을 좋아한다. Parrick Horay와 David Harp(따뜻한 물 치료법의 저자들)에 의하면, 뜨거운 물에는 마법과 같은 효과가 있다고 한다. 이것은 아마 뜨거운 물의 환경에서는 분자들이 활발히 움직이기 때문일 것이다. 따뜻한 욕조에서 자는 것은 편안하고 기분을 좋아지게 한다. 이것은 곧 당신을 물리적이고 정신적인 긴장감으로부터 벗어난 듯한 느낌을 주게 한다.[11]

**온도:** 고온 103° ~110° F, 환자가 참을 수 있을 정도로 한다. 환자마다 자기에게 맞는 이상적인 온도는 다르다. 이것은 어떤 한사람에게 뜨거운 것이 다른 사람에게는 차갑게 느껴질 수 있다는 것이다. 물의 온도가 자기에게 맞지 않는다면, 어느 누구도 오랫동안 물 안에 있으려 하지 않을 것이다. 고온욕과 맞지 않는 사람이라면, 15분 이상 적용하지 않도록 한다.

**필요장비:** 수온계, 욕조, 2개의 목욕타월, 목욕매트

**효과:** 주로 열효과

**청소:** 욕조를 깨끗이 소독한다. 타월와 목욕매트 세탁

**적응증:** 마사지를 하기 전에 사용하거나 결합조직을 유연하게 하거나 근 긴장을 풀 때, 혈액순환증진, 정서적

으로 안정시킬 경우 적용한다. 전신 열치료의 효과는 근골격계 통증, 골다공증, 통풍, 생리통, 허리통증, 신경통, 근육통, 염좌, 좌상, 타박상으로 인한 통증 환자에게 유용하다. 그리고 이것은 수면을 취하는데 있어서도 깊고 빨리 잠들게 해준다.

**금기증:** 당뇨병, 간염, 림프부종, 다발성 경화증, 발작과 같은 심혈관계 질환을 포함한 전계통적이고 만성적인 상태. 감각손실, 고도비만, 임신, 열에 민감한 자, 알콜 약물 중독자, 한시간 이내에 식사를 한 자, 갑상선기능 항진증 환자는 매우 높은 온도로 적용하지 않도록 한다.

**적용절차:**

1. 고온욕에 대한 금기증이 있는지 확인한다.
2. 고온욕에 대해 자세히 설명하고 동의를 구한다.
3. 욕조앞에 매트를 깔고 환자의 머리를 편안하게 한 상태에서 뒤에 수건을 둔다.
4. 욕조에 물을 채우고 수온계로 물의 온도를 잰다.
5. 욕조에 물을 반쯤 채웠을 때 환자에게 안으로 들어가게 해 앉힌다. 이때 필요하다면 보조를 한다.
6. 욕조에 물이 가득 차면 환자가 견딜 수 있는 온도로 맞춘다.
7. 시간은 15분이나 그 이상 하도록 하고 환자가 참을 수 있을 만큼 한다.
8. 욕조가 전신을 침수할 수 없다면, 가슴과 어깨를 타월로 감싸고 물을 자주 부어준다. 이런 방법으로 물 밖에 있는 부위를 따뜻하고 촉촉하게 해준다.
9. 고온욕을 하고 난 뒤 나른해진 환자에게 차가운 물을 짧은 시간 동안 적용하거나, 차가운 물로 샤워를 하여 기운을 북돋아 준다. 그러나 많은 환자들이 이 과정을 좋아하지 않으므로 이는 선택사항이다.
10. 어지럽다면, 환자는 나오기 전에 물을 빼는 동안 욕조 안에 앉아 있다 나오도록 한다. 이것은 중심온도를 약간 낮추어 줄 것이다. 어지러움증이 사라지지 않는다면, 욕조 안에서 나오지 않도록 한다.
11. 욕조 안에서 나오기 전에 환자에게 타월을 주어 닦도록 한다.

**응용:**

1. 짧은 시간동안 한냉욕을 하거나 찬물로 샤워를 하는것. 찬물을 피부에 부을 때, 피부 안의 혈관수축이 일어난다. 이것은 많은 사람들에게 적용하기는 어렵고 좋아하지 않지만 따뜻한 느낌이나 활기찬 느낌이 들도록 해준다.
2. 찬물을 적용할 때 2분이 넘지 않도록 하고 약 30초 정도 적용한다. 그리고 현재 환자의 체온이 높거나 적당하지 않을 시에는 찬물을 적용해서는 안된다.

## 미온욕 Warm bath

미온욕은 편안하고 안정감이 들게 하지만 우리 몸에 자극을 거의 주지 않는다. 고온욕과 같이 98.6° F의 중심온도를 유지한다. 이는 혈관확장과 땀배출로 인한 것인데 방출할 열이 많지 않기 때문에 체온의 변화가 크지는 않다. 이런 이유로 미온욕은 당뇨병이나 임신과 같이 고온욕에 금기증이 있는 사람에게 유용하다. 그러나 근골격계 질환으로 인한 통증에는 미온욕이 효과가 그리 크지는 않다.

**온도:** 미온(99° ~102° F). 편안하다고 느끼는 온도는 환자마다 다르다. 환자가 그 온도에서 참을 수 없어한다면 오랫동안 물에 있지 못할 것이다. 미온욕에 익숙한 사람이라면 15분 정도 적용한다.

**필요장비:** 수온계, 욕조, 두개의 타월, 목욕매트

**효과:** 주로 열효과

**청소:** 욕조 청소 및 소득, 타월과 목욕매트 세탁

**적응증:** 마사지 하기전이나 결합조직을 부드럽게 하거나, 근이완, 혈액순환증진, 정서적으로 안정감이 들도록 하기 위해 사용. 골다공증, 통풍, 통증, 생리통, 허리통증, 관절염, 신경통, 염좌, 좌상, 타박상과 같은 근골격계 질환으로 인한 통증, 불면증에도 효과가 있다.

**금기증:** 발작, 욕조 안에서 발작을 일으켰었던 경우, 감각손실, 고도비만, 열에 민감한 자, 알콜이나 약물 중독, 치료전 한시간 이내에 식사를 한자

**적용절차:** 고온욕의 과정과 같으나 물은 미온수를 이용한다.

## 중온욕 Neutral bath

중온욕은 가능한 아주 조금의 열과 기계적 자극이 있는 환경에서 실시한다(글상자 1-2와 같이 정서적으로 문

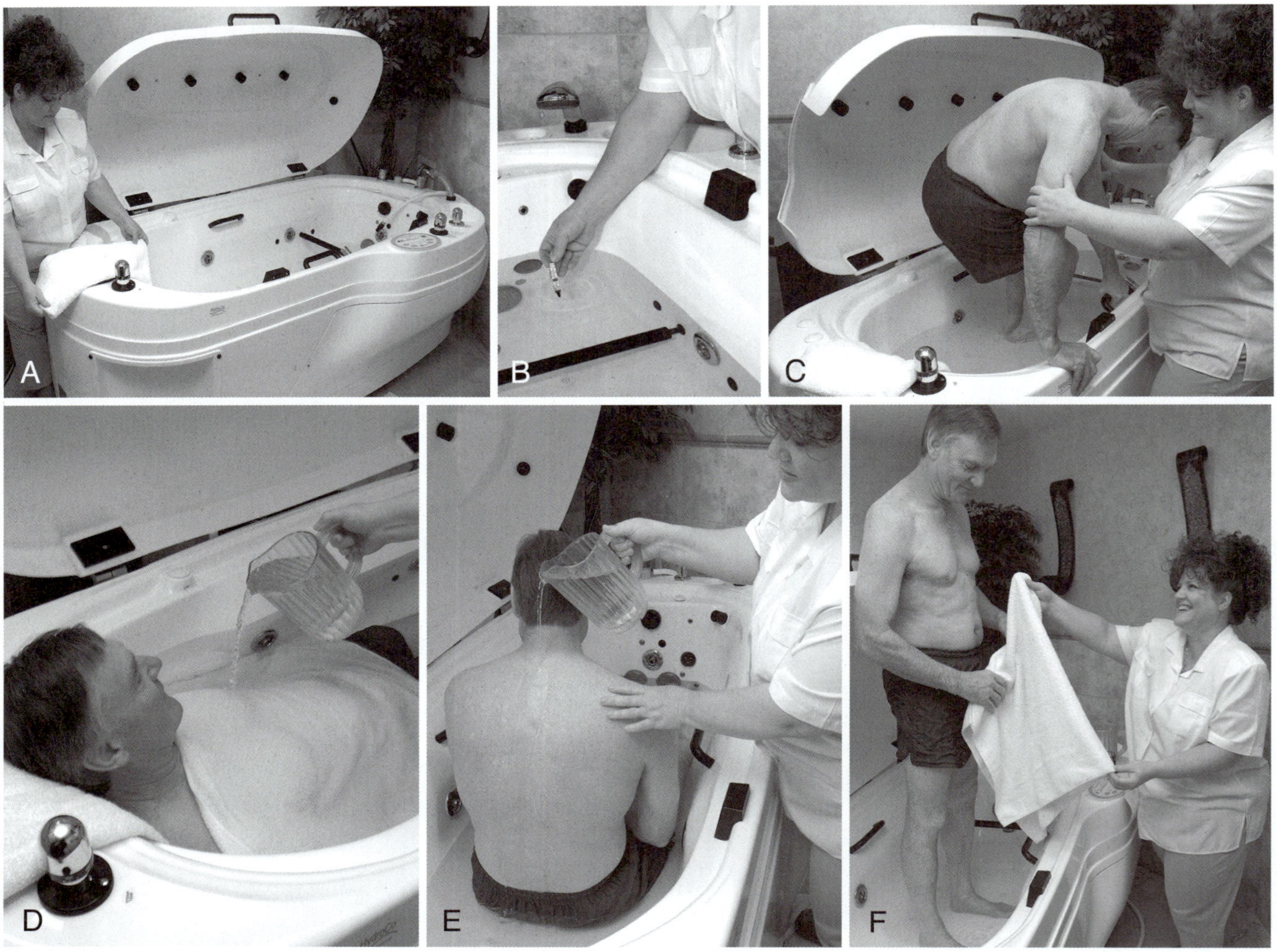

그림 7-9 ■ 고온욕. A. 목욕 매트와 타월을 비치함. B. 욕조에 물을 채우고 수온을 체크함. C. 의뢰인이 욕조에 들어감. D. 타월로 의뢰인의 가슴과 어깨를 덮어줌. E. 의뢰인의 몸에 찬물을 부어줌. F. 목욕후 의뢰인에게 타월을 줌.

제가 있는 사람들에게 적용). 부력이 작용하여 자극이 거의 없어 신체를 진정시키고 안정시킨다. 이 진정효과는 소리, 외부접촉, 빛, 환자가 반응할 만한 모든 요소를 제거하게 되면 큰 힘을 발휘하게 된다.[12] 중온욕을 하고 난 뒤의 마사지를 하는 것은 편안하게 하는 수치료의 일부분인데 환경이 아주 고요하고 조용한 상태에서 행해져야 한다. 집에서 자기 전 중온욕을 하면 불면증 해소에 도움이 된다.

**온도:** 중온(94° ~98° F)

**소요시간:** 20분 혹은 그 이상

**필요장비:** 수온계, 욕조, 2개의 타월, 목욕매트

**효과:** 일차적 기계적 효과(자극에 대한 감각손상)

**청소:** 욕조 청소 및 소독, 타월과 목욕매트 세탁

**적응증:** 불면증, 신경증, 걱정이 많거나 우울증 증세가 있을 때, 뜨거운 물이나 차가운 물을 적용하지 못하는 동맥경화증, 당뇨병과 같은 심혈관계질환, 고혈압 또는 저혈압 환자는 의사의 처방하에 수행할 수 있다.

**금기증:** 의사의 처방이 없는 저혈압환자(왜냐하면 심장수축기 혈압을 20 mmHg 정도 낮출 가능성이 있기 때문에), 심장이 약한 자, 습진

**적용절차:**

1. 고온욕과 같으며 물은 중온수를 사용. 욕조 안의 물 온도는 전체 동일해야 한다.
2. 주변 환경이 조용해야 한다.
3. 피부에 자극을 주지 않고 말린 다음, 누워서 휴식을 취하거나 마사지를 받도록 한다.

## 단시간, 한냉욕 Short, cold bath

예전부터 짧은 시간동안 한냉수 안으로 뛰어들게 하는(30초~2분 정도) 것은 동맥혈관을 강하게 수축하는 수치료 중 하나였다고 한다. 단시간 한냉수를 적용하는 것은 신체에 대해 cooling 효과를 거의 내지 않는다. 이는 중심온도를 낮출만큼 오랫동안 적용하지 않기 때문이다. 그러나 의뢰인이 단시간 동안 점프를 하여 냉수욕을 한 후, 완전히 말린 다음 옷을 입으면 목욕을 하기 전보다 더 따뜻하게 느껴진다는 것을 알 수 있는데 이와 같은 과정으로 면역체계가 활성화되기도 한다. 활발해지는 느낌은 신체기능이 활성화 되기 때문에 나타난다. 이런 이유로 냉수욕은 사우나를 하고 난 뒤, 마지막에 사용한다. 과거에는 열을 낮추기 위해서 냉수욕을 길게 적용하였는데 이는 열을 낮추어 주고 중심온도를 낮추기 때문이다. 그러나 고온욕, 사우나, 증기욕으로 과열이 있지 않는 한, 마사지를 할 경우 추천하지 않는다.

**온도:** 한냉 65° F 이하(보통 55~65° F)

**소요시간:** 30초~2분 정도 적용

**필요장비:** 수온계, 욕조, 타월 2개, 목욕매트

**효과:** 주로 열효과

**청소:** 욕조 청소 및 소독, 타월과 목욕매트 세탁

**적응증:** 열치료를 하고 난 뒤 혈관수축이 되지 않는 자, 혈액순환증진, 강장효과, 생리통(13장 참조)

**금기증:** 갑상선기능항진증 환자들이 냉수욕을 너무 자주 하는 것은 금기이다.(이 질환자들은 기초대사율이 너무 높고, 짧기 때문에 냉수욕을 하게 되면 대사율이 더 많이 증가될 것이다)

**적용절차:**

과정은 고온욕과 같으며 냉수를 사용하고 30초에서 2분 정도 적용한다.

## 교대욕 Contrast bath

교대욕은 그림 5-13에서 볼 수 있듯이 고온욕과 한냉욕을 번갈아 가면서 하는 것이다. 혈관의 수축과 이완을 반복하면서 혈관계를 자극하고 진정효과와 강장효과를 함께 나타낸다. 그러나 심한 고온, 한냉수를 견딜 수 있는 사람은 드물다. 교대욕을 좋아하지만 순환계가 좋지 않은 사람들은 처음에 미온욕과 냉욕을 번갈아 가며 하는 것이 좋다. 혹시 치료를 하기 위해 필요한 2개의 욕조가 없다면 고온욕은 증기욕이나 사우나로 대체할 수 있고, 한냉욕은 차가운 물로 샤워를 하면서 대체할 수 있다. 스칸디나비아에서는 예로부터 열에 노출하고 나서 차가운 눈밭에 굴렀다고 한다. 그러나 이번 장에서 소개했듯이 침수욕이야 말로 효과적으로 신체를 따뜻하게 하거나 선선하게 해주는 역할을 할 수 있다. 처음으로 냉수로 침수욕을 할 경우에는 자극이 강할 수도 있기 때문에 환자에게 미리 교대욕에 대해 이점을 확실히 설명해야 한다. 교대욕을 3번 반복하게 되면 혈관근육이 피로하게 된다. 혈관계가 계속 활동하게 하기 위해서 교대욕을 더 길게 하게 된다면 뜨거운 물의 온도는 더 높이고 차가운 물의 온도는 더 낮추어 시행한다. 교대욕으로 혈액순환을 증진시키기 위해서 동시에 가볍게 운동을 하는 것도 도움이 된다.

**온도:** 고온(104° ~110° F)과 한냉(65° F)을 교대로 적용

**소요시간:** 약 15분

**필요장비:** 수온계, 두 개의 욕조, 하나는 뜨거운 물로 채우고 하나는 차가운 물로 채운다. 두 개의 타월, 목욕매트

**효과:** 주로 열효과

**적응증:** 혈액순환증진이나 강장효과를 나타내기 위해서, 혈관계를 훈련하여 급격한 온도변화에 적응하기 위해서(12장 참조).

**금기증:** 고온욕과 한냉욕의 금기증과 같다.

**적용절차:**

1. 고온, 한냉 전신욕에 대해 금기증이 있는지 확인한다.
2. 교대욕에 대해서 자세히 설명하고 동의를 구한다.
3. 각각의 욕조 앞에 목욕매트를 두고 환자가 편안한 자세를 취하도록 하고 머리 뒤에 타월을 둔다.
4. 욕조 하나에 차가운 물을 넣고 하나는 따뜻한 물을 넣은 다음, 온도를 측정한다.
5. 몸을 따뜻하게 하기 위해서 고온욕조에 5분 동안 들어가게 한다.

6. 차가운 물에 들어가서 30초~1분 정도 머물게 한다.
7. 다시 따뜻한 물에 들어가게 하여 혈관수축이 최대로 일어나게 하기 위해 2분 동안 머무르게 한다.
8. 차가운 물에 들어가서 30초~1분 동안 머물게 한다.
9. 7~8번 반복한다.
10. 환자를 욕조 밖으로 나오게 하고 타월을 준 다음 깨끗이 몸을 닦게 한다.

## 첨가물을 이용한 목욕 BATHS WITH ADDITIVES

일반목욕의 치료효과를 극대화시키고 다양하게 나타내기 위해서 어떤 화학적 물질을 첨가할 수도 있다. 그것들은 주변에서 쉽게 구할 수 있고, 값도 비싸지 않고, 방부제도 들어가지 않는다. 이는 피부, 근육, 신경계에도 좋은 영향을 미친다. 물에 물질을 넣어 환자의 피부에 적용하는데 따뜻한 물은 피하의 혈관을 확장시켜 화학물질을 흡수시키기 때문에 유용하게 쓰인다. 이 따뜻한 물은 환자를 안정시키는 작용도 한다. 따뜻한 물은 뜨거운 물이나 차가운 물처럼 환자가 오랫동안 물 안에 견딜 수 없어 충분히 화학물질을 흡수하지 못하는 것과는 달리 기분 좋은 느낌을 받게 한다.

미네랄 온천수, 진흙욕, 염수욕은 수 천년 전에 근골격계질환을 치료하는데 이용되었다. 천연미네랄 온천수는 포타슘, 마그네슘, 칼슘과 같은 다양한 화학혼합물을 포함하고 있다. 진흙욕은 혈액순환과 신진대사를 촉진시키며 항염증효과를 나타낸다. 그리고 바닷물의 미네랄과 염화칼륨은 혈액순환, 림프순환, 해독작용을 촉진시킨다. 이런 목욕들은 마사지와 함께 적용된다. 그러나 이 치료들은 온천에서 하는 것을 제외하고 마사지사들에게 유용하지 못한데 이유는 자세히 설명되어 있지 않다. 이런 목욕법에 대해 더 자세히 알고 싶으면 Anne Williams의 *'Spa Bodywork'* 를 참조한다.

### 오트밀욕 Oatmeal bath

오트밀욕은 피부자극성에 대한 항염증성 효과를 나타낸다. 이것은 지방산을 포함하고 진정작용을 하는데 가렵고 건조한 피부에 수분을 제공하고 가려움증을 오랫동안 진정시켜 주는 작용을 한다. 오트밀 가루는 여러 상업적 상품에 이용되기도 하는데, Aveeno, Episooth, Actibath가 그 예이다. 상업적으로 이용될 뿐만 아니라, 귀리(Oats)를 이용해 목욕할 때 오트밀욕을 할 수도 있다(그림 7-11).

**온도:** 미온(98° ~104° F)

**소요시간:** 15~20분

**필요장비:** 수온계, 목욕타월, 목욕매트, 그리고 다음 사항중 하나를 선택한다.

1. Aveeno 또는 Actibath와 같은 제품하나를 준비한다. 물질이 완전히 녹으면 바로 준비한 귀리를 목욕물에 첨가한다.
2. 믹서기에 잘 갈린 한 컵의 오트와 냉수 3컵을 잘 섞는다.
3. 모슬린 백 안의 한컵의 오트밀

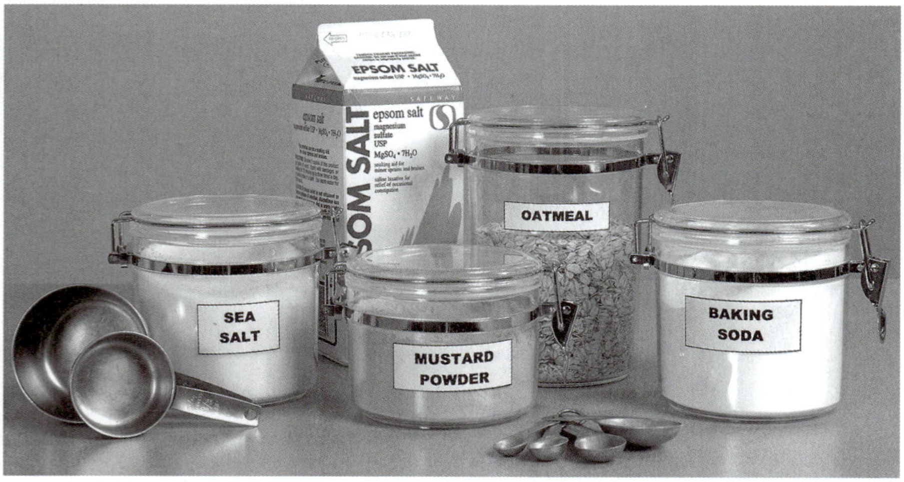


그림 7-10 ■ 목욕 첨가물의 용기들.

**효과:** 일차적 화학적 효과

**청소:** 욕조 청소 및 소독, 타월과 목욕매트 세탁

**적응증 :** 담쟁이나무, 옻나무에 알레르기 있는 사람. 수두, 대상포진, 마른버짐, 습진, 발진, 피부염, 각화증, 햇볕화상

**금기증:** 미온욕과 같다.

**적용절차:** 미온욕과 같으나 욕조에 오트밀을 첨가한다.

1. 전신미온욕에 대해 금기증이 있는지 확인한다.
2. 목욕법에 대해 자세히 설명하고 동의를 얻는다.
3. 욕조 앞에 매트를 깔아놓고 환자의 자세를 편안하게 하고, 머리 뒤에 수건을 놓는다.
4. 욕조에 물을 채우고 온도를 측정한다. 그리고 준비한 오트밀을 첨가한다. 머슬린 백 안의 오트밀을 완전히 녹이기 위해 욕조에 바로 넣는다. 오트밀욕을 하는 동안 유용한 물질을 추출해 내기 위해 짜내어야 한다.
5. 물이 반쯤 찼을 때 환자는 욕조 안에 들어간다.
6. 욕조의 물을 다 채우면 환자는 물 온도에 적응을 한다.
7. 대략 15분 또는 그 이상 욕조 안에 들어가 있고 견딜 수 있는 만큼 한다.

수건을 주고 몸을 닦게 하나 피부를 세게 닦지 않도록 한다. 피부에 귀리용액이 남아있도록 피부를 가볍게 두드리면서 닦게 한다. 이 과정에서 추위를 느끼지 않도록 한다.

## 베이킹소다욕 Baking Soda Bath

중탄산나트륨은 제산제로 널리 이용된다. 이것은 산독증 환자에게 정맥 주사로 주입하기도 한다. 위산을 중화시키기 위한 Alka-Seltzer와 같은 약물, 몇몇 화학약품에 노출된 후 오염물질을 제거하기 위해 사용된다. 이것은 독성물질을 중화시키고, 피부의 산염기평형을 유지시키며 약간의 마취효과를 나타내기 때문에 피부질환을 줄일 수 있다. 마사지사로서 베이킹소다욕의 효과를 설명해 주거나, 집에서 베이킹소다욕을 하는 방법을 가르쳐 준다. 예를 들어, 마사지를 받기로 했지만 피부가 너무 민감해 마사지를 받을 수 없는 상태일 경우, 베이킹소다를 마사지를 하기 전날 적용하여 받을 수 있다. 이것은 환자의 피부를 진정시키고 마사지를 더욱 더 편안하게 받을 수 있게 한다.

**온도:** 미온(98° ~104° F)

**소요시간:** 15~20분

**필요장비:** 수온계, 베이킹소다 1컵, 목욕타월, 목욕매트

**효과:** 일차적 화학적 효과

**청소:** 욕조 청소 및 소독, 타월과 목욕매트 세탁

**적응증:** 햇볕으로 인한 화상 및 피부 이물감, 발진, 습진, 가려움증, 두드러기, 옻독, 덩굴옻나무, 암에 대한 화학요법이나 방사선치료

**금기증:** 미온욕의 효과와 같다.

**적용절차**

오트밀욕과 같으나 오트밀 대신에 베이킹소다를 넣는다.

## 황산염욕 Epsom Salt Bath

황산염욕은 보통 미네랄 혼합물과 황산염으로 이루어

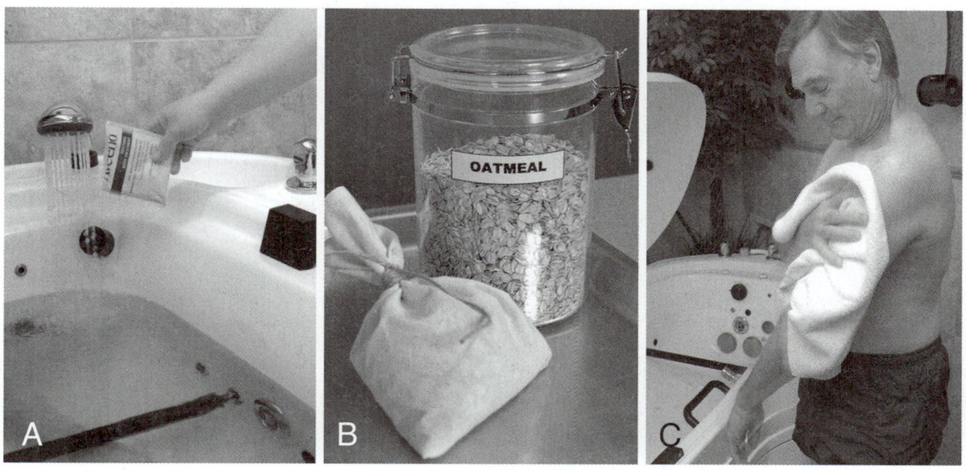


그림 7-11 ■ 오트밀욕. A. 욕조물에 오트밀을 추가함. B. 오트밀이 들어있는 탄력백. C. 톡톡 쳐서 피부를 말림.

져 있다. 이는 영국에서 처음으로 황산염 미네랄 온천수로 이용되었다. 온천수는 1600년대에 발견되었고, 미네랄 엡소마이트를 포함한 물이 땅에서 보글거렸다. 이 물은 신체를 진정시키고 정화하는 작용을 하였다. 미네랄수를 끓여 황산염의 결정체를 뽑아내기 시작했고 1850년 이후에 종합적으로 만들어냈다.[14,15]

오늘날 황산염을 보통 식료품가게나 약국에 가서 처방전 없이도 쉽게 구입할 수 있다. 이를 발견한 이후로 수치료사들은 완전침수욕, 부분침수욕, 바디랩, 습포와 합법적인 치료에 황산염을 사용하였다. 의사들은 해독작용이나 타박상을 입었을 경우, 스플린트를 제거하고 난 뒤 처방을 한다(마그네슘은 해독작용을 하는데 꼭 필요한 효소이다). 황산염은 세포로부터 물을 흡수하고 독성물질을 정화시키는데 이용되며, 장으로 물을 이동시켜 변비해소에 도움을 준다. 이뿐만 아니라 독성물질을 제거하고 뇌부종의 경우, 뇌에 차있는 액을 빼주는 역할을 한다. 마그네슘은 횡문근이 수축되는 것을 줄여 **임신중독증**(preeclampsia) 환자에게 나타나는 경련을 막아준다(임신한 여자의 고혈압 또는 부종). 그리고 척수손상환자의 반사항진증, 기관지 경련에 사용하기도 한다.[15,16] 피부과 교수 E.Proksch는 농도가 높은 Dead 바닷물에 팔을 담그었더니 아토피 피부에 효과가 있음을 발견하였고, 이는 피부에 수분을 공급하고 염증을 가라 앉혀 주면서 나타나는 것을 알 수 있었다. 이 효과는 최대 6주까지 지속되었다. 아마 dead 바닷물 안의 마그네슘 농도는 이런 효과를 더 잘 나타낸다.[17]

마사지사로서 격렬한 운동을 하거나 마사지를 하고 난 뒤 통증이 있을 때 이를 감소시키고, 종창이나 타박상으로 인한 염증을 줄이는데 효과적으로 사용할 수 있다.

**온도:** 미온(98° ~104° F)

**소요시간:** 15~20분

**필요장비:** 수온계, 두 개의 타월과 목욕매트, 성인은 황산염 2컵, 소아는 황산염 1컵. 독성물질을 흡수하기 위해서는 그 양을 2배로 해야 한다.

**효과:** 주로 화학적효과

**청소:** 욕조 청소 및 소독, 타월과 목욕매트 세탁, 황산염은 배수관을 부식시키지 않는다.

**적응증:** 타박상, 아급성기의 염좌, 운동후 통증, 신경성 긴장, 관절통, 근긴장, 해독

**금기증:** 미온욕과 동일하다.

**적용절차:** 오트밀욕과 같고 오트밀 대신 황산염을 첨가한다.

목욕을 한 뒤 간단한 샤워를 하여 황산염을 깨끗이 헹구어 낸다. 치료가 끝나면 로션이나 오일을 바르도록 한다. 마사지를 받게 된다면 이를 간단히 적용해도 된다.

### 염수욕 Sea salt bath

염수욕은 예로부터 약간의 강장효과를 나타내고 진정효과를 나타낸다. 보통 매일 1~3스푼 정도의 소금을 넣고 염수욕을 한다. 소금때문에 물의 온도는 뜨거운 상태를 유지해야 한다. 염수욕은 전해질을 제공함으로써 화상환자들에게 사용되어져 왔다. 40갤런의 물에 5파운드의 소금을 넣고 바닷물의 소금농도와 비슷하게 만든다. 그러나 강장효과를 목적으로 하는 목욕은 소금을 많이 쓰지 않도록 한다.

**소요시간:** 15~20분

**온도:** 미온(98° ~104° F)

**필요장비:** 수온계, 소금 1~3컵, 목욕타월, 목욕매트

**효과:** 일차적 화학적 효과

**청소:** 욕조 청소 및 소독, 타월과 목욕매트 세탁, 소금은 파이프를 부식시킬 수도 있어서 물로 깨끗이 씻어내야 한다.

**적응증:** 일반적인 강장효과, 만성적 궁둥신경통, 골절환자의 석고붕대를 제거한 후, 탈구, 통풍, 관절염

**금기증:** 미온욕과 동일하다.

**적용절차**

오트밀욕과 과정은 동일하고 오트밀 대신 소금을 첨가한다. 목욕이 끝나고 반드시 간단히 샤워를 하거나 물을 부어 깨끗이 헹구어 낸다. 그리고 로션이나 오일을 바른다. 환자가 마사지를 받기를 원할 때 간단히 적용할 수도 있다.

### 겨자욕 Powdered mustard bath

겨자욕은 물과 겨자가루를 혼합했을 때 따뜻해지고 혈관이 확장되는 효과를 나타낸다. 5장에서 토의한 결과 바르거나 붙이면서 열효과를 극대화시킬 수 있다. 적은 양으로 따뜻하게 하고 땀을 흘리게 하며 근육통과 피로를 경감시키며 집에서도 불면증이 있을 경우 적용할 수 있다.

**온도:** 미온(98° ~104° F)

**소요시간:** 15~20분

**필요장비:** 수온계, 성인의 경우 1/3의 머스타드가루, 목욕타월, 목욕매트

**효과:** 일차적 화학적 효과

**청소:** 욕조 청소 및 소독, 타월과 매트세탁

**적응증:** 근육통, 근피로, 불면증

**금기증:** 미온욕과 동일하다.

**적용절차:**
오트밀욕과 동일하고 오트밀대신 겨자가루를 첨가한다. 오트밀가루나 겨자가루를 수도꼭지 바로 아래의 물에 직접 첨가할 수도 있다. 그러나 덩어리가 남아 있을 수도 있기 때문에 우선 물통 안에 풀어서 적용한다. 덩어리가 생기지 않도록 젓는다. 목욕을 한 뒤에 간단히 샤워를 하거나 물을 부어 몸에 묻어 있는 겨자액을 깨끗이 씻는다. 치료가 끝나고 로션이나 오일을 바를 수도 있고 마사지를 받기 전에 간단히 적용할 수도 있다.

### 해독목욕 Detoxification bath

소금과 베이킹소다를 이용하는 해독목욕은 일주일에 2~3번 정도 사용할 수 있다. 이 목욕은 앞에 나왔던 베이킹소다, 황산염, 소금 이 3개의 목욕의 해독작용효과를 합쳐 놓은 것이다. 그리고 미온수는 땀을 적당히 흘리게 한다. 환자는 나중에 전해질을 보충해야 한다. 해독작용에 대해서는 12장에 자세히 기술되어 있다.

**온도:** 미온(98° ~104° F)

**소요시간:** 15~20분

**필요장비:** 수온계, 1컵의 소금, 1컵의 황산염, 1/2의 베이킹소다, 목욕타월, 목욕매트

**효과:** 주로 화학적 효과

**청소:** 욕조 청소 및 소독, 타월과 목욕매트 세탁, 소금을 깨끗이 씻어내도록 한다.

**적응증:** 일반적인 강장효과, 독성물질에 노출된 후, 해독작용의 일부분으로 작용

**금기증:** 미온욕과 동일하다.

**적용절차**
오트밀욕과 같고 베이킹소다와 두 종류의 소금을 이용한다. 이를 확실히 녹이기 위해서 물을 채우자마자 수도꼭지 바로 아래에 둔다. 목욕이 끝난 후 샤워를 하거나 물을 부어 몸을 깨끗이 헹구어 낸다. 그리고 로션이나 오일을 바른다. 마사지를 받기 전에 간단히 적용할 수도 있다.

## 특수수치료욕 SPECIALIZED BATHS

현재의 일반적인 수치료와 더불어 헬스클럽이나 온천 등에 일하는 마사지사들은 특수장비를 이용해 여러 가지 치료를 할 수 있다. 여기에 제트욕, 온천욕, 월풀에서의 전신욕 등 수영장에서 치료하는 왓츠를 포함시킬 수 있다.

### 제트욕: Jacuzzis, 고온욕, 온천
Tubs with Jets: Jacuzzis, hot tubs, or spas

제트라는 용어는 다소 혼동스럽게 느껴지고 흔히 jacuzzis(제트욕 뒤에 이름이 붙여졌다), 고온욕, 온천욕이라 부른다. 한 시간에 한사람 이상이 들어가기에는 공간과 산소, 물이 충분하지 못하다. 오늘날 그림 7-12와 같이 헬스클럽, 온천, 가정집에서 쉽게 제트욕조를 볼 수

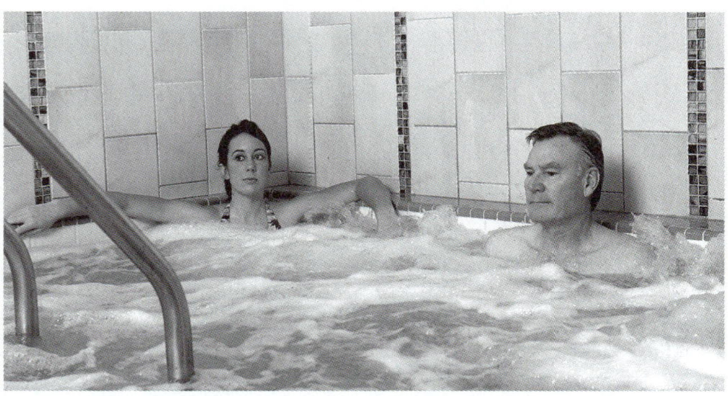

그림 7-12 ■ 고온 욕조.

있다. 욕조의 온도는 104°F로 이는 사람에게 가장 편안한 느낌을 주나, 낮은 온도 또는 높은 온도에 쉽게 적응을 한다. 몇몇 제트욕은 벽이나 바닥에 타일이 있고 다른 몇몇은 유리섬유나 다른 합성물질로 이루어져 있다. 일반 목욕들과는 달리, 목욕이 끝나고 물이 빠져나가지 않는 대신에 이는 물에 감염되지 않는 화학물질이 함께 적용이 된다. 제트욕조는 물을 가열하고 재순환시키는 작용을 한다. 제트욕의 안전사항은 아주 중요하다. 물의 온도는 조심하면서 조절하고 사용하고 난 뒤에 반드시 뚜껑을 덮어야 한다. 욕조의 뚜껑을 덮지 않으면 익사사고가 발생하게 될 수도 있다.

**온도:** 고온(104° ~110° F)

**효과:** 일차적 화학적 효과

**필요장비:** 수온계, 욕조, 목욕타월, 목욕매트

**청소:** 욕조청소 및 소독, 타월과 목욕매트 세탁, 제품설명서에 따라 정기적으로 관리를 한다.

**적응증:** 고온욕과 동일하다.

**금기증:** 고온욕과 동일하지만, 발진이나 피부감염이 욕조의 분출구에 의해 상태가 악화될 수 있으므로 주의를 해야 한다. 개방성 상처나 압박으로 인한 통증은 물리치료사의 지시하에 월풀을 이용할 수도 있지만, 제트욕은 이 경우에 적합하지 않다.

**적용절차**

고온욕과 동일하다.

## 온천욕 Spa bathtub

특별한 유럽식 수중욕은 분출구뿐만 아니라, 호스도 있어 치료사는 수중마사지를 수행할 수 있었다. 온천욕은 환자가 피부에 물로 압박이 가해지는 동안 따뜻한 욕조 안에 누워있는다. 물에 의한 마사지는 진정작용을 하며 림프배출을 촉진하지만, 유럽인들은 격렬한 운동을 한 뒤나 골절의 아급성기, 탈구, 궁둥신경통, 허리통증, 관절구축, 염굽음증, 여러 가지 마비로 인한 장애에 대해서 안정화시키는 마사지로 이용하였다.

이 욕조는 일반인 한사람이 들어가기에 알맞은 크기이며 간단한 전신욕을 하는데 이용된다(그림 7-13). 여기 쓰여진 바에 의하면, 가격이 비싸 고급스러운 온천에 적합하다고 한다. 이런 목욕들에 대해 자세히 알고 싶다면 Anne Williams의 *'Spa Bodywork'* 를 참조한다.

## 전신 월풀 Stainless steel whole-body whirlpools

월풀은 1개 이상의 터빈을 포함하고 있는데 이는 욕조 안에 공기와 물을 혼합하고, 특정위치에 물의 분출구를 조정할 수 있는 역할을 한다(그림 7-14). 따뜻한 물과 뜨거운 물을 순환시키고 이를 공기와 혼합되도록 한다. 월풀은 살균장치로 이용되어 압박으로 인한 통증이나 화상환자에 대해 의학적 용도로 사용하기도 한다. 그리고 외상후 통증, 급성부종, 손과 발의 종창, 급성 정형외과적 외상, 급성 근경련에도 적용이 된다. 1998년 연구에 의하면 복부수술환자에게 3일에 3번 15분씩 월풀을 적용했을 때 수술 후 통증과 개방성염증이 현저하게 줄었다는 것을 알 수 있었다. 조사자는 통증을 경감시키는 것은 진정효과를 나타내고 장에 차있는 가스를 내보낸다고 하였는데 절개부위 자체도 더 깨끗이 정화되어 염증도 가라앉았다고 하였다. 오늘날 마사지사들은 물리치료실이나 운동기관에서 일할 수 있다면 월풀을 사용하고 싶어 하는 경향이 있다.

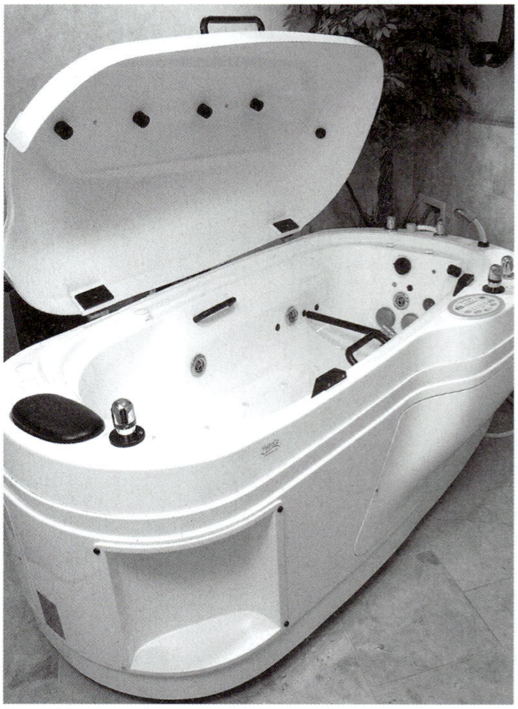

그림 7-13 ■ 스파용 욕조.

사례연구 7-3

### 다발성 경화증 환자

**배경**

Susan은 51세로 이전까지 건강에 아무 문제가 없는 여성이었으나 다발성 경화증을 진단받았다. 그녀는 보통의 많은 증상을 보이고 있다, 극심한 피로와 근육이 약해지고 경직되며, 외형상 문제가 있다. 하지만 Susan은 그녀가 다발성 경화증 진단을 받기 수 년 전부터 이러한 증상을 보였다.

**치료**

그녀는 다발성 경화증을 진단받기 전에도 가끔 몸이 좋지 않음을 느꼈다. 그녀는 수치료법과 마사지를 마사지 치료사인 Eva로부터 온천에서 받아왔다. Eva는 Susan에게 가장 적합하고 Susan을 편안하게 치료해주는 한가지 방법을 찾기 전에 많은 치료와 마사지들을 조합해서 치료해왔다.

그들은 뜨거운 물이 담긴 욕조에 들어가서 마사지를 받았다. 하지만, 다발성 경화증을 앓고 있는 많은 사람들은 일광욕, 뜨거운 물로 샤워하기, 뜨거운 욕조에 몸 담그기, 뜨거운 물에서 수영하기, 사우나, 전기담요 사용 등을 피해야 했었다. 왜냐하면 그들의 몸의 온도가 1° 라도 올라가면, 증상이 악화되기 때문이다. 따뜻한 날에 운동을 하는 것 마저 몸의 온도를 올려 증상을 악화시켰다. 예를 들어, Susan은 더운 날 하이킹을 한번 했다가 손과 발에 통증이 오고, 극도로 피로함을 느끼고, 근육에 경련이 오고, 시야가 좁아졌다. 하지만 그녀는 아직 다발성 경화증을 진단받지 않았기 때문에 그녀의 치료사는 102° F의 물에 15분씩 몸을 담그는 치료법을 시작했다. 하지만 Susan은 이렇게 몸을 담그는 것이 그녀를 더 피곤하고 약하게 만든다고 느껴서 다른 온도를 찾기 시작했다. 그녀와 Eva는 97° F에서 10분간 몸을 담그는 것이 그녀를 편안하게 느끼게 해주고 증상을 악화시키지 않는다는 것을 알아냈다.

다시, Susan의 반응에 따라, Eva와 Susan은 Susan을 치료해 줄 새로운 물치료법을 찾았다. 찬물에 몸을 담근 후에, Eva는 바다소금과 박하기름, 포도씨기름을 Susan에게 먹였다. Eva는 이것이 온천 중에 가장 편안하고 자신에게 맞는 치료법이라고 생각했다. Susan에게 이를 적용할 수 있었던 것은 박하는 널리 쓰이고, 안전한 기름이기 때문이다. 이 기름은 박하에 들어있는 주요 화학물질인 멘솔이 피부의 찬 감각을 느끼는 세포들을 자극시켜 피부에 차가운 효과를 준다.

차가운 물에 몸을 담근 후에, Susan은 몸을 깨끗이 씻고, 플라스틱 랩과 담요로 몸을 감싼 후에 20분간 휴식을 취했다. 마지막으로 Eva로부터 스웨디쉬 마사지를 받았다. 이 수치료법과 마사지를 병행하는 것이 몸을 편안하게 해주고 감정적인 스트레스와 다발성 경화증 때문에 오는 마비에 좋다고 한다. 이외에도 생각지도 못한 수확도 있었는데 Susan이 분노를 느끼면(이전에는 그녀의 증상을 악화시켰다), 증상이 악화되는 정도를 감소시켜 주었다.

**논의 질문**

1. 마사지사로서 Eva는 Susan에게 효과적인 치료방법으로 어떤 것을 선택하였는가?
2. 수치료에 관한 어떤 정보가 다발성 경화증 환자병력에 일부분이 되어야 하는가?

## 왓츄 Watsu

왓츄는 수영장에서 실시되는 새로운 타입의 운동이다. 이것은 물의 부력, 압력을 이용한 마사지 효과를 나타낼 수도 있고, 따뜻한 물에서의 진정작용을 나타낼 수도 있다. 그림 7-15에서 볼 수 있듯이, 치료사는 환자가 그의 팔위에 떠 있는 동안 가슴깊이 정도의 풀장이나 특별하게 만들어진 Watsu 풀장에 서 있다. 치료사는 압력점, 잠김운동, 점진적 비틀기, 몸의 다른 부분의 스트레칭을 포함하는 많은 지압 마사지 기술을 행한다. 최상의 결과를 위해 물은 93~98° F를 유지한다. 왜냐하면 Watsu를 받는 사람이 움직이지 않고는 체온을 상승시킬 수 없기 때문이다. 물이 적정 온도 이하로 떨어지면, 사람의 근육은 구축되기 시작하고 이완할 수 없게 될 것이다.

왓츄는 극도로 이완된 상태를 유지시키고 긴장된 근육을 자유롭게 하며, 관절가동범위를 향상시키기 위해 사용된다. 이 뿐만 아니라 물 밖에서 척추를 제대로 움직일 수 없을 때 이용되고, 신경학적 장애, 스트레스성 질환, 근골격계 환자에게도 효과적이다. 치료사 팔에 의해 감싸진 사람은 정서적, 정신적으로 강해지는 느낌을 받는다. 이 치료법에 대해 관심이 있는 치료사들은 훈련을 받

**사례연구 7-4**

### 뇌염환자

**배경**

Kira는 최근 바이러스성 뇌염에 걸린 18개월 된 아이이다. 결과적으로 아이는 근 약화와 함께 편마비가 왔고 경직이 나타났다. 근육은 구축이 되었고 종종 밤에 통증이 심해 울곤 한다. 구축이 지속된다면, 평생 관절구축이 된 상태로 살아가게 될 수도 있다.

**치료**

레크레이션 강사이자 왓츄 강사인 Jeff Bisdee는 Watsu 치료를 하면서 일주일에 세 번 정도 Kira를 본다. Jeff가 Kira의 긴장된 근육을 스트레칭하고 도수치료를 하면 물위에 팔이 떠 올랐다. 그림 7-15와 같이 Watsu를 하는 동안 Kira는 안정화 되었고 졸려했다. 몇 개의 세션이 끝난 뒤에야 Kira는 밤에 잠을 잤다. 그리고 근구축이 몹시 심하지는 않아 관절구축이 계속 진행되는 위험요소는 더 이상 존재하지 않았다.

**논의 질문**

1. Watsu가 Kira의 근육에 어떤 효과를 나타냈는가?
2. 이런 효과가 나타나게 된 요인은?

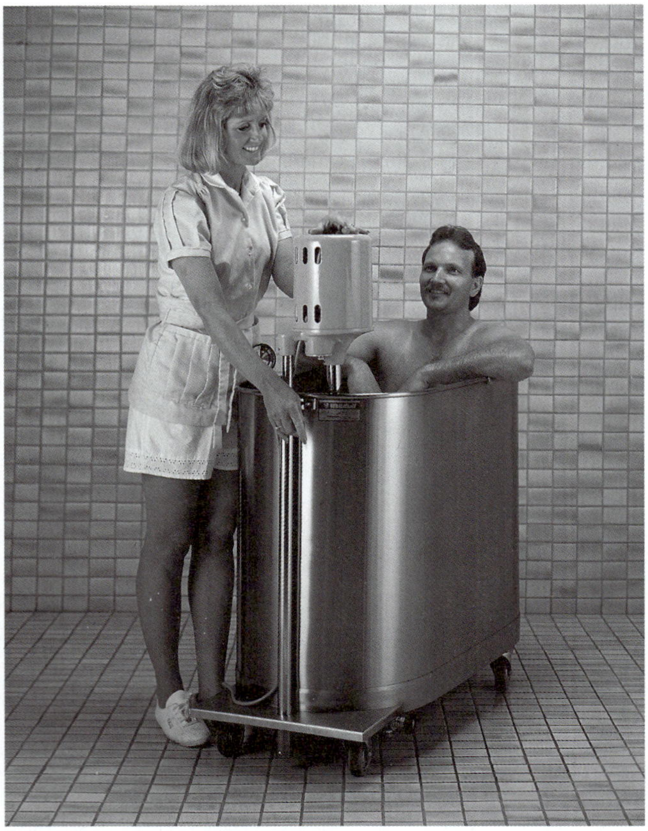

**그림 7-14 ■** 전신 스테인레스 월풀. (Photo courtesy of Whitegall Manufacturing Company, City of Industry, California.)

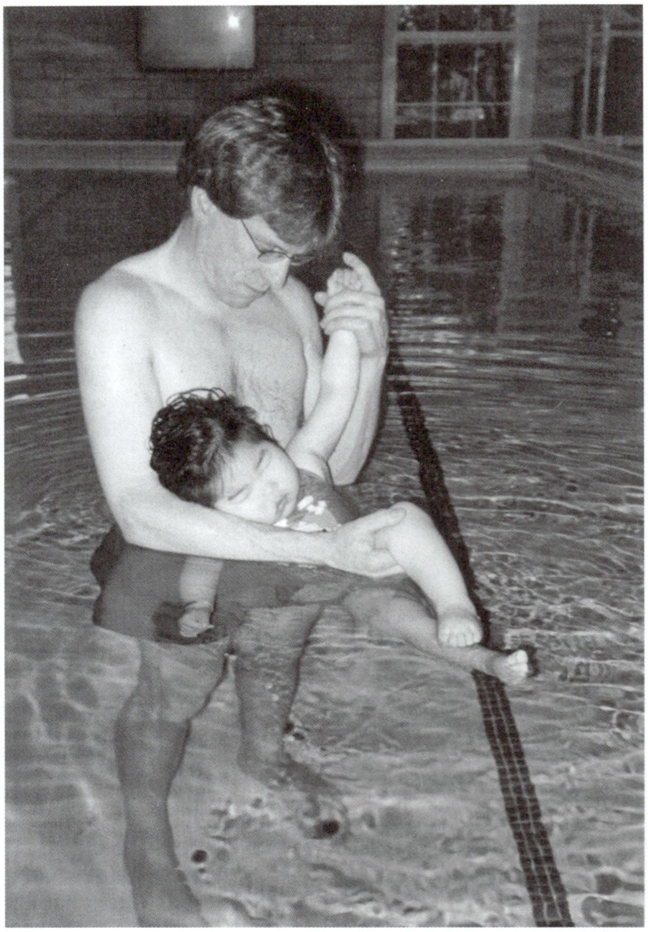

**그림 7-15 ■** 어린아이가 왓츄 치료를 받고 있다. (Photo courtesy of Jeff Bisbee.)

고 자격증을 취득할 수 있다. 더 많은 정보를 알고 싶다면 웹사이트 www.watsuinstitute.com을 방문하면 된다.

## 요약
## CHAPTER SUMMARY

이번 장에는 전신뿐만 아니라, 몸의 각 부위를 위해서 실시할 수 있는 다양한 목욕법들에 대해 학습하였다. 신체의 한 부위나 전신을 뜨겁고, 따뜻하고, 미지근하고, 차가운 곳에 담그거나 교대욕을 실시하거나 파라핀을 실시하는 것은 다양하고 광범위한 효과를 나타낼 수 있다. 그리고 소금, 오트밀, 머스타드, 파우더 등이 욕조물에 첨가됨으로써 훨씬 더 강한 치료적 효과를 얻을 수 있다.

이제 마사지 방법이나 환자의 요구에 적합한 수치료를 안심하고 고르고 선택할 수 있다. 다음 장에서는 또 다른 수치료와 어떻게 하면 환자나 개인적인 요구에 부합하는 방법을 적용할 수 있는지 배울 수 있을 것이다.

## 복습문제 REVIEW QUESTION

### *주관식 문제*

**1.** 관절염 치료를 위해 사용할 수 있는 목욕법 두 가지를 적으시오.

______________________________

______________________________

______________________________

**2.** 편두통 치료에 사용할 수 있는 목욕법 2가지를 적으시오.

______________________________

______________________________

**3.** 목욕시 해독제를 어떻게 첨가하는지 설명하시오.

______________________________

______________________________

**4.** 불면증 치료를 위해 사용할 수 있는 목욕법 2가지 예를 설명하시오.

______________________________

______________________________

**5.** 따뜻한 부위나 찬 부위에 목욕이 가장 효과적인 이유에 대해 설명하시오.

______________________________

______________________________

### *빈칸 채우기*

**6.** 스테인레스 스틸로 된 월풀은 살균처리되어 있기 때문에 __________ 또는 __________한 환자에게 사용된다.

**7.** __________목욕은 동맥순환장애가 있거나 당뇨병 환자는 국소 혈류량을 증가시킬 목적으로 사용하지 않는다.

**8.** 전신교대욕은 오래 앉아있거나 허약한 사람에게는 __________ 치료이다.

**9.** 오트밀욕은 피부 __________이 있는 환자에게 유용하다.

**10.** 교대욕의 효과를 증가시킬 수 있는 한가지 방법은 환자로 하여금 __________하는 것이다.

## 참고문헌

1. Zemke J et al. Intramuscular Temperature Response in the Human Leg to Two Forms of Cryotherapy: Ice Massage and Ice Bag. *J Orthop Sports Phys Ther* 1997;27:301.
2. Simons D, Travell J. *Travell and Simon's Myofascial Pain and Dysfunction: The Triggerpoint Manual*, vol 1, 2nd. ed. Baltimore: Lippincott Williams & Wilkins, 1999, pp 133, 170.
3. Karuchi K, Cajochen C, Werth E, Wirz-Justice A. Warm feet promote the rapid onset of sleep. *Nature* 1999; 401:36.
4. Ebben MR, Spielman AJ. The effects of distal limb warming on sleep latency. *Int J Behav Med* 2006; 13:221.
5. Raymann RJ, Swaab DF, Van Someren EJ. Cutaneous warming promotes sleep onset. *AM J Physiol Regul Integ Comp Physio* 2005;288:R1589. Epub 2005 Jan 27.
6. Sung, E, Tochihara Y. Effects of bathing and hot footbath on sleep in winter. *J Physiol Anthropol Appl Human Sci* 2000; 19:21.
7. Livingstone SD et al. Heat loss caused by cooling the feet. *Aviat Space Environ Med* 1995;66:232.
8. Belanger A. *Evidence-Based Guide to Therapeutic Physical Agents*. Baltimore: Lippincott Williams & Wilkins, 2002, pp 300, 369.
9. Thrash A, Thrash C. *Home Remedies: Hydrotherapy, Charcoal, and Other Simple Treatments*. Seale, AL: Thrash, 1981.

10. Fiscus KA. Changes in lower-leg blood flow during warm-, cold, and contrast-water therapy. *Arch Phys Med Rehabil* 2005;86:1404.
11. Horay P, Harp D. *Hot Water Therapy.* Oakland, CA: New Harbinger, 1991.
12. Miwa C et al. Human cardiovascular responses to a 60 minute bath at 40°C. *Environ Med* 1994;38:77.
13. Vie K et al. Modulating effects of oatmeal extracts in the sodium lauryl sulfate skin irritancy model. *Skin Pharmacol Appl Skin Physiol* 2002;15:120.
14. Sakula A. Doctor Nehemiah Grew (1641–1712) and the Epsom salt. *Clio Med* 1984;19:1.
15. Childs PE. History of Epsom salt. *Chemistry in Action* 1993;40(summer):25.
16. Azaria E et al. Magnesium sulfate in obstetrics: current data. *J Gynecol Obstet Bio Reprod*, 2004;33:510.
17. Proksch E et al. Bathing in a magnesium-rich Dead Sea salt solution improves skin barrier function, enhances skin hydration, and reduces inflammation in atopic dry skin. *Int J Dermatol* 2005;44:151.
18. Meeker J. Whirlpool therapy on post operative pain and surgical wound healing: an exploration. *Patient Education and Counseling* 33(1998)39.

# 열기욕

## HOT AIR BATHS

8장

*나는 해독작용이 있기 전까지는 희망이 없었다. 몇주 전까지만 해도 고통스러웠다. 증상은 더 악화되었지만, 날 수 있는 능력을 회복할 수 있을 것이라고 믿었다. 더 이상 극복할 수 없는 거대한 장벽이 내 뒤에 놓여져 있다.... 의사는 사우나 치료의 결과가 좋아지고 있는 것에 대해 매우 놀랐다.*

*— 헬리콥터 조종사 Sean Donahue, 뉴욕 회의에 참석하기 전 독백, 2004년 2월*

### 학습목표

이 장을 다 읽고 나면 독자는 다음의 질문에 답할 수 있다:

- 열기욕에 대한 효과를 설명할 수 있다.
- 열기욕에 대한 금기증을 설명할 수 있다.
- 열기욕의 여러 종류의 명칭과 방법을 설명할 수 있다.
- 열기욕에 대한 적응증을 설명할 수 있다.
- 각각의 치료 과정에 열기욕을 포함시킬 수 있다.

건조한 상태의 더운 공기로 차있는 사우나실(sauna room)이나 증기로 차있는 증기욕실(steam bath room) 등의 열기욕은 고대부터 일부 사람들에게 존재하였고, 마사지사들에게 효과를 높이는 방법으로 이용되면서 수치료는 대중적인 치료법이 되었다. 어떤 종류의 사우나 또는 증기욕을 하고 나면, 마사지를 받게 될 때 느끼는 으스스함을 느끼지 않을 수 있었다. 뿐만 아니라, 근육은 따스함으로 이완되고 유연해지며 정신적으로도 이완됨을 갖게 되어 근육과 관절의 통증이 완화되었다. 건식 및 습식의 열기욕은 모두 불면증에 탁월한 효과가 있다. 마사지를 받은 후 사우나나 증기욕에 머물다가 나온 사람들은 전신적으로 더욱 따뜻해지고, 이완되며 마사지에 의해 남겨졌던 피부의 오일이나 로션들의 모두가 깨끗이 제거된다. 사우나나 증기욕은 또 다른 수치료의 방법들과 병행되거나 결합되어 적용될 수도 있다. 예를 들면, 급성 허리 근경련을 치료하기 위해 14장에 있는 국소적 열 적용법들과 함께 사우나나 증기욕을 병행할 수도 있다.

환자를 따뜻하게 하는 몇 가지 열기욕의 장점은 다음과 같다.

- 노동력이 적게 든다. 전신을 감싸는 습열 치료와는 다르게 열기욕은 스위치 하나로 쉽게 할 수 있다.
- 치료를 할 때 감독자가 거의 필요하지 않다. 예를 들면, 한 환자에게 마사지를 하고 있을 때 다른 환자에게 마사지를 하기 전이나 후에 사우나나 증기욕을 시켜줄 수 있다.
- 전신을 감싸거나 고온욕에서 땀흘리는 것보다 열기욕에서 땀을 흘리는 것을 좋아하는 사람들이 주로 선호한다.
- 열기욕은 약초나 오일과 같은 치료적 물질이 이용되기도 한다.

과거에는 이것들이 비싸고 정교한 수치료였기 때문에 열기욕은 운동부나 휴양시설에서 일하는 마사지사들이 독점적으로 사용하였다. 그러나 오늘날에는 선진기술로 인해 가격도 비싸지 않고 일반 마사지사가 접근하기도 쉬워 졌다. 이번 장에서는 고전적 방식인 국소 열기욕과 증기 흡입법을 포함한 열기욕 사용법과 효과를 설명하고자 한다. 또한 마사지사들이 다른 수치료들보다 열기욕을 먼저 발견해 내었는지도 알아보고자 한다.

## 건열기욕 : 사우나
## DRY HOT AIR BATH: THE SAUNA

사우나는 높은 온도의 공기들로 차있는 공간을 말한다. 과거에는 돌, 벽돌, 금속, 목재, 헝겊, 단단한 플라스틱 등 다양한 물질로 이루어져 있었다. 이는 장작, 가스, 전기광선, 전열기, 적외선 치료기 등 다양한 에너지원으로 열이 가해졌다. **터키욕**(Turkish bath)은 커다란 석조 건축물 안에 갖추어 졌다. 핀란드사우나는 오늘날 대부분의 사우나에 영향을 미쳤고 이는 의자, 장작, 가스, 전기, 적외선 히터로 이루어져 있는 작은 공간을 말한다(그림 8-1). 향나무나 삼나무, 가문비나무와 같은 향나무가 주로 사용되는데 이는 다공성이라 수분을 흡수하고 제거할 수 있기 때문이다.

사우나를 하는 것은 열기가 가득한 공간에 들어가 몇 분 동안 건열기로부터 열을 흡수한 상태를 말한다. 사우나 온도는 145~200° F로 평균 160° F로 정한다. 습도는 6~8% 정도로 한다. 환기구로 통하는 뜨거운 공기는 습도를 낮추어 준다(그렇지 않으면, 수분은 목욕하는 사람의 땀에 의해 공기로 방출된다). 공기가 매우 건조할 시 사람은 높은 온도에서도 견딜 수가 있는데 이는 땀이 즉시 증발하고 순간적으로 냉각효과를 나타내기 때문이다(전통적인 핀란드욕은 화덕에 달구어진 돌에 물을 끼얹어 증기를 발생시키고 열과 습기가 사우나를 하는 사람에게 전달이 된다).

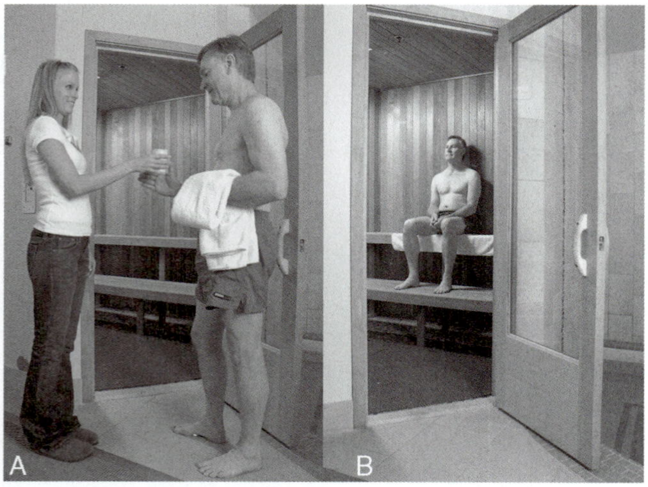


**그림 8-1** ■ 사우나. **A.** 치료사가 사우나에 들어가기 전 의뢰인에게 물을 건네주고 있다. **B.** 의뢰인이 사우나 안에 앉아있다.

사우나 안이 충분히 뜨겁다면, 증기가 공기 중으로 사라질 수도 있다. 사우나를 하는 것은 다른 전신의 열치료와 같은 생리학적 효과를 가지는데 이는 환자의 심부체온을 높여 주기 때문이다. 심부체온이 상승하면 말초혈관이 이완되고, 발한이 되며 산소 소비량도 증가함과 동시에 골격근이 이완된다. 이때 심박동수도 빨라지고 심박출량도 증가한다. 어떤 연구에 따르면, 열심히 걷는 사람 만큼이나 사우나를 한 사람의 심박출량은 60~70%까지 증가하였고, 전체 혈류량의 50~70%가 심장을 통해 피부혈관으로 보내진다.[1]

전신에 열을 적용하게 되면 순간적으로 혈압이 상승하나 혈관확장으로 인해 혈압은 곧 떨어진다. 혈압은 사우나 후 적어도 한 시간 동안 낮은 상태로 유지된다. 한 연구에 따르면, 고혈압 환자의 수축기 혈압은 35 mmHg정도로 낮게 나타났다.[2] 사우나 안이 매우 덥다면 혈압은 높아지고, 심박수도 보통 사우나 보다 더 높게 나타날 것이다. 환자의 체온이 얼마나 올라갈 지는 사우나의 온도가 얼마나 높고 건조한지, 이 사람이 땀을 얼마나 흘리고 오래 있을 수 있는지에 따라 달라진다. 100° F 또는 그 이상의 갑작스런 변화에도 건강한 사람은 차가운 물로 샤워를 하거나 눈밭에 구르는 것과 같이 차가운 것에 노출되면 심부체온은 상승하게 된다. 극도로 추운 남극에 구성되어 있는 300° F의 club은 200° F의 온도의 사우나에서 스스로 남극점으로 부츠만 신고 가는 강인한 정신력을 지닌 사람들 모임이 있다. 극심한 추위는 죽음으로 몰아 갈 수도 있지만 사우나의 뜨거운 열은 차가운 공기에 노출된 체조직에 손상을 입히지 않는다.

전반적으로 의사들은 심한 바이러스 감염을 막기 위해서 몸을 따뜻하게 하기를 권장한다. 자연적으로 나는 열은 감염체를 약하게 하거나 사라지게 한다고 믿는다. 1990년도의 한 연구에 의하면, 사우나를 한 사람이 하지 않은

사람들에 비해 감기에 걸릴 확률이 적다고 하였다.[3]

사우나를 하는 동안 신진 대사율은 12~14%로 증가하였고, 사우나를 하기 전에는 약간 떨어졌다. 사우나를 자주 하거나 전신에 열치료를 하는 것은 갑상선 기능 저하증 환자에게는 금기증인데 이는 이미 신진 대사율이 충분이 낮아져 있기 때문이다. 사우나를 하게 되면 땀을 많이 흘리기 때문에 물을 충분히 섭취하지 않으면, 탈수 현상이 일어나게 된다. 레슬러선수들은 라이트급에서 경기를 하기 위해 사우나를 통해 땀을 흘려 체중을 줄인다고 한다. 수분 섭취를 줄이고 옷을 겹겹이 입은 채로 사우나에 들어가 몇 시간 동안 더운 열기 속에서 운동하여 레슬러들은 6파운드 정도 체중을 감량한다. 그러나 이것은 매우 위험한 일이다. 종종 레슬러들은 탈수로 인해 죽기도 한다. 반면에 신장 질환과 같은 체액이 과다하게 증가하는 질환에도 사우나가 체액감소를 하기 위해 치료적으로 적용이 된다.[4] 어떤 경우에도 치료사들은 사우나를 하기 전이나, 하고 난 후에 탈수를 막기 위하여 물을 충분히 마시도록 권장해야 한다. 더운 환경이나 규칙적으로 운동할 때 땀을 많이 흘리는 사람은 사우나를 할 때 평소 보다 더 많은 양의 땀을 흘릴 수도 있는데 이런 경우에 규칙적인 사우나를 권장한다. 그러나 더운 환경 속에 익숙하지 않은 사람은 오랫동안 사우나를 하는 것을 조심해야 한다.

사우나는 열이 지방에 녹지 않는 독소물질을 이동시킴으로써 해독하는데 주로 이용되었다. 사우나와 해독에 관해서는 사례 연구 8-1과 12장에서 자세히 설명하였다.

사우나에 들어가기 전에 환자들이 알아야 할 사항들은 다음과 같다.

- 사우나에 들어가기 한 시간 전에는 아무것도 먹지 않아야 한다.
- 격한 운동을 하고 나서는 몇 분 동안 휴식을 취하여야 한다.
- 사우나를 하기 전에 물 한잔을 마시고 사우나를 하고 나서 충분한 물을 섭취해야 한다.
- 10~15분 정도 충분히 땀을 흘리고 너무 오랫동안은 있지 않아야 한다. 너무 오래 있거나 뜨거운 물에 있게 되면 현기증이 날 수도 있다. 열에 오래 견딜 수 없는 경우에는 즉시 사우나 안에서 나와야 한다.
- 마지막으로 참을 수 있는 한도 내에서 차가운 물로 샤워를 하고 물 한잔을 마시도록 한다.

**온도:** 고온(습도 6~8%에서 145° ~200° F)

**소요시간:** 10~15분 내외

**필요장비:** 온도계, 목욕수건 2장, 음료

**효과:** 주로 열효과

**청소:** 수건으로 청소를 하고 정기적으로 제조업체에 맡겨 청소를 한다.

**적응증:** 마사지를 하기 전에 조직을 이완시키고 혈액순환을 증진시키고 근 경련을 줄여 준다. 그리고 관절염이나 냉치료를 하기 전에 준비단계로 이용되고, 해독작용을 할 수 있으며 감기나 독감에 유용하다.

**금기증:** 심장질환이나 당뇨, 간염, 림프부종, 다발성 경화증, 발작. 감각손실, 비만, 임신, 식사 직후, 열에 민감한 자, 알콜중독자, 마약중독자,

사우나를 만드는 사람들은 대개 '허약한 사람들은 사우나를 하기 전에 의사와 상담을 하고 들어가라' 는 문구를 써 놓는다. 이런 알림 문구들은 금기증에 대한 경각심을 확실히 느끼도록 할 수 있다.

**주의사항**

1. 가려움 증상이 나타나면 즉시 나가야 한다.
2. 갑상선기능저하증은 사우나를 자주 해서는 안된다.
3. 림프절 제거로 인한 림프부종 환자는 15분 이상 하지 않도록 한다.

**과정**

1. 사우나를 하지 전에 환자에 대한 금기증이 있는지 확인해 본다.
2. 사우나에 대해 설명하고 동의서를 구한다.
3. 사우나를 시작하기 위해 선선하게 하여 15분 동안 한다. 그러나 온천이나 사우나가 많은 경우에는 많은 시간동안 하게 한다.
4. 사우나를 하기 전에 간단히 샤워를 하게 한다.
5. 사우나에 들어가기 전에 물을 제공한다.
6. 따뜻하게 느끼거나 땀을 흘리기 시작할 때까지 10~15분 정도 들어가 있게 한다. 어지럽거나 피로하거나 너무 덥고 심장이 비정상적으로 빨리 뛴다고 생각될 시에는 즉시 나가도록 한다.

사례연구 8-1

## 사우나 치료의 이점

### 배경

2001년에 33세의 Sean Donahue는 뉴욕의 건강한 주 방위군이었는데 그는 맨해튼에서 컴퓨터 작업을 전담하고 있었다. 2001년 9월 11일에 세계무역센터에서 일을 하고 있었는데 비상상태가 일어난 것을 알자마자 그는 급히 서둘러 건물 아래로 내려갔다. 어떤 보호 장비도 하지 않고, 먼지 묻은 마스크만 한 상태로 여러 독성 물질들로 가득 차있는 비상구를 찾아다녔다. 그는 숨쉬기까지 곤란했지만 2일 내내 구조 활동을 계속했다. 그리고 나서 그는 본래의 직무인 컴퓨터 컨설턴트의 임무를 행하러 갔다. 그 과정에서 그는 미세입자의 독성물질이 가득한 대기 환경 속에서 호흡을 하고 있었다.

9월 16일에 그는 심한 호흡곤란증으로 인해 병원을 찾았는데 거기서 튜브를 삽입하였으며 죽을 수도 있었다. Sean은 점차적으로 숨이 가빠오고 심한 복통이나 만성적 기침, 가슴통증, 구토, 체간팽창, 집중을 도저히 할 수 없는 상태까지 이르렀다. 결국 2003년 3월에 신체검사를 했는데 자기 직업에 대한 임무를 행할 수 없는 상태였다. 2003년 1월에 그는 약물치료를 계속 하였지만 호전되지 않았다. 그는 여러 부작용에 대해서 뉴욕의 약물중독관리자가 제시한 프로그램을 실시하였다.

### 치료

이 독성물질 해독 프로그램은 독성물질을 흡수한 경찰관, 소방관, 의학 종사자 등의 구조 요원들을 돕기 위한 것이다. 이 프로그램은 해독작용을 돕기 위한 영양물질을 첨가하고 사우나 안에서 오랫동안 사우나하도록 되어 있다. 33일 동안 Sean은 다음과 같은 사항을 반복하였다. 2~5시간 동안 140~180°F 온도의 사우나 안에서 활발히 운동하였다. 그리고 나서 샤워를 하고, 잠깐 쉬었다. 처음에는 어떠한 차이점도 느끼지 못했다. 그는 다른 사람들처럼 땀의 색이 확연히 차이가 나지는 않았지만, 땀 냄새는 심하게 났다. 이 프로그램을 시행하고 8~9일 뒤에 상당한 효과를 보았다. 그 증상이 서서히 줄어들었고 초기에는 낮은 계단도 제대로 걷지도 못했는데 몇 주 뒤에는 3 miles이나 걸었다. 기침증상도 사라졌고 약물치료도 중단할 정도로 상태가 호전되었다. 독성물질 해독프로그램을 시행하는 동안 Donahue의 약물 치료 방법은 바뀌지도 않았다.

오늘날 Sean은 일상생활로 복귀하였고 건강상에 어떠한 문제도 없었다. 그리고 약물치료도 하지 않고 매일 조금씩 뛴다. 파일럿으로 다시 복귀한 그는 이라크와 아프가니스탄의 작전지대에서 봉사활동을 하고, 허리케인 카트리나 뒤에 New Orleans에서도 스스로 회복하면서 다른 사람들을 도왔다.

### 참고문헌


1. Cecchini M, Root D, Rachunow J, Gelb P. Chemical exposures at the World Trade Center: Use of the Hubbard sauna detoxification regimen to improve the health status of New York City rescue workers exposed to toxicants. *Townsend Letter for Doctors and Patients,* 2006;April:58
2. Donahue S. Testimony before New York City Council, found on Web site of New York City Rescue Workers Detoxification Project. www.nydetox.org/results3.htm.Accessed November 2006.
3. Root D. Downtown Medical: A detox program for World Trade Center responders. *Fire Engineering* 2003; June:12.


7. 의뢰인을 사우나에서 나오게 한 다음 중온욕이나 찬물에 샤워를 시킨다. 만약 필요하다면, 약 몇 분 정도는 사우나실 밖으로 나가 찬 공기를 맞으면서 휴식을 취하게 할 수도 있다. 샤워의 목적은 사우나를 하는 중간 중간에 체온을 떨어뜨리기 위함이다. 의뢰인이 찬물로 샤워하는 것을 싫어한다면, 의뢰인이 참을 수 있는 가장 찬 물을 사용한다.
8. 이 때 의뢰인이 원한다면, 발한과 냉각을 위해 사우나로 되돌아가도록 해도 된다. 목욕자의 인내심에 따라 발한과 냉각을 수십번 반복해도 된다. 하지만 마사지를 위해서는 15분 정도면 충분하다.
9. 마사지를 받은 후 사우나를 한다면, 사우나에서 마지막으로 머문 다음 의뢰인에게 찬물로 샤워를 하게 하고 옷을 입히거나 의뢰인이 현재 마사지를 받고 있는 중이라면 목욕 옷으로 갈아입게 한다. 그 다음 의뢰인에게 생수를 마시게 한 다음, 몇 분간 휴식을 취하게 한다.

## 습열기욕: 국소적, 전신적 증기욕 치료
## WET HOT AIR BATHS: LOCAL AND WHOLE-BODY STEAM TREATMENTS

사우나와 같은 증기욕은 세계적으로 다양한 방법으로 사용되었고, 목재, 타일, 플라스틱 등과 같은 여러 물질들도 이용되었다. 국소적, 전신적 치료방법에서 습열은 피부에 가해져 열을 전달하였다.

### 국소적 증기욕 LOCAL STEAM BATHS

국소적 증기욕 치료는 호흡기질병 치료를 제외하고 거의 적용되지 않지만, 수치료에서는 흔히 일반화되어 있다. 예를 들어, Sebastinan Kneipp는 부종이나 심하게 차가워진 발, 발에 관한 여러 질병에 대해 국소적 증기욕을 처방하였다. 그리고 John Harbey Kellogg는 지혈하기 위해 증기욕을 이용하기도 하였다(고온수는 혈장이 모세혈관에서 조직으로 흐르는 것을 방해한다). 증기를 발생시키기 위해 끓인 물에 의료용 허브를 첨가하기도 하였다.

지금도 널리 사용되고 있는 국소적 증기욕은 증기흡입법이다. 코와 가슴에 생긴 울혈에 대한 고대의 치료법으로 코에 따뜻한 물 분자를 들이 마시게 하여 액체화시켜 쉽게 흘러내릴 수 있게 하였다. 가슴에 대한 울혈치료도 이와 같이 한다.[6] 증기흡입은 목과 콧구멍을 따뜻하게 하고, 촉촉하게 하면서 혈관을 확장시킨다. 예전부터 염증을 막아주는 깨끗한 허브는 증기를 만들기 위해 뜨거운 물에 넣고 끓였다. 그리고 순수오일은 비도를 열어주고 박테리아 생성을 억제시킨다. 부비동 질환에 대해 증기를 이용하는 것은 *Sinus Survival*를 보면 알 수 있다. 전통적인 증기 흡입법은 물을 끓여 증기를 발생시키고, 커다란 통에 담고 테이블에 그 통을 올려놓는다. 그리고 나서 증기가 빠져나가지 않도록 통에 수건을 덮어놓는다. 따뜻한 수증기가 코와 입으로 들어와 콧구멍과 기관지를 통과하게 된다(증기를 얼굴에 쏘이는 것은 피부를 따뜻하게 하고 습기있게 해서 근막 앞에 있는 구멍을 열어주기 위한 목적으로 미용사들이 주로 사용하는 방법이다).

마사지사들은 보통 냉치료를 잘 하지 않는다. 그러나 마사지 치료 동안 국소적 증기치료는 cradle conge-stion을 가라앉혀 주는데 cradle congestion은 사람이 엎드린 자세로 있을 때, 얼굴이 붓거나 부비동이 확장될 때 주로 발생한다. Sinus headache나 알러지를 가지고 있는 사람들은 보통 엎드린 자세를 불편해 하는데 증기흡입은 이 자세를 더 편하게 해준다. 마사지를 하는 동안 얼굴에 증기를 쐬기 위해 작은 증기흡입기를 얼굴받침대 바로 아래에 위치시켜 사용한다. 이 증기흡입기를 작동시키면, 미세한 수증기가 나와 얼굴받침대와 얼굴 주변으로 증기가 에워싸게 되어 있다.

**온도:** 고온(습도 100%에서 140° F)

**소요시간:** 10~15분 정도로 환자는 엎드린 상태에서 마사지를 받는다.

**필요장비:** 증기발생기, 낮은 테이블, 일회용 휴지, 수건 2개(하나는 증기발생기 아래에, 하나는 얼굴 받침대에 둔다), 휴지통

**효과:** 주로 열효과

**청소:** 사용한 휴지는 휴지통에 버리고 증기발생기는 제품설명서에 따라 정기적으로 깨끗히 청소한다. 수건을 이용해 청소한다.

**적응증:** 엎드린 자세에서 마사지를 받을 때 발생하는 부비동 울혈이나 안면부종. 알러지에 의한 부비동 울혈이나 냉치료를 적용하는 아급성기, sinus headache 등이 있다.

**금기증:** 울혈성 심부전증

**주의사항:** 천식이 있는 환자에게는 불편할 수도 있다.

**적용절차**

1. 증기 치료에 대한 금기증이 없어야 한다.
2. 증기 치료시 본인의 동의가 있어야 한다.
3. 얼굴받침대 아래에 낮은 테이블을 두고, 수건으로 덮어두어야 한다.
4. 증기치료기를 얼굴받침대 아래에 설치한다(그림 8-2A).
5. 얼굴받침대에 수건을 올려 놓아야 한다(그림 8-2B).
6. 얼굴받침대에 엎드려 얼굴을 올려 놓는다(그림 8-2C).
7. 환자에게 일회용 휴지를 주고(그림 8-2D), 휴지통에 버릴 수 있도록 한다.
8. 증기치료를 실시한다(그림 8-2E).

증기치료가 끝나고 환자는 앉아서 얼굴 수건으로 닦으면서 건조시킨다(그림 8-2F).

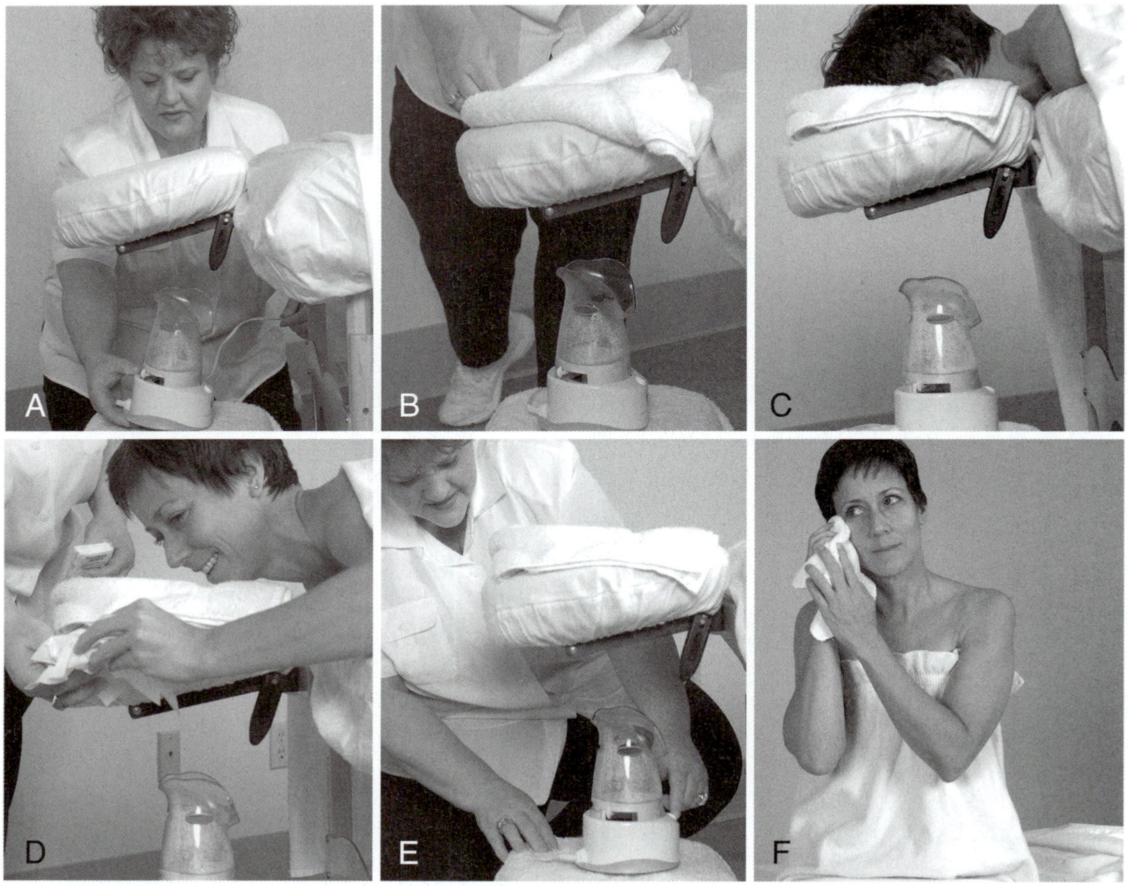


**그림 8-2** ■ 마사지테이블에서 실시하는 증기흡입 치료. **A.** 얼굴이 놓이는 판 아래 테이블 위에 작은 스팀기구를 놓는다. **B.** 얼굴판 위에 수건을 올린다. **C.** 의뢰인은 얼굴판에 얼굴을 위치시킨 상태에서 엎드려 눕는다. **D.** 1회용 티슈를 의뢰인에게 준다. **E.** 스팀기구를 작동한다. **F.** 얼굴수건으로 의뢰인이 얼굴을 닦는다.

## 전신 증기욕 WHOLE-BODY STEAM BATHS

증기욕은 고온의 증기를 케비넷이나 방, 작은 건축물에 채워 넣고, 한 사람이나 여러 사람이 들어갈 수 있게 되어 있다. 증기욕은 미리 예열된 공간에 몇 분 동안 들어가 고온의 증기를 통해 열을 흡수함으로써 치료를 한다. 과거의 증기욕은 담요, 동물가죽, 플라스틱 시트, 목재, 벽돌 등 다양한 물질로 만들어졌다. 목재, 가스, 전기, 뜨거운 강철을 이용해 증기를 만들었고 이렇게 만들어진 증기를 밀폐된 공간 안에 채워 넣었다.

증기욕의 온도는 105~130° F로 습도는 100%이다. 사우나와 증기욕의 차이는 증기욕의 온도가 훨씬 높고 (145~200° F) 습도가 6~8% 밖에 되지 않는다. 증기욕을 한 사람의 피부는 이미 촉촉이 젖어있기 때문에 발한으로 인한 효과는 일어나지 않는다. 그리고 사우나만큼 참을 수 없을 정도로 힘들지도 않다.

전신 열치료에 대한 장점과 주의해야 할 사항은 다음과 같다. 금기증은 고온욕, 사우나, 랩으로 몸을 감아 열 치료하는 것들과 비슷하다.

증기욕은 대부분의 근골격계 통증을 가라 앉히는데 아주 효과적이다. 수치료사들은 다른 유형의 열치료보다 증기욕이 훨씬 더 효과적이라고 하였는데 이 이유는 열이 심부조직까지 전달되기 때문이다. 전신에 대해 증기욕을 하는 것도 근골격계 질환에 대해 효과적이다. Louella Doub는 증기를 이용한 치료를 50년 이상 해왔고, 이를 근골격계질환과 여러 가지 질병들에 적용하였다. 그녀는 수기치료와 마사지를 할 때 많은 도움이 되고 긴장되어 있는 근육을 이완시킨다는 것을 발견하였다.[7]

독자들은 왜 마사지사들이 사우나보다도 증기욕을 사용하는지 궁금해 할 것이다. 어떠한 상황에서 증기욕은 더 선호될 수도 있다. 발한으로 인한 냉각 효과가 일어나지 않기 때문에 증기욕은 사우나보다도 핵심온도를 더 빨리 상승시킬 수 있다. 그리고 사우나보다 증기욕을 더 선호하는 다른 이유는 건열보다 습열이 느낌이 더 좋기 때문이다. 당신은 피부에 물 대신에 허브티를 이용할 때 증기욕을 이용할 수도 있다. 몇몇 사람들은 사우나 보다는 증기욕 치료를 할 때의 느낌을 더 선호한다. 그리고 증기욕은 마사지사에게 실용적이다. 그리고 비용도 사우나보다 적게 들고 공간도 적게 차지한다. Steam canopy와 같은 여러 종류의 증기치료를 할 때, 환자들은 따뜻한 물로 적신 수건으로 얼굴을 닦고, 마른수건으로 닦을 수 있다. 사우나를 한 뒤에는 샤워를 해야 하기 때문에 더 많은 비용과 공간이 필요하다.

### 머리 노출형 증기욕 Head-out steam baths

Steam canopy는 증기는 좋아하지만, 뜨겁고 수분이 있는 곳에서 숨쉬는 것을 싫어하는 사람들에게 적용할 수 있다. 이는 머리를 제외하고 전신에 적용하여 치료를 한다. Steam cabinet 종류는 아주 다양한데 사람이 앉아 있을 수 있는 박스처럼 생긴 cabinet이 마사지 테이블을 덮고 있다(머리를 밖으로 내 놓고, 치료를 받는 또 다른 스팀치료기는 그림 7-13에서 보여준 사진에 있는 수치료 욕조를 이용할 수도 있다. 이 욕조는 욕조 바닥에 꼭 맞는 판이 있다. 의뢰인은 판 위에 바로 누운 다음, 뚜껑을 밑으로 내린 다음, 머리는 빼고 온 몸을 덮은 다음 스팀이 욕조의 바닥에 있는 구멍을 통해 올라온다).

예전의 steam bath는 **러시안욕**(Russian steam bath)과 같은 것들을 좀처럼 찾을 수가 없었다. 러시안 욕은 한면에 동그란 구멍이 있으며, 환자는 그 안에 누워 머리를 제외하고 전신에 증기치료를 한다.

### Steam Canopy

**Steam canopy**는 바로 누워서 머리를 제외한 전신에 대해 증기욕을 할 수 있도록 고안된 것이다. Canopy는 섬유로 된 덮개인데 방수되고 목조물에 설치되어 있다.

치료 동안 사람을 마사지 테이블 아래에 눕히고 머리만 구멍밖으로 내고 전신에 canopy를 덮는다. 2분 안에 canopy 안은 증기로 가득차게 된다. 이 과정에서 허브티를 사용할 수도 있다. Canopy 안에 있는 사람은 증기로 온몸이 덮히게 된다. 더 빨리 열치료를 하거나 열보존을 오랫동안 하기 위해서는 canopy안에 담요를 깔아 놓을 수도 있다. 그렇게 되면 canopy안의 온도는 130°F 정도로 높게 유지할 수도 있다. 치료를 더 연장하고 싶다면, 열과 수증기를 쐬어 사람의 핵심온도를 98.6°F 정도로 올릴 수도 있다.

이것은 마사지 테이블에서 직접 행해지는 것이기 때문에 steam canopy는 마사지를 하기 전이나 하고 나서 전신에 증기치료를 쉽게 할 수 있다. 이 증기치료는 비용도 많이 들지 않고, 전력소비도 많이 되지 않고, 소량의 물만 있으면 되기 때문에 마사지사들이 선호한다.

**온도:** 고온(습도 100%에서 110°~130°F)

**소요시간:** 15~20분

**필요장비:** 온도계, steam canopy, 증기발생기, 마사지 테이블을 덮을 천과 수건 1장, 추가로 스팀 욕조 의뢰인을 닦아 줄 마른 수건 2장

**효과:** 주로 열효과

**청소:** 제품설명서에 따른 중성세제를 이용한다. 세척수건은 사용한 후, 잘 말려 다음에 사용한다.

**적응증:** 마사지를 하기에 앞서 이완시키기 위해 이용, 목이나 허리에 대한 근경련, 통풍, 관절염, 류마티스관절염, 궁둥신경통, 급성 또는 만성적 허리통증, 석고붕대를 제거한 후, 냉치료를 하기전 준비단계로 이용된다.

**금기증:** 심혈관질환, 당뇨병, 간염, 부종, 다발성 경화증, 발작, 감각이상장애, 비만, 임신, 식후, 열에 민감한 자, 알콜이나 약물중독자는 금기대상이 된다.

**주의사항**

1. 갑상선기능저하증은 증기욕을 자주 해서는 안된다.
2. 림프절 제거로 인해 부종의 위험이 있는 자는 조심해야 한다. 15분 이상 하지 않도록 한다.

**적용절차**

1. Steam canopy에 대한 금기증이 있는지 잘 살펴본다.
2. Steam canopy에 대한 설명이 충분히 이루어져야 한다.
3. 마사지 테이블에 천을 깔고 얼굴 받침대를 놓는다. 그리고 증기발생기를 둔다. 물 대신에 허브티를 첨가하여도 된다.

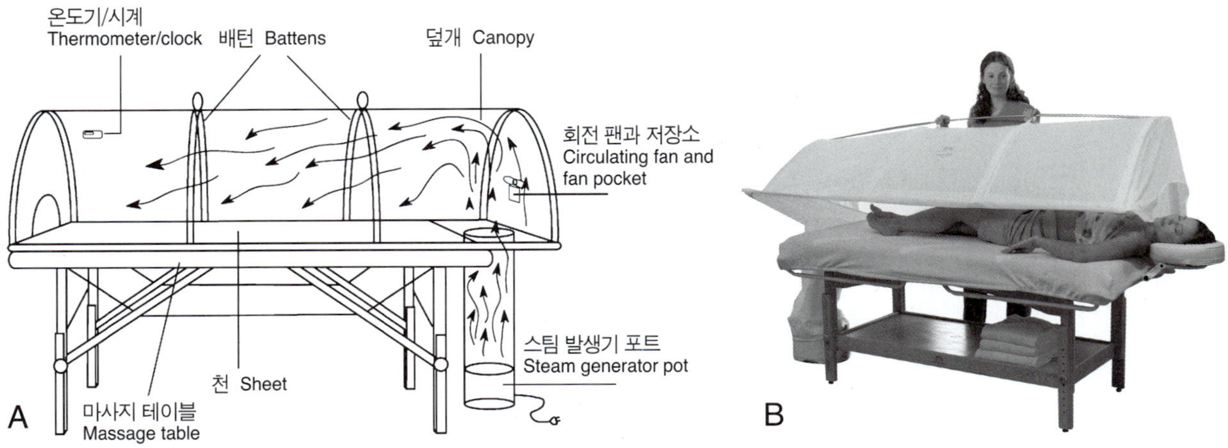


**그림 8-3 ■** 스팀 캐노피(steam canopy). **A.** 스팀 덮개의 안쪽 모습. **B.** 치료를 받는 모습. (Courtesy of Natural Health Technologies, Fairfield, Iowa.)

4. 사람을 테이블에 눕히기 전에 물을 마시도록 한다.
5. 증기욕을 하는 사람은 옷을 벗거나 목욕가운을 입고 테이블에 눕는다.
6. 머리만 밖으로 내밀게 한다.
7. 목주위로 수건을 감싸주며 환자의 피부가 canopy에 닿지 않도록 하고, 증기가 빠져 나가지 않도록 한다.
8. 전원을 켠다.
9. 시간은 10~20분 정도로 한다.
10. 땀을 흘리기 시작하면, 차가운 것을 이마에 대어 준다.
11. Canopy를 제거하고 따뜻하게 적신 수건으로 빨리 닦아 준 다음 마른수건으로 닦아준다. 추위에 떨지 않게 하기 위해서는 빠른 시간에 닦아주어야 한다.
12. 축축하게 젖은 수건은 버리고, 환자를 옆으로 돌아 눕게 하여 시트를 접고 반대로 눕게하여, 시트를 다시 접어 모아 한꺼번에 하면, 시트를 치우기가 수월하다. 다른 방법으로는 당신이 수건을 치우는 동안 사람은 일어나 있다가 테이블에 누울 수도 있다.
13. 환자에게 마른수건으로 덮어준다.
14. 물을 제공한다.
15. 마사지를 시작한다.

### 응용

Steam canopy는 당뇨병 환자들에게 유용하다. 하지만 핵심온도를 급격히 높이지 않는 10분 정도 또는 조금 더 짧은 시간동안 치료를 해야 한다.

## Steam cabinet

Steam cabinet은 문이 달려있는 작은 공간으로 되어있다. 여기에 사람이 앉을 수 있는 공간이 있고 머리는 내놓을 수 있는 구멍도 있다(그림 8-4). Cabinet벽은 증기가 밖으로 빠져나가는 것을 막아주고, 머리를 제외하고 전신에 수증기를 쬘 수 있도록 되어있다.

**온도:** 고온(습도 100%에서 110° ~130° F)

**소요시간:** 10~20분

**필요장비:** Steam cabinet, 좌석에는 3장의 수건이 준비되어 있어야 하고 cabinet입구 통로가 있어야 한다. 냉찜질 시 필요한 수건, 증기욕하고 나서 닦기 위해 2장의 수건도 필요하다. 물도 역시 준비되어 있어야 한다.

**효과:** 주로 열효과

**청소:** Cabinet 벽은 제품설명서에 따른 중성세재를 사용해야 한다. 사용하고 난 후 건조시키고, 수건을 이용해 청소를 하면 된다.

**적응증:** 마사지를 하기에 앞서 이완시키기 위해 이용, 목이나 허리에 대한 근경련, 통풍, 관절염, 류마티스관절염, 궁둥신경통, 급성 또는 만성적 허리통증, 석고붕대를 제거한 후, 냉치료를 하기전 준비단계로 이용된다.

**금기증:** 심혈관질환, 당뇨병, 간염, 부종, 다발성 경화증, 발작, 감각이상장애, 비만, 임신, 식후, 열에 민감한 자, 알콜이나 약물중독자는 금기대상이 된다.

### 주의사항

1. 갑상선기능저하증은 증기욕을 자주 해서는 안된다.
2. 림프절 제거로 인해 부종의 위험이 있는 자는 조심해야 한다. 15분 이상 하지 않도록 한다.

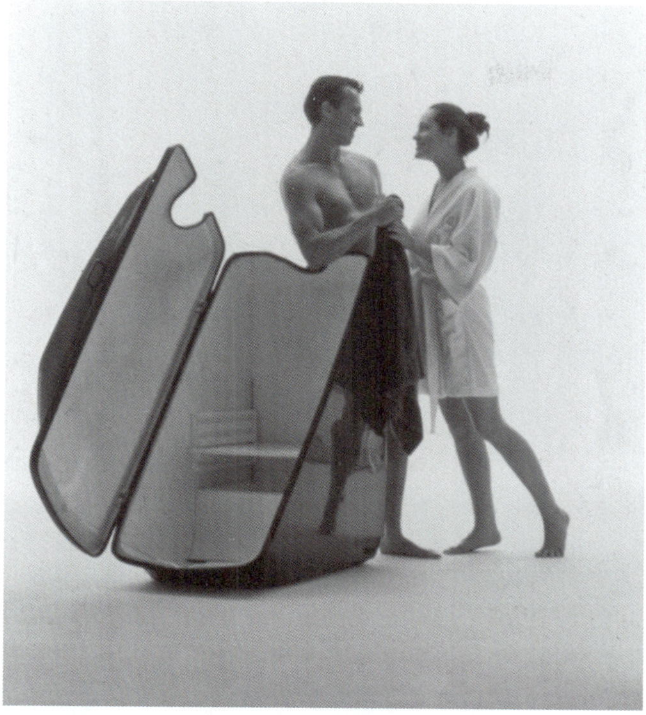

그림 8-4 ■ 스팀 캐비넷. (Courtesy of Steam Embrace, Inc., Oxnard, CA.)

**적용절차**

1. Steam cabinet에 대한 금기증이 있는지 잘 살펴본다.
2. Steam cabinet에 에 대한 설명이 충분히 이루어져야 한다.
3. 마사지 테이블에 천을 깔고 얼굴 받침대를 놓는다. 그리고 증기발생기를 둔다. 물 대신에 허브티를 첨가하여도 된다.
4. 증기로 인해 화상을 입지않게 하기 위해서 좌석에 수건을 깐다. 발은 바닥에 두어 최대한 편하게 한다.
5. Cabinet에 들어가기 전에 물을 제공한다.
6. Cabinet 좌석에 앉을 때 옷을 입지 않거나 부분적으로 차려입고, 필요하다면 도와줄 수도 있다.
7. 수건으로 환자의 목을 감싸 빠져나가지 않도록 하고 피부가 cabinet에 직접 닿지 않도록 주의한다.
8. 치료는 10~20분 정도로 한다.
9. 땀을 흘리기 시작할 때 이마에 냉찜질을 한다.
10. 10~20분 뒤에 사람을 나오게 하고, 따뜻한 젖은 수건으로 닦아준다. 그리고 마른수건으로 닦아준다. 추위가 오지 않도록 빠른 시간에 닦아 주어야 한다. 샤워를 한다면 따뜻한 물로 하는 것이 좋다.
11. 사람을 마사지 테이블에 눕혀 놓고 건조한 시트로 덮어준다.
12. 물을 제공한다.
13. 마사지를 시작한다.

## Steam room

**Steam room**은 증기가 들어갈 수 있는 포트가 있고 닫힌 몇몇 공간으로 이루어져 있다. Steam canopy와 cabinet과는 달리 뜨겁고, 습한 공기 속에서 숨을 쉬도록 한다. 즉, 뜨거운 공기 속에서 잘 견뎌낼 수 있는 사람에게 적합하다. 유칼립투스나 페퍼민트 오일은 호흡기 문제를 가지고 있는 사람의 경우, 첨가하여 사용하기도 한다.

예전에는 세라믹을 이용해 steam room의 벽과 벤치를 만들었고(그림 8-5B), 요즘에는 다양한 재료와 디자인으로 만들어지고 있다. 예를 들면, steam bath가 아크릴재질로 만들고, 좌석과 샤워기도 설치했다. 이것 이외에도 플라스틱 의자와 벽이 있는 steam capsule이라는 것도 있다. 대부분은 전기증기발생기가 설치되어 있는데 이는 증기를 통풍구를 통해 한 공간으로 주입시킨다. 그리고 오일을 넣을 수 있는 작은 구멍이 있다. 어떤 욕조는 한증실로 바뀔 수도 있다. 간단하게 뜨거운 물을 틀고, 그 안에서 욕조의자에 앉아 있거나 화장실의자에 앉아서 할 수도 있다. 시간은 15분 동안 시행할 수 있다(의사들은 호흡기 장애가 있는 아이를 가진 부모들에게 아이들과 함께 이 치료를 할 것을 권유해 왔다). 하지만 욕조에 과도한 습기가 있으면 더 많은 세균이 자랄 수도 있다.

Steam room에서 치료를 하기 전에 주의해야 할 사항들은 다음과 같다.

- 치료를 하기 전에 적어도 한 시간 전에는 아무것도 먹지 않아야 한다.
- 활발히 운동을 하고 난 뒤에는 몸을 식히기 위해 잠시 쉬었다가 한다.
- 치료를 하기 전이나 하는 동안 물 1~2컵을 마시도록 한다.
- 젖어있는 타일은 미끄러지기 쉽기 때문에 수건을 가져가 그것을 깔고 앉는다. 그리고 나가고자 하면 천천히 움직이도록 한다.

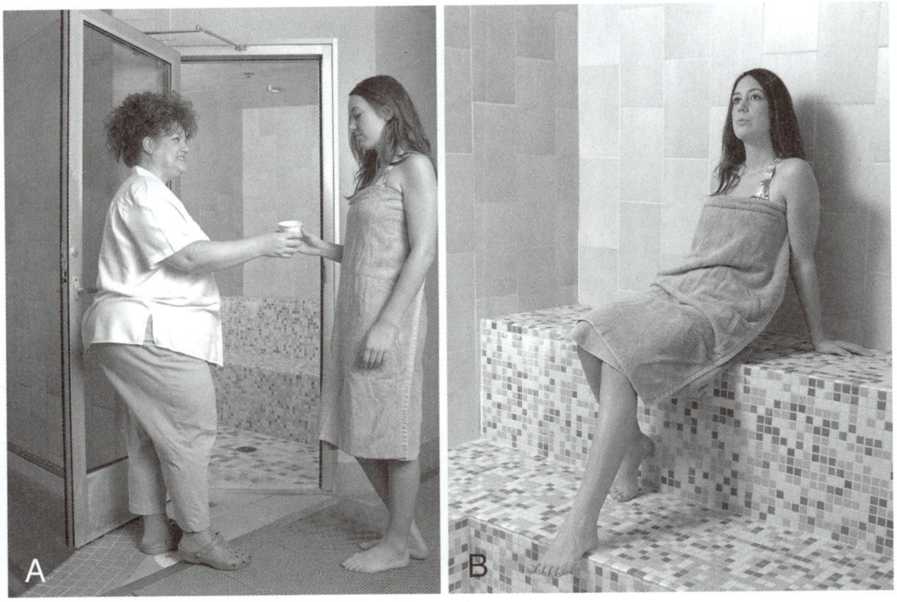


그림 8-5 ■ 스팀욕. A. 치료사는 증기욕실에 들어가서 의뢰인에게 물을 제공한다. B. 의뢰인이 증기욕실에 앉아있는 모습.

- 숨쉬기가 편한 정도인 10~20분 동안 하고, 그 이상은 하지 않도록 한다. 너무 오랫동안 하게 되면 어지러울 수도 있다. 사람들은 종종 이를 간과한다.
- 치료가 끝나면 물을 먹거나, 찬물로 샤워를 하여야 한다.

**온도:** 고온(습도 100%에서 105° ~130° F)

**소요시간:** 10~20분 정도로 하고 참을 수 있는 정도로 한다.

**필요장비:** 온도계, 목욕수건, steam room, 물

**효과:** 주로 열효과

**청소:** 정기적으로 하고 제품설명서에 따른다. 공동 steam bath는 전용세제로 위생적으로 매일매일 청소를 한다.

**적응증:** 마사지를 하기에 앞서 이완시키기 위해 이용, 목이나 허리에 대한 근연축(spasm), 통풍, 관절염, 류마티스관절염, 궁둥뼈신경통, 급성 또는 만성적 허리통증, 석고붕대를 제거한 후, 냉치료를 하기 전 준비단계로 이용된다.

**금기증:** 심혈관질환, 당뇨병, 간염, 부종, 다발성 경화증, 발작, 감각이상장애, 비만, 임신, 식후, 열에 민감한 자, 알콜이나 약물중독자는 금기대상이 된다.

**주의사항**

1. 뜨겁고 습한 곳에서 호흡이 원활하지 못한 천식과 같은 환자는 피하는 것이 좋다.
2. 갑상선기능저하증은 사우나를 자주 해서는 안된다.
3. 림프절 제거로 인한 림프부종 환자는 15분 이상 하지 않도록 한다.

**적용절차**

1. Steam room에 대한 금기증이 있는지 잘 살펴본다.
2. Steam room에 대한 설명이 충분히 이루어져야 한다.
3. 증기발생기를 작동시킨다.
4. 환자에게 따뜻한 물로 샤워를 하게 한다.
5. 증기치료를 하기 전에 물을 제공한다.
6. 시간은 10~20분 정도로 하고, 참을 수 있는 한 오래 하도록 한다.
7. 증기욕이 끝나면 욕조 밖으로 나가게 해 찬물로 샤워를 하거나 선선하게 하여 기운이 나도록 해준다.
8. 원한다면 이를 반복하여도 좋다.
9. 환자에게 물을 제공한다.
10. 끝나고 massage를 하게 된다면, 그대로 환자를 마사지 테이블에 눕혀도 된다.

## 요약
### CHAPTER SUMMARY

열기욕은 고대에 대중화되어 있는 수치료의 일부로, 주로 마사지사들이 이용하였다. 열기욕은 환자를 편안하

게 해주고 이완시키며 마사지를 하기 전 준비단계에 적용할 수도 있다. 앞 장에서 수치료에 대해 학습했기 때문에 여러 가지 상황에서도 적용할 수 있을 것이다.

## 복습문제 REVIEW QUESTION

### *주관식 문제*

1. 사우나와 증기욕의 가장 큰 차이점은 무엇인가?

______________________________

______________________________

2. 사우나와 증기욕실에서 몸은 어떻게 서로 다르게 반응하는가?

______________________________

______________________________

3. 사우나를 할 때 혈압은 어떤 영향을 받는가?

______________________________

______________________________

4. 증기흡입의 국소적인 효과에 대해 설명하시오.

______________________________

______________________________

5. 울혈성 심장질환자에게 증기흡입을 시키는 이유는 무엇인가?

______________________________

______________________________

### *객관식 문제*

6. 다음 중 증기를 이용하지 않는 것은?
   a. 캐노피
   b. 러시안욕
   c. 스코치식 호스
   d. 캐비넷

7. 다음 중 사우나실에 너무 오래 머물 경우, 해당사항이 아닌 것은?
   a. 풍부한 발한
   b. 몸 냉각
   c. 혈액의 포화도 증가
   d. 탈진

8. 다음 중 화학적 적용이 아닌 것은?
   a. 국소 스팀치료시 약초사용
   b. 사우나벽에 설치한 아로마향의 나무
   c. 증기욕실에서 사용하는 유칼립투스와 페파민트의 에센스 오일
   d. 스팀캐노피의 스팀발생기 포트에 있는 약초 차.

9. 다음 중 발한으로 유발되지 않는 증상은?
   a. 탈수
   b. 해독작용
   c. 지방감소
   d. 전해질 감소

10. 다음 중 전신 열치료의 금기증이 아닌 것은?
   a. 임신
   b. 목과 등의 근 경직
   c. 심혈관계 질환
   d. 알콜중독자

## 참고문헌


1. Husse E. Plasma catecholamines in Finnish sauna. *Ann Clin Res* 1977;9:301.
2. Hannuksela ML, Ellahham S. Benefits and risks of sauna bathing. *Am J Med* 2001;110:118.
3. Ernst E, Pecho E, Wirz P, Saradeth T. Regular sauna bathing and the incidence of common colds. *Ann Med* 1990;22:225.
4. Pyrih LA et al. Infrared sweat secretion stimulation as a means of homeostatic correction in patients with kidney dysfunction. *Fiziol Zh* 2003;49:25.
5. Press E. The health hazards of saunas and spas and how to minimize them. *Am J Publ Health* 1991;41:141.
6. Saketkhoo K, Januszkiewicz A, Sackner MA. Effects of drinking hot water, cold water, and chicken soup on nasal mucus velocity and nasal airflow resistance. *Chest* 1978;74:408.
7. Doub L. *Hydrotherapy*. Fresno, CA: author, 1970, p 51.


## 추천 도서

www.cyberbohemia.com/sweat. Web site by Mikkel Akkel, the author of *Sweat*, a book about his world travels to try different types of whole-body heat treatments. The site contains copious information on this topic.

# 샤워
SHOWERS

9장

*골절 후 치료에 소요되는 기간은 석고붕대를 제거하자마자 바로 수치료를 적용해 줌으로써 눈에 띄게 줄일 수 있다. 장기 고정에 순차적으로 수반되는 일반적인 근력약화(weakness), 관절의 뻣뻣함(stiffness), 부분적인 장애를 없앨 수 있다. 샤워기로 적용할 수 있는 스프레이 방법은 치료의 마지막 단계에서 특히 좋은 효과가 있다. 온수, 냉수 또는 혼합으로 부드럽게 또는 강하게, 바늘로 찌르는 듯하게 그냥 물이 흐르게 하는 방법으로 적용 가능하다. 오페레이터(operator)에 연결된 호스로 사용하기도 하고, 샤워기의 머리 부분을 조절해서도 가능하다. 환자의 상태에 잘 맞는 타입을 선택해야 한다.*

*— Louella Doub, DC, RN Hydrotherapy*

## 학습목표

이 장을 다 읽고 나면 독자는 다음의 질문에 답할 수 있다:

- 부분샤워와 전신샤워의 효과에 대해 알 수 있다.
- 부분샤워와 전신샤워의 주의점과 금기증에 대해 설명할 수 있다.
- 부분샤워와 전신샤워의 다른점에 대해 말할 수 있다.
- 각 치료에 부분샤워와 전신샤워를 절차에 맞게 적용할 수 있다.

샤워 — 샤워기 머리로부터 신체의 한부분 또는 전신으로 직접적으로 분사되는 물줄기 — 는 일반적이고 매우 매력적인 수치료방법이다. 샤워치료는 여러 개의 샤워헤드를 이용한 전신샤워, 하나의 헤드만을 이용해 특정 부분만 치료하는 부분샤워로 구성된다. 샤워치료는 온수, 냉수, 냉 · 온수 교대적용의 방법으로 피부와 피하부위의 조직을 깨끗하게 하고, 자극하는데 유용하게 사용된다. 마사지의 전 · 후나 근골격계 문제로 집에서 치료할 때 주로 이용된다.

모든 샤워치료가 기계적인 효과와 온열효과가 있으나, 특정한 효과를 노릴 때는 다른 방법으로 적용해 줘야 한다. 이는 얼마동안 적용하는지, 물의 온도를 얼마나 뜨겁게 또는 차게 할지, 물줄기의 세기를 강하게 할지 약하게 할지, 샤워 시간을 얼마나 지속할지에 따라 달라진다. 예를 들면, 고압의 매우 차가운 샤워를 전신에 적용하는 것은 적절한 압력으로 따뜻하게 전신에 적용하는 것과는 매우 다른 효과를 보인다. 또한 발에 적용하는 온수 샤워는 머리에 적용하는 냉샤워와 매우 다른 반응을 나타낸다. 여러 개의 샤워헤드를 사용하는 방법은 어떤 샤워든 그 효과를 높여주는데, 온도를 전달하는 물의 양이 많아지고 피부를 자극하는 기계적 압력이 높아져서이다.

샤워에서, 물의 흐름에 의한 기계적 자극은 피부를 때려 압력에 민감한 수용체를 자극해서 진정효과와 진통효과를 나타낸다. 많은 사람들이 이것이 기분 좋고 이완하게 되는 기분을 준다는 것을 알아냈다(이런 기계적 효과는 마찰로 인해 효과를 더 높일 수 있다. 샤워 시작할 때 소금으로 문지르거나, 때 타올이나 샤워 솔로 스크럽 해줘서 피하의 혈관들을 더 확장되게 해준다). 샤워의 온열효과는 특정 온도를 적용해서 그 결과 나타나는 국소반사 효과가 일어나는 침수욕과 비슷하다. 그러나 신체부분이 물에 완전히 잠기는 것이 아니기 때문에 온열 효과는 좀 덜한 편이다. 침수욕과 함께 샤워 치료는 물의 온도를 다양하게 바꿔서 적용해 볼 수 있다.

이 장에서는 일반적인 스파시설이 아닌 곳에서 치료사

들이 쉽게 접할 수 있는 샤워 방법에 초점을 설명하였다. 다양한 방법의 샤워치료를 설명하고, 마사지방법의 보조 도구로서 환자들에게 좋은 효과를 낼 수 있는 방법에 대해 설명해 보겠다. 그리고 치료 기간 중간에 다양한 경우의 환자들이 집에서 어떻게 샤워치료를 적용 해 볼 수 있는지도 설명하겠다. 예를 들면, 급성 관절염좌 환자 또는 석고붕대를 제거한 환자가 가정에서 혼자 해야 할 땐, 환부에 하루 3번 이상 국소샤워 방법으로 적용해 주면 효과가 있다.

## 일반적 주의사항
## GENERAL CAUTIONS

시작에 앞서 일반적인 주의점과 안전에 관한 내용을 우선 다루는 것이 중요하다. 타일로 된 바닥이 미끄럽기 때문에 환자가 욕조에 들어가고 나올 때, 서서 샤워할 때 넘어지지 않게 잘 살펴야 한다. 항상 욕조 주변은 욕실용 매트를 깔아 바닥에 물이 고이지 않게 하고, 수시로 물기를 닦아 준다. 비만인 사람, 보행이 불편한 사람, 여러 이유로 발의 안정성이 없는 사람은 특히 주의한다. 샤워룸 주변에 안전손잡이와 봉의 설치는 중요한 고려사항이다. 휠체어 생활 환자도 샤워가 가능한데, 샤워를 위해서는 욕실의자로 옮기고 다 마치고 다시 휠체어로 옮겨야 한다.

샤워 치료에 있어 일반적 주의 사항은 다음과 같다:

1. 심장박동기(pace maker), Baclofen 주입기(Baclofen pump) 같이 몸에 이식된 어떠한 장치, 상처나 욕창 같은 개방된 피부에 절대 직접 샤워를 분사하지 말 것.
2. 어린 환자에게 냉샤워를 적용하지 말 것.
3. 샤워물의 온도는 최대한 환자가 견딜 수 있는 범위에서 적용한다. 치료효과상 필요한 온도가 환자가 견딜 수 없을 정도로 차거나, 뜨거우면, 환자가 견딜 수 있는 정도로 조절한다. 그리고 나서는 온도에 대해 곧 적응될 것이라고 설명해 준다.
4. 환자의 감각이 떨어져 있는 경우는 물의 온도를 낮춰야 한다. 물의 온도가 안전한 정도의 온도라 해도, 일단 좀 더 낮게 먼저 환자에게 적용하고, 반응을 살핀다.

## 부분샤워
## PARTIAL-BODY SHOWERS

부분샤워는 많은 부위에 국소적 냉 · 온열 치료로 사용된다. 예를 들어, 무릎에 지속적인 냉샤워 적용은 아이스팩 만큼의 냉효과가 있고, 다리에 냉 · 온 교대샤워는 교대욕이나, 냉 · 온 교대 국소압박과 같은 비슷한 효과를 낸다. (여기에 설명된 부분샤워는 일반 샤워헤드를 고정해서 사용하는 것을 말하는데, 싱크대나 샤워기에 연결된 호스에 손잡이식 헤드를 연결해서 사용하는 방식이 더 효과가 있다.) 그러나 별도의 감각 자극이 필요할 때 부분샤워가 또한 도움이 된다. 언제든 마사지 전에 부분샤워를 적용할 수 있는데, 이는 환자로 하여금 치료부위에 대한 인식을 높여준다. 별도의 감각 자극은 세세한 상황에서 또한 도움이 된다. 이제 막 석고붕대를 제거한 골절의 치유부분에 뜨거운 샤워의 적용, 치료는 됐으나 아직 예민한 절개부위에 뜨거운 샤워를 적용하면, 그 부분의 감각을 떨어뜨려서 환자가 좀 더 편하게 느끼게 할 뿐만 아니라, 마사지 같은 마찰 자극에 잘 견딜 수 있도록 도와 준다. 그리고 압박손상 부위에 냉샤워를 적용하면, 그 부위를 냉에 대해 덜 민감하게 해 줄 수 있다.

수압은 부분샤워에 의해 피부가 얼마나 자극이 되는가에 영향을 준다. 가느다란 낮은 압력의 분무식 적용은 강한 인상을 남기지 않을 것 같으나, 반대로 너무 높은 압력의 분무는 과하게 예민한 부분에 너무 강한 인상을 줄 것이다. 샤워의 압력은 절대 아파서는 안되며, 불편함 없는 감각의 느낌이 남도록 조절해야 한다.

### 머리 샤워 HEAD SHOWER

머리샤워(그림 9-1)는 두피조직의 긴장을 떨어뜨리고, 혈류를 증가시키는 목적으로 사용된다. 욕조에 앉아서, 샤워기 들고 서서, 싱크대에 숙여서 적용한다. 다음은 샤워욕실과 싱크대에서 적용하는 방법이다.

**온도**

- 온 머리샤워: 102° ~110° F
- 짧은 냉 머리샤워: 55° ~70° F
- 긴 냉 머리샤워: 55° ~70° F
- 온 · 냉 교대 머리샤워: 110° ~55° F 교대로

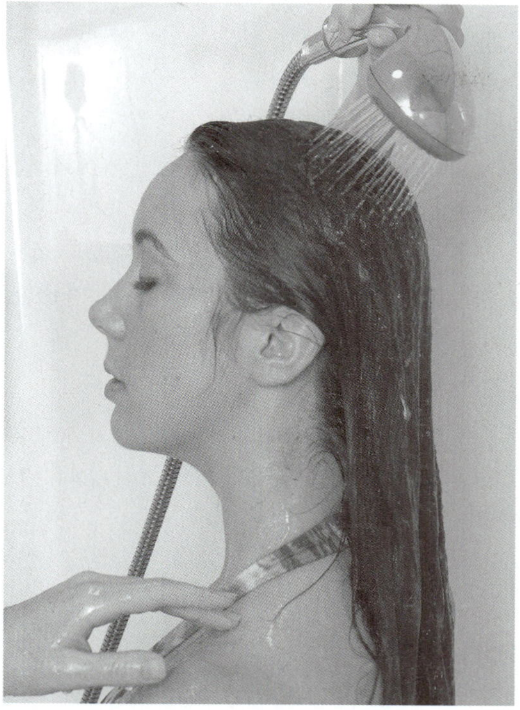

그림 9-1 ■ 머리 샤워.

### 소요시간

- 짧은 온 머리샤워: 2분
- 짧은 냉 머리샤워: 30초~2분
- 긴 냉 머리샤워: 5~10분
- 온·냉 교대 머리샤워: 온수 2분 후 냉수 30초 적용을 3번 반복해서 10분

**필요한 장비:** 온수계, 손잡이식 샤워기, 수건, 욕실매트, 욕조 또는 샤워욕실

**효과:** 온열, 기계적 효과

**청소:** 바닥 타일 청소와 소독, 수건과 샤워매트 세탁

### 적응증

- 온 머리샤워: 긴장감, 두피긴장, 원활하지 않은 두피 혈액순환
- 짧은 냉 머리샤워: 정신적 피로감, 원활하지 않은 두피 혈액순환
- 긴 냉 머리샤워: 과열된 환자, 극심한 두통, 긴장성두통. 냉수로 인해 냉 찜질(cold pack) 적용한 것과 비슷하게 두피의 혈관이 수축된다.
- 온·냉 교대 머리샤워: 두피혈류 저하, 24시간 지난 두피내 혈종, 극심한 두통, 두피혈류 증가가 필요한 다른 모든 질환.

### 금기증

- 온 머리샤워: 극심한 두통, 급성 멍이나 다른 두부 손상
- 짧은 냉 머리샤워: 없음
- 긴 냉 머리샤워: 한기 느끼는 환자
- 온·냉 교대 머리샤워: 없음

### 적용절차

1. 금기증에 해당하는 사항이 있는지 확인한다.
2. 환자에게 머리샤워에 관해 설명하고, 동의를 얻는다.
3. 샤워매트를 샤워기 앞쪽에 깔아준다.
4. 환자를 탈의시키거나, 목욕가운을 입히거나, 수건으로 몸을 감싸게 한다.
5. 샤워기 물을 틀고, 온도를 확인하고, 수압을 적절한 온도에 도달하도록 조절한다.
6. 머리에 원하는 시간만큼 분사해 준다. 환자가 요구하면 어떻게 머리에 뿌릴건지 미리 보여 준다.
7. 물을 끈다.
8. 젖은 옷이나 수건을 빨리 벗게 해 한기를 못느끼게 한다.

### 응용

싱크대에서 하는 머리 샤워법

### 적용절차

1. 환자가 금기증에 해당하는지 여부를 확실히 확인한다.
2. 절차를 잘 설명하고 동의를 얻는다.
3. 싱크내에서 물을 틀고, 온도를 확인하고, 수압 온도 등을 원하는대로 조절한다.
4. 옷이 젖는 것을 방지하기 위해 수건을 환자 목 주위로 둘러준다.
5. 샤워 물이 싱크대 내로 잘 들어가게 환자의 자세를 취해준다.
6. 적절한 시간동안 환자의 머리에 물을 뿌려 준다.
7. 머리를 충분하게 말려준다.

## 가슴부위 샤워 CHEST SHOWER

가슴부위 샤워(그림 9-2)는 가슴부위 근육을 따뜻하게 해주거나, 차갑게 해주고, 국소혈류를 변화시켜주며, 가슴근육 위쪽 피부에 자극을 주는 목적으로 이용된다. 뜨거운 샤워는 근육을 이완시켜 호흡을 편하게 해주고, 냉샤워는 깊은 호흡을 자극해 준다. 한 연구에서 얼음냉수를 이

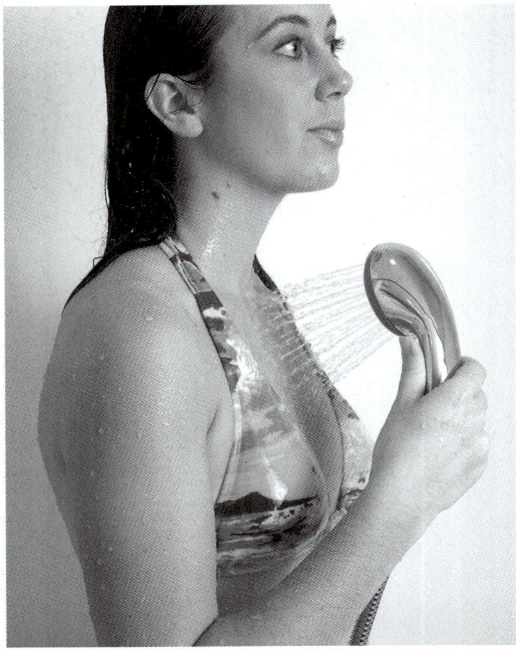

그림 9-2 ■ 가슴 샤워.

용한 가슴에 샤워를 적용해 주니 대상자의 호흡이 가빠지고 빨라졌을 뿐만 아니라, 교감신경 반사를 항진시켜 심박수와 혈압의 상승이 있었다고 보고하고 있다.[1]

**온도**

- 온 가슴샤워: 102° ~115° F
- 짧은 냉 가슴샤워: 55° ~70° F
- 긴 냉 가슴샤워: 55° ~70° F
- 온 · 냉교대 샤워: 110° ~55° F 교대로

**소요시간**

- 온 가슴샤워: 5~10분
- 짧은 냉 가슴샤워: 10~30초
- 긴 냉 가슴샤워: 5~10분
- 온 · 냉교대 샤워: 온수 2분 후 냉수 30초 적용을 3번 반복해서 10분

**필요한 장비:** 온수계, 손잡이식 샤워기, 수건, 욕실매트, 욕조 또는 샤워욕실

**효과:** 온열, 기계적 효과

**청소:** 바닥 타일 청소와 소독, 수건과 샤워매트 세탁

**적응증**

- 온 가슴샤워: 심한 기침으로 인해 통증이 있고, 짧아진 가슴근육, 심한 운동과 만성적 가슴근육 단축에 의한 통증과 피로감
- 짧은 냉 가슴샤워: 허약체질, 온 · 냉 교대샤워의 한 부분으로 가슴에 온 샤워 적용 후
- 긴 냉 가슴샤워: 급성 갈비뼈염좌, 가슴근육의 급성 염좌, 아급성 갈비뼈 골절(의사의 허가를 얻음)
- 온 · 냉 교대 가슴샤워: 가슴근육 혈액순환 저하, 아급성 갈비뼈 골절, 치유된 갈비뼈 골절, 아급성 가슴근육염좌, 가슴근육 만성 단축

**금기증**

- 온 가슴샤워: 염좌와 같은 급성손상, 심장에 문제가 있는 사람, 인공심장박동기 장착환자, 오한이 있는 환자
- 모든 냉 가슴샤워와 온 · 냉 교대 가슴샤워: 천식, 심장문제, 인공심박동기, 오한있는 환자

**적용절차**

1. 금기증에 해당하는 사항이 있는지 확인한다.
2. 환자에게 가슴샤워에 관해 설명하고, 동의를 얻는다.
3. 샤워매트를 샤워기 앞쪽에 깔아준다.
4. 환자가 탈의시키거나, 목욕가운을 입히거나, 수건으로 몸을 감싸게 한다.
5. 샤워기 물을 틀고, 온도를 확인하고, 수압을 적절한 온도에 도달하도록 조절한다.
6. 원하는 시간만큼 환자의 가슴에 뿌려준다. 환자가 좋아하면, 어떻게 하는지 설명하고 환자 스스로 하게 해준다. 가슴우리의 옆쪽 부분에도 같이 적용해준다.
7. 물을 끈다.
8. 젖은 옷이나 수건을 빨리 벗게 해 한기를 못 느끼게 한다.

## 복부샤워 ABDOMINAL SHOWER

배근육을 따뜻하거나 차게 해주고, 국소혈류량을 조절해 주며, 배근육 위쪽의 피부를 자극해 주기 위해 복부샤워를 사용한다(그림 9-3). 온 샤워는 배근육을 이완해 주고, 냉샤워는 자극을 준다.

**온도**

- 온 복부샤워: 102° ~115° F
- 짧은 냉 복부샤워: 55° ~70° F
- 온 · 냉 교대 복부샤워: 115° ~55° F 교대로

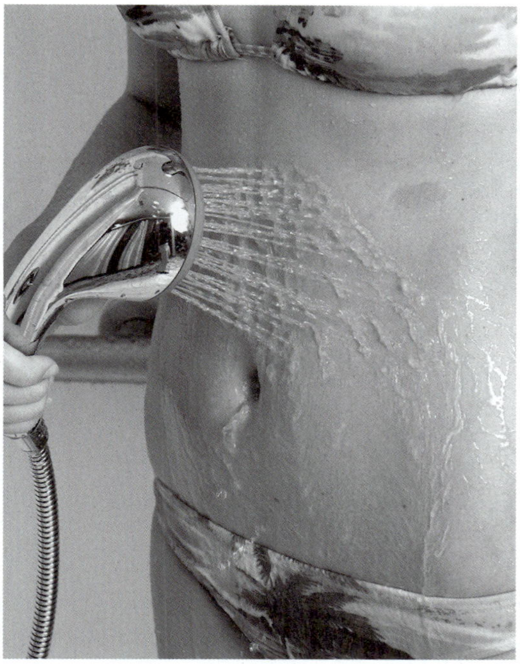

그림 9-3 ■ 복부 샤워.

### 소요시간
- 온 복부샤워: 5~10분
- 짧은 냉 복부샤워: 10~30초
- 온·냉 교대 복부샤워: 온수 2분 후 냉수 30초 적용을 3번 반복해서 10분

**필요한 장비:** 온수계, 손잡이식 샤워기, 수건, 욕실매트, 욕조 또는 샤워욕실

**효과:** 온열, 기계적 효과

**청소:** 바닥 타일 청소와 소독, 수건과 샤워매트 세탁

### 적응증
- 온 복부샤워: 배근육의 만성긴장, 생리통, 출산 후 최소 24시간 후 배부분 주위를 진정시켜 주기 위해
- 짧은 냉 복부샤워: 이완성 변비, 일반적으로 장운동이 원활하지 못한 경우
- 온·냉 교대 복부샤워: 배근육의 만성긴장, 원활치 못한 배근육의 혈류

### 금기증
- 온 복부샤워: 좌상과 같은 급성손상, 최근의 배부분 수술 후 의사의 허락이 없을 때.
- 짧은 냉 복부샤워: 오한이 있는 환자
- 온·냉 교대 복부샤워: 배근육 좌상과 같은 급성손상, 의사허락 없는 최근 배부분 수술 환자, 오한이 있는 환자

### 적용절차
1. 금기증에 해당하는 사항이 있는지 확인한다.
2. 환자에게 복부샤워에 관해 설명하고, 동의를 얻는다.
3. 샤워매트를 샤워기 앞쪽에 깔아준다.
4. 환자를 탈의시키거나, 목욕가운을 입히거나, 수건으로 몸을 감싸게 한다. 티셔츠는 입은 상태로 배만 나오게 위로 올려서 어깨나 등은 보온이 유지되게 해준다.
5. 샤워기 물을 틀고, 온도를 확인하고, 수압을 적절한 온도에 도달하도록 조절한다.
6. 원하는 시간만큼 환자의 배부분에 뿌려준다. 환자가 좋아하면, 어떻게 하는지 설명하고 환자 스스로 하게 해준다.
7. 물을 끈다.
8. 젖은 옷이나 수건을 빨리 벗게 해 한기를 못 느끼게 한다

## 팔부위 샤워 ARM SHOWER

팔부위 샤워(그림 9-4)는 위팔 근육을 따뜻하거나 차게 해주고, 국소 혈류량을 조절해 주며, 위팔근육 위쪽의 피부를 자극해 주기 위해 사용한다. 뜨거운 샤워는 위팔 근육을 이완해 주고, 국소 혈류량을 증진시켜 주며, 냉 샤워는 자극하는 역할을 한다. 욕조나 샤워욕조 내에서 적용하도록 교육을 하지만, 환자의 키에 적절하게 맞는

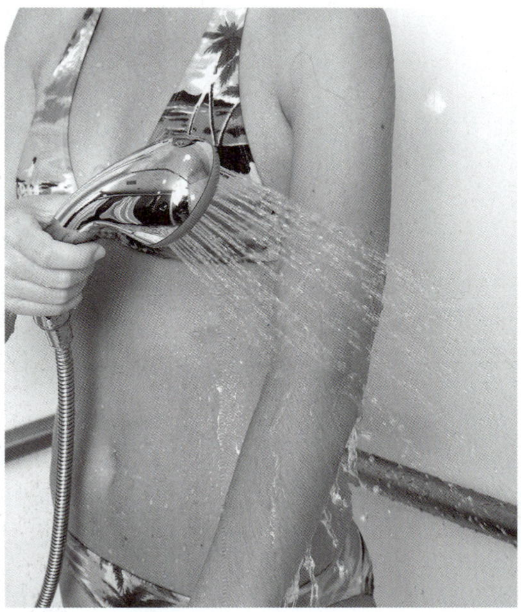

그림 9-4 ■ 팔부위 샤워.

싱크대에서 적용도 가능하다. 환자는 전신 샤워 하듯 서서 일차적으로 팔에만 집중적으로 샤워를 적용할 수 있으나, 이는 효율이 떨어지는 방법이다.

**온도**
- 온 팔부위 샤워: 102° ~115° F
- 짧은 냉 팔부위 샤워: 55° ~70° F
- 긴 냉 팔부위 샤워: 55°° ~70° F
- 온 · 냉 교대 팔부위 샤워: 110° F와 55° F 교대로

**소요시간**
- 온 팔부위 샤워: 5~10분
- 짧은 냉 팔부위 샤워: 10~30초
- 긴 냉 팔부위 샤워: 5~10분
- 온 · 냉 교대 팔부위 샤워: 온수 2분 후 냉수 30초 적용을 3번반복해서 10분

**필요한 장비:** 온수계, 손잡이식 샤워기, 수건, 욕실매트, 욕조 또는 샤워욕실

**효과:** 온열, 기계적 효과

**청소:** 바닥 타일 청소와 소독, 수건과 샤워매트 세탁

**적응증**
- 온 팔부위 샤워: 심한 운동 후 위팔근육의 통증과 피로, 유도효과(derivation)로 인한 편두통치료 위팔근육 스트레칭 전에, 위팔근육의 만성 단축, 관절염 통증 같은 근골격계 통증
- 짧은 냉 팔부위 샤워: 심한 운동 후 위팔근육 통증과 피로, 손 또는 팔 부위 혈류량 저하, 약한 근육 근력강화 목적의 운동 전에, 뇌졸중으로 인한 근력약화, 근이영양증, 척수손상, 후소아마비 증후군, 일부 뇌성마비(7장 족욕 부분 참조)
- 긴 냉 팔부위 샤워: 심한 운동 후 위팔근육 통증과 피로, 손 또는 팔 부위 혈류량 저하. 근육의 두께가 비교적 얇은 가슴 근육에 긴시간의 냉샤워를 적용하면 매우 빨리 냉효과를 내는 것과는 달리, 근육의 밀도가 높은 팔근육에 오랜시간 냉샤워를 적용하면, 순환이 증진된다.
- 온 · 냉 교대 팔부위 샤워: 손 또는 팔 부위 혈류량 저하, 임신에 의한 손의 부종, 위팔근육 혈종, 위팔근육 좌상, 골절 치유 시 석고붕대 제거 후, 뼈관절염 통증, 유도효과에 인한 편두통의 치료, 위팔근육 만성 단축

**금기증**
- 온 팔부위 샤워: 림프부종, 겨드랑이 림프결절 제거, 급성 염좌, 급성 멍
- 짧은 냉 팔부위 샤워: 레이노 증후군(Raynaud' s syndrome)
- 긴 냉 팔부위 샤워: 레이노 증후군, 오한 환자
- 모든 냉 팔부위 샤워와 온 · 냉 교대 팔부위 샤워: 림프부종, 레이노 증후군

**적용절차**
1. 금기증에 해당하는 사항이 있는지 확인한다.
2. 환자에게 팔부위 샤워에 관해 설명하고, 동의를 얻는다.
3. 샤워매트를 샤워기 앞쪽에 깔아준다.
4. 환자를 탈의시키거나, 목욕가운을 입히거나, 수건으로 몸을 감싸게 한다.
5. 샤워기에 물을 틀고, 온도를 확인하고, 수압을 적절한 온도에 도달하도록 조절한다.
6. 원하는 시간만큼 환자 위팔에 뿌려준다. 환자가 좋아하면, 어떻게 하는지 설명하고 환자 스스로 하게 해준다. 손에도 반드시 같이 뿌려 준다.
7. 물을 끈다.
8. 젖은 옷이나 수건을 빨리 벗게 해 한기를 못느끼게 한다.

**응용**

싱크대에서 아래팔부분과 손을 교대로 적용하는 방법. 손목터널증후군 같은 반복적 스트레스 손상을 가진 환자에게 특히 효과적이다. 자가 치료로 매우 좋은데, 손을 이용한 중한 노동을 하는 사람들 특히, 마사지 치료사들이 치료가 끝나고 스스로 하기에 알맞은 방법이다. 림프부종이나, 레이노 증후군이 있는 사람들은 금기증이다.

110° ~115° F의 뜨거운 물과 40° ~70° F의 냉수를 이용한다.

**적용절차**
1. 금기증에 해당하는 사항이 있는지 확인한다.
2. 환자에게 팔부위 샤워에 관해 설명하고, 동의를 얻는다.
3. 샤워기에 물을 틀고, 온도를 확인하고, 수압을 적절한 온도에 도달하도록 조절한다.
4. 환자를 싱크대 앞에 서게 하고, 손과 아래팔 부위를 흐르는 온수에 약 2분간 넣게 한다. 물이 팔꿈치 뒤쪽

까지 흐를 수 있게 환자로 하여금 움직이게 한다.
5. 환자가 견딜 수 있는 만큼의 차가운 물로 틀어 준다. 손과 아래팔 부위에 30초간 적용해 준다.
6. 4와 5번을 뜨거운 샤워 후 냉샤워의 순서로 3번 반복한다.
7. 젖은 옷이나 수건을 빨리 벗게 해 한기를 못 느끼게 한다.

## 다리 샤워 LEG SHOWER

다리부위 샤워(그림 9-5)는 다리 근육을 따뜻하거나 차게 해주고, 국소 혈류량을 조절해 주며, 위팔근육 위쪽의 피부를 자극해 주기 위해 사용한다. 뜨거운 샤워는 다리근육을 이완해 주며, 혈관을 확장시켜 주는 반면, 냉샤워는 근육을 자극하는 역할을 한다. 욕조나 샤워욕조 내에서 적용하도록 교육을 하지만, 환자의 키에 적절하게 맞는 싱크대에서 적용도 가능하다. 특수 제작된 다리용 욕조를 이용할 수 있다(부록 D참조). 환자는 전신 샤워 하듯 서서 일차적으로 다리에만 집중적으로 샤워를 적용할 수 있으나, 이는 효율이 떨어지는 방법이다.

**온도**
- 온 다리샤워: 102° ~115° F
- 짧은 냉 다리샤워: 55° ~70° F
- 긴 냉 다리샤워: 55° ~70° F
- 온 · 냉 교대 다리샤워: 110° F와 55° F 교대로

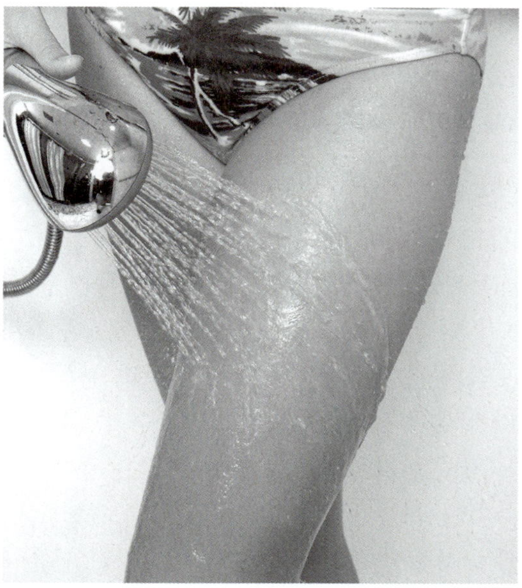

그림 9-5 ■ 다리 샤워.

**소요시간**
- 온 다리샤워: 5~10분
- 짧은 냉 다리샤워: 10~30초
- 긴 냉 다리샤워: 5~10분
- 온 · 냉교대 다리샤워: 온수 2분 후 냉수 30초 적용을 3번 반복해서 10분

**필요한 장비:** 온수계, 손잡이식 샤워기, 수건, 욕실매트, 욕조 또는 샤워욕실

**효과:** 온열, 기계적 효과

**청소:** 바닥 타일 청소와 소독, 수건과 샤워매트 세탁

**적응증**
- 온 다리샤워: 심한 운동 후 다리근육의 통증과 피로, 유도효과에 인한 편두통치료, 다리근육 스트레칭 전에, 다리근육의 만성 단축, 관절염 통증
- 짧은 냉 다리샤워: 다리 혈액순환장애, 만성적 냉족, 더딘 발목 부분 손상의 치유, 약화된 근육 운동전에, 뇌졸중으로 인한 근력약화, 근이영양증, 척수손상 일부 경우, 후소아마비 증후군, 일부 뇌성마비(7장 족욕 참조).
- 긴 냉 다리샤워: 심한 운동 후 위팔근육 통증과 피로, 지연성 근통증(DOMS)의 예방
- 온 · 냉 교대 다리샤워: 다리 혈행장애, 임신에 의한 부종, 근혈종, 다리근육 좌상, 석고붕대 제거 후 골절 치유시기, 심한 운동 후 근육통, 유도효과에 의한 편두통 완화, 다리근육 단성단축, 관절염 동통(12장 다리 교대욕에 의한 국소 혈류량 증가에 관한 연구, 인체부분 강장치료 참조)

**금기증**
- 온 다리샤워: 급성관절염좌, 급성 멍, 림프부종, 샅고랑부분 림프결절 제거환자, 말초혈관장애, 당뇨, 버거씨병(Buerger' s disease), 다리 동맥경화, 감각소실
- 짧은 냉 다리샤워: 레이노 증후군
- 긴 냉 다리샤워: 레이노 증후군, 오한환자
- 온 · 냉 교대 다리샤워: 당뇨, 림프부종, 레이노 증후군

**적용절차**
1. 금기증에 해당하는 사항이 있는지 확인한다.
2. 환자에게 다리샤워에 관해 설명하고, 동의를 얻는다.

3. 샤워매트를 샤워기 앞쪽에 깔아준다.
4. 환자를 탈의시키거나, 목욕가운을 입히거나, 수건으로 몸을 감싸게 한다.
5. 샤워기에 물을 틀고, 온도를 확인하고, 수압을 적절한 온도에 도달하도록 조절한다.
6. 원하는 시간만큼 환자 다리에 뿌려준다. 환자가 좋아하면, 어떻게 하는지 설명하고 환자 스스로 하게 해준다. 발도 반드시 같이 뿌려 준다.
7. 물을 끈다(turn off water).
8. 젖은 옷이나 수건을 빨리 벗게 해 한기를 못 느끼게 한다.

## 발 샤워 FOOT SHOWER

그림 9-6처럼, 발에 물을 뿌려주기는 쉽다. 냉샤워로 골고루 뿌려주면, 발의 혈류가 증가하고 만성 냉족증을 감소시킬 수 있다. 또 따뜻한 물의 전신 샤워 후 머리쪽의 울혈을 제거할 목적으로 냉샤워를 발에 적용하기도 한다.

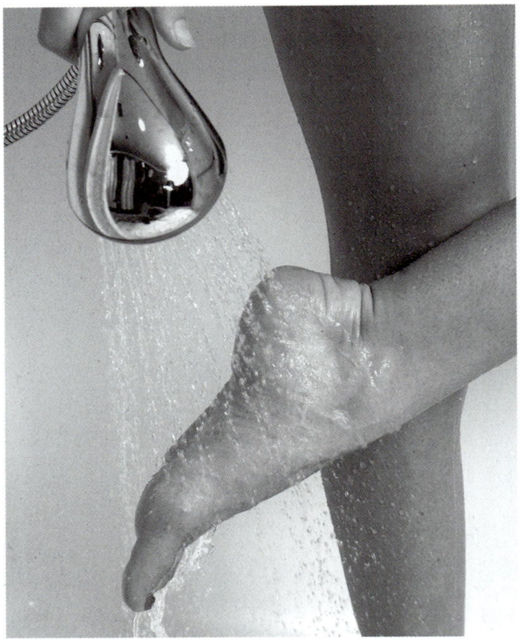

그림 9-6 ■ 발 샤워.

**온도:** 55° ~70° F

**소요시간:** 30초~2분

**필요장비:** 온수계, 손잡이식 샤워기, 수건, 욕실매트, 욕조 또는 샤워욕실

**효과:** 온열효과, 기계적 효과

**청소:** 바닥 타일 청소와 소독, 수건과 샤워매트 세탁

**적응증:** 만성 냉족증

**금기증:** 레이노증후군(Raynaud' s syndrome), 오한, 생리 중인 여성

**적용절차**

1. 금기증에 해당하는 사항이 있는지 확인한다.
2. 환자에게 발샤워에 관해 설명하고, 동의를 얻는다.
3. 샤워매트를 샤워기 앞쪽에 깔아준다.
4. 신발과 양말을 벗기고, 욕조의 가장자리에 걸터 앉게 한다. 또는 어느 장소든 타일 바닥에 플라스틱 의자를 놓고 해도 괜찮다.
5. 샤워기 물을 틀고, 온도를 확인하고, 수압을 적절한 온도에 도달하도록 적절히 조절한다.
6. 냉수로 30초에서 2분 발등과 바닥 쪽으로 분무해 준다. 환자가 좋아하면 스스로 하게 해준다.
7. 물을 끈다. 재빨리 발을 말려주고, 양말과 신발을 신겨 오한을 방지한다. 절대 맨발로 나가지 않게 한다.

**응용**

전신 온샤워 후 울혈 제거를 위해 냉샤워를 발에 적용한다. 뜨거운 샤워 후 빨리 몸을 건조시키고, 약 30초간만 발에 냉샤워를 적용한다.

## 전신 샤워 WHOLE-BODY SHOWER

전신샤워(그림 9-7)는 마사지 치료사가 이용할 수 있는 또 다른 수치료의 한 방법이다.

특정 부위만을 목표로 하는 부분 샤워와는 달리, 전신샤워는 좀 더 일반적인 효과를 가진다. 온도나 기계적 자극을 오직 한 부위에만 전달하는 것보다 전신적으로 영향을 미치나, 한 부위에 적용할 때보다 그 자극 강도가 덜하다. 샤워는 전신 침수욕과 같이 많은 종류의 온열효과를 주지만, 특정 상황에 잘 맞다. 예를 들면, 신체적으로 거동이 불편한 환자들이나, 비만인 사람 등은 욕조에 들어가고 나가는 것보다 샤워부스에 들어가고 나가는 것

## 사례연구 9-1

### 다리 온 · 냉 교대 샤워와 족부 샤워를 통한 국소 혈액순환 자극

**배경**

Katrina Johns는 62세로 서점 점원이었고 은퇴했다. 20년 전 다발성 경화증(MS)을 진단 받았다. 의지가 굳고, 에너지 넘치는 성격이라 진단 받은 후에도 몇 년간 정상적인 직장 생활을 해 왔다. 그러나 다발성 경화증 진단 후 근력이 점차적으로 약해졌다. 아직 위팔은 정상적으로 근력이 있으나, 다리는 전혀 움직이지 못해 이동시 전동 스쿠터를 이용한다. 그래서 다리 혈액 순환이 매우 좋지 않은 상태다. 스쿠터에서 침대로 이동시 발을 자주 긁히는데, 좋지 않은 혈액 순환 상태때문에 긁힌 상처가 종종 큰 감염성 욕창으로 진행되기도 한다.

**치료**

Katrina는 한달에 두 번 두 다리의 근육의 긴장을 풀어주고, 관절가동범위를 유지하고, 국소혈류를 증진시킬 목적으로 마사지 치료를 받았다. 그러나, 깨어있는 대부분의 시간을 스쿠터에 앉아있는 자세로 보내기 때문에 두 다리는 전혀 운동을 하지 않으며 혈액순환의 증진 또한 몇 분간만 지속되는 정도로 그쳤다. 그녀의 마사지 치료사는 물리치료사의 동의를 얻어 매일 온 · 냉교대욕을 하도록 권유했다. 그녀는 매일매일 샤워할 때 온 · 냉교대욕을 함께 했다. 보통, 매일 아침 간병인이 스쿠터에서 욕조의자로 옮겨주고, 스스로 샤워기를 쥐고 따뜻한 물로 스스로 씻고 있었다. 매일 집에 찾아와 마사지를 해주는 치료사는 뜨거운 샤워 후 냉샤워를 3회 하는 방법의 온 · 냉교대 샤워를 매일 하라고 설명해 줬다. 그렇게 며칠이 지난 후, Katrina의 양 다리의 색이 호전되기 시작했다. 마사지 치료하기 전에 다리를 보면, 따뜻해지고, 분홍빛이 돌며, 전엔 몇 시간만 편했던 다리가 하루 종일 편안하게 이완되어 있는 걸 발견했다. 게다가, 이동할 때 생기던 발의 상처도 더 이상 감염성 상처로 커지지 않고, 치유가 빨리되는 효과도 나타났다.

**논의 질문**

1. 어떻게 온 · 냉교대 샤워로 Katrina의 다리 순환이 증진되었을까?
2. 혈액순환 증진을 위해 어떤 다른 종류의 수치료를 적용할 수 있을까?

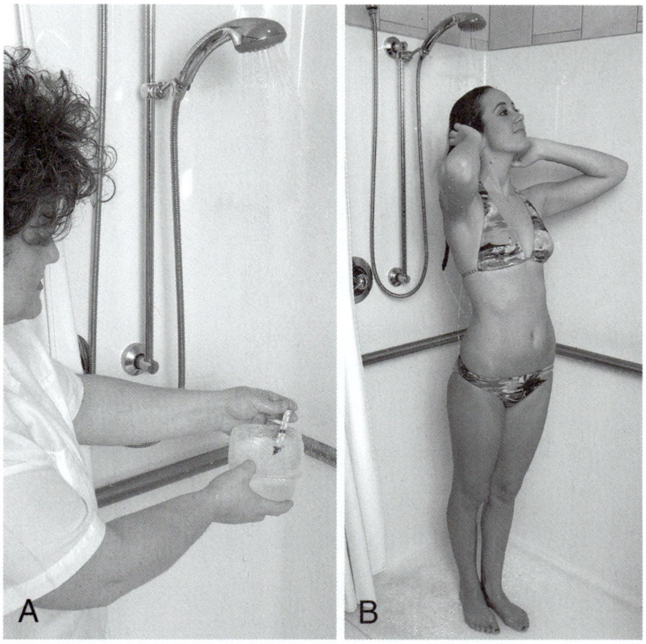


그림 9-7 ■ 전신 샤워. A. 물의 온도를 확인한다. B. 의뢰인이 전신 샤워하고 있다.

이 더 편하다. 게다가 샤워는 시간이 덜 걸리고, 마사지 마친 후 재빨리 마사지 오일이나, 크림을 씻어 낼 수 있다.

전신 샤워는 물살로 때리는 자극을 피부에 줌으로써 많은 사람들이 편안함과 이완되는 느낌을 받는다. Georgia에 있는 Wildwood 병원에서는 중증입원환자를 포함해 다양한 환자들에게 전신샤워를 적용한다. 의사의 감독하에 환자의 생체기능 자극을 위해 온 · 냉 교대샤워를 적용했다. 물의 온도와 적용시간은 환자가 견뎌내는 정도에 따라 조심스럽게 조절했고, 일부 냉수에 견디지 못하는 환자는 미온수로 온 · 냉 교대샤워에서 냉수 부분을 대신 했다. 혹시 모를 낙상에 대비해서 샤워부스 내에 의자를 놓아준다. 의사는 빠르고, 강력한 치유를 위해 이런 샤워방법을 처방한다(E. Qualls, personal communication, December 1, 2006).

환자에게 샤워치료를 적용할지 여부를 선택할 때 많은 양의 물이 소비된다는 사실을 기억해야 한다. 전신 침수욕에 약 113리터의 물이 소비되는 반면, 10분간의 샤워로는 약 227리터 이상의 물을 사용해야 한다. 뜨거운 샤워는 또한 침수욕보다 더 많은 염소에 환자가 노출되는데, 이를 방지하기 위해서 샤워기 안에 필터 설치가 필요할 수도 있다.

## 뜨거운 샤워 HOT SHOWER

많은 환자들이 마사지 전 · 후에 뜨거운 샤워를 즐긴다. 물의 온도와 적용 시간의 조절을 통해 신체 심부 온도를 올리는데 이용된다. 뜨거운 전신샤워는 언제든 환자 자신이 충분하게 따뜻하다고 느끼지 못할 때 이용할 수 있다. 특히 추위에 떨며 치료받으러 왔을 때나, 냉 치료를 적용해야 할 때 뜨거운 전신샤워를 이용할 수 있다. 한 연구에서는 뜨거운 샤워와 침수욕을 비교했는데, 샤워로 적용할 때, 약 2°F 정도 더 높은 온도로 해줘야 침수욕과 같은 정도의 심부온도 상승을 보였다. 이는 침수욕의 경우, 온 몸이 물에 완전히 둘러 쌓이기 때문에 더 많은 열이 피부를 통해 전달되기 때문이다(이와 같은 이유로 보통의 사람들은 샤워할 때 욕조에 들어가는 것보다 좀 더 높은 온도로 한다). 대상자의 심박수와 혈압은 샤워로 적용할 때가 침수욕보다 좀 더 높게 나타났는데, 이는 샤워할 때 에너지의 일부를 단지 서 있는 자세 유지를 위해 쓰기 때문이다.[2] 뜨거운 샤워를 하면 피부로의 혈류량이 증가하고,[3] 근육의 긴장이 줄어들며, 결합조직의 탄력성이 더 높아진다(이런 이유로 위팔 스트레칭 치료 시 뜨거운 샤워 후 적용한다. 12장 참조).

**온도:** 고온(102° ~ 110°F)

**소요시간:** 5 ~ 10분

**필요장비:** 샤워욕조(샤워부스), 손잡이, 온수계, 욕실수건, 욕실매트, 솔이나 때수건(좀 더 자극이 필요할 때)

**효과:** 온열효과, 기계적 효과

**청소:** 바닥 타일 청소와 소독, 수건과 샤워매트 세탁

**적응증:** 마사지 전에 인체 상부 결합조직을 부드럽고 따뜻하게 해 줄 필요가 있을 때, 근육의 단축, 신경긴장, 근골격계 통증, 관절염, 통풍, 생리불순, 허리통증, 신경통, 근연축, 근긴장, 좌상, 염좌, 뻣뻣함, 멍, 타박상.

**금기증:** 전신성, 만성질환들(심혈관계 문제, 당뇨, 간염, 림프부종, 다발성경화증, 발작), 감각소실, 심한 비만, 임신, 열에 대한 조절이 떨어지는 환자, 음주나 약물 복용자, 식사 직후(최소 1시간 후)

### 주의사항

1. 림프결절 제거로 인한 림프부종 환자는 오랜시간(15분 이상)의 뜨거운 샤워나 매우 뜨거운 샤워는 반드시 피해야 한다.
2. 잦은 따뜻한 샤워는 갑상선종의 금기라서 권하지 않는다.

### 적용절차

1. 금기증에 해당하는 사항이 있는지 확인한다.
2. 환자에게 전신샤워에 관해 설명하고, 동의를 얻는다.
3. 샤워매트를 샤워기 앞쪽에 깔아준다.
4. 탈의하게 하고, 환자가 원하면 샤워 가운을 입게 한다.
5. 샤워기에 물을 틀고, 온도를 확인하고(그림 9-7A), 수압을 적절한 온도에 도달하도록 조절한다.
6. 환자를 샤워부스로 들어가게 한다(그림 9-7B).
7. 몸이 충분히 따뜻해지도록 5분 이상 물을 맞게 한다. 필요하면 102° F로 시작해서 115° F까지 점차적으로 물의 온도를 높여 준다.
8. 물기를 빨리 닦아내고, 옷을 입게 해서 오한이 드는 것을 방지한다.
9. 마사지 치료가 예약되어 있으면 바로 누워 쉬게 해 준다.

### 응용

1. 특정 근육부위를 따뜻하게 해주기 위해 뜨거운 샤워를 한다(신체 상반신에만 적합). 만성적 목, 등, 어깨 근육 단축에 적용하는 스트레칭은 주로 뜨거운 샤워나, 침수욕 후에 시행할 수 있다(12장 설명 참조)
2. 따뜻한 샤워. 따뜻한 샤워는 주로 이완, 피부 클렌징, 적절하게 몸을 데워주기 위해 이용된다. 주로 림프부종이나, 당뇨환자 같이 뜨거운 샤워를 적용할 수 없는 경우에 이용한다. 전체적인 피부의 약한 혈관확장을 유도하는데, 샤워솔이나 때수건으로 마찰을 줌으로서 좀 더 많은 혈관확장을 유도할 수 있다. 뜨거운 샤워의 절차를 따르며, 물의 온도만 뜨겁지 않은 따뜻한 온도(99° ~ 102° F)를 사용한다. 감각소실, 심한 비만, 열에 대한 내성장애, 술이나 약물흡입, 최근의 식사와 같은 경우(적어도 1시간은 지나야 한다)는 뜨거운 샤워도 금기증이다.

## 수온변화 샤워법 GRADUATED SHOWER

수온변화 샤워법은 뜨거운 물로 시작했다가 점차적으로 차가운 물로 마무리하는 샤워 방법이다. 이 방법은 뜨거운 침수욕이나 사우나 같은 단순한 열치료만 받아왔던 환자들에게 매우 효과적이다. 그러나, 강한 자극을 싫어하는 환자나 수온의 급격한 변화를 잘 견디지 못하는 환자들에게는 효과가 없다(수온이 서서히 변할 때보다 갑자기 변할 때 더 통증으로 느낀다). 뜨거운 샤워에서 바로 급하게 80° ~85° F 정도로 온도를 바꿔서 적용하기보다는 점차적으로 낮은 온도로 낮춰 주는 것이 더 좋다. 102° F보다 낮은 온도로 서서 샤워를 시작해 온도를 서서히 높이고(환자가 견딜 수 있는 지점까지, 그러나 110° F는 넘지 않기), 그 상태로 2분 정도 유지하다가 서서히 온도를 낮춘다. 만약 환자가 102° F의 온도로 시작 했다면, 2분 유지 후 106° F로 온도를 높이고 2분을 더 유지해 준다. 그리고 나서 다시 102° F로 낮춰서 1분 유지하고, 98° F로 낮춰 1분 유지하고, 이런 식으로 점차적으로 80~85° F까지 낮춘다.

**온도:** 102° F에서 시작해서 80° ~85° F로 끝낸다.

**소요시간:** 10분

**필요장비:** 샤워욕조(샤워부스), 손잡이, 온수계, 욕실수건, 욕실매트, 솔이나 때수건(좀 더 자극이 필요할 때)

**효과:** 온열효과, 기계적 효과

**청소:** 바닥 타일 청소와 소독, 수건과 샤워매트 세탁

**적응증:** 흥분해 있는 상태, 열치료 후 전신순환을 위해 약한 자극이 필요할 때, 냉수에 적응하기 위한 매일 매일 하는 프로그램의 한 부분으로.

**금기증:** 전신성, 만성질환들(심혈관계 문제, 당뇨, 간염, 림프부종, 다발성경화증, 발작), 혈관이 냉수에 대해 잘 반응하지 않는 정적이고, 허약한 환자, 진행된 신장질환 감각소실, 심한비만, 임신, 열에 대한 내성 저하, 음주나 약물, 식사 직후(최소 1시간 후)

**적용절차**

1. 금기증에 해당하는 사항이 있는지 확인한다.
2. 환자에게 수온변화 샤워에 관해 설명하고, 동의를 얻는다.
3. 샤워매트를 샤워기 앞쪽에 깔아준다.
4. 탈의하게 하고, 환자가 원하면 샤워 가운을 입게 한다.
5. 샤워기 물을 틀고, 온도를 확인하고, 수압을 102° F에 도달하도록 적절히 조절한다.
6. 환자를 샤워부스로 들어가게 한다.
7. 온도를 점차 높이는데, 110° F는 넘기지 않는다.
8. 2분 후 4° F 온도를 낮춘다.
9. 1분 후 4° F 온도를 낮춘다.
10. 같은 방법으로 80~85° F가 될 때까지 낮춰준다.
11. 물기를 빨리 닦아주고, 옷을 입게 하여 오한을 방지한다.
12. 마사지가 예약되어 있으면 바로 눕혀 쉬게 한다.

## 중온수 샤워법 NEUTRAL SHOWER

John Harvey Kellogg에 따르면, 중온수로 3~5분 정도 샤워를 해주면, 중온으로 40~60분 침수욕을 한 것과 같은 정도의 진정효과가 있다고 한다. 그래서 시간이 훨씬 덜 걸리기 때문에 이 방법을 더 선호한다고 한다. 한 연구에서 일반인의 수온에 대한 민감도와 샤워시 물의 온도변화에 따른 민감도를 조사했다. 중온수 샤워가 어떤 불편감을 유발하지 않으나, 대상자들은 따뜻한 온도를 더 선호했다. 그리고 온도를 높일수록 피부온도와 만족도를 스스로 더 높게 평가했다. 중온수 샤워라도 시작할 때, 환자들은 반드시 따뜻함을 느낄 수 있게 해야 한다. 몇몇의 이유로 환자가 충분히 따뜻함을 느끼지 못할 땐 먼저 뜨거운 족욕을 해주고, 중온수 샤워를 할 수도 있다. 고혈압 환자에게 20분 이상 중온수 샤워를 지속해 주면, 수축기 혈압을 20 mmHg 정도 떨어뜨릴 수 있다. 이 방법은 마사지 전에 매우 긴장된 환자를 이완시켜 주는데 효과가 있다. 마사지 치료 주기 사이에 집에서 할 수 있게 환자들에게 제안할 수 있다.

**온도:** 중온수(92° ~97° F)

**소요시간:** 5~10분

**필요장비:** 샤워욕조(샤워부스), 손잡이, 온수계, 욕실수건, 욕실매트, 솔이나 때수건(좀 더 자극이 필요할 때)

**효과:** 온열효과, 기계적 효과

**청소:** 바닥 타일 청소와 소독, 수건과 샤워매트 세탁

**적용절차**

1. 금기증에 해당하는 사항이 있는지 확인한다.
2. 환자에게 중온수 샤워에 관해 설명하고, 동의를 얻는다.
3. 샤워매트를 샤워기 앞쪽에 깔아준다.
4. 탈의하게 하고, 환자가 원하면 샤워 가운을 입게 한다.
5. 샤워기에 물을 틀고, 온도를 확인하고, 수압을 원하는 적절 온도에 도달하도록 조절한다.
6. 환자를 샤워부스로 들어가게 한다.
7. 5~10분 샤워하도록 한다.
8. 물기를 빨리 닦아주고, 옷을 입게 하여 오한을 방지한다.
9. 마사지가 예약되었으면 바로 눕혀 쉬게 한다.

## 냉수 샤워 COLD SHOWER

짧은 냉침수욕과 병행해서 짧은 시간 해주는 냉수 샤워법은 가장 해볼만한 가치가 높은 방법인 동시에 가장 환자에게 적용해 보기가 어려운 방법이다. 역사적으로, 약하거나 병든 사람들을 강하게 해주는 가장 중요한 수치료 방법의 하나였다. John Harvy Kellogg에 따르면, 냉수샤워의 충격은 "완벽한 신경흥분파의 대폭풍(perfect cyclone of nerve impulse)을 마련하고, 모든 대사활동을 자극하고, 특히 림프액의 움직임을 증진시킨다고 했다. 오늘날 순간적인 피부온도의 저하는 일차적으로 숨의 헐떡임을 유발하고, 몸이 온도를 올리려는 기전으로 혈압과 호흡수가 증가한다고 알고 있다. 전통적인 수치료사들은 항상 환자들에게 먼저 따뜻한 치료(따뜻한 침수욕, 몸을 감싸 땀흘리게 해주는 것 등)를 적용했다. 종종 발한에 수반되는 오한반응을 없애고 냉기가 전해지는 것을 방지하기 위해 스팀 방에서 샤워를 해줬다.

오늘날 냉샤워는 열이 과하게 오른 환자, 근육이나 피부의 긴장도 자극이 필요할 때, 일반적인 강장요법으로 이용된다. 매우 더운날 환자들은 냉샤워를 요구하기도 하고, 마사지 전에 냉샤워 하는 것을 반기기도 한다. 만성적으로 발이 차가운 환자는 뜨거운 치료법을 하고 마무리로 냉샤워를 적용한 후, 마사지 치료를 병행할 수 있다. 환자가 많이 더운 상태가 아니라면, 냉샤워를 견디기 위해선 어느 정도 훈련이 필요하다. 그러나 대부분의 짧은 냉샤워는 기운이 나고 몸이 따뜻해지는 효과가 있어 시도할 만한 가치가 충분히 있다고 생각한다.

오한이 있는 환자, 기운이 나는 효과보다는 추위를 더 느끼는 것과 같은 부정적인 결과가 더 예상되는 환자들에게 냉샤워를 절대 적용하면 안된다. 심부온도에 관해 어떤 의문이 든다면, 짧게 뜨거운 족욕을 먼저 적용한다. 냉샤워는 의사의 조언 없이는 절대 1분을 넘지 말아야 한다. 냉샤워의 강장작용에 관해서는 12장을 참조한다.

**온도:** 환자가 견딜 수 있는 온도가 가장 이상적이나, 일반적으로 55°~65°F로 적용하고, 65°F보다는 따뜻하게 하면 안된다.

**소요시간:** 1분. 이 보다 더 오래하면 환자 심부체온을 너무 내릴 수 있다.

**필요장비:** 샤워욕조(샤워부스), 손잡이, 온수계, 욕실수건, 욕실매트, 솔이나 때수건(좀 더 자극이 필요할 때)

**효과:** 온열효과, 기계적 효과

**청소:** 바닥 타일 청소와 소독, 수건과 샤워매트 세탁

**적응증:** 몸을 차갑게 해주기(매우 더운날 마사지 받을 때, 뜨거운 치료 후), 냉수에 대한 적응력을 키울 때, 전신강장, 피부로의 혈액순환자극, 건강상 문제는 없으나 피로하고, 기력이 없는 사람, 시차적응 못하고 있는 상태, 운동 후 근동통 증후군의 예방

**금기증:** 오한이 나 있는 환자, 레이노증후군(Raynaud's syndrome), 혈관이 냉수에 대해 잘 반응하지 않는 정적이고, 허약한 환자, 매우 피로한 환자, 심혈관계질환, 샤워 시작하면 수축기 혈압이 급격히(약 18 mmHg 정도) 상승할 때, 심한 신장질환, 심한 비만

**주의사항:** 갑상선기능항진 환자는 너무 자주 냉수 샤워를 하는 것은 추천하지 않는다.

**적용절차**

1. 금기증에 해당하는 사항이 있는지 확인한다.
2. 환자에게 냉수샤워에 관해 설명하고, 동의를 얻는다.
3. 샤워매트를 샤워기 앞쪽에 깔아준다.
4. 탈의하게 하고, 환자가 원하면 샤워 가운을 입게 한다.
5. 샤워기에 물을 틀고, 온도를 확인하고, 수압을 원하

는 적절 온도에 도달하도록 조절한다.
6. 환자를 샤워부스로 들어가게 한다.
7. 1분 정도 샤워를 유지한다.
8. 물기를 빨리 닦아주고, 옷을 입게 하여 오한을 방지한다.
9. 마사지가 예약되 있으면 바로 눕혀 쉬게 한다.

## 온 · 냉 교대샤워 CONTRAST SHOWER

온 · 냉 교대 샤워는 뜨거운 샤워와 차가운 샤워를 연속으로 교대로 하는 방법으로 뜨거운 물 적용시간을 냉수 적용시간보다 항상 더 길게 해줘야 한다. 온 · 냉교대 샤워를 하고 있는 사람은 아주 왕성한 순환을 경험하게 될 것이다. 왜냐하면 인체가 뜨거운 물살에 자극을 받고 곧바로 반대되는 열에 자극을 받기 때문이다. 일반적으로, 온 · 냉 교대 샤워를 받았던 환자들은 자신들이 매우 활기넘치는 자극을 받았고, 정신이 맑아지고, 따뜻함이 오래동안 지속되는 느낌을 받았다고 한다. 종종 근육의 통증을 예방하기 위해 운동선수들에게 많이 사용하고, 매우 심한 운동 후 빠른 회복을 위해 이용된다. 또한 편두통 치료에 있어 증상 초기에 샤워를 이용하면, 성공적으로 치료를 마치는 수단이 될 수 있다.

온 · 냉 교대샤워가 온 · 냉 교대 침수욕 보다는 강력하지 않으나, 그런 강한 자극은 치료를 많이 받았던 사람들만이 견뎌낼 수 있다. 온 · 냉 교대 샤워를 받아보고는 싶으나, 온도가 급격하게 변하는 그런 느낌에 익숙하지 않아 망설이는 환자들에게는 뜨거운 샤워와 냉샤워 대신 따뜻한 샤워와 시원한 물로 먼저 시도해 볼 수 있을 것이다. 소금마찰이나, 욕실 솔로 먼저 마찰을 주면, 환자는 매우 깊은 활력감과, 상쾌함을 받을 것이다. 이 방법은 주로 마사지 시작 전보다는 다 마친 후에 더 적합한데, 이는 편안하게 누워 이완된 느낌보다는 잠이 확 깨는 자극을 받기 때문이다.

**온도:** 고온(102° ~110° F)과 한냉(65° F 또는 그 이하)을 교대로 적용

**소요시간:** 10분

**필요장비:** 샤워욕조(샤워부스), 손잡이, 온수계, 욕실수건, 욕실매트, 솔이나 때수건(좀 더 자극이 필요할 때)

**효과:** 온열효과, 기계적 효과

**청소:** 바닥 타일 청소와 소독, 수건과 샤워매트 세탁

**적응증:** 피부 혈액순환 자극, 건강상 문제는 없으나 피로하고, 기력이 없는 사람, 전신적 강장, 운동 후 근육통 예방, 편두통 발달의 예방, 겨울에 따뜻하게 유지하기 위해 열과 냉에 빠르게 대응하기 위한 순환계통의 훈련을 위해(12장 참조), 다른 어떤 종류의 수치료 후 마무리로

**금기증:** 전신성, 만성 질환(심혈관계, 당뇨, 간염, 림프부종, 심한 신장질환, 다발성경화증, 간질, 감각소실), 심한 비만, 임신, 뜨거은 물에 견디는 능력 장애, 음주 약물, 금방 식사한 환자(1시간 기다릴 것), 오한이 난 환자, 오한이 나 있는 환자, 혈관이 냉수에 대해 잘 반응하지 않는 정적이고, 허약한 환자, 매우 피로한 상태

**주의사항:** 갑상선기능항진 환자는 너무 자주 냉수 샤워를 하는 것은 추천하지 않는다.

**적용절차**

1. 금기증에 해당하는 사항이 있는지 확인한다.
2. 환자에게 온 · 냉교대 샤워에 관해 설명하고, 동의를 얻는다.
3. 샤워매트를 샤워기 앞쪽에 깔아준다.
4. 탈의하게 하고, 환자가 원하면 샤워 가운을 입게 한다.
5. 샤워기에 물을 틀고, 온도를 확인하고, 수압을 원하는 적절 온도에 도달하도록 조절한다.
6. 뜨거운 물로 2~5분 동안 충분히 따뜻해지게 샤워하게 한다.
7. 물을 냉수로 바꿔 30초에서 1분간 샤워 한다.
8. 다시 뜨거운 물로 바꿔 2분간 샤워 하게 한다.
9. 다시 차가운 물로 바꿔 30초~1분간 샤워하게 한다.
10. 뜨거운 물로 2분 동안 하게 한다.
11. 다시 찬물로 30초~1분 동안 하게 한다.
12. 재빨리 물기를 닦고 옷을 입혀 오한을 방지한다.
13. 마사지가 예약되 있다면 환자를 눕혀준다. 그러나 보통 너무 기운이 넘쳐나 있을 것이다.

**주의사항:** 온 · 냉교대 샤워는 뜨거운 샤워로 시작해 차가운 샤워로 마치는 과정을 3번 반복하는 것을 원칙으로 한다. 혈관의 근육들은 일반적으로 3~4번 정도 이

*(199쪽에 계속)*

**글상자 9-1** *흥미로운 점 (Point of interest)*

## 특수한 샤워

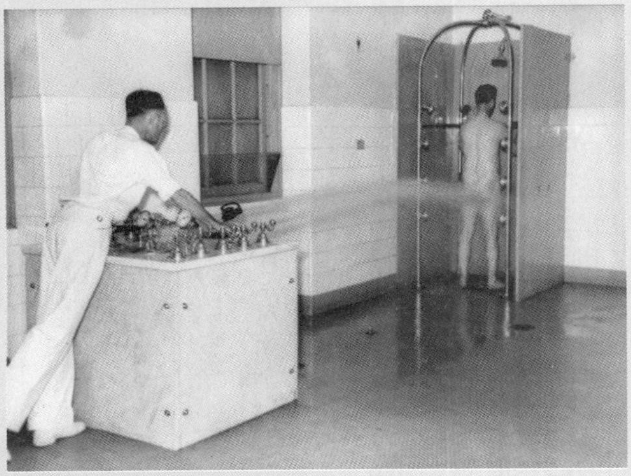

등에 적용하는 물줄기 세척샤워. (Photo courtesy of the National Library of Medicine, Bethesda, Maryland.)

물줄기로 몸을 때려주는 샤워, jet, spray, 퍼붓기: 같은 방법은 오랫동안 유럽 수치료의 주요 분야였고, 이 방법은 수치료사들에 의해 19~20세기 미국으로 전해졌다. 위 그림은 **percussion douche** 방법이다. 매우 강한 샤워물살로 인체의 뒤쪽 부분을 때려준다. (다양한 방법으로 특화된 물살 적용법들이 있지만, 오늘날의 마사지 치료사들은 jet, spray, 퍼붓기 방법보다 샤워로 적용하는 방법을 더 선호한다.) 게다가 환자의 머리 위에서 물이 나오는 일반적이고 서서하는 전신샤워도 적용된다. 많은 수의 다양한 특화된 샤워 방법들이 수치료시 적용될 수 있다. 이런 특수 장비들은 꽤 비싼편이라서 일반적으로 spa shop에서나 적용할 수 있다. 아래 왼쪽에 보이는 사진은 양쪽 천장쪽 벽에 추가로 샤워가 더 설치된 스파의 샤워실 모습이다.

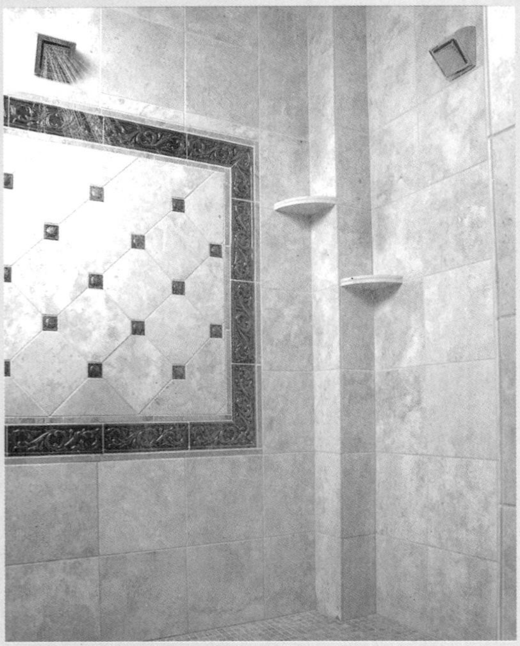

여러 개의 샤워꼭지를 가진 스파의 샤워실.

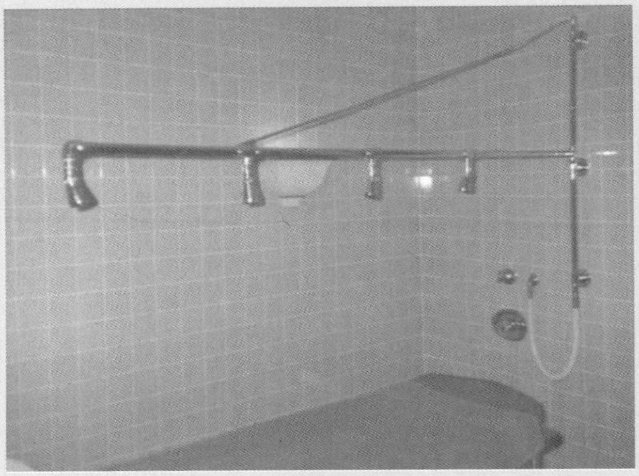

Vichy 샤워. (Photo courtesy of HEAT SpaKur Therapy Development Inc. Calistoga, California.)

**Vichy 샤워**는 환자가 방수처리된 테이블에 누워서 샤워를 받는다. 테이블 위 4 feet 높이에서 7개의 jet 물살로 된 샤워머리에서 물이 나온다. Vichy 샤워는 뜨거운 물, 따뜻한 물, 차가운 물, 온·냉교대로 적용이 가능하다.

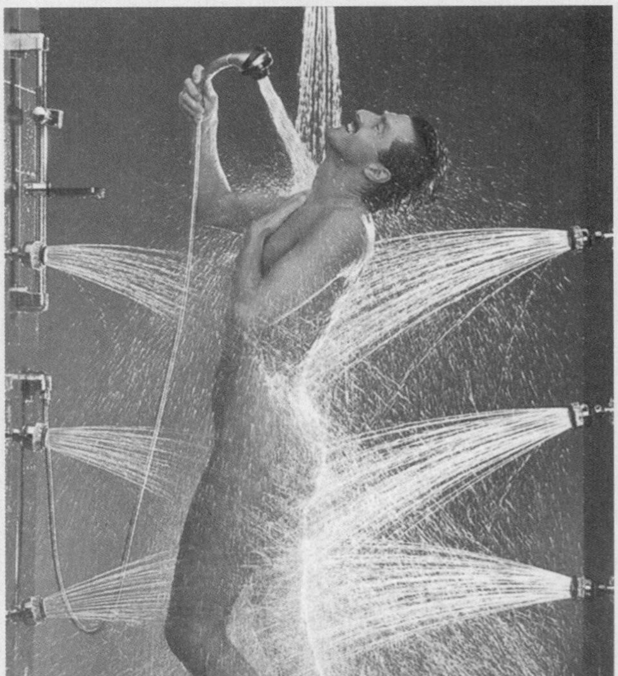

Swiss 샤워

Swiss 샤워는 여러 개의 벽에 매설된 샤워꼭지로부터 다양한 높이로 모든 방향에서 샤워가 나오는 방법이다. 머리부터 발끝까지 전신에 물줄기를 뿌려 준다. Swiss 샤워는 샤워부스의 네 모퉁이 모두에 파이프관이 들어 있는데, 8~16줄기의 물줄기가 각 파이프에서 나온다.

과정을 반복하게 되면 피로를 느낀다. 이 과정 후로 더 치료를 하고 싶으면, 혈관근육들이 계속해서 반응할 수 있도록, 뜨거운 물은 더 뜨겁게, 차가운 물은 더 차갑게 해 줘야 한다.

## 요약
### CHAPTER SUMMARY

이 장에서는 간단하고 널리 쓰이는 부분샤워와 전신샤워에 대해 알아보았다. 샤워는 몸을 씻어내고, 피부와 피하조직들을 자극하기에 간단하고 실용적인 방법이다. 또한 뜨거운 샤워, 차가운 샤워, 온·냉 교대샤워 등 다양한 온도로, 특정 근골격계 문제뿐만 아니라 전반적인 건강 프로그램의 방편으로 다양하게 적용할 수 있다. 이러한 이유로 마사지 고객들에게 적합한 방법이라 할 수 있겠다. 이제 샤워치료의 여러 이로운 점들을 알았기 때문에 마사지 전·후에 적용할 수 있을 것이며, 환자들의 근골격계문제들의 치료방법의 하나로 가정에서 적용할 수 있도록 교육도 해 줄 수 있을 것이다. 또한 다른 여러 가지 방법의 수치료와 함께 샤워를 적용할 수도 있겠다. 다음 장에서는 전신샤워와 함께 전신소금마찰법을 동시에 적용하는 법을 배우게 될 것이다.

## 복습문제 REVIEW QUESTION

### *주관식 문제*

1. 물의 온도를 조절하지 않고, 샤워의 기계적 효과를 증가시키는 방법에 대해 말해 보시오.

______________________________

______________________________

2. 추가적 촉감적 자극이 필요한 부위에 적용하기 위해 어떻게 수압을 조절하는지 설명하시오.

______________________________

______________________________

______________________________

3. 환자의 순환을 위해 여러 온도로 적용하는 전신샤워의 효과에 대해 설명하시오.

______________________________

______________________________

4. 가슴근육의 통증, 단축 등에 적용하는 뜨거운 샤워의 효과에 대해 설명하고, 적용방법을 묘사해 보시오.

______________________________

______________________________

5. 레이노증후군(Raynaud's syndrome)환자에게 있어 온·냉 교대 방법으로 팔에 적용하는 샤워법이 금기증인 이유에 대해 설명하시오.

______________________________

______________________________

### *OX 문제*

___ **6.** 샤워는 특정 부위에 적용하든 전신에 적용하든 같은 효과를 가진다.

___ **7.** 뜨거운 다리와 발에 적용하는 샤워는 유도효과(derivated effect)에 의해 편두통 치료에 사용할 수 있다.

___ **8.** 머리에 적용하는 차가운 샤워는 혈관 수축효과 때문에 편두통 치료에 이용할 수 있다.

___ **9.** 중온수샤워법은 중온수 침수욕과 같은 진정효과를 낸다.

___ **10.** 점차 온도를 올려서 적용하는 샤워법은 뜨거운 샤워와 차가운 샤워를 교대로 적용하는 방법이다.

## 참고문헌

1. Keatinge W et al. Cardiovascular responses to ice cold showers. *J Appl Physiol* 1964;19:1145.
2. Ohnaka T, Tochhara Y, Kubo M, Yamaguchi C. Physiological responses to standing showers, sitting showers, and sink baths. *Appl Human Sci* 1995;14:235.
3. Charkoudian N. Skin blood flow in adult human thermoregulation: How it works, when it does not, and why. *Mayo Clin Proc* 2003;78:603.
4. Thrash A, Thrash C. *Home Remedies: Hydrotherapy, Charcoal, and Other Simple Treatments*, Seale, AL: Thrash, 1981, p 59.

5. Hermann C, Candas V, Hoeft A, Garreaurd I. Humans under showers: Thermal sensitivity, thermoneutral sensations, and comfort estimates. *Physiol Behav* 1994; 56:1003.

## 추천 도서

1. Buchman D. *The Complete Book of Water Healing*. New York: Instant Improvement, 1994.
2. Kellogg JH. *Rational Hydrotherapy*. Battle Creek, MI: Modern Medicine, 1923.

# 바디랩

BODY WRAPS

**10장**

> *젖은 시트로 몸을 감싸주는 방법은 가장 유용한 수치료적인 방법이다. 매우 효과적이며, 편리하며, 다양한 상황에 적용할 수 있고, 다양한 병리적 상태에 유연하게 적용할 수 있다.*
>
> *— John Harvey Kellogg, Rational Hydrotherapy*

### 학습목표

이 장을 다 읽고 나면 독자는 다음의 질문에 답할 수 있다:

- *3겹의 전신 바디랩 효과에 대해 알 수 있다.*
- *전신 바디랩의 주의점과, 금기증에 대해 설명할 수 있다.*
- *다른 전신 바디랩에 대해 정의 내리고 설명할 수 있다.*
- *각각의 치료법이 포함된 전신 바디랩의 절차를 시행할 수 있다.*

바디랩은 환자를 시트로 먼저 감싸고, 그 위에 담요를 덧대어 감싸주는 수치료의 방법이다. 모든 바디랩은 보통 복사로 방출되어 버리는 환자자신의 체온을 가둬서 유용하게 이용하는 것이다. 때때로 감기가 무겁고 불편하지만, 일단 몸에 감고나면 많은 환자들은 따뜻한 느낌과 몸이 꽉 쌓여져서 안정된 느낌을 경험한다.

바디랩은 샤워나 침수욕, 다른 정교한 수치료장비 없이 적용되기 때문에, 간편하게 마사지 치료의 한 부분으로 이용될 수 있다. 감싸주는 것은 많은 다양한 치료적 목적으로 이용가능하다. 예를 들면, 치료사들은 촉각에 과하게 예민한 환자들이나, 마사지 다 받고 나서 그 느낌을 좀더 유지하고 싶어하는 환자들이나, 마사지 받기 전에 몸을 따뜻하게 해 줄 필요가 있는 오한이 난 환자들에게 젖거나, 마른 담요를 감싸 줄 수 있다. 젖은 랩은 다른 것과는 반대로 처음에 차가운 물로 적용하기 때문에 자극이나, 순환에는 더 효과적이나, 따뜻한 랩이나, 마른랩보다는 환자가 견디기 더 힘들다. 역사적으로 보면 이 방법은 인플루엔자, 폐렴, 약물이나 알콜중독, 정신질환 등 위독한 경우에 이용되어져 왔다(1장 참조).

이 방법은 자연요법의사들(naturopathic doctors)이 해독요법 시 많은 양의 땀의 배출을 유도하기 위해 널리 이용해 왔다.

바디랩은 종종 온천리조트에서 마사지 전에 따뜻한 물에 몸을 담그고 나서 좀 더 이완된 느낌을 유지하기 위해 몸을 싸주는 방법으로 이용하고 있다. 특화된 바디랩은 스파에서 매우 인기있게 이용되는데, *Spa Bodywork*의 저자 Anne Wiliams는 약 40여 가지 이상의 재료들로(허브, 곡물이나 커피, 소금 같은 음식재료들, 씨앗류, 진흙, 에센스 오일) 관절염 통증, 근육통, 건조한 피부나, 인체중독 같은 다양한 질병에 응용하여 랩을 적용한다. 심지어는 녹은 파라핀으로도 바디랩을 적용하였다(글상자 10-1).

비록 바디랩이 다른 분야의 의료전문가들 눈에는 구식의 방법으로 보이지만, 특정한 의학적 상황에서는 효과가 있다고 재해석되고 있다. 예를 들면, 휴스턴에 있는 텍사스대학 건강학부에 운영하는 고열암치료 요법센터(the Center for Hyperthermia Cancer Treatment at the University of Texas Health Science Center in Houston)

**글상자 10-1** *홍미로운 점 (Point of interest)*

### 전신 파라핀 랩

녹은 파라핀은 통증이나, 뻣뻣한 신체부위에 깊게 열을 전달해서 관절의 뻣뻣함과 통증을 없애준다. 파라핀은 신체를 담구는 방법으로 적용하는데, 붓으로 바르는 방법을 사용하기도 한다. 전신의 파라핀 적용과 바디랩은 인체 깊숙한 곳까지 따뜻하고 부드럽게 해줄 뿐만 아니라, 관절의 통증을 효과적으로 치료할 수 있다. 그러나, 전신 파라핀치료는 번거롭고, 시간이 많이 소모되며 일부 비싼 장비를 포함해 많은 장비를 필요로 한다.

전신 파라핀랩을 적용하기 위해 대용량의 파라핀 탱크를 마사지 테이블로 가져온다. 환자는 거의 옷을 입지 않게 한다. 피부를 깨끗이 하고 마사지 테이블에 눕고 최소 3겹의 파라핀이 입혀지도록 발가락에서 목까지 신체의 뒤쪽으로 발라준다. 그리고 나서 플라스틱랩을 입혀주고, 전기담요로 감싸고 나서 20분간 쉬게 해준다. 이 시간동안 마사지는 머리부터 시작해 줄 수 있다. 파라핀을 다 벗겨 내고 나서 돌아눕게 한다. 같은 방법으로 이번에는 앞쪽으로 파라핀을 입혀 주고, 환자를 감싸준다. 20분 후 파라핀을 벗겨내고, 마사지를 시작한다.

에서는 바디랩을 암환자에게 열을 제공할 목적으로 이용하였다. 체온의 상승은 면역계를 드라마틱하게 자극할 뿐만 아니라, 암세포를 약화시킨다. 심부체온이 올라가면 방사선이나, 화학요법 치료를 더 효과 있게 해준다. 이 센터에서 임상적인 시도의 일환으로 화학요법적인 약물의 처방과 함께 체온을 올려주거나, 환자의 체온을 이용하는 요법이나(pyrotherapy), 인공적인 열로 환자의 체온을 올려주는 방법 등을 이용하고 있다. 열 램프를 이용해 암환자의 심부체온을 104° F 올리고, 환자를 마치 미라처럼 솜담요로 감싸고 나머지 공간은 열의 발산을 막기 위해 담요로 채워준다. 탈수를 방지하기 위해 정맥으로 수액을 넣어주고, 열에 민감한 반응이나, 오랫동안 감싸고 있는 상태로 인해 광장공포가 유발될 것 같은 환자에겐 안정제를 처방하기도 한다. 랩을 벗겨내고 6시간 동안, 따뜻한 물로 충분히 씻어주고, 정상체온으로 돌아올 때까지 충분히 식혀 준다.[1-3] 유럽, 스칸디나비아 반도 지역, 아시아 지역의 다른 연구 센터 등에서도 암을 위한 유사한 고열요법의 랩 치료를 연구 중이다.

이 장에서 다룰 랩방법들은 젖은 담요로 감싸기, 마른 천으로 감싸기, 그리고 차가운 젖은 천으로 감싸기 등이 있다.

## 젖은 담요랩
## MOIST BLANKET WRAP

그림 10-1에서 보는 것 같이, 뜨거운 압박을 전신에 가해주는 **젖은 담요랩**은 솜담요를 110° F의 물에서 짜고 담요를 한겹 더 감싸고 나서 보온유지를 위해 외부에 추가적인 장치로 감싸준다. 랩을 감싸기 전에 뜨거운 족욕, 샤워, 침수욕, 유산소운동, 전기램프 등으로 환자의 몸을 충분히 따뜻하게 해준다. 다음 110° F의 물에서 짠 담요로 환자의 몸을 감싸주고, 구급담요(space blanket)로 한겹, 울 담요로 그 위를 다시 감싸준다. 마지막으로 핫팩, 뜨거운 물이 든 병 같은 외부보온 장치로 단열해 준다. 이 치료법은 혈액순환 증진, 해독, 환자를 안정시키는 목적으로 이용된다. 환자의 체온을 올려주기 때문에 동시에 심박동수와 혈압도 상승한다. 따라서 심장질환이나, 고혈압환자에게는 추천되지 않는다.

**온도:** 고온 (110° F)

**소요시간:** 20～30분

**필요장비:** 울 담요 두 장, 구급담요(space blanket), 솜담요 한 장, 바디랩 끝나고 나서 마사지 할 때 필요한 시트 두 장, 보온병이나 핫팩 같은 단열도구, 목을 감싸줄 작은 욕실 타월, 담요를 110° F 물에 적시기 위한 큰 수조, 무릎 밑에 깔아줄 받침, 물컵과 빨대(중간 중간 수분 공급하기 위해)

**효과:** 온열효과

**청소:** 젖은 솜담요, 작은 욕실 타월 세탁, 울담요 개기, 구급담요 알콜스프레이 뿌려 공기에 건조시키고 개어놓기, 수조 청소, 소독, 건조시켜 두기.

**적응증:** 인체해독, 일반적인 강장, 면역계 자극과 에너지 증진, 마사지 전 오한환자 따뜻하게 해주기, 만성 근

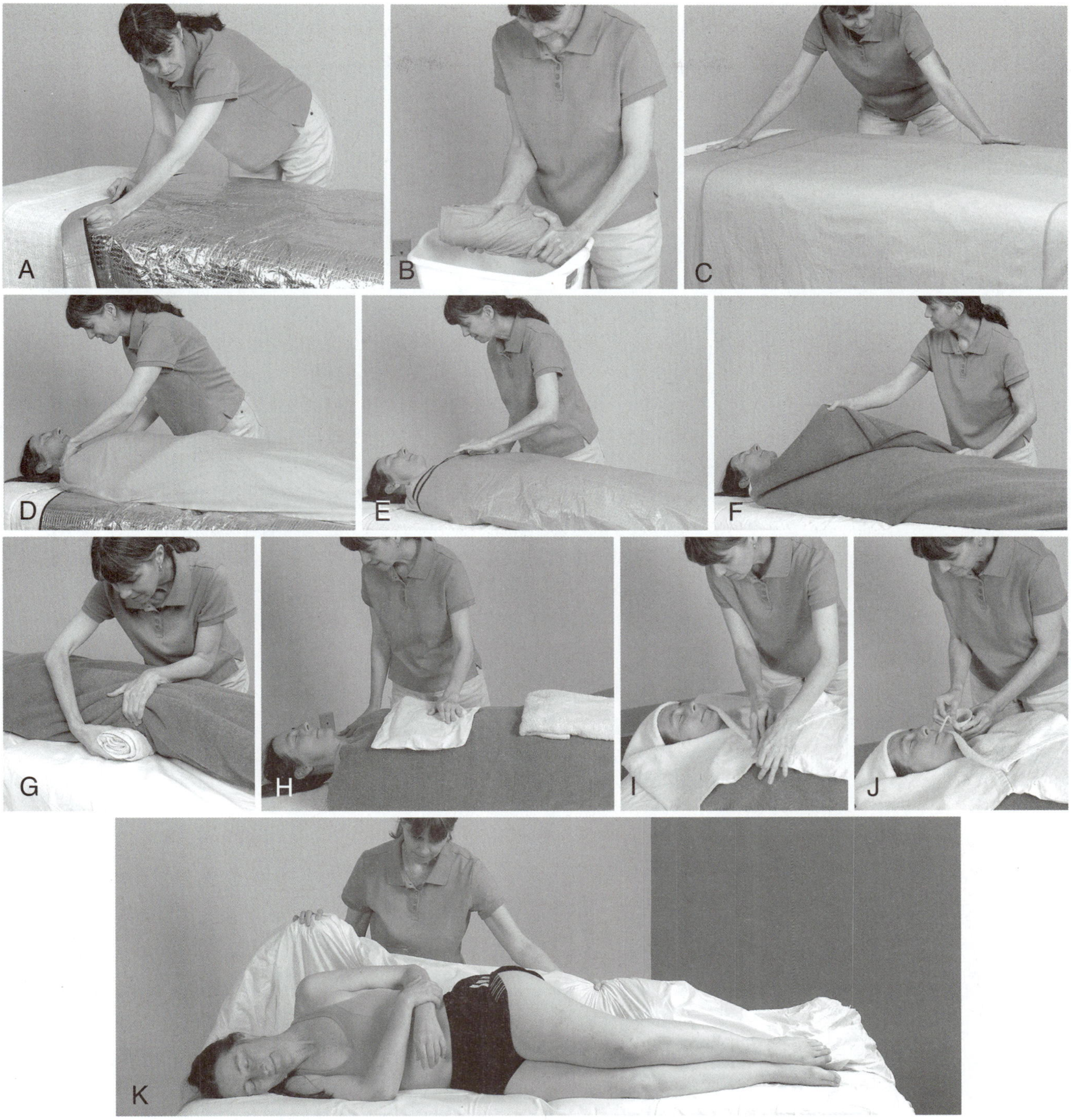


**그림 10-1** ■ 젖은 담요랩. **A.** 마사지 테이블 준비. **B.** 젖은 담요 짜기. **C.** 뜨거운 젖은 담요 펴기 **D.** 뜨거운 젖은 담요로 환자 감싸기. **E.** 구급담요로 환자 감싸기. **F.** 울 담요로 환자 감싸기. **G.** 무릎아래 받침 괴어주기. **H.** 추가로 따뜻하게 해주는 도구들. **I.** 타월로 머리 싸주기. **J.** 물마시게 해주기. **K.** 테이블 위에서 담요 제거해 주기.

육, 관절 통증 특히 관절염, 궁둥통증신경통, 통풍, 심리적으로 화가 나 있는 환자.

**금기증:** 전신을 따뜻하게 하면 안되는 모든 질환들(심혈관계 문제, 당뇨, 간염, 림프부종, 다발성경화증, 의사에 의해 치료받고 있지 않은 간질, 임신, 알콜이나 약물 복용, 폐쇄공포증

**주의사항**

1. 갑상선기능저하 환자에게 자주 땀을 배출하는 바디

사례연구 10-1

## 섬유성 근동통 (fibromyalgia) 과 젖은 담요랩

### 배경

Roberta는 섬유성근동통을 몇 년간 앓고 있는 건강한 62세 여성이다. 마사지 치료일 몇 일 전에 교통사고를 당했다. 머리를 제외한 전신에 멍이 들고, 쑤시는 통증이 있으며 심리적으로 놀라있는 상태이다. 사고 후 응급실을 찾았을 때 그녀는 어떤 골절이나 부상은 없다고 말했다. 그리고 다음날 딸의 마사지 치료사에게 살면서 한번도 받아본 적 없는 마사지 치료를 받기 위해 찾아갔다.

### 치료

치료사는 그녀의 과거 병력들을 들었다. Roberta는 춥다고 말했다. 치료사는 즉시 102° F의 온도로 족욕을 하게 했다. 그러나 그녀는 물이 너무 뜨겁다고 소리쳤다. 그래서 치료사는 온도가 99° F가 될 때까지 찬물을 타줬다. Roberta에게 질문을 하고 답을 듣는 과정에서 치료사는 그녀가 어제의 사고로 인한 멍뿐만 아니라, 평소에도 터치에 대해 과하게 민감한 것 같다고 의심을 하게 됐다. Roberta는 울(wool) 이 자신의 피부에 닿는 것을 견디지 못한다고 인정했다. 옷의 상표도 모두 잘라내야 하고, 배와 발 부분을 절대 손대는 것이 싫다고 말했다.

치료사는 그녀의 몸이 멍들어 있고, 쑤시는 상태이기 때문에 지금은 마사지가 그녀를 편안하게 해 주기 보다는 스트레스가 될 것이라 판단했다. 해서 대안으로 젖은 담요랩을 선택했다. 황산염(Epsom salt)을 탄 뜨거운 물에 솜담요를 적시고, 마사지 테이블 위에 편 후, Roberta를 감싸주고 잘 여며 주었다. 그런후, 그녀가 편안함을 느끼고 있는 동안 머리와 목 부분에 부드럽게 energetic technique의 마사지를 해 주었다. Roberta는 아주 만족스럽게 따뜻함을 느꼈을 뿐만 아니라, 매우 깊은 안정감을 느꼈다. 옷을 입으면서 그녀는 치료사에게 심리적으로 훨씬 안정이 돼서 좋았고, 움직여도 하나도 아프지 않다고 했다.

### 논의 질문

1. 어떻게 젖은 담요랩으로 Roberca의 통증이 완화되었나요?
2. 왜 치료사는 황산염(Epsom salt)을 물에 타서 담요에 적셨을까요?
3. 이 환자에게 적절한 다른 수치료 방법은 무엇이 있을까요?

랩은 좋지 않다.

2. 림프결절 제거로 인한 림프부종 환자는 오랜시간 땀을 배출하는 바디랩을 피해야 한다(땀 흘리고 나서 15분 이상 지속하는 것 피해야 함).

### 적용절차

1. 바디랩 적용에 대한 어떠한 금기증에 해당하는 사항이 없는지 확인한다.
2. 절차를 설명하고 동의를 구한다.
3. 필요하면 족욕이나, 다른 방법들로 환자를 확실하게 따뜻하게 해준다.
4. 한 장의 마사지 시트로 마사지 테이블을 덮어 주고, 그 위에 울담요 두 장, 마지막으로 구급담요 한 장을 깔아준다(그림 10-1A). 마사지 시트 한 장은 바디랩 마지막에 환자를 감싸주기 위해 남겨 둔다.
5. 110°F의 물에 담요를 적신 후 물기를 짠다(그림 10-1B). 열이 식지 않도록 재빨리 마사지 테이블 위에 펴놓는다(그림 10-1C). 적신 담요는 구급담요로 완전히 싸여질 것이다.
6. 옷을 모두 벗거나, 부분적으로만 입은 상태에서 시트 위에 환자를 눕히고, 재빨리 감싸준다. 공기가 빠져 나가지 못하도록 목 주변을 여며 준다(그림 10-1D). 다음으로 구급담요를 젖은 담요 위에 감싸준다(그림 10-1E), 마지막으로 두 장의 울 담요로 감싸준다(그림 10-1F).
7. 무릎 아래에 받침을 괴어 준다.
8. 뜨거운 보온병이나, 전자렌지에 돌릴 수 있는 핫팩 같은 걸로 환자 발 쪽에 추가로 더 보온해준다. 환자의 체온이 빠르게 올라가지 않으면, 배나 가슴부위에도 적용해 준다.
9. 수건을 이용해 머리를 감싸준다.
10. 환자의 몸이 따뜻해지기 시작하면, 이마에 차가운 것을 얹어 준다(그림에는 없음).

11. 마실 물을 컵에 담아 빨대로 환자에게 제공한다.
12. 20~30분 후 모든 담요들을 벗겨내고, 환자가 선호하면 차가운 장갑을 이용해 몸에 마찰을 가해 준다.
13. 이제 환자는 마사지를 받을 것이다. 그러나 마사지 시 테이블에 필요한 것은 젖은 담요들은 모두 치우고 오직 마른 마사지 시트 한 장 뿐이다. 환자를 한쪽으로 굴려서 시트를 이용해 환자를 들어 올려서 아래 깔려 있던 담요를 모두 걷어 내고, 다시 반대편으로 굴려 준다. 이렇게 하면 쉽게 모든 린넨류들을 걷어 낼 수 있다(그림 10-1K). (다른 방법은 잠시동안만 환자를 마사지 테이블에서 내려오게 하는 방법도 있다.) 이제 환자 밑에 남은 것은 건조한 마사지 시트 한 장 뿐이다. 따로 남겨 뒀던 마사지 시트 한 장으로 환자를 덮어 주고 마사지를 시작한다.

## 건조한 시트랩
### DRY SHEET WRAP

건조한 시트랩은 담요 두 장, 시트 한 장 그리고 쌓여진 환자 몸에 적용해 줄 외부 보온 장비들로 구성된다. 이 방법은 마치 알에 쌓여진 듯한 느낌을 주는 많은 이에게 사랑받는 간단한 방법이다. 그림 10-2에서 보듯, 열이 새 나가지 않게 간단한 방법으로 환자를 감싸주고, 외부 보온 장치들로 더 따뜻하게 해 준다. 이 방법은 마사지 전에 추위를 느끼는 환자나, 마사지 후 좀 더 이완된 느낌을 위해 따뜻한 환경을 제공해 줄 필요가 있을 때 좋은 방법이다. 오래 두면 환자를 많이 덥게 할 수 있으나, 환자가 땀을 흘리기 시작하면 차가운 수건이나, 냉팩을 이마에 올려 준다. 아래는 마사지 전에 적용할 수 있는 건조한 시트랩에 대한 절차이다. 물론 마사지 후에도 적용해 줄 수 있다.

**온도:** 미온, 외부 보온장비로 담요를 통해 열을 전해 준다.

**소요시간:** 10분 또는 그 이상, 환자 심부체온에 따라 조금씩 달라진다.

**필요장비:** 담요 두 장, 시트 3장, 보온장비(고온의 물을 담은 병, 핫팩, 온열패드), 목에 감아줄 작은 욕실타월, 무릎아래 받침

**적응증:** 오한이 난 환자, 심리적으로 흥분되 있는 환자.

**금기증:** 외부 보온장치를 다리 부분에 적용해주고, 피부를 직접적으로 관찰할 수 없기 때문에, 하지 부분 순환에 문제가 있을 경우는 금기증이 된다. 하지 동맥경화, 버거씨병(Buerger's disease), 당뇨, 하지 감각 소실이 이에 해당함, 폐쇄공포증

**적용절차**

1. 바디랩 적용에 대한 어떠한 금기증에 해당하는 사항이 없는지 확인한다.
2. 절차를 설명하고 동의를 구한다.
3. 마사지 시트 한 장을 테이블에 깐다. 그 위에 울담요 두 장을 깔아 주고, 마지막으로 건조한 시트 한 장을 더 깔아 준다(시트 한 장은 마사지를 마치고 환자를 감싸줄 용도로 남겨 둔다). 작은 욕실 타월 한 장을 환자 머리 부분에 놓아 둔다(그림 10-2A).
4. 환자를 시트 위에 눕히고, 감싸준다. 목주변을 공기가 새어 나가지 않도록 잘 여미어 준다(그림 10-2B).
5. 시트로 싼 것 위에 담요로 덧싸준다(그림 10-2C).
6. 작은 타월로 목 주변을 싸주고, 외부보온장치를 다리 부분에 올려 준다. 환자가 많이 추위를 느끼고 있으면 하나를 더 가슴부분에 올려준다(그림 10-2D).
7. 무릎 아래를 받쳐 준다(그림 10-2E).
8. 10분이나 그 이상 후, 환자가 완전히 따뜻해졌는지 확인한다. 따뜻해졌으면, 보온장비, 시트, 담요를 모두 걷어 낸다(그림 10-2F). 그리고나서 환자가 원하면 냉마찰을 해준다.
9. 이제 환자는 마사지를 받을 것이다. 그러나 마사지 시 테이블에 필요한 것은 젖은 담요들은 모두 치우고 오직 마른 마사지 시트 한 장뿐이다. 환자를 한쪽으로 굴려서 시트를 이용해 환자를 들어 올려서 아래 깔려 있던 담요를 모두 걷어 내고, 다시 반대편으로 굴려준다. 이렇게 하면 쉽게 모든 린넨류들을 걷어낼 수 있다(그림 10-1K, 203쪽). 다른 방법은 잠시동안만 환자를 마사지 테이블에서 내려오게 하는 방법도 있다. 이제 환자 밑에 남은 것은 건조한 마사지 시트 한 장 뿐이다. 따로 남겨 뒀던 마사지 시트 한 장으로 환자를 덮어 주고 마사지를 시작한다.

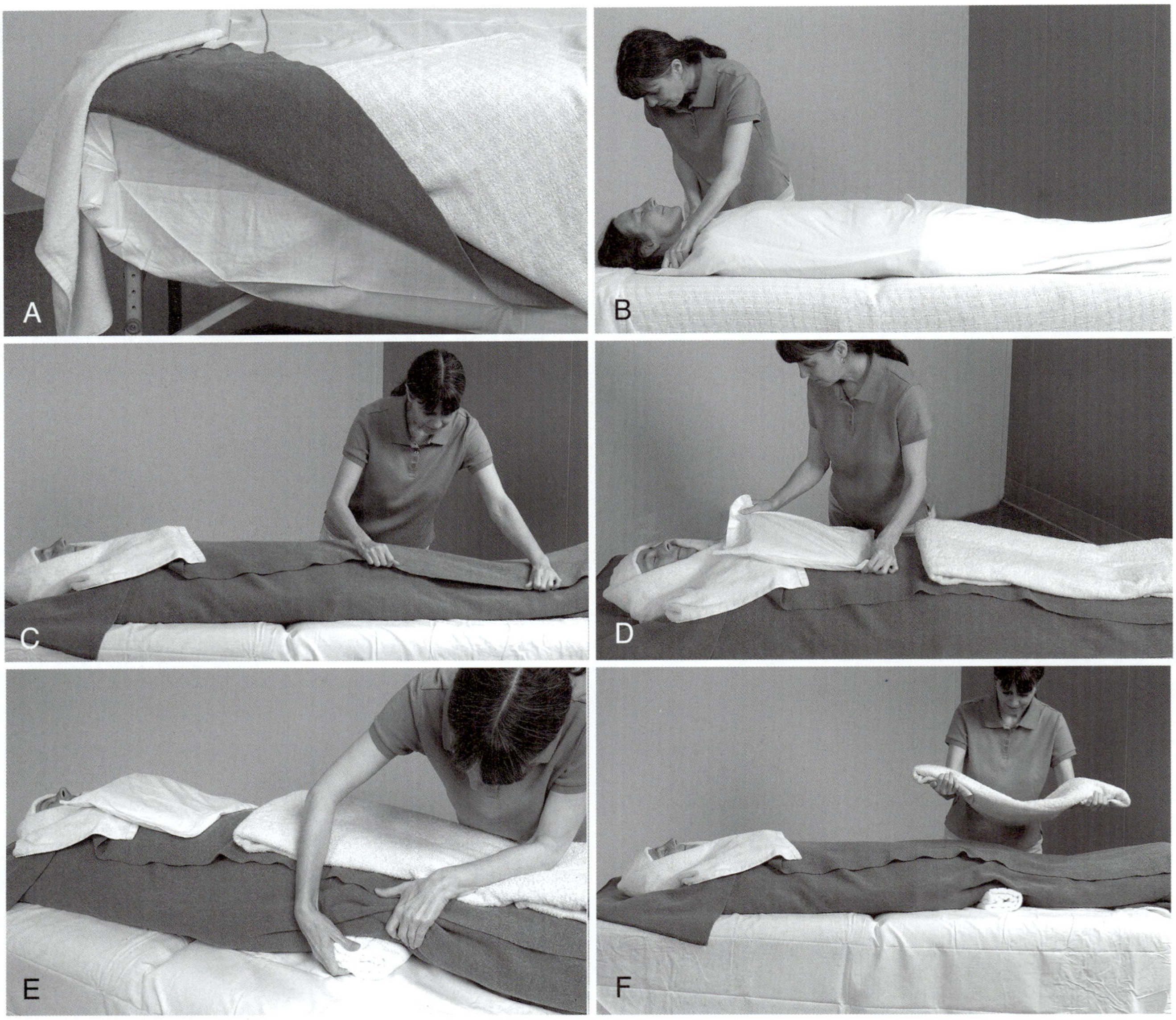


**그림 10-2** ■ 건조한 시트랩. **A.** 테이블 준비. **B.** 시트로 환자 감싸주기. **C.** 담요로 감싸주기. **D.** 보온장비 올려주기. **E.** 무릎 아래 받침해주기. **F.** 보온장비 치워주기.

## 차가운 젖은 시트랩
## COLD WET SHEET WRAP

수세기 동안 관찰력 있는 사람들은 냉수에 젖은 시트로 환자를 싸주고 그 위에 담요로 덧 싸주면 발한이 증가한다는 사실을 알아 차렸다. 1697년 *The History of Hot and cold Bath*의 저자인 영국인 의사 John Floyer경은 체중을 감량하고 싶어하는 경마 기수들에게 이렇게 충고했다. "셔츠를 차가운 물에 적셔 그대로 입고, 담요로 감싸서 땀이 자연스럽게 나게 하면, 상당한 량의 체중감량을 할 수 있을 것이다."[4] 그러나, Vincent Priessntiz (1801-1851) 가 정형화된 냉습포 사용법을 발명해 냈다. 이 방법은 환자를 한 겹의 시트로 감싸고 나서 몇 장의

**그림 10-3** ■ 차가운 젖은 시트랩. **A.** 테이블을 준비한다. **B.** 시트를 냉수에 적신 후 짠다. **C.** 냉수에 적신 시트를 담요 아래 부위에 둔다. **D.** 환자를 시트 위에 눕힌다. **E.** 팔을 제외한 환자의 몸을 시트로 감싼다. **F.** 팔을 포함해서 몸전체를 감싼다. **G.** 시트 아래 부분을 발 아래로 잘 여민다. **H.** 욕실 수건으로 목과 머리를 감싼다. **I.** 테이블에 있는 담요로 환자를 감싼다. **J.** 두번째 담요로 환자를 다시 덮는다. **K.** 보온 장비를 발위에 올린다. **L.** 무릎 받침 부목을 이용해 무릎아래 둔다. **M.** 환자가 물을 요구하면 제공한다. **N.** 젖은 시트는 제거한다. **O.** 환자를 한 방향으로 돌린 후, 시트를 이용해 환자를 들어올려 아래 깔린 담요를 걷어낸다. **P.** 린넨물을 제거한다. **Q.** 남은 마사지 시트를 환자에게 덮어준다.

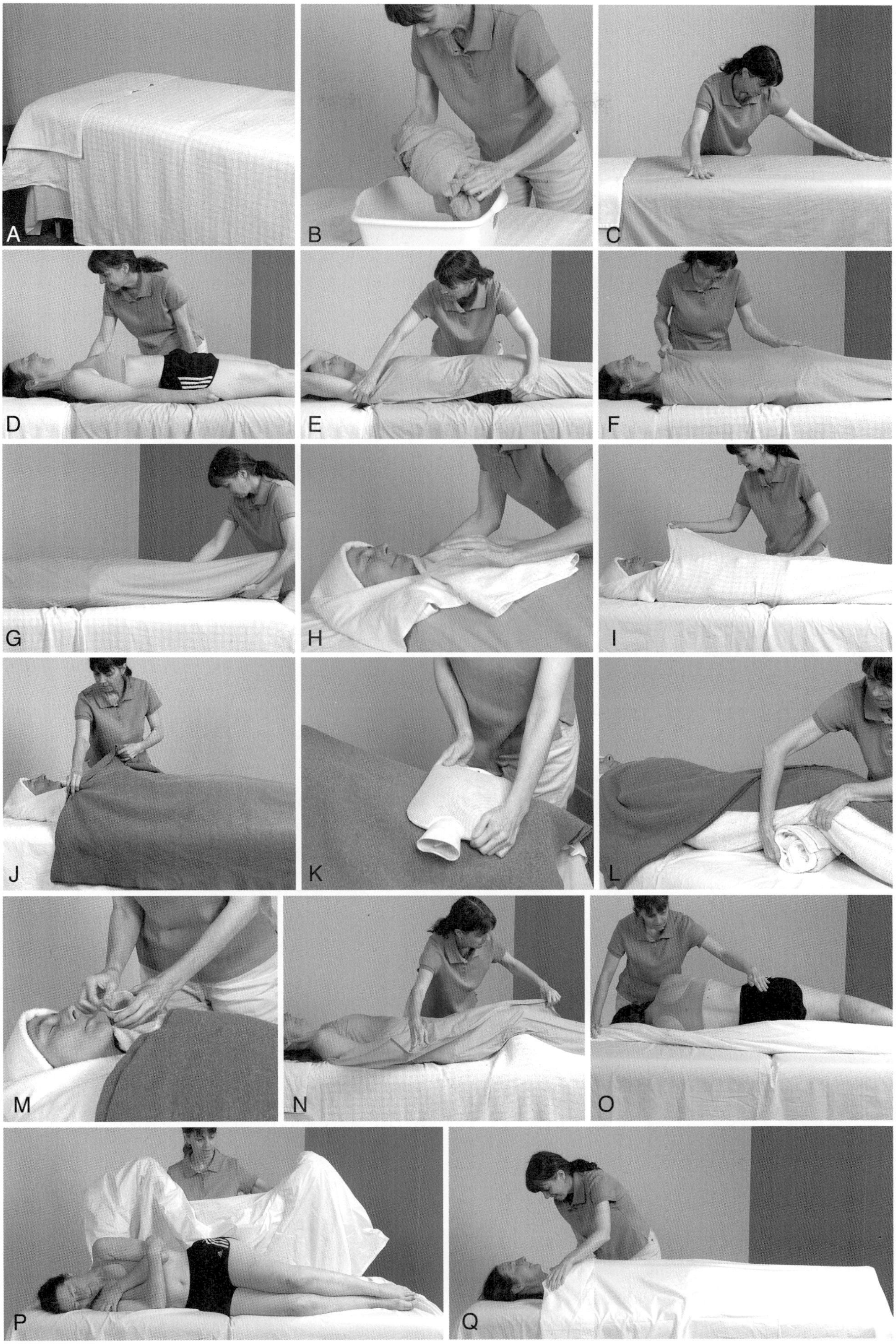
A
B
C
D
E
F
G
H
I
J
K
L
M
N
O
P
Q

담요로 덧 싸주고, 다양한 목적의 치료적 효과에 따라 일정시간 이 상태로 놓아두는 방법이다.

이 치료법은 수치료분야의 주된 치료법으로 사용되었고, 나중에는 자연요법의학(naturopathic medicine)에서 사용되었다. 다양한 질병에 따라 냉습포 팩의 사용법도 다르게 단계별로 사용된다. 첫 번째 단계(stage 1)는 열날 때, 전신적으로 몸이 약해졌을 때, 회복기에 있는 환자의 강장을 위해 이용된다. 두 번째 단계(stage 2)는 정신질환, 초조 불안, 긴장감, 불면증에 이용된다. 세 번째 단계(stage 3)는 폐렴, 소화불량, 내부장기의 울혈에 이용되고 마지막 네 번째 단계(stage 4)는 알콜이나 약물중독, 전신 해독과정, 감염성질환(기관지염, 인플루엔자)에 사용된다. 신체의 국소부위에만 적용하는 랩 또한 대중적으로 이용되었다. 생리통이나, 관절염 동통에는 엉덩이와 다리부분을 감싸줬고, 소화불량에는 따뜻한 시트를 배부위에 감싸줬다.

오늘날 마사지 치료사들에게 **차가운, 젖은 시트랩**(그림 10-3)은 비싸거나 정교한 수치료 장비 없이 환자의 심부온도를 조절하는 효과적인 방법으로 사용된다. 또한 허브나, 소금, 에센스 오일 등과 같은 치료적인 물질을 시트에 적실 물과 함께 섞어 이용할 수도 있다.

첫 번째 단계의 젖은 시트랩은 매우 차가운 물에 적신 후 짜서 사용하기 때문에 냉각 효과가 있다(이러한 이유로, 해열치료에 이용되었다). 차가운 물은 피부표면의 냉각수용체들을 강하게 자극한다. 이로 인해 일단은 혈관의 강한 수축이 유도되고 시간이 조금 지나면 이완이 된다. 몸에 한기가 드는 것을 방지하기 위해 차가운 냉탕에 들어갈 때나 냉수로 샤워할 때랑 같은 정도의 양으로 피부로의 혈류량이 증가되어 순간적인 강한 열을 만들어 낸다. 그러나, 추가로 감싸주는 담요 때문에 발생되는 열이 밖으로 나가지 못해 짧은 시간에 심부 체온 상승을 이끌어 낸다.

약 5분 안에, 일단 가둬진 열에 의해 랩의 온도가 중온 정도로 상승되어 2단계나 중립적 단계에 이르게 된다. 이 중립단계는 중온수 침수욕과 비슷한 진정 효과를 낸다.

대략 15분쯤 지나면 환자의 몸에서 발생된 열이 축적되어 심부체온이 중온에서 뜨거운 정도로 오르는 3단계에 이른다(오한이 난 환자나, 침수욕으로 효과적으로 체온상승이 안된 환자들은 이 방법으로 따뜻하게 체온을 올릴 수가 있다).

마지막으로, 30분에서 그 이상 유지하고 있으면, 4단계에 이르게 된다. 매우 더워서 땀을 흘리기 시작한다. 인체해독을 위해 이 단계를 이용할 때는 마사지 치료사가 시행하는 것보다 의사의 감독하게 행하는 것이 더 적당하다. 인체해독이 목적이라면 환자를 1시간에서 그 이상을 이 상태로 유지시켜야 하기 때문이다.

냉습포팩은 대부분의 환자들을 진정시켜 주지만, 반대로 폐쇄공포증이 있는 환자에게는 유익하지 못하다. 이런 종류의 랩을 적용하기 전에 반드시 환자가 폐쇄공포증이 있는지 여부를 확인하는 것이 중요하다. 북극곰 털담요를 세탁의 편의때문에 울 담요 대신으로 이용하기도 한다.

**온도:** 한냉(60~70° F)

**소요시간:** 1단계를 위해서는 약 5분에서 그 이상, 2단계나 중립단계를 위해서는 약 15분, 온열단계를 위해서는 30분, 발한을 위한 단계를 위해서는 약 1~2시간(환자에 따라 발한에 이르는 시간차가 있기 때문에 걸리는 시간은 대략적인 개념이다)

**필요장비:** 온수계, 마사지 테이블, 감쌀 고무시트, 면담요, 울담요 각 한 장, 시트 한 장은 냉수에 적셔서 물기를 짠다. 시트 두 장은 바디랩 끝나고 마사지 때 사용한다. 목주위 감싸줄 작은 욕실타월, 시트 적실 큰 수조, 보온도구들(고온 물병, 고온 족욕, 발 찜질, 무릎 아래 받쳐 줄 것, 컵, 빨대)

**효과:** 온열효과

**청소:** 젖은 시트, 담요, 욕실타월 세탁, 수조 씻고 건조, 고무시트 버리고, 구급 담요 사용했으면 청소해 주기

**적응증:** 열식혀주기(1단계), 강장효과, 신경질적인 정적인 환자나 심리적으로 동요된 환자(2~3단계), 불면증(2~3단계), 보온(3~4단계), 해독작용 위한 발한치료(4단계 계속적 유지시)

**금기증:** 폐쇄공포증, 오한난 환자, 음주나 약물 한 사람, 과한 습기에 과민을 보이는 피부, 전신에 열을 가하는 것이 금기인 모든 상태(3~4단계 이용시) 예를 들어, 임신, 심혈관계문제, 당뇨, 간염, 림프부종, 다발성경화증, 발작, 의사에 의해 구체적인 처방을 받지 않은 환자.

**주의사항**

1. 갑상선기능저하 환자에게 자주 땀을 배출하는 바디랩은 좋지 않다.
2. 림프결절 제거로 인한 림프부종 환자는 오랜시간 땀을 배출하는 바디랩을 피해야 한다(땀 흘리고 나서 15분 이상 지속하는 것은 피해야 함).

**적용절차**

1. 바디랩 적용에 대한 어떠한 금기증에 해당하는 사항이 없는지 확인한다.
2. 절차를 설명하고 동의를 구한다.
3. 족욕이나 다른 방법이 필요하다면, 환자를 충분히 따뜻하게 해 주는 것을 잊지 않는다.
4. 마사지 시트 한 장을 테이블에 깐다. 그 위에 고무시트를 덧 깔아 준다. 그 위에 담요 한 장을 머리 쪽에 8 inch 남기고 깔아 준다. 침대의 바깥쪽으로 담요가 좀 더 내려오도록 깔아준다. 작은 욕실 타월을 테이블 위쪽 부분에 놓아 둔다(그림 10-3A). 13번 단계 때 사용하기 위한 담요 한 장과 19번에서 사용하기 위한 마사지 시트를 각각 남겨 둔다.
5. 시트 한 장을 냉수에 적신 후 짠다(그림 10-3B).
6. 시트를 담요 위에 올려 놓는데, 시트의 윗 부분이 담요의 윗부분 보다 살짝 아래에 오도록 놓는다(그림 10-3C).
7. 환자의 어깨가 시트의 윗부분보다 약 3인치 아래 오도록 환자를 시트 위에 바로눕힌다(그림 10-3D).
8. 환자 두 팔을 머리 위로 올리게 하고, 시트의 한 쪽으로 몸을 감싸준다. 그리고 한 쪽 끝을 환자의 몸 아래로 넣어줘서 시트를 고정시킨다(그림 10-3E).
9. 환자의 팔을 아래로 내리고, 반대쪽 시트로 치료사 방향으로 환자의 남은 몸을 감싸준다. 그리고 역시 한쪽 끝을 환자 몸 아래로 넣어 고정시켜 준다(그림 10-3F).
10. 시트의 아랫 부분을 환자의 발 아래로 잘 여며준다(그림 10-3G).
11. 목 부분을 욕실 타월로 잘 감싸줘 냉기가 빠져 나가지 않도록 한다(그림 10-3H).
12. 담요의 짧은 쪽 부분을 당겨서 환자 몸을 감싼 후 잘 고정해주고, 반대쪽 긴 부분을 당겨 같은 방법으로 감싸준다(그림 10-3I).
13. 추가 담요 한 장을 더 덮어준다(그림 10-3J).
14. 보온병이나 핫팩 등의 보온 장비를 발 위에 올려서 빠르게 환자 몸을 데워준다(그림 10-3K).
15. 무릎 받침 부목을 이용해 무릎 아래에 괴어 준다(그림 10-3L).
16. 환자의 요구에 따라 물을 한 모금씩 빨대를 이용해 마시게 해 준다(그림 10-3M).
17. 중립, 발열, 발한 등의 원하는 단계에 도달하면 담요와 젖은 시트를 제거해 준다(그림 10-3N).
18. 팩을 모두 걷어내고, 환자가 원하면 냉마찰을 해준다(그림 11-1 참조).
19. 이제 환자는 마사지를 받을 것이다. 그러나 마사지 시 테이블에 필요한 것은 젖은 담요들은 모두 치우고 오직 마른 마사지 시트 한 장 뿐이다. 환자를 한 쪽으로 굴려서 시트를 이용해 환자를 들어 올려서 아래 깔려 있던 담요를 모두 걷어 내고, 다시 반대편으로 굴려 준다. 이렇게 하면 쉽게 모든 린넨류들을 걷어낼 수 있다(그림 10-3O, 10-3P). 이제 환자 아래에는 깨끗한 시트 한 장만 남게 된다. 남겨뒀던 시트 한 장으로 환자를 감싸준다(그림 10-3Q). 다른 방법은 잠시동안만 환자를 마사지 테이블에서 내려오게 하는 방법도 있다. 이제 환자 밑에 남은 것은 건조한 마사지 시트 한 장 뿐이다. 따로 남겨뒀던 마사지 시트 한 장으로 환자를 덮어 주고 마사지를 시작한다. 다른 방법은 치료사가 테이블을 쉽게 정리할 수 있게끔 환자에게 잠시 일어나도록 부탁한다.

## 요약
### CHAPTER SUMMARY

이 장에서는 수치료의 다른 방법중 하나인 바디랩을 배웠다. 이 방법은 마사지 치료사에게 유용하게 이용될 것이다. 바디랩을 오랫동안 적용하면, 환자는 진정, 이완을 느끼고 편안한 느낌으로 몸이 따뜻해지는 것을 느낄 것이다. 이런 바디랩은 특별한 비싼 장비 없이 어디서나(예를 들어, 환자의 집에서도) 적용가능하다. 또한 다른 치료 방법과 병행해서 사용할 수도 있을 것이다. 예를 들면, 바디랩 받기 전에 소금마찰, 전신침수욕, 사우나, 뜨거운 샤워, 스팀샤워 등의 방법을 적용해 줄 수 있다.

## 복습문제 REVIEW QUESTION

### *객관식 문제*

**1.** 젖은 시트팩의 첫 번째 단계는 어떤 효과인가?
**a.** 해열
**b.** 진정
**c.** 해독작용으로 이용

**2.** 모든 바디랩에 담요를 이용하는데 그 이유가 아닌 것은?
**a.** 마사지 테이블을 건조하게 유지 하기 위해
**b.** 폐쇄공포증을 예방하기 위해
**c.** 체열을 보존하기 위해
**d.** 환자에게 몸이 잘 감싸져 있는 느낌이 들도록 해주기 위해

**3.** 랩 적용시 물에 함께 섞어 줄 수 있는 화약물 첨가제는 무엇인가?
**a.** 오트밀
**b.** 모래
**c.** 에센스 오일
**d.** 해조류

**4.** 아래의 방법중 바디랩과 함께 적용할 수 있는 방법이 아닌 것은?
**a.** 스팀욕
**b.** 아이스팩
**c.** 사우나
**d.** 전신침수욕

**5.** 다음 중 습한 팩을 이용할 수 있는 경우가 아닌 것은?
**a.** 오한이 난 환자
**b.** 과하게 민감한 환자
**c.** 열이 많이나는 환자
**d.** 안정적인 환자

### *빈칸을 채우시오.*

6. 몸을 데워주는 바디랩은 암환자에게 적용 가능한데, 그 이유는 이 방법이 면역시스템을 ________ 해주고, __________을/를 약화시키기 때문이다.

7. ________ 랩과 ________ 랩은 해독과정에 이용될 수 있다.

8. 젖은 담요랩은 전신 _________와 만성 _________ 또는 _________한 통증에 이용된다.

9. 냉습포의 첫 번째 단계는 _________ 효과를 낸다.

10. 냉습포의 두 번째 단계는 _________ 효과를 낸다.

## 참고문헌

1. www.clinicaltrials.gov/ct/gvi/show/NCT00178802. Accessed December 1, 2006.
2. www.uth.tmc.edu/thermaltherapy. Accessed December 1, 2006.
3. Interview with Glenna Scott, RN, University of Texas Medical Center, December 1, 2006.
4. Floyer J. Quoted in Kellogg, JH. *Rational Hydrotherapy*. Battle Creek, MI: Modern Medicine,1923, p 28.

## 추천 도서

1. Boyle W, Saine A. *Lectures in Naturopathic Hydrotherapy*, Sandy, OR: Eclectic Medical, 1988.
2. Peterson S. *Hydrotherapy in the Home*. Loveland, CO: Eden Valley Institute, 1973.
3. Shorter E. *From Paralysis to Fatigue: A History of Psychosomatic Illness in the Modern Era*. New York: Free Press, 1992.
4. Williams A. *Spa Bodywork*. Baltimore: Lippincott Williams & Wilkins, 2006.

# 마찰 치료

## FRICTION TREATMENTS

11장

*냉 마찰은 알려진 바와 같이 피부 순환을 위한 자극을 위해서 가장 좋은 수치료법의 하나로서 의심할 여지가 없다. 피부의 탄력과 전신의 활력은 다른 어떤 활력을 위한 방법보다 좋다.*

*— Stella Peterson, RN, Hydrotherapy in the Home*

### 학습목표

이 장을 다 읽고 나면 독자는 다음의 질문에 답할 수 있다:

- 마찰치료의 효과를 서술할 수 있다.
- 마찰치료를 위한 지시사항, 주의사항, 금기증상을 설명할 수 있다.
- 전신마찰법과 국소마찰법을 정의하고 서술할 수 있다.
- 각 치료에 사용되는 마찰치료를 수행할 수 있다.

마찰치료는 작지만, 독특한 분야로서 전통적인 수치료에 해당된다. 신체의 어느 부분이라도 격렬하게 문지르면 그 곳의 혈관이 개방되는데, 부상을 입었을 때 더 많은 산소와 영양분이 요구되는 이유가 여기에 있다. 신체의 혈류를 다루는 분야에 깊이 관여하였던 초기 수치료사들은 신체를 손으로 쓸어 내거나 문지른 부분은 국소적 혈류가 활발해져 치료의 효과를 높인다는 사실을 발견하였다. 마찰은 차가운 부분을 따뜻하게 하고, 물을 피부에 접촉해 적응하게 하며, 신체의 중요한 기능을 활성화시켜 수치료에 대한 환자의 반응을 향상시킨다. 고열이 있는 환자들은 마찰과 동시에 찬물을 끼얹기도 하는데, 이로 인해 찬물은 피부에 더 잘 스며들고, 피부의 혈관을 확장해 피부에서 더 많은 열이 손실되는 결과를 가져온다. 냉 장갑 마찰은 폐렴환자의 항생제 사용 이전에 실행하는 표준적 치료로, 몇 주간의 회복기동안 이 마찰치료를 통해 그들의 체질강화를 돕는다. 소금마찰은 냉 장갑 마찰을 견디기 힘든 약한 환자들을 위해 개발되었고, 마른 솔질은 환자의 면역체계 개선을 촉진하는 방법이 되었다.

모든 마찰치료는 피하 혈관과 피부를 활발하게 자극하기 위해 거친 질감의 물질을 사용하는데, 이는 혈액과 림프의 순환작용을 향상시켜 영양분의 흡수와 노폐물의 배출을 증가시키며, 신경계와 면역체계를 자극하게 된다. 마찰치료는 보통 환자의 마음을 편안하게 만드는 효과가 있는데, 특히 소금마찰은 오랫동안 환자에게 행복감을 지속시킬 것이다. 또한 과다하게 열이 있는 사람에게 적용해 몸을 시원하게 해주고, 특정부분을 자극해 기능의 개선을 가져올 수 있으며. 감각 자극을 제공하기도 한다.

소금마찰을 실시할 때 황산염, 허브, 정유 등을 첨가하면, 피부를 통해 그 물질의 특이한 화학성분을 흡수할 수 있다. 또한 온천욕 시 소금이나 설탕과 같은 몇몇의 마찰성분은 박리효과(죽은 피부세포의 표층제거)를 위해 곧잘 사용되는데, 이는 피부를 더 부드럽고 밝게 해주며 후에 화장품 흡수를 높이는 효과를 가져 온다.

이 장에서는 냉 장갑 마찰, 소금마찰, 마른 솔질, 이렇게 세 가지 마찰법이 제시된다. 당신은 이 치료의 방법뿐만 아니라, 이를 마사지 실습에 적절히 적용시키는 법을 배울 수 있을 것이다.

**글상자 11-1** *흥미로운 점 (Point of interest)*

### 스웨디쉬 샴푸

Swedish shampoo는 증기욕, 타일로 된 방, 샤워가 동반되어야 하므로 마사지 치료실보다는 스파에서 흔히 사용하며 자극과 세척의 효과를 가진다. 이는 마사지와 사우나 혹은 증기욕 후 전반적인 세척을 위해 사용되며, 피부에 기분 좋은 자극을 준다. 또한 하나의 마찰 치료로서 냉 장갑 마찰이나 소금마찰에 비해 부드러운 자극을 제공한다. 치료사들은 비눗물에 적신 솔을 이용해 원형의 움직임으로 문질러준 다음 그 부위 위로 105° F 물을 부어 비누를 씻어낸다. 양 하지에 비누를 적용한 후 씻어내고 이어 상지, 등, 마지막으로 가슴부위와 복부에도 같은 방법으로 실시한다. Swedish shampoo를 적용한 다음, 미온수(lukewarm) 샤워를 하고 누워서 잠시 휴식을 취한다.

## 냉 장갑 마찰
## COLD MITTEN FRICTION

**냉 장갑 마찰**은 찬물에 적신 타월이나 테리장갑으로 실시되는 전신마찰이다. 치료하는 동안 마찰시킬 부분을 제외한 전신은 가려준다. 이 치료는 간단하지만, 전신 열 치료의 마지막 단계에 적용되어 큰 효과를 낸다. 이때 환자의 혈관이 확장되고 피부에서 다량의 열 손실이 일어나 오한을 유발할 수도 있다. 이 치료는 피부의 혈류를 자극시키고, 피부를 추위에 적응하는 훈련이나 긴장유발에도 유용하다. 또한 누워서 생활해야 하는 환자나 운동을 통해 순환자극을 받을 수 없는 환자에게 좋은 치료가 된다.

냉 장갑 마찰은 사무실에서 일할 때 또는 집에서 환자 스스로 시행할 수 있어 치료의 효과를 높일 수 있다. 냉 적용은 혈관을 이완하고 수축하는 근 운동의 일환으로 사용할 수 있는데, 장시간 시행할 때에는 냉수의 온도를 서서히 낮추어 혈관 반응을 더 강하게 조장할 수 있다. 냉 장갑 마찰은 역학적인 방법으로 열을 이용한 유일한 마찰 치료이다.

평소 오한을 느끼는 환자는 이 치료를 피하는 것이 좋다. 확신이 서지 않을 경우 온수 족욕이나 다른 열 치료를 선행하고, 오한을 방지하기 위해 온도를 적어도 65° F로 유지한 후 치료를 시작해야 한다. 이후 환자가 따뜻함을 느끼게 되면 차가운 테리장갑을 피부에 잠깐 접촉시켜준다. 환자는 가벼운 충격을 느끼지만, 곧 상쾌한 기분을 느낄 수 있을 것이다. 일단 마찰시키고, 건조시킨 후 다른 천이나 의복 따위로 부위를 덮어주면 환자는 편안하고 상쾌한 기분을 느낄 것이다. 온기를 제공하는 냉 치료로는, 피부표면의 냉 수용기를 자극해 혈관을 강하게 수축시킨 후 마찰을 적용해 혈관이 재확장되고 피부로의 혈류를 증가시켜 열을 유발하는 방법이 있다. 즉, 냉수도포, 마찰, 빠른 건조로 완성되는 방법으로 주의할 점은 그 부위를 빠르게 덮어 생산된 열을 유지해야 한다. 열 치료 후 과열된 환자가 마지막에 몸을 식혀야 하는 경우, 다음의 지시사항을 끝까지 따라해 변화를 지켜보아야 한다.

**온도:** 50° 에서 60° F가 적정. 사용하는 물이 차가울수록 더 큰 반응을 기대할 수 있다. 치료를 정기적으로 시행한다면, 더 낮은 온도의 물도 서서히 견딜 수 있을 것이다. 대신 물이 너무 차가워 견딜 수 없다면, 온수를 조금씩 가해 온도를 상승시킬 수 있다.

**소요시간:** 15~20분

**필요장비:** 온도계, 시트 2장, 물에 젖어도 되는 담요, 물을 담을 용기, 물 2 quart(약 2.28리터), 수건 2개 이상, 거친 천이나 목욕용 타월로 된 마찰장갑 1개 또는 2개, 손 부위에 거친 테리천 목욕수건으로 감싼다.

**효과:** 열 효과와 역학적 효과

**청소:** 청소와 소독 후 물 담은 용기도 건조시킨다. 장갑이나 목욕수건도 세탁한다.

**적응증:** 열 치료 후; 추위에 반응하기엔 좁은 혈관용적; 피부자극, 특히 앉거나 누워 지내는 사람, 휠체어에서 생활해야 하는 사람 또는 감각이 무딘 사람; 일반적인 긴장; 과열된 환자

**금기증:** 오한을 느끼는 사람: 치료 전 환자의 몸이 따뜻하지 않다면 혈관의 반응은 감소하고, 마찰의 충분한 효과를 볼 수 없다. 개방되거나 감염 또는 손상을 입은 피

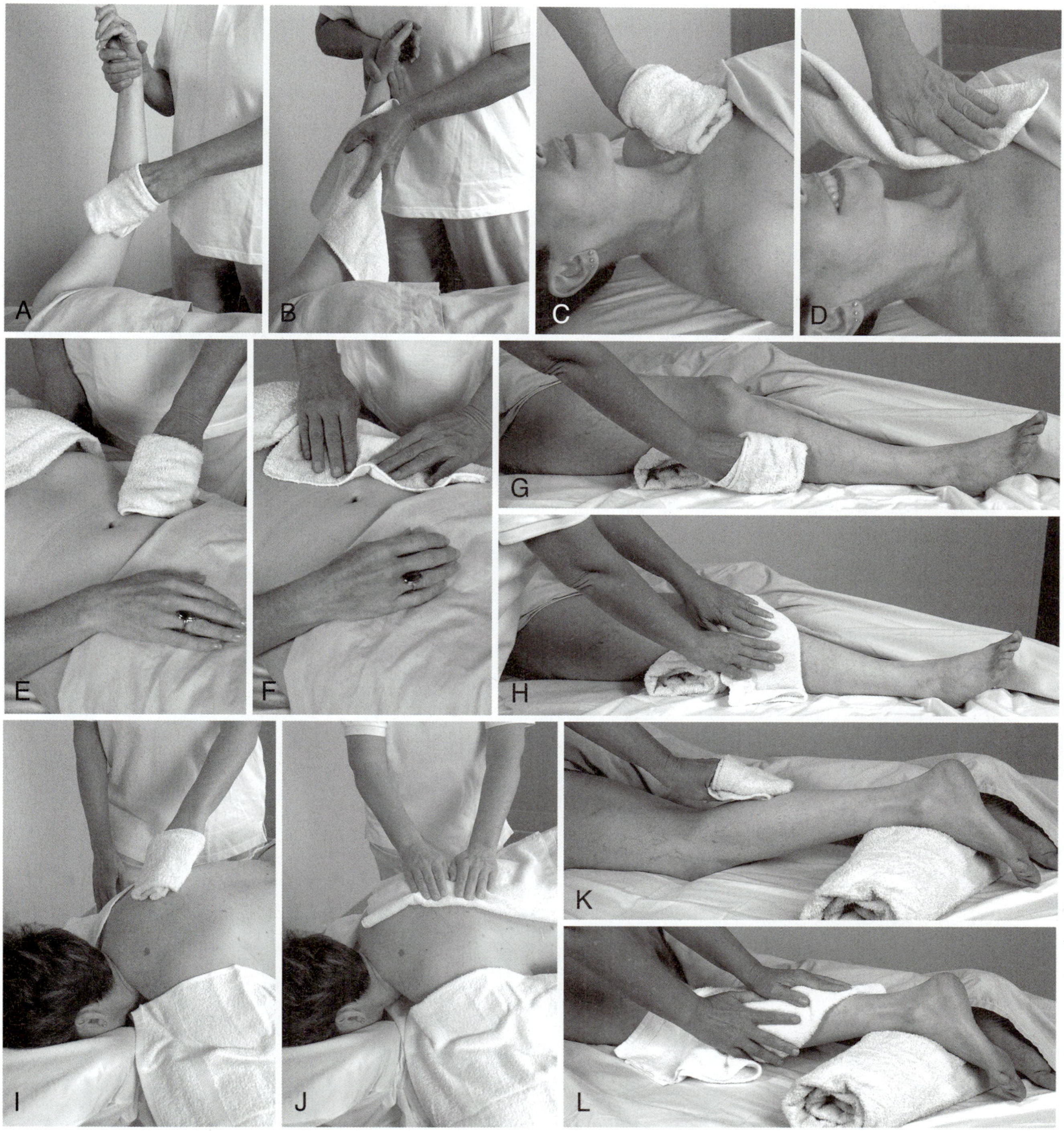


**그림 11-1** ■ 냉 장갑 마찰. **A.** 팔의 마찰적용. **B.** 팔 건조. **C.** 가슴의 마찰적용. **D.** 가슴 건조. **E.** 복부의 마찰적용. **F.** 복부 건조. **G.** 다리 전면의 마찰적용. **H.** 다리 전면 건조. **I.** 등의 마찰적용. **J.** 등 건조. **K.** 다리 후면의 마찰적용. **L.** 다리후면 건조.

부, 진행성 정맥류, 일광화상을 입은 피부, 피부발진, 민감성 피부를 가진 상태.

### 적용절차

1. 환자에게 냉 장갑 마찰을 적용하기에 앞서 금기증이 없는지 확인한다.
2. 냉 장갑 마찰의 사용을 설명하고, 환자의 동의를 얻는다.
3. 환자의 몸이 따뜻한지 확인하고, 그렇지 않다면 온

수 족욕을 제공할 것인지, 또는 다른 종류의 따뜻한 치료를 원하는지 확인한다.

4. 환자는 노출 상태이거나 속옷만 착용한다. 테이블 위에 시트 한 장을 편 후, 그 위에 바른 자세로 눕고 다른 시트와 담요로 덮어준다. 효과적인 치료를 위해 한 번에 신체의 한부분만 냉기에 노출하고, 나머지 부위는 따뜻하게 덮어둔다. 각 부분은 처치된 후 건조시키고, 축축해진 맨 아래 시트를 제거한 후 다시 덮어둔다.
5. 한 팔을 노출한다. 팔 아래로 수건을 댄 후 어깨 방향으로 미끄러지듯이 움직인다. 이때 냉수에 살짝 적신 마찰장갑을 비틀어 물기를 짜낸 후 손가락부터 마찰을 실시한다(그림 11-1A). 빠르게 앞뒤로 움직이는데, 이때 가벼운 압력에서 중간 정도의 압력을 사용한다. 손가락에서부터 어깨 위로 마찰한 후 다시 돌아오기를 반복한다. 마찰 후 피부는 선홍색을 띠는데 그렇지 않다면 재시행한다. 장갑에 남겨진 물이 많을수록 더 큰 반응을 유도할 것이다. 그러나 환자가 지나치게 젖어서는 안된다.
6. 당신은 장갑을 벗고 마른수건을 사용해 팔을 건조시킨다(그림 11-1B). 환자의 팔 아래에서 첫 번째 수건을 제거한 후, 바닥에 깔린 시트 위로 팔을 놓아둔다. 그 위로 맨 위 시트나 담요를 덮어둔다.
7. 환자의 다른 쪽 팔에 5단계와 6단계를 반복한다.
8. 가슴부위의 덮개를 제거한다.
9. 냉수에 살짝 적신 장갑을 비틀어 짠다. 그렇지 않으면 가슴부위로 물이 흘러내려 맨 아래 시트가 젖을 수 있다.
10. 당신이 장갑 마찰을 실시할 때 환자에게 깊게 숨을 들이마실 것을 요청한다. 마찰은 가슴부위 중앙으로 실시해 어깨를 가로질러 몸통 옆으로 내려와 다시 정중앙으로 돌아간다(그림 11-1C). 여성 환자에게는 가슴 위로 마찰을 적용하지 않는다.
11. 당신은 장갑을 벗고 마른수건을 사용해 가슴부위를 건조시킨다(그림 11-1D). 복부를 치료할 때 수건으로 가슴부위를 덮어 따뜻하게 해준다.
12. 냉수에 살짝 적신 장갑을 비틀어 짠다. 그렇지 않으면, 복부 위로 물이 흘러내려 맨 아래 시트가 젖을 수 있다.
13. 복부를 노출 시킨 채 치료한다(그림 11-1E).
14. 당신은 장갑을 벗고 마른수건을 사용해 복부를 건조시킨다(그림 11-1F). 이제 맨 위의 시트와 담요로 가슴부위와 복부를 덮어준다.
15. 각 다리 전방에 위의 방법을 반복한다. 이때 마찰을 실시하기 전 다리 아래로 놓아둔 수건을 다리를 건조시킨 후 제거한다(그림 11-1G와 H).
16. 환자를 엎드려 눕게 한 후 같은 방법으로 처치한다(그림 11-1I). 냉수에 살짝 적신 장갑을 비틀어 짠 후 마찰을 적용한다. 그렇지 않으면 등 위로 물이 흘러내려 맨 아래 시트가 젖을 수 있다.
17. 당신은 장갑을 벗고 마른수건을 사용해 등을 건조시킨 후 맨 위의 시트와 담요로 덮어준다(그림 11-1J).
18. 같은 방법으로 다리 후방을 마찰한다. 실시 전 수건을 각 다리아래에 두고 나중에 제거한다(그림 11-1K와 L).
19. 환자는 편안함과 따뜻함을 느낄 것이고, 원한다면 마사지를 실시할 수도 있다.

**응용**

냉 마찰은 지나치게 열이 많은 환자에게 알맞다. 다량의 냉수(32～50° F)를 사용하고 치료하는 동안 환자를 덮지 않은 채로 둔다.

## 소금마찰
## SALT GLOWS

**소금마찰**은 습기가 있는 소금을 사용해 맨 피부를 문지르는 마찰 치료이다. 소금마찰을 하는 동안 피부는 혈관이 확장되어 분홍빛을 띄거나, 상기된다. 본래 소금마찰은 환자가 냉 장갑 마찰을 견딜 수 없을 만큼 약해진 상태일 때 적용되었다. 그러나 많은 사람들이 소금마찰 후 만족감을 표시하였고, 흔히 피부에 혈류를 증가시킬 때 뿐만 아니라, 과보호 치료에도 사용하게 되었다. 치료 시 소금 크리스탈의 마찰에 의해 죽은 피부세포의 표층이 제거되어 피부는 더 부드러워지고, 생약 제제나 정유 또는 화장품들을 더 잘 흡수하게 된다. 소금마찰은 마사지 전 환자의 피부세포를 준비시키는 역할로 마사지 치료사들에게 특별히 중요한 부분으로 인식되고 있다.

소금마찰을 수행하는데 유용한 팁:

1. 피부의 소금을 닦아내어 건조시킨 후 환자의 피부를 진정시키는 로션이나 오일을 발라준다. 소금마찰 후 마사지를 실시하려면 마사지 오일이나 크림

또는 로션을 발라준다.

2. 소금 크리스탈은 날카로운 모서리를 가지고 있어서 치료 시 너무 큰 압력은 피부를 자극할 수 있기 때문에 항상 조심해야 한다.
3. 식용 소금은 피하는 것이 좋다. 거친 소금을 사용하는 편이 더 큰 반응을 기대할 수 있다. 바다소금, kosher 소금, pickling 소금, 황산염, 사해소금 모두 좋은 선택이다. 이때 물을 혼합시키면 소금 안의 화학물질들이 피부를 통과할 정도의 크기로 흡수되어 질 것이다.
4. 소금마찰은 첨가물을 섞어 다양한 효과를 낼 수 있다. 허브와 점토, 크림, 정유는 특별한 치료를 목적으로 첨가할 수 있다.
5. 소금마찰은 물온도에 의해 역시 다양한 효과를 낼 수 있다. 건강한 의뢰인은 매우 차가운 물로 더 강한 반응을 이끌어 낼 수 있을 것이다.
6. 이 마찰법은 좋은 신체역학 상태에서 실시하는 것이 바람직하다. 또한 지시사항에 유의한다면 치료 시 불편함을 느끼지 못할 것이다.

## 신체의 부분적 소금마찰
PARTIAL-BODY SALT GLOW

신체의 부분적 소금마찰은 국소 순환을 증가시키고, 골격근을 진정시키며 피부를 진정시킨다. 또한 그들에게 제공되는 감각자극으로 인해 일부 환자들에게 크게 선호된다. 이들은 적용부위의 소금을 씻어낼 때 기분 좋은 감각을 느끼게 된다. 부분적 소금마찰은 많은 부분에서 전신 소금마찰과 동일한 방법으로 실시되며 치료를 동반할 수 있다. 이때 환자들은 거의 어지럽혀지지 않은 마사지 테이블에서 치료를 받을 수 있다. 전신 소금마찰을 실시할 때 환자가 욕조 안의 도구에 앉아서 시행하는 반면, 부분마찰은 마사지 테이블 위 수건에 누워 실시한다. 소금 크리스탈이 묻은 수건을 제거하고, 깨끗하고 잘 말려진 시트에 환자를 눕혀 마지막 단계를 끝낸다.

**온도:** 고온(110° F)

**소요시간:** 5분

**필요장비:** 액체 온도계, 따뜻한 물을 담을 용기 2개, 약간의 황산염을 담을 작은 용기, 수건 2장, 큰 타올 1장, 마사지하는 동안 사용될 천 조각을 담는 플라스틱 튜브

**청소:** 용기소독, 천 세탁하기.

**효과:** 주로 역학적 효과

**적응증:** 국소 근육의 긴장, 국소 순환부족, 자극의 저하, 감각 자극

**금기증:** 개방창, 습진, 진균감염, 전염성 피부염, 무좀 또는 엄지발톱곰팡이, 하지정맥류, 일광화상, 피부발진, 민감성피부, 최근의 면도

**적용절차**

1. 환자가 소금마찰에 대해 금기증이 있는지 확인한다.
2. 소금마찰에 대해 설명하고 환자의 동의를 구한다.
3. 소금마찰을 적용할 부위에 타올을 둔다.
4. 소금이 담긴 용기에 물을 떨어뜨려 알갱이들이 서로 응집되도록 한다(그림 11-2A).
5. 환자에게 따뜻한 물을 느낄 것이라고 알린다.
6. 따뜻한 물로 등, 팔, 다리를 부드럽게 닦아낸다

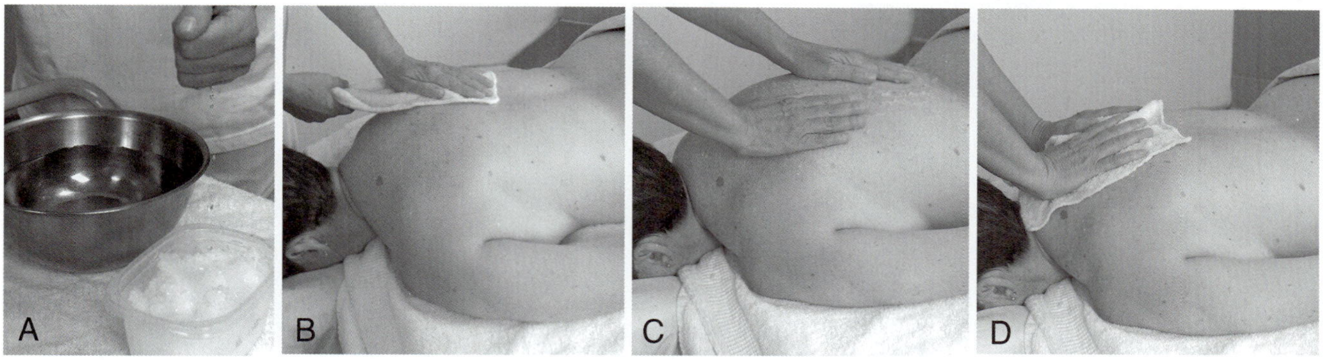


그림 11-2 ■ 신체의 부분적 소금마찰. **A.** 소금 물 만들기. **B.** 소금물로 적신 수건으로 닦기. **C.** 소금으로 등의 마찰적용. **D.** 등의 소금 제거.

(그림 11-2B).

7. 젖은 소금 1작은 술을 당신의 손에 놓고 환자의 등, 팔, 다리에 적용한다. 적용하는 부위에 따라 소금을 더 사용할 있다. 한 손은 위로의 움직임을, 다른 한 손으로는 아래로의 움직임을 준다. 손을 번갈아 사용하는 건 마사지 타입의 마찰이 될 수 있다. 한 부위의 끝에서 다른 부위의 끝으로 움직이고 다시 돌아오는 방법으로 부드러운 압력과 활발한 움직임을 적용한다(그림 11-2C).
8. 마찰을 적용하고자 하는 부위의 크기에 따라 1~3분 동안 적용한다.
9. 환자에게 소금이 너무 거칠게 느껴질 때를 알려달라고 요구한다. 잠깐 동안은 소금의 자극적인 느낌을 좋아할 수 있지만, 시간이 지나면서 자극이 너무 거칠게 느껴질 수 있기 때문이다. 환자가 소금마찰에 대해 불편을 느낀다면 즉시 멈춘다.
10. 젖은 수건으로 소금을 부드럽게 씻어내고, 건조시킨다(그림 11-2D).
11. 몸 아래에 놓인 타올에 소금결정이 있으면, 마사지를 진행하기 전에 깨끗이 치워준다. 환자에게 한쪽 옆으로 구르게 하고, 타올을 접은 다음 다른 방향으로 구르게 해서 완전히 타올을 제거한다.

## 전신 소금마찰 WHOLE-BODY SALT GLOW

전신에 소금마찰을 적용하기 위해 환자의 몸을 부드럽게 닦아준다. 반드시 환자 피부 소금이 남지 않게 하며 치료를 끝낸다.

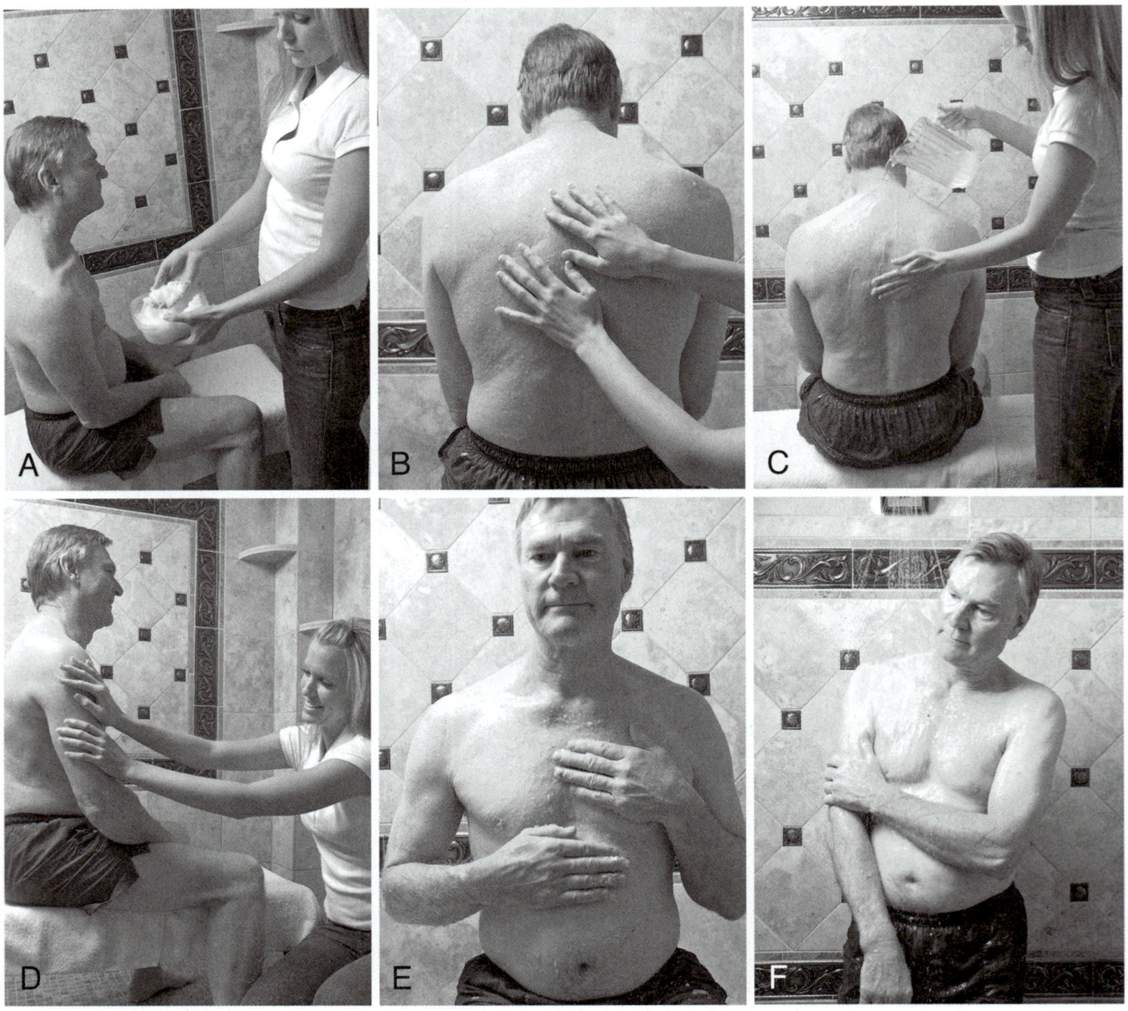


그림 11-3 ■ 전신의 소금마찰. A. 소금마찰 적용을 위한 습기 공급. B. 젖은 소금으로 등의 마찰 적용. C. 등의 소금 제거. D. 한쪽 팔과 다리에 마찰 적용. E. 환자의 몸통과 복부의 마찰적용. F. 환자의 몸통과 복부의 소금 제거.

**사례연구 11-1**

### 자극을 위한 전신 소금마찰

**배경**

Alfredo는 62세의 학교선생님으로, 전반적으로 훌륭한 건강상태를 유지하고 있다. 그는 규칙적인 운동을 하며, 식습관에도 주의를 기울인다. 그는 과한 운동으로 긴장된 근육을 풀어주기 위해 한 달에 한번 마사지를 받는다. 그러던 어느 날 그는 완전히 다른 이유로 마사지를 계획하였다. 그는 10일 전 오른쪽 눈 뒤에 감춰진 종양을 없애기 위해 안면수술을 받았고, 지금까지 집에서 안정을 취해왔다. 다행히 수술은 성공적이었고, 회복 경과도 좋았다. 하지만 Alfredo의 기분은 예전 같지 않았으며, 그 동안의 모든 과정이 감정적으로 스트레스가 되었다. 그의 신경은 항상 날카로웠고, 수술 이후로 어떤 운동도 할 수 없게 되었다. Alfredo는 마사지를 통해 이러한 문제들이 완화되기를 바라고 있다.

**치료**

마사지 치료사는 Alfredo의 집을 방문했다. 비록 그의 오른쪽 얼굴에 많은 양의 솔질을 적용했으나, 그는 괜찮아 보였다. 치료사는 그와 의논 후 마사지와 더불어 수치료의 적용을 계획하였다. 또한 몸을 이완시키고 부드럽게 자극을 주는 방법이 이상적일 것 같았다. 그러나 머리부위의 치료는 그 부위의 혈류를 증가시키는 경향이 있어 금기하였다. 주치의는 적어도 4일 이상은 운동을 피하라고 조언했다. 게다가 아주 뜨겁거나 차가운 치료는 운동할 때와 같이 혈류를 이동시키므로 주치의의 허가 없이는 금하도록 했다. 미용욕은 부드러운 치료법이나 특별히 자극을 저하시키는 방법이므로 이도 적당하지 않다고 생각한 치료사는 전신에 따뜻한(102° F) 소금마찰을 적용할 것을 결심했다.

Alfredo는 따뜻한 물이 발목까지 올라오는 욕조 안에 타올을 덮은 의자에 앉고 앞에서 설명된 황산염을 이용한 마찰치료를 시작했다. 기분 좋은 자극을 느낀 그는 치료사에게 말했다. "나는 그동안 이것이 필요 했어요". 소금마찰이 끝난 후 그는 소금조각을 씻어내고 테이블로 이동해 마사지 받을 준비를 하였다. 그는 기분이 이전보다 좋아졌으며, 활기가 생긴다고 기뻐하였다.

**논의 질문**

1. 혈류에 영향을 주는 머리치료가 금기증이 되어온 이유는 무엇인가?
2. 이 상황에서 적용 가능한 다른 수치료에는 어떤 것이 있을까?

**적응증:** 순환저하, 증기욕이나 사우나 같은 신체 온열치료 전 땀선을 자극함, 마사지 전 피부와 근육의 자극, 일반적인 긴장

**금기증:** 개방창, 감염, 손상된 피부 — 세균감염으로 인한 피부염, 무좀, 엄지발가락 감염, 피부발진, 민감한 피부, 최근 면도한 피부

**온도:** 쾌적한 온열 약 95° ~100° F

**소요시간:** 20분

**필요장비:** 욕조, 손잡이가 없는 플라스틱 의자, 플라스틱 벤치 또는 욕조의자, 항아리, 욕조 타올 2개, 액체온도계, 낱알뭉치 같이 젖은 소금 1~2컵과 충분한 물(많은 양의 물이 소금을 용해시킬 수 있다.)

**청소:** 타올 소독 및 세탁, 파이프에 남은 소금을 확실하게 제거한다. 사용한 천을 세탁한다.

**적용절차**

1. 소금마찰 적용 전 환자가 금기증이 없는지 반드시 확인한다.
2. 소금마찰 방법을 설명하고 환자의 동의를 구한다.
3. 플라스틱 의자, 벤치 또는 욕조의자는 욕조 안 타일이 있는 곳에 수건과 함께 둔다(그림 1-3은 큰 샤워스톨에서 소금마찰을 시행하지만 욕조를 사용할 경우 따뜻한 물을 채워 환자의 발목까지 잠기게 한다).
4. 환자는 탈의하고 의자나 벤치, 욕조의자에 앉는다. (환자가 수영복이나 일회용 속옷을 입는다면, 이것은 치료 가능한 부위가 적어지는 결과를 가져온다.)
5. 소금이 담긴 용기에 적당한 물을 더해 낱알뭉치를 충분히 만들어둔다. 대신 지나치게 용해시키지 않는다.

6. 따뜻한 물을 환자의 등에 부어준다. 당신은 손에 한 웅큼의 소금을 쥐고(그림 11-3A), 환자의 등에 적용한 후 등의 아래쪽 위쪽으로 문지른다. 활발하고 부드럽게 문질러준다. 등의 맨 위부터 아래까지 문지른다(그림 11-3B). 충분한 마찰로 인해 피부가 붉어지며 환자는 불쾌감 없이 즐거운 감각을 느낀다. 필요하다면 소금을 더 사용할 수 있다. 환자의 등이 완전히 붉어지면 준비해 둔 항아리의 따뜻한 물을 환자의 등에 붓고 소금을 완전히 씻어낸다(그림 11-3C). 마찰시작 후 환자가 조금이라도 불편함을 느낀다면 즉시 중단하고 소금을 씻어낸다.
7. 등의 마찰과 세척이 끝난 후 당신은 다리와 팔의 마찰을 준비한다. 자신을 향하여 환자의 팔과 다리를 두고 소금을 문지르며 적용한 후(그림 11-3D), 소금을 씻어낸다. 그리고 환자는 일어나 180° 회전한 후 다시 앉는다. 미끄러지는 것을 방지하기 위해 환자의 움직임을 도와준다. 같은 방법으로 다른 팔과 다리에 소금을 문지른다.
8. 이제 몸통과 복부에 마찰을 적용한다. 복부와 가슴부위의 피부는 민감하기 때문에 환자가 스스로 실시하게 한다(그림 11-3E).
9. 몸통과 복부에 물을 부어 소금을 씻어 내거나 샤워하며 세척을 마친다(그림 11-3F).
10. 환자는 몸을 타올로 닦아 건조시키며 테이블에 누운 채로 마사지를 받는다. 마사지를 받지 않는 경우 크림 또는 로션을 발라준다.

## 마른 솔질
## DRY BRUSHING

**마른 솔질**은 이름그대로 피부표면에 마른 솔을 이용해 마찰하는 기법이다. 전신에 솔질을 할 때 발에서 시작하여 등에서 끝낸다. 솔질은 피부와 혈관 림프관, 신경을 자극하며 그 결과 피부와 면역계를 적절히 촉진시킨다. 마사지 동안 마른 솔질을 적용하면, 치료의 감각자극을 더할 수 있다. 또한 마른 솔질은 환자의 근무처에서 실시할 수 있으며, 원한다면 솔질과 샤워로 각질과 불순물을 씻어낼 수 있다. 교대샤워는 마른 솔질의 긴장상태를 보완한다. 마른 솔질은 매일할 수 있는 이상적인 치료이다.

**소요시간:** 5~10분

**필요장비:** 부드러운 솔, 욕조장갑(이 치료를 처음 받는 사람은 부드러운 솔을 사용해야 하고, 자극의 느낌이 줄어들면 거친 솔을 이용하면 된다.)

**효과:** 역학적 효과

**청소:** 마사지 후 뜨거운 물과 비누를 이용해 솔을 씻고 알콜과 에어 드라이를 분사한 후 보관한다. 환자가 스스로 매일 치료할 경우 솔은 매주 비누와 뜨거운 물로 씻어 내고 완전히 건조시켜야 한다.

**적응증:** 일반적인 상태: 피부자극, 특히 앉거나 누워서 지내거나 휠체어 생활을 하는 사람, 혹은 지각이 저하된 사람, 피하 혈관과 림프계 자극

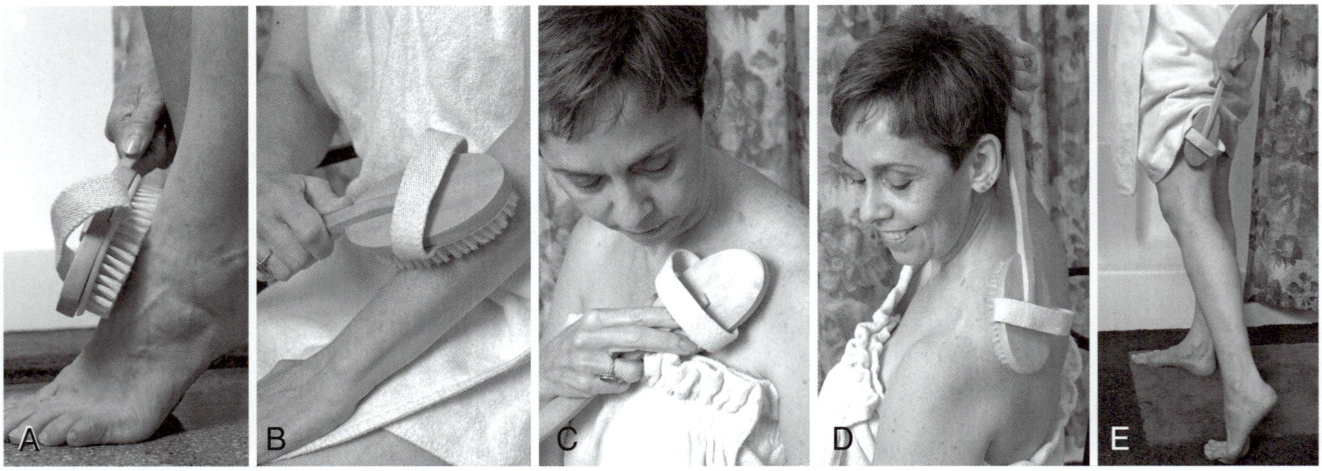

그림 11-4 ■ 마른 솔질. A. 발과 다리에 마른 솔질. B. 아래팔(전완)의 마른 솔질. C. 몸통의 마른 솔질. D. 등의 마른 솔질. E. 다리의 마른 솔질.

**금기증:** 개방창, 감염, 손상된 피부, 후기 하지정맥류, 일광화상, 피부발진, 민감성 피부, 최근 면도한 피부

**적용절차**

1. 한쪽 발의 발가락부터 시작해 다리 위로 솔질을 시작한다(그림 11-4A). 피부에 솔을 접촉시킨 채, 원형으로 활기차게 솔질해 다리 전체로 적용한다. 최대 압력을 이용하고 시간이 지날수록 피부는 강한 압력을 견딜 수 있을 것이다. 민감한 부위는 좀 더 천천히 약하게 실시한다.
2. 다른쪽 발과 다리에 반복 실시한다.
3. 손에서 시작해 어깨 위로 팔 전체를 솔질한다(그림 11-4B).
4. 다른 팔에 반복 실시한다.
5. 복부와 가슴부위를 손으로 쓰다듬고 심장 방향으로 솔질을 시작한다(그림 11-4C).
6. 등 전체를 솔질하고(그림 11-4D), 다리 후방을 솔질한다(그림 11-4E).
7. 목은 가벼운 압력으로 천천히 솔질한다. 얼굴에는 적용하지 않는다.
8. 원하는 시간만큼 샤워한다. 간단한 샤워로 피부를 깨끗이 할 수 있으나, 교대샤워는 솔질의 긴장효과를 배가시킨다.
9. 타올을 이용해 활기차게 건조시킨다.
10. 오일이나 로션으로 피부를 촉촉하게 한다.

## 요약
## CHAPTER SUMMARY

본 장에서는 마사지 치료사들이 이용하는 3가지 전형적인 수치료 즉, 거칠고 젖은 천, 수분을 머금은 소금, 솔 등을 이용한 마찰법을 논의하였다. 마찰은 수행하기 쉽고, 손을 이용한 마사지 기술과 더불어 마사지 고객에게 늘 선호된다. 또한 다른 수치료와 병행해 적용할 수 있다. 당신은 환자가 스스로 집에서 치료하게 함으로써 그들의 건강을 장려할 수 있다.

## 복습문제 REVIEW QUESTION

### *객관식 문제*

**1.** 소금마찰은 다른 마찰치료의 대안으로 적용한 것이다. 어떤 마찰법인가?

______________________________

______________________________

**2.** 위의 마찰치료를 소금마찰로 대체하는 이유는?

______________________________

______________________________

**3.** 냉 장갑 마찰의 자극 효과를 설명하시오.

______________________________

______________________________

**4.** 소금마찰의 효과를 다양하게 할 수 있는 두 가지 방법을 제시하시오.

______________________________

______________________________

**5.** 교대샤워가 마른 솔질의 긴장효과를 더해주는 이유는?

______________________________

______________________________

### *주관식 문제*

**6.** 소금마찰 시 사용하는 것은?

**a.** 약간 적신 소금
**b.** 마른 소금
**c.** 20% 소금 용액
**d.** 소금물

**7.** 마찰치료의 효과가 아닌 것은? (1개 고르기)

**a.** 신경(섬유) 자극
**b.** (피부)표면의 혈관확장
**c.** 피부 박리
**d.** 주름 제거

8. 소금마찰을 다양하게 적용하기 위해 사용하는 첨가제가 아닌 것은?(1개 고르기)
   a. (성분이)순수하고 지상에서 나는 허브
   b. 모래
   c. 크림
   d. 정수성 오일

9. 냉 장갑 마찰 시 사용하는 것은?
   a. 바다소금 혹은 황산염
   b. 테리 천 장갑
   c. 자연적 성질의 솔
   d. 비눗물

10. 국소 소금마찰의 금기증이 아닌 하나는?
   a. 습진
   b. 균 감염
   c. 국소 순환 저하
   d. 볕에 탄 피부

# 건강과 웰빙을 위한 자가 수치료법

# HYDROTHERAPY SELF-TREATMENTS FOR HEALTH AND WELLNESS

12장

> *봄의 차가운 산에서 흐르는 물은 우리의 몸을 솟구치도록 하고, 아드레날린 벨트를 통해 모든 모세혈관에 가득하게 한다.*
>
> — R. Deakin, *Waterlog: A Swimmer's Journey Through Britain*

## 학습목표

이 장을 다 읽고 나면 독자는 다음의 질문에 답할 수 있다:

- 해독치료의 두 가지 유형을 설명하고 작용과정을 기술할 수 있다.
- 신체경화작용을 정의하고 설명할 수 있다.
- 신체경화 치료의 구체적인 예를 제시할 수 있다.
- 전신에 적용되는 긴장성 수치료를 설명하고 시행할 수 있다.
- 신체에 부분적으로 적용되는 긴장성 수치료를 설명하고 시행할 수 있다.
- 전문마사지로써 이용가능한 자가 치료법에 관해 서술할 수 있다.

앞 장에서는 마사지의 중요한 부분을 차지하는 수치료에 관해 배웠다. 많은 자가 치료들은 건강과 행복을 위한 독보적인 치료방법으로써 효력을 발휘할 수 있으며 이는 마사지 단계에서 환자의 신속하고 효과적인 회복을 돕는다. 특정 자가 치료는 혈액과 림프의 순환을 촉진시키고 노폐물 제거를 도와 해독작용, 신체기능 촉진, 국부순환 촉진, 상해예방에 기여한다. 또한 비교적 간단하고 비용이 저렴하다는 장점이 있다.

더 큰 효력을 보기 위해서는 일주일에 수차례 혹은 매일 시행해야 하는데, 이는 곧 자신의 건강과 행복향상에 연결되므로 정기적인 자가 치료에 관심을 기울일 필요가 있다. 부록 A에 자가 치료 교육내용이 제공되어 있으며, 이를 통해 자신의 차트작성 및 기록이 가능하고 자신에게 맞는 적절한 지침이 제공될 것이다.

## 해독 치료 DETOXIFICATION TREATMENTS

**해독치료**는 우리 몸의 **독소**(toxins) 분비가 용이하도록 고안되었다. 우리는 일상생활에서 자연스럽게 독소를 삼키고 흡입하며, 피부를 통해 흡수한다. 그와 동시에 정상적인 신진대사를 통해 오줌, 유산과 같은 노폐물을 생성하는데 이 물질이 몸 밖으로 배설되지 않을시 만성질병을 일으킬 수 있다. 해독치료에 이용되는 두 가지 수치료에는 전신을 데워주는 방법과, 화학첨가제를 사용한 목욕법이 있다. 그 이외의 다른 방법에는 1장에서 언급되었던 O.G. Carroll의 **체질 수치료법**(constitutional hydrotherapy)이 있다.

### 전신 가열법 WHOLE-BODY HEATING

신체 표면의 땀 증발작용은 강력한 냉각제로써, 족욕, 전신욕, 사우나, 증기욕 등 몸의 중심온도를 상승시키는 수치료로 땀을 배출시킬 수 있다. 글상자 12-1에서와 같이 다양한 독성 화확 물질이 땀으로 배출될 수 있다. 일상 화학물질인 항생제, anti-anxiety와 같이 처방전이 필요한 의약품, 니코틴, 마리화나, 코카인, 암페타민 같은 기분전환용 약품들 또한 땀으로 배출되며 오줌과 유산과 같은 신체노폐물로 분비될 수 있다.

전신가열을 이용한 해독치료의 극적인 예를 들어보자. 2001년 9월 11일 뉴욕의 세계무역센터가 파괴되는 일이 발생했고, 그 현장에서 활동했던 구조원들의 치료에 사우나를 이용한 사례가 있다. 이때 거대한 양의 독성물질이 대기 중으로 유출되었는데 콘크리트, 석면 등의 건축자재와 사무실가구, 장비 등의 강철이 가루가 되고 재가 되었다. 석면, 벤젠, 다이옥신, 수은, 망간, 납, 폴리염화비페닐(PCBs), 유기섬유, 실리콘 그리고 황산 및 기타화학물질이 방출되어 구조원들의 피부를 통해 흡수되었다. 그 결과 그들 중 일부는 7년이 지난 지금까지도 영속적이고 건강을 악화시키는 문제들을 가지고 있다. 천식과 공동성 질환 같은 호흡기 질환, 식도 역류 질환과 심각한 복통 같은 소화기관 장애, 우울, 분노, 무기력과 같은 감정적인 문제들이 발생했다. 많은 의학적 치료들을 시행했으나 실패했다. 이에 대체치료, 사우나 해독작용이 수

**글상자 12-1** *흥미로운 점 (Point of interest)*

### 전신가열을 통한 해독작용

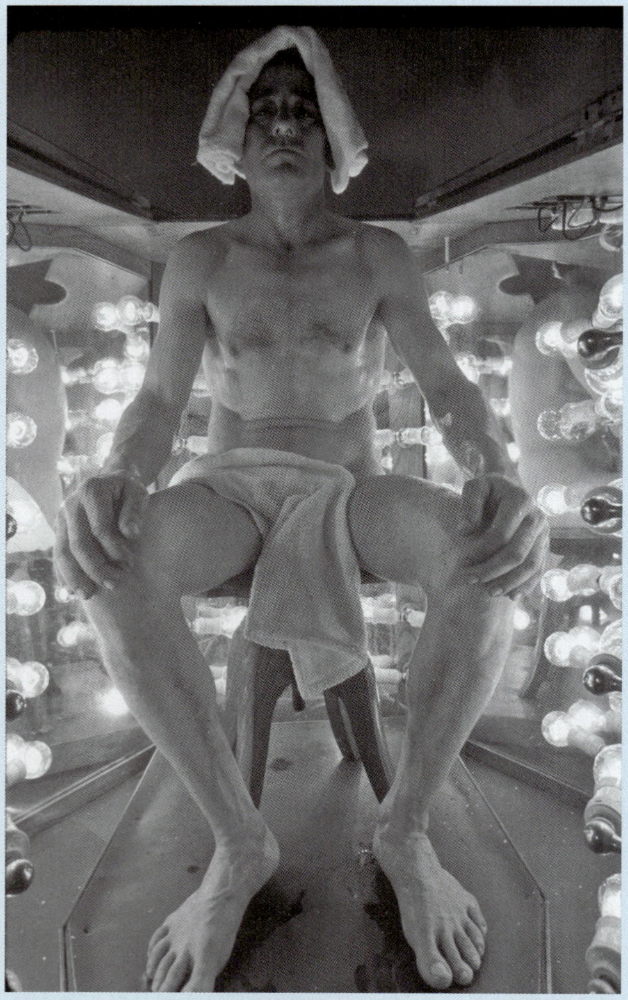

스페인 Almeden에 있는 세계에서 가장 오래되고 가장 큰 광산에 있는 사우나실(hot box)에서 광부가 수은을 배출하고 있는 모습(1972년). 수은에 중독된 광부들은 사우나실에서 운동을 통해 중심체온을 상승시키고나서 땀을 흘려서 수은을 배출한다(Quicksilver and slow death의 저자 Putamen J의 동의로 제공됨. National Geographic, October 1972, p167)

땀의 분비는 해독작용의 한 방법으로 잘 알려져 있으나, 독소의 개념과 땀을 통해 독소를 배출하는 과정은 막연히 인지한 경우가 많다. 독소는 질병이나 건강의 악화를 야기하는 어떤 물질을 말한다. 외부환경으로부터 발생한 독소는 흡입되고 피부를 통해 흡수 가능하며 일부 외부물질은 명백히 유독하고, 심각한 건강문제를 야기한다. 예를 들어, 비소는 면역체계를 악화시키며 암, 호흡기 혹은 심혈관계 질환을 유발할 수 있다. 납은 빈혈, 두통, 불임, 과민증, 학습문제를 일으키며 아이들의 경우 성장을 방해할 수 있다. 우리 몸에 농축된 비소와 납의 양이 많아지면, 치명적인 결과를 가져오기도 한다. 특히 여성의 몸에 다이옥신과 폴리염화 비페닐과 같은 화학물질이 축적되면, 태아의 면역체계와 뇌 손상을 일으킬 수 있다.

사람이 독소에 노출된 환경에 살고 있다면, 자연스럽게 물이나 음식을 통해 독소를 흡수할 수 있다. 예를 들어, 비소가 섞인 지하수가 흐르는 곳에서는 그 지역 특유의 건강문제로 발전될 수 있다. 또한 농업, 광업, 그외 다른 산업 등의 인간의 활동에서 유해한 화학물질에 접촉할 수 있다. 예를 들어, 구리제련이나 수은광산 근처에 살면 토양이나 물 공기에서 자연스럽게 구리나 수은의 노출이 가능해진다. 농촌지역에 산다면, 살충제에 노출되기 쉽고, 도시에 사는 사람은 카드뮴, 크롬, 납과 같은 중금속에 쉽게 노출된다.

땀의 주요효과는 몸을 시원하게 유지하는 것인데, 독소를 제거하는 역할도 수행한다. 몸의 중심온도가 상승하고 땀이 나오기 시작하면 독소는 지방조직에서 땀 속으로 이동된다. 또한 폐나 신장과 같은 배설통로의 기능이 약한 사람의 경우는 많은 양의 독소가 땀으로 배출된다. 예를 들면, 오랫동안 신장 질환을 가지고 있는 사람의 경우, 그의 땀선에서는 신장에서 배출할 수 있는 노폐물보다 더 많은 양을 배출시키도록 적응이 일어난다. 땀의 해독작용은 그만큼 강력하기 때문에 피부는 우리 몸의 3번째 신장으로, 땀선은 네프론의 축소판으로 언급되기도 한다.

아래는 땀을 통해 배출할 수 있는 환경적 유해물질이다.

1. 살충제

2. 폴리염화 비페닐(PCBs)
3. 다이옥신
4. DDE(DDT의 대사산물과 지방 용해성 독소)
5. 카드뮴, 알루미늄, 납, 수은, 구리, 니켈과 같은 중금속

수은은 땀으로 분비될 수 있는 가장 치명적인 독소 중 하나이다. 수은 중독은 중추신경계에 가장 파괴적인 효과를 가지며, 몸의 다른 조직에도 유해한 영향을 준다. 임신한 여성이 수은에 노출될 경우, 신경 및 면역체계에 이상이 있는 아이를 가질 가능성이 높아진다. 수은이 몸에 농축되는 경로로는 참치와 같이 수은 농도가 높은 음식을 섭취하거나, 수은 함량이 많은 물을 마실 때, 수은 증기를 흡입하거나 피부를 통해 흡수되는 경우가 있다. 이때 수은은 혈액을 통해 몸의 모든 기관의 세포로 이동된다.

보통 신체에 흡수된 대부분의 수은은 소변과 대변을 통해 배출되나 수은 독성의 경우 제거를 활발히 하기 위해 수년간 땀을 통한 치료를 동반해야 한다. 스페인의 Almaden 세계최대의 수은광산에서는 1752년부터 수은에 급성 노출된 광산 인부들의 해독치료를 위해 사우나를 이용하였다. 1979년 매릴랜드의 W.Stopford는 수은에 과도하게 노출되어 온 한 남성을 성공적으로 치료하기 위해 160~180° F의 사우나를 매일 이용하게 하였다.

### 참고문헌

1. Alloway B. Bioavailability of Elements in Soil. In Essentials of Medical Geology: Impacts of the Natural Enviroment on Public Health. Burlington, MA: Elsevier, 2005, p 368.
2. Davies B. Medical geolcgy: Perspectives and prospects. In Essentials of Medical Geology: Impacts of the Natural Enviroment on Public Health. Burlington, MA: Elsevier, 2005, p 2.
3. Sunderman FW. Excretion of copper in sweat of patients with Wilson's disease during sauna bathing. Ann Clin Lab Sci 1974;4:407.
4. Sunderman FW. Perils of mercury. Ann Clin Lab Sci 1988;18:89.
5. Putman J. Quicksilver and slow death. National Geographic, October 1972, p 167.
6. Stopford W. Industrial exposure to mercury. In The Biogeochemistry of Mercury in the Environment. New York: Elselvier / North Holland Biomedical, 1979, pp 375, 381.

백명의 구조요원의 치료에 이용되었다. 몸을 데우기 위해 유산소 운동과 더불어 140~180°F 온도의 사우나에서 2~5시간 유지하기를 약 33일 동안 반복 처방하였다(그림 12-1). 구조요원들은 과다로 가열됨을 방지하고 배출된 독소를 씻어내기 위해 사우나에서 나와 샤워를 한 후, 다시 사우나를 실시하기를 반복하였다. 이때 갈색, 주황색, 파란색, 녹색, 검은색에 이르기까지 다양한 색깔의 수건을 이용해 그들의 땀을 실험실에 의뢰해 분석해 보았다(그림 12-2). 분석결과 금속물질의 함량이 높게 나왔는데 특히 망간이 가장 많이 검출되었다. 사우나 치료 후 신경계 및 혈관계의 기능이 개선되었고, 약물치료는 더 적게 요구되었다. 또한 혈액샘플 확인결과 사

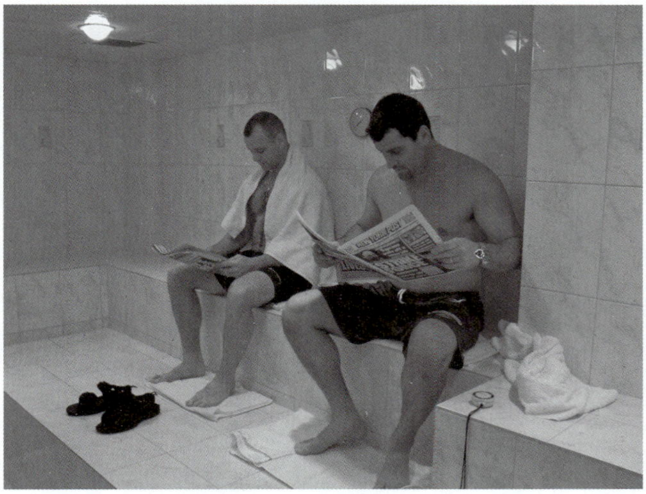

그림 12-1 ■ 해독을 위한 사우나의 적용. New York City의 소방관 두 명이 2001년 세계무역센터에서 독소배출을 위한 사우나 치료를 하고 있다. (뉴욕 시의 구조요원들을 위한 해독 프로젝트를 위한 특별치료 사진)

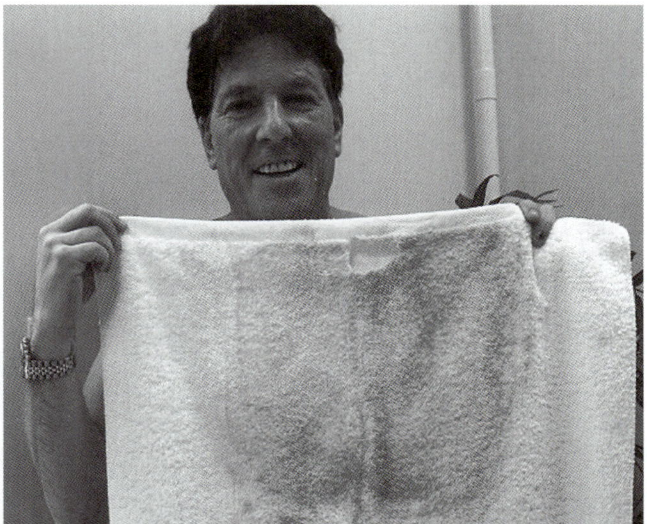

그림 12-2 ■ 소방관에 의해 배출된 땀. 작은 수건을 제거하여 땀에 포함되어 있는 망간과 중금속 정도를 검사하여 분석하였다. (뉴욕 시의 구조요원들을 위한 해독 프로젝트를 위한 특별치료 사진)

우나 치료 후 폴리염화 비페닐 정도는 급격히 줄고, 갑상선기능향상으로 콜레스테롤 수치가 정상으로 돌아왔다.[6-9]

최근에는 전신가열법이 독성물질이 혈류로 들어가는 지방세포에 녹아 해독작용을 하는 것이 알려졌다. 중심온도가 상승할 때 지방세포로의 혈류양이 증가하고 지방세포에 저장되었던 화학물질이 다시 혈액으로 들어가 순환되는데, 이때 화학물은 간을 통과하면서 제거되고, 마침내 사람의 소변, 담즙, 대변으로 배설되는 것이다. 환경의사 Jozeph krop은 가정용 가구 공장에서 일하며 다양한 유해물질에 노출되어 온 한 환자를 치료한 사례를 보고하였다. 환자는 천식, 만성피로 증후군, 섬유성근통증, 과민성대장 증후군, 만성 방광염, 잦은 상부 호흡기 감염, 알레르기 증상을 보였다. 또 치료시작 전 3가지 용해물질이 혈액에서 검출되었다. 환자는 매일 150° F 온도로 사우나를 실시하였고, 일주일 후 화학물질의 혈중농도가 감소된 것을 확인했다. 그러나 이전에 검출된 바 없는 3가지 부가적 용해물질이 환자의 혈액샘플에서 다시 검출되어 환자는 사우나를 반복 실시했다. 몸이 데워지며 이 물질들은 지방 조직 밖으로 배출되었고, 6주 후 환자는 완전히 회복되어 더이상 검출된 물질이 없었다. 환자는 화학물질이 몸에서 배출되는 동안 전보다 건강이 악화되는 느낌을 호소했다. 그러나 사우나 치료가 끝날 때 즈음 환자의 건강은 극적으로 개선되었다.[10] 독소에 노출된 다른 환자들도 사우나를 이용해 유사한 효과를 보았고, 이를 통해 해독작용에 효과가 있음을 입증하였다.[11-14] 정기적인 사우나는 독소의 제거와 함께 재발방지의 효과도 있어 현재는 독물학자들에 의해 일부 임신 전의 여성해독 치료에도 권고되고 있다.

**사우나**

**상호참조**

제8장 참조.

**기간과 빈도**

일주일에 2~3번, 15~30분

**주의사항**

1. 탈수를 방지하기 위해 사우나 전 물 1컵, 사우나동안과 그 후 1~2컵 더 섭취하기.
2. 일주일에 2~3번 이상은 유익하지 않다. 과도한 열치료는 전해질 손실과 수분 조직의 약화를 가져올 수 있다.
3. 10~15분 정도의 사우나를 취하고, 현기증이 나거나 몸이 약화되는 느낌이 들고 열을 견디기 힘들다면, 즉시 사우나를 나가야 한다.

**특별 지시사항**

땀으로 배출된 독성물질을 깨끗이 씻어내어 몸으로 재흡수 됨을 막기 위해 사우나 후 즉시 샤워하기. 가열과 휴식의 한 사이클이 끝나면 사우나 나갈 때마다 샤워하기

## 해독제가 첨가된 목욕법
## BATHS WITH DETOXIFYING ADDITIVES

해독작용에 이용되는 또 다른 수치료법은 베이킹 소다, 바다소금 혹은 황산염을 이용한 화학물질 목욕법이다. 7장에서 언급된 것처럼 목욕물에 용해시킬 때 그 화학물질은 중화제를 통해 몸으로부터 독소를 빼내고 혹은 황산염의 경우 해독 기능을 향상시킨다.[15] 목욕물은 뜨겁지 않게 따뜻한 물이 알맞다. 또한 부드러운 몸 가열법이 적당한 땀을 촉진시키나 목욕 첨가제를 동반하면 그 효과는 배가 된다.

**치료**

**해독제를 첨가한 목욕법**

**상호참조**

제7장 참조.

**기간과 빈도**

일주일에 2~3번, 20~30분이 적당함.

**주의사항**

1. 탈수방지 위해 사우나 들어가기 전 물 1컵, 사우나 동안과 그 후 1~2컵 더 섭취하기.
2. 구역질이나 피로를 느낄 시 바로 탕에서 나오고, 현기증이나 몸에서 힘이 빠지는 느낌이 들면 바로 나오는 것보다는 물을 욕조 밖으로 빼내어 몸을 차갑게 유지한 후 나오는 것이 좋다.

**특별지시사항**

1. 해독치료를 위한 3가지 목욕법
   - 바다소금 1컵, 황산염 1컵, 베이킹 소다 1컵 반

- 베이킹 소다 1컵 반, 바다소금 2컵
- 황산염 4컵

2. 몸 밖으로 배출된 독성물질을 씻어내고, 재흡수를 방지하기 위해 목욕 후 즉시 샤워하기

## 긴장성 수치료
## TONIC HYDROTHERAPY TREATMENTS

긴장성 수치료는 한 가지 이상의 신체기능을 자극시키고, 신체에 활력을 불어넣어 피로회복을 도와 환자의 웰빙으로 연결된다. 정기적으로 뜨거운 물과 차가운 물에 몸을 노출시키고 신체를 강화시키는 운동을 병행하는 방법은 많은 문화권에서 사용된 고대 긴장성 치료법이다. 예를 들어, 스파르타인은 자신을 강하게 만드는 방법으로 냉수욕을, 온수욕은 약함의 징표로 인식하였다. 초기 수치료사들 또한 냉수욕, 샤워, 냉수나 눈 속에서 걷기와 전신 냉 치료법을 권장하였다. 교대욕과 같은 부분적 치료법도 몸의 기능 향상과 혈액순환 촉진에 흔히 사용되었다(제1장 참조).

우리는 오늘날 신체가 극한의 추위와 더위를 인지하는 것과 같이 잠재적인 위협이 중심온도, 방어적 반응, 다양한 신체기능을 자극하는 것을 알고 있다. 예를 들면, 우리 몸이 추위에 노출되었을 때 몸이 중심온도를 정상적인 96.8°F로 유지하려는 강한 반응을 야기한다. 교감신경계가 작용하고 다양한 호르몬이 방출되며 피하혈관의 수축이 일어나고, 오한이 발생하며 그 외 다른 반응이 열 생산을 증가시키기 위해 같이 발생한다.

피부혈관의 정상적 반응이 약화된 경우, 반복적인 전신 추위 노출은 몸의 반응을 더 강하게 훈련시킨다. 예를 들면, 갑상선의 활동성이 불충분한 사람에게 잦은 전신 냉 치료는 갑상선의 활동을 향상시킬 수 있다. 전신 열치료를 반복 시행하는 것도 강한 반응을 유발한다. 시간이 흐를수록 혈관은 더 강하게 반응해 그 사람은 땀을 많이 흘릴 것이다. 신체의 부분적 긴장 치료는 국소혈관을 더 빠르고 강력하게 수축시키고 국소혈류량을 증가시킨다. 이는 뼈, 동맥, 근육, 기관 또는 다른 세포에 부가적인 산소와 영양분을 공급할 수 있게 한다. 긴장성 수치료에 관해 기억해야 할 주요부분을 다음에 정리하였다. 당신 스스로 적용하거나 다른 환자에게 이를 권고해줄 수 있을 것이다.

1. 긴장성 수치료를 통해 몸은 다른 온도에 적응하고, 짧은 기간에 강한 효과를 가져올 것이다. 특히 순환기 조직에 따라 마사지의 혈액순환 강화 효과를 보충시킨다.
2. 치료의 효과는 영원하지 않으므로 효과를 높이기 위해선 정기적인 시행이 요구된다.
3. 건강한 개인은 누구든 이 긴장 치료법으로 효과를 볼 수 있으나, 허약체질과 낮은 에너지와 지구력, 감염에 대해 약한 저항력을 가진 사람이라도 대부분 효과적이다.
4. 어느 누구도 극한의 더위나 추위에는 익숙하지 않으므로 가벼운 치료를 시작해 점차적으로 온도를 변화시켜 준다. 또한 구역질이나 현기증과 같이 부정적 반응이 일어나면, 즉시 모든 운동을 중단시켜야 한다. 시간이 지남에 따라 신체는 온도의 변화에 따라 적응할 것이다.
5. 치료하는 동안 금기증상을 관찰하는 것이 중요하다. 이 증상의 일부는 신체 적응력의 중요한 기질이 될 수 있다.
6. 긴장성 치료는 다양한 감각을 제공한다. 사우나와 온수욕은 사람을 진정시키고 근육이완의 효과를 가지는 반면, 교대욕, 냉욕 혹은 냉샤워와 같은 방법은 활력이 나게 하며 상쾌한 기분을 느끼게 한다. 이를테면 마사지 치료의 효과를 보완하는 것이다.
7. 이 치료들은 미국, 스칸디나비아, 극동, 지중해 연안의 다른 문화권에서 질병을 치료하고 신체를 강화하기 위해 널리 사용되어왔다. 또한 경험이 많은 수치료사들과 참여자들은 이런 긴장성 방법이 건강한 삶을 만드는데 중요한 부분이 될 것이라 믿는다. 당신도 이런 치료들을 시도해보고 그에 따른 효과를 관찰할 수 있다.

### 전신 긴장성 치료
### WHOLE-BODY TONIC TREATMENTS

긴장성 수치료의 전신적용은 비록 그 효과에 관한 연구가 거의 없었으나 몇 개의 치료효과를 지지하고 있다.

여기에 면역력 강화, 신진대사 증가, 냉과 열에 대한 내성증가, 혈관의 기능 강화 등이 포함된다. 다음에서 위의 효과들에 대해 논의하였다.

- 극심한 추위와 더위에 노출되면 백혈구 수가 증가하므로 정기적으로 사우나와 교대욕을 실시하면 일반적인 감기의 발생률을 감소시킬 수 있다.[16,17] 그리고 매우 차가운 물에서 하는 수영은 혈장 인터류킨과, 혈액속의 백혈구, 단일백혈구의 농도를 현저히 증가시킨다.[18]
- 수영, 샤워, 목욕과 같이 짧지만 강하게 전신을 냉수에 노출시키는 방법은 열 생산을 촉진시키고, 기저의 신진 대사율을 증가시킨다. 한 연구에서는 남성과 여성 모두에게 75°F 물을 목까지 오게 하고 그 안에서 90분간 견디게 했다.[19] 그 결과 실험 전 휴식기에 비해 내부 열 생산을 담당하는 신진 대사율이 3배나 증가했음을 발견하였다. 또한 추운지역에서 일하는 사람과 일부 실험용동물을 관찰한 연구에서도 비슷한 결과가 나타났다.[20,21] 1998년 런던의 Thrombosis 연구센터에서는 높은 콜레스테롤 수치를 보이는 사람들을 대상으로 냉수욕의 효과에 관한 연구를 실시하였다. 콜레스테롤 수치가 높은 68명의 사람에게 냉수욕을 3개월 이상 지시하였고, 실험 전과 3개월 후 각각의 혈액샘플을 채취해 비교 분석해 보았다. 그 결과 신진대사율과 갑상선호르몬이 증가하고, 노르아드레날린호르몬이 두 배로 증가했으며 혈중 콜레스테롤 수치가 현저히 감소했음을 알게 되었다. 또한 만성적인 추위의 느낌이 낮은 수준의 갑상선호르몬과 연관되어 있음을 밝혔다.[22,23] 정기적으로 교대샤워를 하고, 추위에 짧게라도 노출된 사람들은 그렇지 않은 사람에 비해 겨울에 따뜻함을 많이 느끼는 것으로 나타났다.
- 많은 연구에서 차가운 공기와 냉수에 노출하기를 반복한 후, 한기가 감소된 사람들을 검사한 결과 추위에 대한 내성이 증가함을 발견하였다.[24,25] 다른 한 연구에서는 3주 이상 냉수욕을 한 사람들을 대상으로 추위에 대한 내성을 관찰하였다. 피실험자는 냉수욕 후 교감신경계의 활동과 기저 신진대사율의 증가를 보였고, 높은 체온을 나타내었다. 그들은 냉수욕을 하지 않은 다른 그룹과 함께 북극에서 16일을 지내도록 하고, 관찰한 결과 냉수욕을 한 그룹이 그렇지 않은 그룹보다 극한의 추위(-80°F)에 더 잘 견뎌냈다.[26]
- 정기적으로 전신을 열기에 노출시키면, 열에 대한 내성을 증가시킬 수 있다. 매년 겨울이 가고 여름이 시작되는 시기에 우리 몸은 중심온도의 급격한 변화에 위험을 감지해 경계를 한다. 몸에서는 온기를 유지하려는 반응에서 냉기를 유지하려는 반응으로 빠르게 조정을 시작한다. 극심한 더위에 2주간 노출되는 동안 신체는 빠른 적응력을 가지게 된다. 신진 대사율이 감소되고, 땀이 분비되는 속도가 증가하며, 더 많은 양의 땀을 분비한다. 또한 땀을 흘릴 때 분비되는 소금은 보존되기 위해 높은 비율로 재흡수된다. 이와 유사하게 규칙적인 사우나를 통해 열기에 노출하기를 반복하면 땀 분비속도와 양이 증가된다.[27]
- 연속해서 규칙적인 사우나를 실시하면 극심한 열기에 대한 혈관과 심장의 적응력을 향상시킨다. 사우나 안에서는 사람의 혈관이 실제로 확장하고 수축하는 만큼 심장박동율이 증가하지 않으며 시간에 따라 수축기 혈압은 크게 줄어든다. 이에 일부 연구자들은 약해진 혈관기능을 치료하기 위해 사우나 사용을 옹호한다.[28-31] 그러나 좀 더 안전하게 권하기 위해 더 많은 연구가 필요하다.

다음은 환자에게 권할 수 있는 몇 가지 긴장성 전신치료이다. 각각의 치료는 면역체계에 대한 특이 긴장 치료로도 이용될 수 있다.

### 치료

**교대샤워**

#### 상호참조

제9장 참조.

#### 기간과 빈도

2분간 뜨거운 물로 샤워 후 1분간 차가운 물로 샤워하기를 3회 시행, 총 9분, 하루에 한번 실시.

사례연구 12-1

### 교대욕은 일반적인 감기에 대한 저항력을 향상시킨다.

**배경**

1987년 독일 뮌헨 Hanover의 의학교수 Edzard Ernst은 일반적인 감기 발생률에 대한 교대욕의 효과를 연구하였다. Ernst은 어떤 가정에서든 시행하기 간편하고 실용적이며 저렴한 치료를 원해 교대욕을 선택하였다. 그는 평균나이 28세의 순환기나 호흡기 질환이 없는 사람들을 대상으로 정기적으로 교대욕을 하는 사람 25명과 행동을 통제하고 교대욕을 하지 않은 사람 25명 이렇게 두 그룹으로 나누었다. 50명의 참가자들 중 어느 한 사람이라도 감기에 걸리면, 그때마다 증상을 확인하기 위해 혈액샘플을 채취하고, 6개월의 연구기간동안 모든 참가자에게 일지를 쓰게 하였다.

**치료**

실험군 25명은 일주일에 5회씩 6개월간 총 137회의 교대욕을 실시하였다. 그들은 점진적으로 차가운 물과 뜨거운 물에 노출되었다. 그들은 첫 주 동안 따뜻한 물(96°~104° F)에 5분간 전신샤워 하였고, 뒤이어 팔과 다리에만 차가운 물(65°~75° F)로 30초간 샤워하였다. 둘째 주 따뜻한 물로 5분간 전신샤워 후 차가운 물로 30초간 전신샤워 하였다. 셋째 주 그리고 마지막 25주간 따뜻한 물로 5분간 전신샤워 후 차가운 물로 샤워하기를 연속해 2회 실시한다. 첫 3주 후 차가운 물에서 하는 샤워시간을 늘려 2분까지 시행하였고, 물 온도는 (52°~65° F) 점점 낮추었다.

실험이 끝나고(샤워 6개월 후) Ernst는 양 그룹으로부터 혈액샘플과 감기증상 일지를 검토하였다. 그 결과 샤워를 한 그룹의 감기 증상은 현저하게 약하고, 기간도 짧았다. 효과는 3개월에 걸쳐 명백해졌고, 이는 교대샤워가 면역체계가 강화되기까지의 몸의 적응과정을 줄이며 6개월 이상을 지속한다면, 훨씬 뚜렷한 개선이 가능함을 시사한다.[16]

### 교대욕과 차가운 물에서 걷기

**상호참조**

제7장 참조.

**기간과 빈도**

30초간 뜨거운 물로 족욕 후 10초간 차가운 물속에서 걷기를 10회 시행, 하루에 한번 실시.

**특별 지시사항**

일부 차가운 물로 채워진 욕조와 뜨거운 물을 채운 족탕이 필요함. 환자는 족탕에 발을 담근 채 움직이고 발가락을 흔들어 30초가 지난 후 차가운 물이 담긴 욕조로 조심스럽게 이동해 10초간 걸어 다닌다.

**주의사항**

환자가 뜨거운 물에서 찬물로, 다시 뜨거운 물로 이동하는 동안 미끄러지지 않도록 주의해야 한다. 또한 미끄럼 방지 처리한 매트와 타올을 족탕 아래에 배치한다.

### 냉수샤워

**상호참조**

제9장 참조.

**기간과 빈도**

총 샤워시간은 1분, 하루에 한번 시행.

### 전신 소금 마찰

**상호참조**

제11장 참조.

**기간과 빈도**

소금마찰 총 시간은 10~15분. 일주일에 1~3회 시행.

**특별지시사항**

소금마찰 후 피부에 보습해 주기.

### 냉 장갑 마찰법

**상호참조**

제11장 참조.

**기간과 빈도**

냉 장갑 마찰 총시간은 5~10분. 하루에 한번 시행.

### 혈관확장제를 첨가한 목욕

**상호참조**

제7장 참조.

**기간과 빈도**

총 목욕시간은 20분. 일주일에 2-3회 시행한다.

**특별지시사항**

1. 따뜻한 욕조 물에 생강가루 5큰술, 겨자씨 5큰술 또는 고추 2작은술을 첨가한다. 일부 민감한 환자의 경우 지시된 양보다 적게 첨가하라. 시간이 지나 톡 쏘는 듯한 느낌이 사라지면 서서히 증량시킨다.
2. 목욕 후 견딜 수 있을 정도의 차가운 물로 1분간 샤워한다.
3. 목욕 전, 하는 동안, 목욕 후에 물을 섭취한다.

### 마른 솔질법

**상호참조**

제11장 참조.

**기간과 빈도**

총 솔질 시간 5~10분. 하루에 한번 시행.

### 사우나

**상호참조**

제8장 참조.

**기간과 빈도**

15~30분. 일주에 2-3회 시행한다.

**주의사항**

1. 탈수 방지를 위해 사우나 하기 전 물 1컵 섭취, 하는 동안과 사우나 후 1~2컵 이상의 물 섭취한다.
2. 일주에 2~3회 이상은 바람직하지 않다. 과도한 열 치료는 전해질 손실과 수분 조직의 약화를 초래할 수 있다.
3. 10~15분간의 사우나 후 현기증이 나거나 몸의 힘이 빠지는 느낌이 들고 혹은 열을 견디기 힘들어지면, 즉시 중단하고 나가야 한다.

사우나 후 견딜 수 있을 정도의 차가운 물로 샤워한다.

## 신체일부의 긴장성 치료
PARTIAL-BODY TONIC TREATMENTS

신체의 개별 영역을 위한 긴장 치료는 실제로 혈관을 더 빠르고 강력하게 수축시키도록 조정해 국소 순환을 개선시킨다. 많은 연구들에서 뜨겁고 차가운 온도에 대한 반응이 점차적으로 강해지는 현상이 증명된 바 있다. 예를 들어, 정기적으로 손과 같은 신체의 일부를 차가운 물에 노출함으로써 국소 동맥이 더 빠르고 강력하게 수축하는 반응을 유도할 수 있다.[27] Raynaud 증후군 환자의 경우 정기적으로 뜨거운 물에 노출시키면, 환자의 손가락에서 혈관이 정상적으로 수축할 때 확장시켜 주는 훈련이 가능해진다. 보통 Raynaud 증후군 환자가 냉기에 노출되면 손의 동맥에서 경련이 일어나고, 이는 손으로의 혈액흐름을 비정상적으로 감소시킬 수 있다. 때문에 환자의 피부는 창백하고, 비정상적으로 손이 차가우며, 극단적인 경우 조직손상을 가져올 수도 있다. 그러나 연구를 통해 정기적으로 손을 뜨거운 물에 담그기를 반복하였더니 그들이 매우 차가운 방에 앉아있을 때 이전보다 추위에 정상적으로 반응한다는 사실이 밝혀졌다. 이처럼 환자가 추위에 노출되는 동안 손의 동맥을 확장하도록 자극하는 것은 정상적인 반응으로 이어지고, 손가락으로의 혈류량이 점차 증가시킨다. 더구나 환자가 차가운 공기에 노출되었을 때에도 손가락 온도가 3~6°F 상승하는 결과가 확인되었다.[33-35]

국소 교대치료는 혈관의 최대확장과 최대수축의 교대작용으로 국소 혈액의 흐름에 있어 현저한 변동을 가져온다(육안으로 식별가능하다. 이때 피부가 밝은 빨간색으로 변한다).[36-37] 순환 질환이 있는 환자의 경우, 국소 혈류와 근육기능의 향상은 더 뚜렷이 확인될 것이다.

한 정맥류 환자의 경우 25일간 다리에 뜨겁고 차가운 샤워를 교대로 시행하였고, 다리의 혈액순환이 크게 개선되는 경험을 하였다. 특히 진행성 정맥류 환자의 경우 혈액이 다리 밑으로 고이는 경향이 있는데 이는 다리와 발목주위의 혈액 증가를 가져왔다. 곧 다리에 교대치료를 실시하였고 그렇지 않은 사람과 비교했을 때, 발목주변의 혈액양이 크게 감소한 사실이 드러났다. 더 중요한 사실은 다리통증 또한 현저하게 감소한 점이다.[38]

현대 Seventh-Day Adventist병원의 의사들은 보통 다리와 발에 정맥류나 당뇨병으로 생긴 상처치료를 위해 뜨거운 물과 찬물의 월풀을 처방해 준다. 그들은 국소 혈액 흐름이 증가하면 상처가 빨리 치료된다고 믿었다. **간헐적 파행**(intermittent claudication)을 동반한 중 · 장년층 환자들이 이런 교대치료로 효과를 본 사례가 있다. 이들은 다리의 동맥이 부분적으로 막혀 혈압이 낮았고, 그들이 걸을 때는 다리근육에서 필요한 만큼의 국소 혈류량이 충분하지 못해 극심한 고통을 느꼈다. 그들은 3주간 격일로 발과 다리 위로 차가운 물과 뜨거운 물을 교대로 적용하는 총 10회의 교대치료를 받았다. 그 후 치료를 받은 모든 환자에게서 다리와 발가락의 수축기 혈압상승이 일어났고, 한달 후 만족할 정도의 결과를 보였다. 또한 환자의 70%가 전과 비교해 장시간 걸을 때의 통증 감소를 보고하였다. 일년 후 그들 중 일부는 여전히 높은 혈압을 유지하였고 통증 감소에, 혈관에도 좋은 상태를 유지하고 있었다.[39]

다음은 추천할 만한 부분적 긴장 치료에 관한 것이다.

## 불완전한 국소순환을 위한 긴장치료
Tonic treatments for poor local circulation

보통 차가운 손과 발, 긁힌 자국이나 다른 상처들의 치유력이 낮은 현상은 혈액순환이 원활하지 않음을 암시한다. 다음의 긴장 치료는 그들의 부분적 부위에 혈류량을 증가시켜 겨울에도 그들의 손과 발에 따뜻한 느낌을 유지하도록 도울 것이다.

**치료**

**손과 팔, 발 또는 다리의 국소 교대욕**

**상호참조**

제7장 참조.

**기간과 빈도**

신체의 일부를 뜨거운 물(104°~110°F)에 3분간 담그기를 시작으로 차가운 물(55°F)에 1분간 담근다. 차가운 물을 마지막으로 3~6회 실시하라. 일주에 한번 교대욕을 실시한다.

**특별지시사항**

요구에 따라 뜨거운 물에 혈관 이완제 허브를 첨가한다. 생강 1작은술, 겨자가루 또는 붉은 고춧가루를 첨가할 수 있다. 또는 각각 1/3씩 섞거나 뜨거운 물 1갈리온을 첨가한다.

**손과 팔, 발, 무릎 또는 다리의 국소 샤워**

**상호참조**

제9장 참조.

**기간과 빈도**

발과 같은 작은 부위는 뜨거운 물을 3분간 적용, 팔과 같이 더 크고 밀집된 부위는 5분까지 적용함. 뜨거운 물로 샤워하고 찬물로 1분간 샤워하기를 교대로 3~6회 실시. 교대샤워는 하루에 한번 실시한다.

**특별지시사항**

찬물과 뜨거운 물을 견딜 수 있을 만큼의 적정온도로 조절한다.

**발의 냉 샤워**

**상호참조**

제9장 참조.

**기간과 빈도**

발의 윗 부분과 바닥부위에 각각 차가운 물로 30초 동안 분사하기를 2분까지 실시. 하루에 1-2회 실시한다.

**특별지시사항**

1. 샤워 전 몸이 따뜻한지 확인한다.
2. 샤워 후 맨발로 욕조 바닥을 밟지 않는다. 발을 완전히 건조시킨 후 오한을 방지하기 위해 재빨리 양말을 신는다.

## 소화조직을 위한 긴장성 치료
Tonic treatments for the digestive system

국소 치료는 소화기관으로 흐르는 혈류를 증가시키며 이완성 변비와 같은 둔한 상태에 긴장을 제공한다.

**치료**

**배부위의 국소 교대욕 적용**

**상호참조**

제5, 6장 참조.

**기간과 빈도**

큰 사이즈의 뜨거운 것으로 압박하거나, 뜨거운 습포제, 온팩을 배부위 전체에 3~5분 적용한다. 뒤이어 차가운 물로 30초 동안 배부위를 마찰한다. 총 3회 또는 그 이상 시행하며 적어도 하루에 한번 실시한다.

**특별지시사항**

1. 임신 중에는 이 치료를 금한다.
2. 이 치료는 때로 간에 긴장을 준다. 이러한 경우에 윗배부위에 열을 적용하며, 냉 마찰을 실시한다. 그리고 가능하다면, 이후에 전신에 교대욕을 적용한다.

## 눈을 위한 긴장성 치료
Tonic treatments for the eyes

눈 주위의 혈액순환을 증가시키고, 눈의 피로를 완화시키며 환자에게 개운한 느낌을 선사한다.

### 열과 냉 압박 또는 열과 아이스 겔 팩을 이용한 교대욕을 눈에 적용

**상호참조**

제5, 6장 참조.

**기간과 빈도**

2분 동안 뜨거운 것으로 찜질한 후 30초간 차가운 것으로 찜질한다. 매일 3회 반복한다.

## 골격근의 긴장성 치료
Tonic treatments for skeletal muscles

차가운 찜질은 일시적인 근력강화를 가져오고, 냉수욕은 운동 전 근 긴장을 위해 쓰인다. 예를 들어, 30분간 54° F 물로 다리욕을 실시하면, 다리의 최대근력을 강화시켜 피로를 지연시킬 수 있다. 이때 6시간 동안 혈관이 확장되고 혈류가 증가한다. 이러한 효과는 혈관이 수축되어 말초부위의 혈류가 제한될 때 깊은 근육으로 혈류가 증가하는데 기인한다.[40] 흥미롭게도, 급성으로 열에 노출이 된 경우 반대되는 효과가 골격근에서 나타난다. 한 연구를 통해 160~170° F의 사우나를 30분간 적용한 경우 벤치프레스나 양 다리를 압박할 때와 같이 근지구력이 현저한 감소된 사실이 드러났다.[41] 그리고 물이 차가울수록, 적어도 5분 담갔을 경우, 냉수욕으로 인한 긴장의 효과를 볼 수 있다.

### 치료
### 신체일부의 냉수욕

**상호참조**

제7장 참조.

**기간과 빈도**

격렬한 운동 전 5분의 냉수욕 적용.

**특별지시사항**

1. 냉수욕을 적용하기 전 반드시 환자의 몸을 따뜻하게 한다.
2. 부분적인 냉수욕은 완전히 건조시키고 착의하여 즉시 운동시키는 것으로 끝이 난다.

### 약하거나 경직된 근육을 위한 신체일부의 냉욕

**상호참조**

제7장 참조.

**기간과 빈도**

35° F의 물에 3초간 손, 팔, 발 또는 다리를 담그고 빼기를 총 30초간 6회 반복. 약해지거나 경직된 근육에 또는 운동 후 긴장 치료로써 매일 시행.

**특별지시사항**

1. 냉수욕을 적용하기 전 반드시 환자의 몸을 따뜻하게 한다.
2. 그렇지 않으면, 50° F의 물에 10분 동안 말단부를 담그거나 얼음을 으깨어 만든 아이스 팩을 10분간 적용한다.

## 호흡체계를 위한 긴장성치료
Tonic treatments for the respiratory sysetm

국소적인 치료는 가슴 근육과 폐의 혈류를 증진시키고 호흡을 쉽게 한다.

### 가슴부위에 국소 교대욕 적용

**상호참조**

제5, 6장 참조.

**기간과 빈도**

큰 사이즈의 뜨거운 것으로 압박하거나, 뜨거운 습포제, 온팩을 배부위 전체에 3~5분 적용한다. 뒤이어 차가운 물로 30초간 배부위를 마찰한다. 총 3회 또는 그 이상 시행하며 적어도 하루에 한번 실시한다(가슴부위의 앞면과 같이 측면도 따뜻하게 덮어준다). 그 후 30초간 가슴부위 전체에 냉수마찰을 총 3회 또는 그 이상 실시한다. 하루 1회 적용한다.

### 가슴부위에 적용하는 heat-trapping 압박

**상호참조**

글상자 6-2 참조.

**기간과 빈도**

환자가 자는 동안 내내 왼쪽에 압박을 가한다. 일주일에 3~5회 실시한다.

**적용절차**

1. 압박을 가하기 전 환자는 반드시 따뜻해야 한다.
2. 코튼 티셔츠를 차가운 물에 살짝 적신다. 견딜 수 있다면, 얼음을 물에 더한다.
3. 티셔츠를 입는다.
4. 큰 비닐하나를 가져와 당신의 머리와 팔부위에 맞추어 구멍을 낸다.
5. 티셔츠 위에 비닐봉지를 올려 둔다.
6. 마른 셔츠 또는 스웨터를 비닐봉지 위에 덮는다.
7. 밤 내내 놓아두거나 온감이 불편하다면, 1시간이 되기 전 벗는다.
8. 가슴부위와 등에 당신이 손이 닿는 부위 위로 냉 장갑 마찰을 적용한다.
9. 스스로 몸을 말리고 즉시 의복을 착용한다.

## 앞쪽 목근육과 가슴우리를 위한 긴장성 치료
Tonic treatments for the anterior cervical muscles and throat

가슴우리 위로의 교대욕 적용은 앞쪽 목근육과 가슴우리의 혈액순환을 증진시키며 특히 극도로 긴장된 근육과 혈액순환저하에 도움이 된다(그림 12-3).

### 가슴부위의 국소 교대욕 적용

**상호참조**

제5, 6장 참조.

**기간과 빈도**

뜨거운 것으로 압박하거나 온습팩 또는 뜨거운 물이 담긴 작은 병을 가슴부위에 3~5분 적용한다. 그 다음 가슴부위에 차가운 것으로 1분간 압박을 적용하거나(그림 12-3), 냉수마찰을 가슴부위에 30초간 적용한다. 하루에 총 3회 또는 그 이상 실시한다.

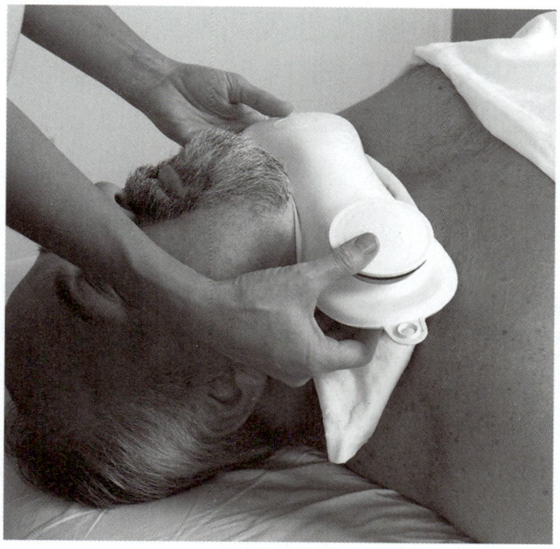

그림 12-3 ■ 기도[목 앞면]의 아이스 팩 적용.

## 피부를 위한 긴장성치료
Tonic treatments for the skin

혈액순환 증진과 피부의 영양공급, 신경종말을 자극하기 위한 피부의 긴장성치료.

**치료**

### 교대샤워

**상호참조**

제9장 참조.

**기간과 빈도**

뜨거운 물로 2분간 샤워한 후, 차가운 물로 1분간 샤워하기를 총 3회 9분간 실시한다.

### 전신 소금마찰

**상호참조**

제11장 참조.

**기간과 빈도**

10~15분간 소금마찰을 적용하며, 일주에 1-3회 실시한다.

**특별지시사항**

소금마찰 후 피부에 보습을 가한다.

### 마른 솔질법

**상호참조**

제11장 참조.

**기간과 빈도**

하루에 1회 5~10분간 마른 솔질 실시.

## 마사지 치료사를 위한 자가치료
## SELF-CARE TREATMENTS FOR THE MASSAGE THERAPIST

치료사들은 마사지와 수치료를 통해 환자의 건강과 행복의 증진뿐만 아니라, 그들의 신체가 보다 나아지도록 돌볼 수 있다. 케어의 한 방법으로 **재발성 좌상**(repetitive strain injury, RSI)을 방지하기 위한 측정법이 있는데, 이는 환자의 근육, 힘줄, 인대, 신경, 주머니와 관절에 손상을 입는 평균적 기간을 측정하는 방법이다. RSI는 회복기간 없이 신체의 한 부위를 집중적으로 사용하는 경우 발생하는데 충분한 휴식기를 두지 않고 장시간 마사지를 받은 경우를 예로 들 수 있다. 강한 손힘을 사용하거나 장시간 같은 동작을 반복해야 하는 직업과 RSI 사이에는 중요한 연관성이 있다. 이것은 나이와 성별을 가리지 않고 나타난다.[42] RSI는 동작에 연관된 몸의 구조에 영향을 미칠 수 있다. 근막통과 힘줄염(건염, tendonitis)이 포함된 RSI의 유형에는 손목굴증후군(수근관증후군, carpal tunnel syndrome) 또는 가슴문증후군(흉곽출구증후군, thoracic outlet syndrome); 어깨관절, 팔꿉관절, 손과 손목 관절의 염증; 어깨관절의 주머니염(윤활낭염, bursitis)이 해당한다. 반복적으로 굽히는 동작이 요구되고 손을 비트는 작업은 특히 손과 손목 관절염과 연관이 있다.[43]

마사지 치료사들은 손과 팔을 집중적으로 사용하는 일을 하기 때문에 (장기간 사용할 때 또는 종종 강한 압력을 사용하는 동안) 특히 RSI의 위험에 노출되기 쉽다. 많은 마사지 치료사들이 RSI로 인해 일하는 동안 통증을 느끼고 일부는 일을 그만두기도 한다. 심지어 적절한 자세로 신체를 올바르게 사용하며 마사지 사이의 휴식을 염두에 두는 대부분의 성실한 마사지 치료사들에게도 이러한 직업재해를 예방하는 끊임없이 경계가 필요하다.

국소 순환을 자극해 RSI 예방에 도움이 되는 국소 수치료법이 몇 가지 있다. 이는 국소 혈류 증가로 인해 근피로를 감소시키고, 피로가 누적되어 큰 부상이 되기 전에 가벼운 손상으로 치유할 수 있으며, 만성적인 긴장상태에 놓인 조직의 신장을 촉진시키며 결과적으로 정상적인 유연성과 관절 가동운동을 유지하는데 도움이 된다.

### 손, 아래팔, 상체를 위한 국소 치료
### LOCAL TREATMENTS FOR THE HANDS, FOREARMS, AND UPPER BODY

이 방법은 당신의 손, 팔, 또는 다른 부위가 피로하거나 통증이 있을 때 또는 마사지 전후에 국소 순환을 자극하는데 사용된다.

#### 교대 수(손)욕 또는 아래팔욕

**상호참조**

제7장 참조.

이 치료들은 국소순환을 향상시키고 피로, 통증, 그리고 종창을 완화시키는 용도로 사용된다.

**기간과 빈도**

2분간 온수에 손을 담근 후, 1분간 냉수에 담그기를 총 3회, 총 9분간 실시한다. 이 치료는 특히 마사지 전·후에 필요한 만큼 시행할 수 있다.

**특별지시사항**

교대욕은 손과 손목 근육 신장을 위한 훌륭한 준비과정이다.

#### 황산염 수(손)욕

**상호참조**

제7장 참조.

**기간과 빈도**

20분이 소요된다. 손을 자극시키거나 차갑게 하거나 또는 손을 신장시키기 전에 근육들을 따뜻하게 하길 원할 때 사용한다.

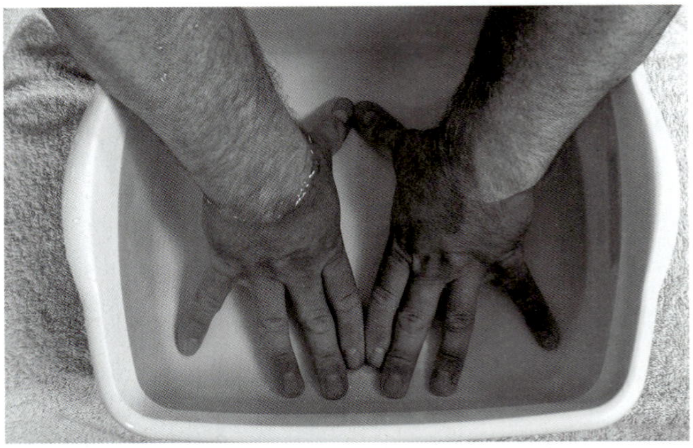

그림 12-4 ■ 손 근육의 신장과 함께 황산염을 적용한 침수욕.

**특별지시사항**

1. 냉수를 잠시 동안 끼얹으며 마친다.
2. 그림 12-4와 같이, 손 근육들은 목욕물 안에서 신장될 것이다.

### 피로하거나, 아프거나, 염증을 일으킨 손에 적용하는 장갑을 이용한 냉 압박

**상호참조**

제6장 참조.

**기간과 빈도**

10~15분이 소요된다. 이 치료는 특히 마사지 전 · 후에 필요한 만큼 시행할 수 있다.

**특별지시사항**

얇은 면이나 모로 된 한 쌍의 장갑을 물에 적신 후 짜고, 냉각기안의 지퍼백 안에 둔다. 냉각기에서 그것들을 꺼냈을 때는, 매우 차갑고 꽁꽁 얼어 있을 것이다. 그 위에 약간 찬 온도의 물을 적용하고 약하게 짜면 잘 구부러져 손에 적용하기 쉬워진다.

### 손이나 팔에 염증을 일으킨 근육에 적용하는 냉팩과 냉수욕

**상호참조**

제7장 참조.

**기간과 빈도**

20분이 소요된다. 이 치료는 특히 마사지 전 · 후에 하루 동안 3회 시행 가능하다.

### 30초 이하의 냉 적용 후 파라핀 수욕

**상호참조**

제7장 참조.

**기간과 빈도**

15분이 소요된다. 하루에 3회 반복될 수 있다.

**특별지시사항**

1. 손을 살짝 담가서 피막을 형성한 후에 10~15분간 기다린다. 파라핀을 제거하고 만약 원한다면, 신장 운동을 한다.
2. 파라핀 수욕은 교대치료의 한 부분이 될 수 있다: 파라핀을 제거한 후 30초간 냉수에 손을 살짝 담근다. 냉수 적용 후 뜨거운 파라핀 적용하는 것을 3회 실시한다.

### 손이나 팔에 적용하는 heat-trapping 압박

**상호참조**

글상자 6-2 참조.

**기간과 빈도**

압박은 1~8시간 동안 지속한다. 이상적으로는 밤새 지속하는 것이다. 이 압박은 매일 밤 또는 원하는 만큼 시행한다.

## 뜨거운 샤워를 하는 동안의 신장과 관절 가동 운동의 향상
## STRETCHING AND RANGE-OF-MOTION EXERCISES IN A HOT SHOWER

당신이 뜨거운 물에 샤워할 때, 열이 근육을 투과해서 따뜻해질 것이고, 신장은 더 용이해진다. 뜨거운 물에 샤워하기는 상체 근육의 신장에 큰 효력을 가지며, 근육과 근막이 따뜻해질 때 신장이 더 쉽게 되도록 할 뿐만 아니라, 당신의 일상에 신장을 더할 수 있는 편리한 방법이다. 이때 미끄러지지 않도록 조심해야 한다. 당신이 원한다면 낙상을 방지하기 위해서 샤워실 바닥에 미끄럼 방지용 테잎과 가로대를 설치할 수 있다. 또한 국소 열 금기 증상을 가진 부위는 샤워를 하지 않는 편이 좋다. 예를 들어, 급성 어깨관절 염좌 또는 급성 목뼈 편타증은 장기간의 온수 적용이 유해할 수 있다.

약 10분 동안 다음의 순서를 따른다. 우선 샤워를 시작할 때 온수로 조직을 따뜻하게 하는 동시에 가벼운 관절 가동운동을 수행할 수 있다. 샤워할 때 또는 뜨거운 물속에서 일어나는 신장에 관해 Patrick Horay, DC의 *Hot Water Therapy*를 참조할 수 있다.

### 관절 가동 운동

**적용절차**

1. 코를 이용해 알파벳 글자를 천천히 그린다. 각각의 글자 형태에 따라, 당신은 목뼈 관절의 운동성을 돕는 미묘한 움직임을 많이 만들어 낼 것이다. 26글자 모두 그린다.
2. 어깨관절을 위, 아래, 앞, 뒤 방향으로 회전을 만들기 위해서 10회 움직인다. 이제 반대 방향에서도 어깨관

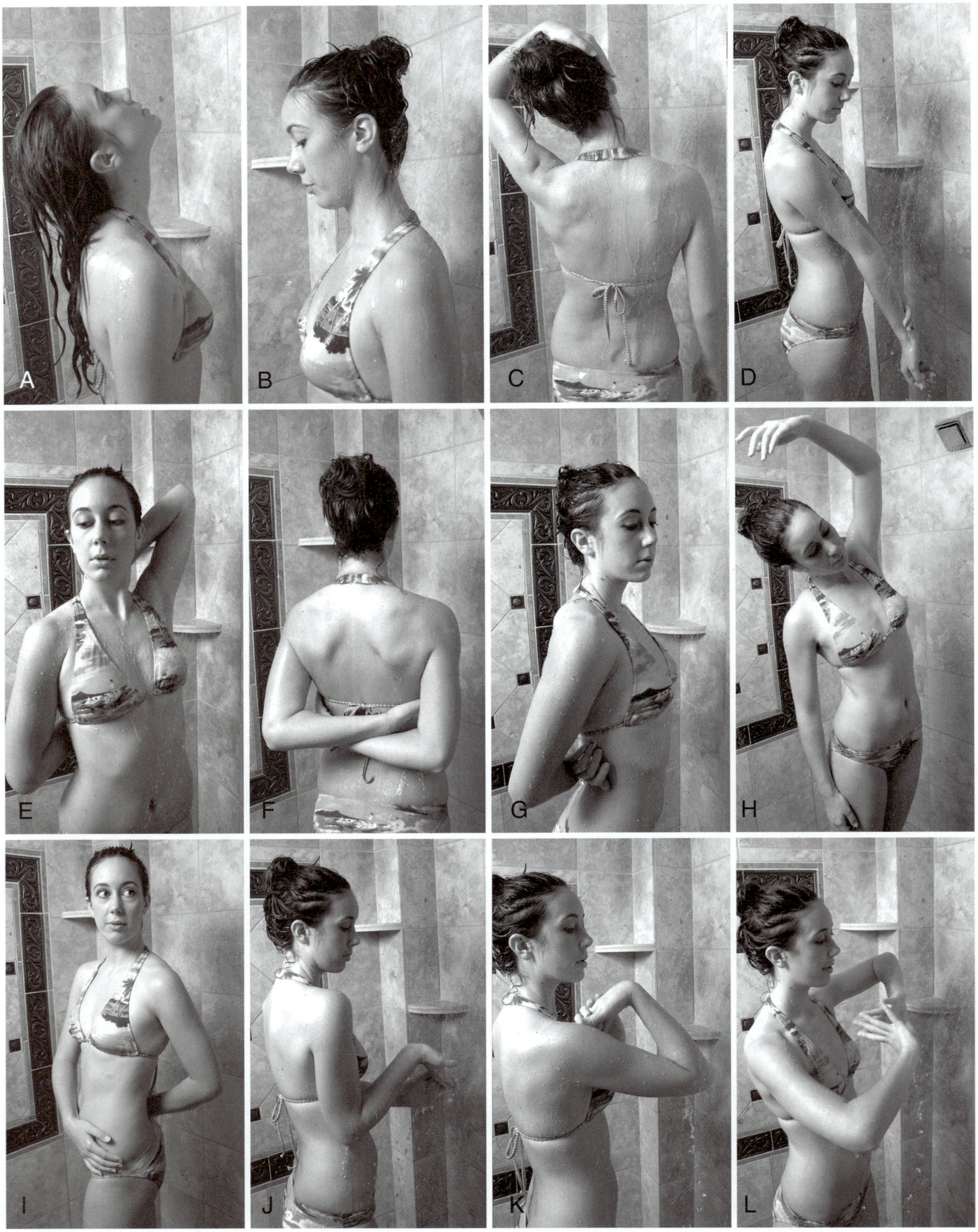

그림 12-5 ■ 따뜻한 샤워를 하면서 신장. A. 목의 앞면. B. 목의 뒷면. C. 등세모근(승모근). D. 위팔두갈래근(상완이두근). E. 한 팔은 위로 다른 한쪽 팔은 아래로 하여 마주잡기[이때 어깨의 앞면과 위팔세갈래근(상완삼두근)의 신장]. F. 그리고. G. 가슴근. H. 몸통의 측면. I. 척추 회전. J. 손목의 굽힘근. K. 손목의 폄근. L. 손가락.

절을 움직인다(굴린다). 위, 앞, 아래, 그리고 뒤로 원 모양을 그리기를 10회 실시한다. 같은 방법으로 반대 팔에 적용한다.

3. 팔을 바로 하고 난 후 손바닥을 완전한 엎침와 뒤침하기를 10회 시행한다.
4. 시계방향으로 손목을 돌리며 원 그리기를 10회 한 후, 반대방향으로 10회 실시한다.

### 상체 신장

각 부분 바로 위로 뜨거운 스프레이를 분사한 후 당신이 가벼운 긴장감을 느낄 때까지 각 부분을 부드럽게 늘려준다. 신장을 유지하는 동안 가벼운 긴장감은 줄어들 것이다. 그러나 통증을 느낄 때까지 신장시켜서는 안된다.

#### 적용절차

1. 천장을 향해서 당신의 턱을 들어 올린 후 앞쪽 목뼈를 신장시키기 위해 한쪽 방향으로 머리를 돌린다. 15초 동안 유지한다(그림 12-5A). 반대방향으로 반복한다.
2. 턱을 가슴 쪽으로 당기고 뒤쪽 목뼈를 늘려 준다. 30초 동안 유지한다(그림 12-5B).
3. 손을 머리 위로 뻗어 반대쪽 귀에 올린 채, 위쪽 등세모근을 부드럽게 늘린 채 15초간 유지한다(그림 12-5C). 반대 방향으로 반복한다.
4. 두갈래근을 신장시키기 위해서 윗팔을 뻗고 15초 동안 유지한다(그림 12-5D). 반대방향으로 반복한다.
5. 팔을 굽힌다. 팔꿈치로 천장을 가리키면서 어깨뼈을 만져본다. 이것은 세갈래근(삼두근)을 신장시킨다. 동시에 다른 팔을 등 뒤로 가져가서 같은 어깨뼈를 만지도록 한다. 이것은 앞쪽 어깨부위 근육을 신장시킨다. 15초 동안 유지한다(그림 12-5E). 반대방향으로 반복한다.
6. 등 뒤에서 팔을 교차시킨 후 가슴근에 가벼운 긴장이 느껴질 때까지 어깨를 뒤로 가져간다. 15초간 유지한 후(그림 12-5F와 G), 반대방향으로 반복한다.
7. 몸통의 외측부에 긴장이 느껴질 때까지 몸을 기울이는데 이때 다리의 옆면으로 내려가지 않도록 한다. 15초 동안 유지한다(그림 12-5H). 반대방향으로 반복한다.
8. 척추를 비틀고 15초 동안 유지한다(그림 12-5I). 반대방향으로 반복한다.
9. 손목을 뒤로 가져와 다른 손으로 잡고 부드럽게 손목의 굽힘근을 늘려준다(그림 12-5J). 15초 동안 유지하고 반대방향으로 반복한다.
10. 손목을 아래로 내려 다른 손으로 잡고 부드럽게 손목의 폄근을 늘려준다(그림 12-5K). 15초 동안 유지한다. 반대쪽 방향으로 반복한다.
11. 당신의 손가락 끝을 붙이고 각 손을 향해 손바닥을 가져와 부드럽게 손가락을 늘려준다. 30초 동안 유지한다(그림 12-5L).

## 수영을 통한 관절가동범위의 증가
## INCREASING JOINT RANGE OF MOTION THROUGH SWIMMING

부자연스러운 움직임을 반복하면 ROM이 감소되는 경향이 있다. 그러나 따뜻한 물에서 시행하는 수영은 ROM을 유지하고 증가시키는 우수한 방법이다. 수중 신체단련 수업에 참가하거나 수영을 하거나, 심지어 즐거움을 위해 물속에서 단순히 이동하는 것만으로도 당신의 몸 건강과 관절의 자유로움을 유지할 수 있다.

## 요약
## CHAPTER SUMMARY

이 장에서는 건강과 웰빙을 촉진시키는 수많은 수중 치료방법에 관해 설명하였다. 신체의 기능을 자극하는 고전 해독 요법과 긴장 치료는 상지의 건강을 유지하도록 도와준다. 또한 자가 치료를 위한 수치료는 마사지 치료와 더불어 보다 빠르고 나은 결과를 얻는데 도움이 될 것이다. 마지막의 두 장에서는 부상과 다양한 종류의 만성 질환, 장애를 치료하는데 유용한 수중치료의 자세한 방법에 관해 설명하고 있다.

## 복습문제 REVIEW QUESTION

### *주관식 문제*

**1.** 추위에 전신이 짧은 시간 노출될 때 일어나는 변화가 아닌 것은?

**a.** 신체활동을 높게 한다.
**b.** 따뜻함을 유지하기 위하여 몸을 자극한다.
**c.** 이완된다.
**d.** 신체의 기초 신진 대사율이 증가한다.

2. 정기적인 사우나 경험이 있는 사람은:
   a. 온감과 이완의 규칙적인 느낌
   b. 수축기 혈압 감소
   c. 수분과 전해질의 손실
   d. 위의 모두

3. 다음의 마사지 사례 중 재발성 좌상의 경향이 있는 것은?
   a. 마사지 사이에 일정하게 쉬는 사람
   b. 좋은 자세를 취하는 사람
   c. 손의 부적절한 사용
   d. 적당한 높이의 테이블

4. 해독 목욕 첨가물의 효과가 아닌 한 가지는?
   a. 독소를 중화
   b. 몸에서 독소를 제거
   c. 신체의 해독능력 향상
   d. 안에서 몸을 따뜻하게 하기

5. 치료에 대한 아래의 설명 중 틀린 것 한 가지는?
   a. 국소 기능 자극
   b. 규칙적으로 해야 한다.
   c. 약한 사람에게 별도의 조정없이 사용할 수 있다.
   d. 다른 감각을 제공한다.

### 빈칸 채우기

6. 스트레칭은 반드시 __________ 수행되어야 하고, __________의 지점까지는 절대 실시하면 안된다.

7. 국소부분이 추위에 노출되는 시간이 경과할수록, 혈관은 __________ 수축할 수 있다.

8. 이것은 혈관의 __________ 이 수축을 증가시키기 위해 __________ 되기 때문에 발생한다.

9. 신체에서 독소가 __________ 될 때, 그것들은 __________ 또는 만성 __________를 야기할 수 있다.

10. 불량한 국소 순환의 증상은 __________ 손, 발과 불량한 치료 __________과 __________을 포함한다.

## 참고문헌


1. Hoigy N et al. Excretion of β-lactam antibiotics in sweat: A neglected mechanism of antibiotic resistance? *Antimicrob Agents Chemother* 2000;44:2855.
2. James R, Cohn MS, Emmett E. The excretion of trace metals in human sweat. *Ann Clin Lab Sci* 1978:270.
3. Liberty HJ, Johnson BD, Fortner N. Detecting cocaine use through sweat testing: Multilevel modelling of sweat patch length of wear data. *J Anal Toxicol* 2004;28:667.
4. Saito T et al. Validated gas chromatographic-negative ion chemical ionization mass spectrometric method for delta (9)-tetrahydrocannabinol in sweat patches. *Clin Chem* 2004;50:2083.
5. Vree TB. Excretion of amphetamines in Human Sweat. *Arch Clin Pharmodyn Ther* 1972;199:311.
6. Cecchini M, Root D, Rachunow J, Gelb P. Chemical exposures at the World Trade Center: Use of the Hubbard sauna detoxification regimen to improve the health status of New York City rescue workers exposed to toxicants. *Townsend Lett Doctors Patients*, April 2006, p 58.
7. Root D. Downtown Medical: A detox program for World Trade Center responders. *Fire Engineering*, June 2003, p 12.
8. www.nydetox.org. Accessed November 2006.
9. Dahlgren J, Schecter A, Cecchinin M, et al. Persistent organic pollutants in 9/11 rescue workers: Reduction following detoxification. *Chemosphere* 2007, Jan 16.
10. Krop J. Chemical sensitivity after intoxication at work with solvents: response to sauna therapy. *J Altern Complement Med* 1998;4:77.
11. Tretjak Z, Shields M, Beckmann S. PCB reduction and clinical improvement by detoxification: An unexploited approach. *Hum Exper Toxicol* 1990;9:235.
12. Schnare D, Ben M, Shields M. Body burden reductions of PCB's, PBB's and chlorinated pesticides in human subjects. *Ambio* 1984;13:378.
13. Kilburn KH et al. Neurobehavioral dysfunction in firemen exposed to polychlorinated biphenyls (PCB's): Possible improvement after detoxification. *Arch Environ Health* 1989;44:345.
14. Rhea W. *Chemical Sensitivity: Tools of Diagnosis and Methods of Treatment*, vol 4. Boca Raton, FL: Lewis, 1997.
15. Schecter S. *Fighting Radiation and Chemical Pollutants with Food, Herbs and Vitamins*. Escondido, CA: Vitality, 1990.
16. Ernst E. Prevention of common colds by hydrotherapy. *Physiotherapy* 1990;76:207.
17. Ernst E. Regular sauna bathing and the incidence of common colds. *Ann. Med*
18. Adaptation related to cytokines in man: Effects of regular swimming in cold water. *Clin Physiol* 2000;20:114.
19. LeBlanc J et al. Autonomic nervous system and adaptation to cold in man. *J Appl Physiol* 1975;39:181.
20. Tikusis P et al. Comparison of thermoregulatory responses between men and women immersed in cold water. *J Appl Physiol* 2000;89:1403.
21. Radomski MW. Hormone response of normal and intermittent cold-preadapted humans to continuous cold. *J Appl Physiol* 1982;53:610.

22. DeLorenzo F, Sharma V, Scully M, Kakkar VV. Central cooling effects in patients with hypercholesterolemia. *Clin Sci* 1998;95:213.
23. DeLorenzo F et al. Haeomodynamic responses and changes of haemostatic risk factors in cold-adapted humans. *Q J Med* 1999;92:509.
24. Leppaluoto J, Korhonen I, Hassi J. Habituation of thermal sensations, skin temperatures and norepinephrine in men exposed to cold air. *J Appl Physiol* 2001;90:1121.
25. Smith E et al. Thermal sensation and comfort in women exposed repeatedly to whole-body cryotherapy and winter swimming in ice cold water. *Physiol Behav* 2004;82:691.
26. Hannuksela M, Ellahham S. Benefits and risks of sauna bathing. *Am J Med* 2001;110:118.
27. Ogilvie R. Benefits and Risks of Sauna Bathing. *Hypertens Can* Bull 74, March 2003, p 7.
28. Masuda A et al. Regular sauna use reduces oxidative stress. *Jpn Heart J* 2004;45:297.
29. Biro S, Masuda A, Kihara T, Tei C. Clinical implications of thermal therapy in lifestyle-related diseases. *Exper Biol Med* 2003;228;1245.
30. Hooper P. Hot tub for diabetes. *N Eng J Med*
31. Kihara T et al. Effects of repeated sauna treatment on ventricular arrhythmias in patients with chronic heart failure. *Circ J* 2004;69:1146.
32. Geurts C. Local cold acclimation of the hand impairs thermal responses of the fingers without improving hand neuromuscular function. *Acta Physiol Scand* 2005;183:117.
33. Jobe JB, Sampson JB, Roberts DE, Beetham WP Jr. Induced vasodilation as treatment for Raynaud's disease. *Ann Intern Med.* 1982;97:706.
34. Jobe JB et al. Induced vasodilation as a home treatment for Raynaud's disease. *J Rheumatol* 1985;12:953.
35. Jobe JB, Sampson JB, Roberts DE, Kelly JA. Comparison of behavioral treatments for Raynaud's disease. *J Behav Med* 1986;9:89.
36. Fiscus KA. Changes in lower-leg blood flow during warm-, cold, and contrast-water therapy, *Arch Phys Med Rehabil* 2005;86:1404.
37. Rudofsky G et al. Changes of venous hemodynamics by thermic stimuli. *Med Klin* 1977;72:1639.
38. Saradeth B et al. A single blind, randomized, controlled trial of hydrotherapy for varicose veins. *Vasa* 1991;20:147.
39. Elmstadhl B. Hydrotherapy of patients with intermittent claudication: A novel approach to improve systolic blood pressure and reduce symptoms. *Angiol* 1995;14:3899.
40. *Physical Therapy Review* 1959;39:598.
41. Hedly AM et al. The effects of acute heat exposure on muscular strength, muscular endurance, and muscular power in the euhydrated athlete. *J Strength Cond Res* 2002;16:353.
42. Silverstein BA, Fine LJ, Armstrong TJ. Hand wrist cumulative trauma disorders in industry. *Br J Indust Med* 1986;43:799.
43. Dillon C, Petersen M, Tanaka S. Self-reported hand and wrist arthritis and occupation: Data from the U.S. National Health Interview Survey—Occupational Health Supplement. *Am J Indust Med* 2002;42:318.

## 추천 도서

1. Horay P. *Hot Water Therapy*. Oakland, CA: New Harbinger, 1991.
2. Merendez N. The history of the Almadén mine hospital. *Quad Int Stor Med Sanita*. 3:51.
3. Mochizuki S. *Hand Maintenance Guide for Massage Therapists*. Boulder, CO: Kotobuki, 1999.
4. Prevention and treatment of cold-weather injuries. *TB Med Bulletin 500*. www.usareim.army.mil. Web site of the U.S. army's research in environmental medicine. Accessed September 2005.
5. Root-Bernstein R, Root-Bernstein M. *Honey, Mud, Maggots and Other Medical Marvels: The Science Behind Folk Remedies and Old Wives' Tales*. Boston: Houghton Mifflin, 1997.
6. Simon R, Aleskovsky R. *Repetitive Strain Injury Handbook*. New York: Henry Holt, 2000.

# 근골격계 손상을 위한 수치료와 마사지

# HYDROTHERAPY AND MASSAGE FOR MUSCULOSKELETAL INJURIES

**13장**

> *손상은 스포츠에서 어떤 운동 경기를 길게 하든 짧게 하든, 운동 경기에서 피할 수 없는 부분이다. 온열습팩 또는 온열 고무는 근육을 부드럽게 할 수 있고, 경기가 끝난 다음 근육이 휴식하도록 도와주며, 냉팩은 계속해서 염증이 있거나 어떤 통증이 있거나 쑤시는 통증이 있다면, 운동 후에 사용해야 한다.*
>
> *— Trish Bare Grounds, Bare Essentials Guide for Martial Arts Injury Care & Prevention*

## 학습목표

이 장을 다 읽고 나면 독자는 다음의 질문에 답할 수 있다:

- 가장 흔한 근골격계 손상과 그들의 원인에 대해서 설명할 수 있다.
- 염증 과정을 묘사할 수 있다.
- 이 단원에 나오는 각각의 손상에 대한 수치료 사용에 대한 이론적 근거를 설명할 수 있다.
- 급성기 손상을 위한 수치료와 만성기 손상을 위한 수치료 사이의 차이점을 설명할 수 있다.
- 5가지 흔한 손상과 그에 맞는 수치료 접근법을 알 수 있다.

다른 것보다 휴식을 위해서 환자에게 가장 흔하게 사용하는 것은 마사지 치료이며 이것은 뒤에 나오는 근골격계 손상의 회복을 돕는다. 오래된 손상을 치유하는 것 또는 모든 연령의 사람들에게 나타나는 새로운 문제를 치유하는 것은 어렵다. 그리고 그들의 손상을 치유하기 위해 여러 도구를 사용하여 마사지 치료를 하는 것은 중요하다. 이 단원에서는 그들을 위한 치료의 가장 좋은 수단 중 하나인 수치료에 대해 설명하였다.

근골격계 손상은 매일 흔하게 발생한다. 미국에서 외상성 손상으로 26만명이 병원 응급실을 찾고, 1년에 55만명의 환자가 의사를 찾는다.[1] 갑작스럽게 나타나지 않는 반복적 염좌 손상은 근로자의 60% 정도이며 이들 주장에 대한 보상의 책임이 있다. 그들의 10명 중 한 명은 생활에서 반복적인 스트레스 손상으로 발전할 수 있다.[2] 또한 스포츠 손상은 흔하게 나타나며 특히 경쟁적인 스포츠 경기와 오랜시간 운동을 하는 경기에서 흔하게 발생한다.

최근에 발생한 손상은 급성기 통증과 관절 가동범위를 줄이고 뻣뻣함, 부종과 근육 작용방해를 일으킬 수 있다. 마사지 치료는 국소 순환을 증가시키고 근긴장을 줄이고 근경직과 통증을 줄여줌으로써 증상을 경감시키고 치유를 촉진시킨다. 오래되고 부적절하게 치유된 손상 조직은 과도한 반흔 조직의 형태가 보이고 잠복성 혹은 활동성 발통점(trigger point)이 나타나고, 제한적 움직임과 근골격계 통증이 나타난다. 보행시 좋지 않은 신체 기전 때문에 다른 문제를 발달시키거나 다른 부위에 또 다른 손상을 얻는 것은 보상작용의 기능 부전 패턴이라 한다(글상자 13-1은 좋지 않은 상처 치유도 오래된 효과의 특별한 예를 제시해 준다). 마사지 치료는 근 긴장의 감소, 통증의 감소, 근막 제한을 경감시키는 것, 과도한 반흔 조직을 경감시키는 것과 같은 모든 문제의 대처할 수 있으며 환자의 보상에 의한 기능 부전 패턴을 피하는 것을 도와줄 수 있다. 수치료는 순환 증진, 통증 감소, 염증 감소, 근긴장 감소에 의해 마사지 효과를 가진다. 수치료는 급성

**글상자 13-1** *흥미로운 점 (Point of interest)*

### 완전하게 치료되지 않은 외상성 손상이 신체에 장기간의 영향을 가져올 수 있다.

외상성 손상은 완전하게 치유되지 않아서 신체에 장기간동안 영향을 주는 원인이 된다. 아래의 예들은 미래의 문제를 예방하기 위한 완전한 치료의 중요성을 요약하였다.

- 한쪽 다리가 다른 쪽 다리보다 짧은 경우인 다리길이의 불균형은 바르지 않은 걸음걸이, 절뚝거림, 엉덩이와 무릎의 통증, 만성 허리통증의 문제를 가진다. 이것은 또한 긴 다리 쪽의 척추와 엉덩이의 골관절염을 유발시킬 수 있다. 불완전하게 치유된 근골격계 손상은 이러한 것뿐만 아니라, 다른 문제도 가져올 수 있다. 예를 들면, 넙다리뼈(대퇴골, femur) 골절의 불완전한 치유는 다른 쪽 다리보다 구조학적으로 짧은 다리를 만든다. 그러므로, 다리 길이의 불균형은 구조적인 문제에 의한 것이 아닐지라도 기능적인 문제를 가져온다. 또한 손상은 연부조직의 단축을 가져와서 한쪽 다리의 기능적인 단축을 가져온다. 예를 들면, 허리네모근(요방형근, quadratus lumborum)의 발통점은 차량사고로 인한 외상으로 인하여 종종 발생한다. 허리네모근에 발통점을 관리하지 않아서 엉덩이(hip)는 움직임이 멈추어지고 이차적인 발통점이 근처에 있는 근육에 생기게 되어 요추측만이 뒤따를 수 있고, 생리적인 요추전만이 감소하기도 한다. 이것들은 오랜 시간이 지나면서 체간배열의 변화를 가져오게도 하고, 관절의 문제와 근골격계 통증을 가져오게도 한다.
- 8살 때 마사지 치료사인 Genie Martin은 20피트 높이의 나무에서 떨어지면서 나뭇가지에 부딪혀서 의식을 잃을 정도로 머리에 충격을 받았다. Martin은 연부조직에만 손상을 입었지만, 호흡이 멈추고 의식을 잃어서 인공호흡을 실시했다. 다시 숨을 쉴 수 있게 되자 집으로 옮겨졌다. 그녀가 말하기로 "나는 몇 시간동안 무슨 일이 있었는지 기억하지 못하지만 나는 다시 살아났다. 그리고 의식을 회복했을 때 나는 더 이상 바랄 수가 없었다. 약간의 통증을 제외하고는 그 전의 일을 알리 없지만, 현재 통증이 항상 남아있다. 가슴이 타는 듯한 통증과 두통으로 인해 밤에 잠을 잘 수가 없고, 타는 듯한 통증을 참으려고 팔을 꽉 잡게 된다"라고 하였다. 그 이후 Martin은 가슴통증이 심해졌고, 불안하면 가슴통증이 나타난다. 수많은 부정적인 정서가 그녀의 가슴에 남아있는데, 낙상에 대한 두려움, 새로운 일을 시도하는 것에 대한 두려움, 통증이 재발하지 않을까 하는 두려움이다. 어른이 되어서도 Martin은 팔로 가슴을 꽉 잡고 잠을 자며, 가끔씩은 통증으로 인해 잠에서 깨기도 한다. 마사지를 받는 동안 그녀는 가슴통증을 멈추게 하려고 엄청나게 노력을 했다. 그녀가 중년의 여성으로서 마사지학교에 나가서 마사지 치료를 받고 있는 지금도 통증이 남아있다.
- 풋볼 선수인 Joe Namath는 자신의 직업 특성상 수많은 상처를 입었다 – 멍, 근 손상, 탈구, 삠, 연골과 인대 파열, 골절, 그리고 의식상실 등. Namath는 손상부위가 회복이 되기도 전에 게임에 참가를 했다. 이러한 이유로 자연적인 손상뿐만 아니라, 손상주위 조직에도 손상이 발생했다. Namath는 통증이 악화되어갔으며, 20세 때 양쪽 무릎에 통증이 나타났으며, 24세 때는 양 무릎에 관절주머니염과 심한 부종까지 생겨서 손상된 힘줄, 인대, 연골, 그리고 관절주머니를 재건하는 수술을 받았다. 자신의 신체적인 문제로 인해 그는 34세에 은퇴를 했지만, 채 회복이 되지 않은 상태에서 계속 게임에 참가를 했다. 37세 때는 손가락과 척추에 심한 골관절염이 생겼으며, 27세 때 양쪽 무릎에 재건술을 실시했다. 불행하게도 무릎재건술을 실시했지만, 통증은 줄어들지 않았고, 지금은 서 있을 때에도 통증이 발생한다.

***참고문헌***


1. Krieger M. Namath: A Biography. New York: Viking, 2004.
2. Martom G. Trauma and recall in massage: A personal experience. Massage Therap J Winter 1985, p 35.
3. Travell J, Simons D. Myofascial Pain and Dysfunction: The Triggerpoint Manual, vol 2, 2nd ed. Baltimore: Williams & Wilkins, 1999, p 49.


활액막염 또는 관절 탈구와 같이 손상된 부위에 접촉 할 수 없을 때 사용되어진다. 이 단원에서는 어떻게 수치료가 마사지와 함께 치료가 되며 아픈 환자에게 더 효과적이고 더 편안한 치료가 되는지에 대한 몇몇 특별한 예를 제시하였다.

이 단원을 읽고 나면 당신은 수치료와 마사지의 차이점에 대해 진술할 수 있다. 그러나 이 책에 사용하는 마사지 기술에 대해 언급하지는 않았다. 스트레칭과 손상을 위한 관절가동 운동을 포함한 특별한 마사지 기술은 이 책 범위를 벗어나기 때문이다.

**글상자 13-2** *흥미로운 점 (Point of interest)*

**운동손상에 대한 집중적인 치료로 적용되는 수치료와 마사지**

아래는 콜롬비아 일보에서 발췌한 것으로, 마사지 치료를 포함되지 않고, 스포츠 손상에 대한 수치료의 효과를 서술하였다.

Corby Jones는 1988년 10월 3일 미조리 대학교와 노스웨스턴과의 풋볼(foot ball) 경기에서 심한 발가락 염좌를 입었고 미조리 스포츠 의료팀에 의해 그때 확인되었다. 의료팀은 7일 동안 Jones의 상태를 호전시키려고 하였고 그가 경기하는 것을 반대하였다. 그래서 그 다음 토요일 아이오와 주(Iowa state)에서 벌어진 경기에 참가하였다. 따라서 Jones의 발가락은 그 주위의 스포츠 면에서 흥미있는 토픽이 되었다. 미조리 대학교의 수석 운동 트레이너인 Rex Sharp는 그의 병든 발가락에 대한 치료 때문에 그의 팀원이 받은 압박을 알고 있었다. "이제까지 본적이 없는 가장 잘 치료된 발가락 손상이다" 라고 Sharp는 말했다. 월요일, 화요일, 수요일 Jones는 의사 Glenn L. McElroy과 재활센터에서 대부분을 보냈다. 새로운 미조리 대학교 의료팀은 늦여름에 시작되었다. Sharp는 하루에 10시간 Jones를 돌보았다 — 월풀에서 치유를 위한 온열, 수영 운동 풀에서의 뛰기(최근에는 재활풀에서 운동선수가 수영하는 것을 반대한다), 고정자정거 타기, 스텝퍼(stepper)를 이용한 운동. Sharp는 Jones의 발가락에 파라핀욕과 초음파, 마사지를 하였다. 금요일날 아이오와 주(Iowa state)로 갔고 샤프는 성공에 대한 확신이 없었다. "우리가 할 수 있는 모든 것은 다했다. 그러나 나는 그가 다시 경기를 할 수 있는지 알 수 없었다." 라고 Sharp는 말했다. 미조리대학교가 이긴 토요일날 Jones는 매우 우수한 경기를 펼쳤다. "사람들은 풋볼 경기에서 선수들이 최선을 다하는 것을 보았다." "그들은 집에 갔다. 시간이 어떻게 흘러갔는지 모르겠다."

— *Luke Vilelle, Heal Thyself With Help*, Columbia Daily

## 손상의 종류
## TYPES OF INJURIES

우리는 수치료를 적용하기 전에 먼저 근골격계의 3가지 손상 종류에 대해 논의하고자 한다.

### 외상성 손상 TRAUMATIC INJURY

신체의 물리적 외상은 피부상처, 근 좌상, 골절, 염좌, 탈구, 연골 또는 인대의 찢어짐, 타박상, 심지어 절단까지 일으킬 수 있다. 이러한 손상은 병원의 응급실을 찾는 사람의 27%를 차지한다. 자동차 사고와 낙상은 가장 흔한 외상성 손상이다. 자전거 사고, 폭행, 화재, 취미 활동으로 인한 사고, 가정 폭행, 아동 학대, 자살, 살인, 기계 작동 중의 사고는 손상의 중요한 원인이다. 작업상 외상적 손상은 염좌, 좌상, 근육 찢어짐, 골절, 허리 손상을 포함한다.

### 스포츠 손상 SPORTS INJURY

스포츠 손상은 근 좌상, 골절, 탈구와 같이 스포츠 경기를 하는 동안 급성으로 손상되게 된다. 그러나 이러한 손상은 과사용으로 인해 염증과 같은 만성 손상이 될 수 있다. 근 손상은 좋지 않은 컨디션, 근육의 불균형, 과도한 근 긴장, 이전 손상의 부적절한 치유를 발생시킬 수 있다. 이 중 가장 흔한 손상은 근 좌상, 근염, 관절 염좌이다(글상자 13-2. 수치료는 손상의 치유를 촉진시킬 수 있다).

### 반복적 스트레스성 손상
### REPETITIVE STRESS INJURY

반복적인 스트레스성 손상은 오랜 시간동안 같은 움직임을 수행하는 신체적 좌상에 의해서 발병하고, 만약 자신의 자세에 대해 알지 못하거나 업무수행에 과도한 힘을 쓰게 될 때 야기된다. 어떤 반복적 활동은 — 무거운 물건 들기 등등 — 신체 한 부분의 부분적 손상을 일으킬 수 있다. 흔히 힘줄염(건염, tendonitis)과 주머니염(윤활낭염, bursitis), 손목굴증후군(수근관증후군, carpal tunnel syndrome), 추간판탈출증(disc herniation)과 같은 손상을 포함한다.

## 수치료와 손상
## HYDROTHERAPY AND INJURIES

마사지 치료사는 환자가 손상을 받았을 때 손상에 대해 치료를 하거나 평가하지 않는다. 환자가 손상을 받았을 때 그들은 병원을 가서 의사를 찾아가 상담하는 것이 중요하며, 또한 자신의 손상을 책임질 수 있는 911을 불러서 즉각적인 진단과 치료를 받아야 한다. 그러면 의사는 마사지를 승인하게 되고 환자는 치료를 받게 될 것이다. 그들의 손상이 **급성기**(acute)(갑자기 일어난 손상, 연장되지 않음) 아급성기(subacute)(급성기를 지나고 급성기와 만성기의 사이) **만성기**(chronic)(3개월 혹은 그 이상이 지난 후, 실질적인 차이를 보이지 않음) 일지라도 치료를 받게 될 것이다.

## 수치료와 손상으로 인한 통증
HYDROTHERAPY AND PAIN FROM INJURIES

근골격계의 손상을 받으면 **유해 수용기**(nociceptor), 피부수용기나 심부 조직의 수용기가 통증 신호를 뇌로 전달한다. 이 통증은 우리 신체에 대항하여 위협하는 것을 일깨워 주는 것에 도움을 주며 휴식을 취하게 함으로 치료를 촉진시킨다. 통증에 집중해야 한다. 수치료는 치유를 촉진시키며 짧은 시간에 불쾌감을 영감시키며 근골격계 손상으로부터의 통증을 경감시킨다. 이 분야의 40년 전문가인 Agatha Thrash에 따르면 "열이나 차가운 것을 적용해 주는 것은 급성 또는 만성 염증의 통증을 경감시킬 수 있는 것으로 수세기동안 사용되어 왔다. 또한 이것은 통증 조절의 분야에서 경쟁자가 없는 방법이다. 다른 방법은 이 만큼 효과적이고 안전하고 쉽고, 저렴하고 부작용이 작지 않다."[3] 근경련과 통증은 급성기와 아급성기 손상에 흔하게 나타나며 진통제와 항경련제와 같은 약을 섭취하지 않은 사람에게 열치료와 냉치료를 제공하면 큰 경감효과를 낼 수 있다. 열은 근육을 이완시키고 뇌로 통증전달을 느리게 한다. 한 연구에서 연구자들은 손바닥보다 큰 국소 부위에 열을 적용하면 작은 전기충격으로 인한 통증을 경감시킬 수 있다는 것을 발견하였다.[4] 최근 따뜻한 옷으로 몸을 여러시간 동안 둘러싼 연구에서 그들은 이부프로펜 또는 아세트 아미노펜 보다 목과 허리 통증이 더 경감되었다는 것을 발견하였다.[5] 반면에 차가운 것을 적용했을 때 마비된 근육이 최우선적으로 통증이 경감되거나 뇌로 통증을 전달하는 것을 둔화시킬 수 있다. 그러나 교대치료(contrast treatment)에서 국소 순환의 증가가 증폭되어서 통증경감이 더 많이 나타난다.

수치료는 치유를 촉진시켜서 조직이 기능부전 되는 것을 막아준다. 근골격계의 다양한 외상으로 인해 장시간 꾸준히 치료를 받는 것은 근막의 활성화와 오래된 유착조직의 치유가 필요하며 심장은 이완되고 연부조직은 더 쉽고 깊게 일할 수 있게 된다. 파라핀과 습열 팩과 같은 온열치료는 오래된 상처 조직을 부드럽게 하도록 도와주며 마사지는 더욱 통증을 경감시키며, 치료 효과가 더 많이 나타나게 된다.

## 수치료와 염증
HYDROTHERAPY AND INFLAMMATION

그림 13-1에서 손상은 항상 염증을 동반한다는 것을 볼 수 있다. 왜냐하면 마사지 치료사는 최근 혹은 오래된 손상환자 모두에게 마사지를 적용하므로, 마사지 치료사

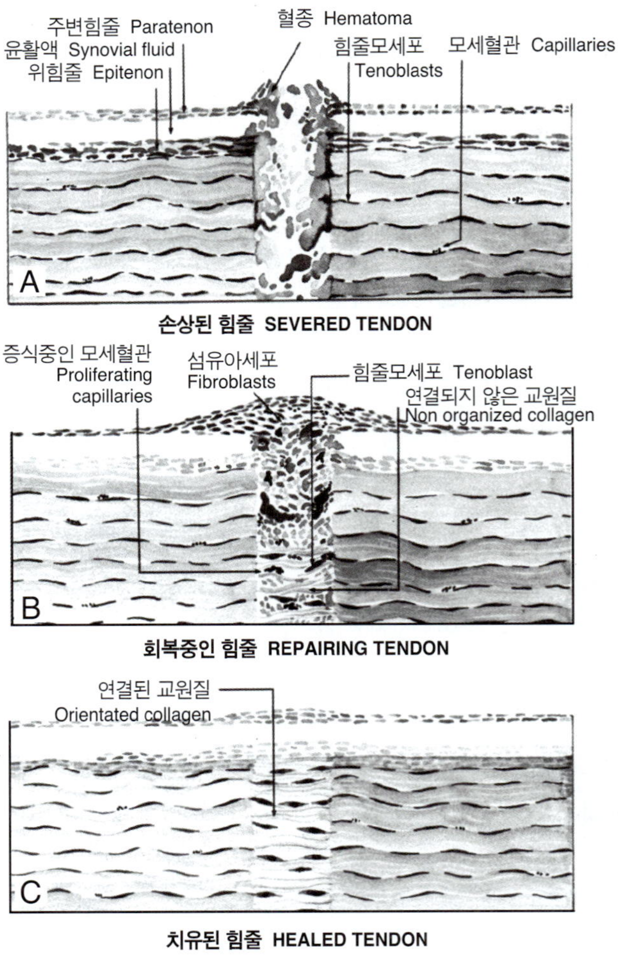


**그림 13-1** ■ 힘줄 치유. **A.** 힘줄 회복의 급성기. **B.** 힘줄 회복의 아급성기. **C.** 치유된 힘줄. (출처: Bucholz RW, Heckman JD. *Rockwood and Greens Fractures in Adults*. 5th ed. Baltimore: Lippincott Williams & Wilkins, 2001.)

**글상자 13-3** *흥미로운 점 (Point of interest)*

### 염증에서의 신체의 치유

염증은 손상에 대한 신체의 방어 반응이다. 네 가지의 주요한 징후는 발적(redness), 부종(swelling), 열감(heat), 통증(pain)이다. 어깨관절 탈구와 같은 어떤 특정한 부위에 많은 힘이 가해졌을 때, 신체에서 손상이 일어났을 때, 어떤 일이 일어나는지 생각해볼 수 있다. 손상의 순간, 혈관과 신경의 절단뿐만 아니라, 근육과 결합조직도 찢어질 것이다. 그림 13-1A에서 보이는 바와 같이 손상과 많은 보호반응들에 대한 신체 반응은 아래와 같다.

일차적으로, 국소 혈관은 혈액의 유출을 방지하기 위하여 수축한다. 곧 이어 많은 모세혈관들이 평상시보다 확장된다. 신선한 혈액이 넓은 부위에 퍼진다. 손상부위의 혈관에 피브린(fibrin)과 혈소판이 손상부위의 혈관에 모여서 점차적으로 손상받은 혈관을 봉합한다(작은 모세혈관이 봉합을 하기 전인 손상받은 초기에 손상 부위에 열을 가하면 손상 부위의 연부조직에서 혈액과 혈장이 유출이 증가될 것이다. 열은 모세혈관이 봉하여져서 삼출이 멈출 때까지 가하여서는 안된다. 매우 심한 손상을 제외하고 최대한 24시간이 필요하다).

활동적인 모세혈관 수의 급격한 증가, 모세혈관 직경의 확실한 증가와 찢어진 혈관에서의 혈액 유출과 혈류가 증가된다. 많은 혈관들이 열리면, 혈액은 실제로 좀 더 느리게 흐르고, 좀 더 많은 **큰포식세포**(macrophages)가 들어올 수 있다. 큰포식세포의 역할은 손상받은 조직을 제거하는 것이다. 많은 열은 혈액을 운반하여 천천히 흐르게 하여 발적과 열, 부종과 같은 염증에 대한 심각한 신호를 만든다. 많은 흐름이 있는 부위는 신경말단부에 압력을 주어서 통증을 준다. 염증으로 인하여 움직임의 제한, 기능의 상실이 있다면, 염증의 제5 징후로 간주한다.

백혈구는 조직의 손상이 있는 곳에 모여서 커지고, 둘러싸서 어떠한 병원체가 존재하더라도 각각의 세포들의 파열로 인해서 생성된 잔해 조직을 파괴한다. 동시에 출혈이 있으면 **혈종**(hematoma) 모양의 적혈구 덩어리, 혈액의 작은 덩어리가 잔해가 된다. 신경에서의 압력은 추가적인 통증이 발생한다.

아급성 단계에서는 그림 13-1B와 같다, 조직들은 치유가 시작되고, 파열된 혈관조직은 봉합이 되고, 백혈구는 잔해를 청소하고, 혈류는 정상으로 돌아오고, 콜라겐 섬유를 만드는 세포는 손상 주위에 반흔을 만들어서 손상부위가 치밀하게 되도록 한다.

가 염증 과정을 이해하는 것은 중요하다(글상자 13-3은 염증의 더 많은 단계에 대해 나타낸다). 염증을 줄이기 위해 보통 근골격계의 외상은 손상 후 48시간 동안 차가운 것을 적용하여 치료한다. 차가운 것은 국소 혈관을 압축시키고 혈관으로부터 출혈을 줄여준다. 이것은 또한 염증을 줄여준다. 48시간이 지나서 냉팩과 아이스 팩을 계속 적용하면, 순환을 억제하여서 동맥 흐름과 모세 혈관의 흐름, 국소 대사작용을 감소시킨다. 이 시점 이후는 반대로, 차가운 것이 아닌 것을 적용하기를 권유한다. 왜냐하면, 특정한 부분의 순환 증가뿐만 아니라 통증감소를 증가시키고 더 붓지 않도록 도와준다. 다양한 항염증제 약은 손상이 있는 단계에서 사용되어진다. 그러나 연구자들은 그러한 약들이 치유를 억제시키고 지연시킨다고 이야기하며 치료와 대조적으로 혈류 흐름을 자극시키고, 남은 산소와 영양분을 상처 조직으로 가져간다고 한다. 48시간이 지난 후 림프드레니쥐와 같은 치료는 손상 초기에 사용되어지며 순환 마사지와 손상 후기의 다른 치료와 혼합하여 치료하기도 한다.

수치료와 마사지의 초기 치료의 가장 중요한 이익은 반흔 조직을 치유하는 것이다. 손상의 아급성기 세포는 손상의 반흔 조직으로부터 콜라겐 섬유가 생성된다. 초기의 새로운 콜라겐 섬유는 어떠한 방향성과 결정상태를 가지지 않는다(그림 13-2A). 적당한 치료를 하지 않아서 다른 조직들과 일렬로 정렬되지 않으면, 그 콜라겐 섬유들은 근막 또는 근육과 같은 조직과 유착될 수 있다. 그러면 그것들은 보강되지 않고 효과적이지도 않다. 이러한 반흔 조직 섬유는 근섬유처럼 탄력적이지 않으며, 자유로운 움직임을 제한시키는 경향이 있고, 스트레스에 노출되었을 때 찢어질 수도 있다. 많은 근골격계의 만성적 문제는 과도하거나 반흔 조직에 나쁜 정렬의 결과이다. 아급성기 마사지 치료는 반흔조직을 제거하여 치유하는 것에 중점을 준다. 이 단계에서 운동은 중요하다. 환자가 능동적인 움직임을 가질 때 손상된 부위에서 치유가 가장 많이 되며 반흔 조직 섬유가 바른 정렬을 가질 때 유연성과 건강성이 허용된다(그림 13-2B). 온 · 냉 치료와 마사지를 적용하면 통증이 경감되고 운동은 최적의 치유를 촉진시킨다. 온열욕조와 냉욕조에서의 운동은 국소적 순환을 증진시킨다.

첨가물을 이용한 수치료에는 허브를 사용한다: 글상자 13-4에서 설명된 허브는 근 욕창, 쑤시는 통증, 염증, 근

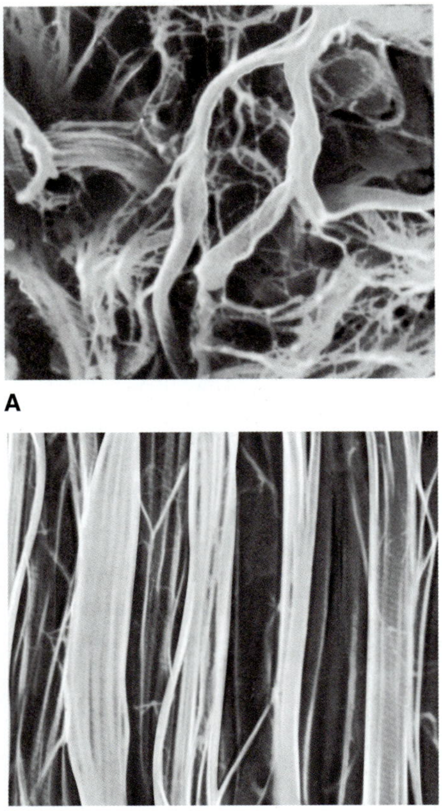

A

B

그림 13-2 ■ 인대섬유의 조직. **A.** 완전히 치유되지 않은 비조직화된 섬유들. **B.** 완전히 치유되어서 조직화된 섬유들. (출처: Archer M. *Therapeutic Massage in Athletics*. Baltimore: Lippincott Williams & Wilkins, 2004:104, 그림. 6-4.)

경련, 국소 순환저하, 상처를 치료하기 위해 수 백년 동안 사용되어 왔다.

## 절단 AMPUTATION

절단은 사지나 사지의 일부를 자르는 것이다. 절단은 감염으로 인하여 생명의 위협을 받거나 국소 혈관의 치유할 수 없는 손상, 추가적인 기능의 상실의 상황에서 시행되어진다. 미국에서는 당뇨병의 증가율로 인한 것으로, 절단은 환자들 중에서 손상의 하나로 보여진다. 2007년의 경우에 당뇨병이 2천만 정도로 그 중 82,000명의 절단자 중 70%가 당뇨병으로 인한 절단자였다.[7,8] 나머지는 근골격계 손상이나 암으로 인한 것이다. 어린이들은 잔디깍는 기계나 총으로 인한 사고로 절단을 하게 되고 성인에서는 질병으로 인하여 절단을 하게 된다. 당뇨병 환자들은 그들의 발이 치유되지 않아서 절단으로 가게 된다. 발의 괴저는 신체의 다른 부위로 퍼져서 죽음에 이르게 까지 하여서 발을 절단하게 된다.

수치료는 절단된 부위가 접촉할 때 아주 과민하거나 국소 순환이 잘 되지 않는 환자를 위해 도움이 된다. 수치료는 환자의 촉각 자극, 순환 증진, 유착 감소를 위한 내성을 증진시켜주는 가장 훌륭한 방법이며 마사지를 시작하면 부드러운 경험을 가진다. 예를 들어, 따뜻한 물이 있는 욕조는 치료사에 의해 절단 후 남은 부위의 과민감각을 없애고 국소부위 순환 증진(desensitization), 환자의 통증을 경감시키기 위해 때때로 사용되어진다. 게다가 온습열 팩을 적용해 주는 것과 같은 수치료는 절단으로 잃어버린 신체의 보상작용이 나타나는 허리 또는 사지와 같은 신체의 근 긴장도와 불쾌감을 경감시켜 준다. 예를 들어 무릎 위로 하지 절단을 하면 엉덩관절의 불쾌감과 근 긴장이 보상작용으로 나타날 것이며 남은 반대쪽 다리와 허리에서도 보상작용이 나타날 수 있다.

### 치료

아래의 있는 두 가지 수치료 방법은 절단 환자에게 유용한 방법이다.

#### 절단단에 교대치료 적용

교대치료는 핫팩이나 습열패드보다 사지 전체에 적용할 수 있다. 습열 핫팩만으로는 교대욕만큼 순환을 촉진시키지 못한다.

**기간과 빈도**

10~12분. 하루에 3번 적용한다.

**주의사항**

절단단이 민감하면, 뜨거운 것의 적용보다 시원하거나 찬 것의 적용이 적합하다. 의뢰인에게 어떤 느낌이 드는지 확인한다. 당뇨병을 가진 의뢰인은 너무 뜨겁지 않고 중간 정도의 온도로 적용하고 습포제를 타올로 싸서 너무 뜨겁지 않도록 하여 피부에 적용한다.

**적용절차**

1. 습열 패드, 습포제나 핫팩을 절단단에 3분간 적용한다.
2. 찬물에서 건진 천을 꽉 짜서 절단단에 30초간 문지르거나 1분 동안 아이스 마사지를 실시한다. 빠르게 문지르는 것은 민감한 조직을 둔감하게 한다.
3. 1번과 2번을 반복하여 3번 정도 실시하라.

(계속)

**글상자 13-4** *흥미로운 점 (Point of interest)*

## 손상치유를 위한 수치료와 허브 사용

많은 손상과 관련된 문제에 수치료와 허브는 수세기동안 사용되어 왔다. 쑤심, 통증 그리고 염증, 근육경직, 국소순환의 부족 그리고 신체적 외상으로 인한 상처에 사용할 수 있다. 마사지 치료사는 의뢰인들에게 뜨겁고 찬 습포제, 부분욕, 습열제, 아이스 마사지 그리고 그 외 물의 적용은 손으로 하는 기법들을 효과적으로 한다.

### 근육 쑤심, 통증, 염증을 위한 허브

| 허브 | 멍 | 부종 | 눈의 염증 | 인대 파열 | 근육통 | 근육쑤심 | 족저 근막염 | 부비동 감염 | 좌상 | 염좌 |
|---|---|---|---|---|---|---|---|---|---|---|
| Arnica | × | × | | × | | | | | × | |
| Calendula | × | | | | | | | | | × |
| Chamomile | | | × | | | | | × | | |
| Comfrey | | | | | | | × | | | |
| St, John's wort | × | | | | × | × | | | | |
| Witch hazel | × | | | | × | × | | | | |

### 근육경직과 근육 단축을 위한 허브

| 허브 | 근육뭉침 | 감기로 인한 통증 | 류마치스성 통증 | 수면보조와 이완 | 경련성 천식 |
|---|---|---|---|---|---|
| Blackhaw | × | | | | |
| Chamomile | × | × | | × | |
| Cramp bark | × | | | | |
| Ginger | × | × | | | |
| Lavender | | | × | × | |
| Lobelia | | | | | × |
| Mullein | | | | | × |

### 국소 순환증가로 손상을 치료하기 위한 허브

| 허브 | 섬유염 | 골절 (지연유합) | 오십견 | 요통 | 편두통 | 근 좌상 | 혈액순환 부족 | 회전근 파열 |
|---|---|---|---|---|---|---|---|---|
| Cayenne | | | | | × | | × | |
| Ginger | × | × | × | × | × | × | × | × |
| Mustard | | | × | × | × | | | × |

### 상처를 위한 허브

| 허브 | 지연유합되는 골절 | 관절과 근육이 손상 | 근육 좌상 |
|---|---|---|---|
| Arnica | | × | |
| Comfrey | × | × | × |
| St, John's wort | | × | |

***참고문헌***

1. Treasure J. MNIMH, AHG, Course notes from class "Herbs and Massage," Eugene, Oregon, Feb 28, 2004.
2. Ody P. The Complete Medicinal Herbal. London: Dorling Kindersley, 1993.

### 부분 교대 샤워

**상호참조**

제9장 참조.

**기간과 빈도**

10~12분. 하루에 3번 적용한다.

**주의사항**

당뇨병 환자에게는 102° F 이상 뜨겁지 않게 한다.

**적용절차**

1. 2분 동안 절단단에 뜨거운 물을 분사한다.
2. 30초 동안 찬물을 절단단에 분사한다.
3. 1단계와 2단계를 반복하여 전체적으로 3번 정도 실시한다.

### 절단단을 위한 월풀욕

**상호참조**

제7장 참조.

**기간과 빈도**

15~20분. 마사지 시작하기 전에 적용한다.

**특별지시사항**

물은 뜨겁지 않고 따뜻하게(98~105° F) 하여 편안해야 한다. 당뇨병 환자는 102° F 보다 뜨겁지 않은 욕조에서 적용한다.

## 주머니염 BURSITIS

**주머니염**(윤활낭염, bursitis)은 **윤활주머니**(윤활낭, bursa)에 염증이 생기는 것으로 환자들 중에서 자주 볼 수 있는 손상이다. 이것은 반복적인 스트레스 또는 외상으로 인한 특정적인 부분의 염증이나 류마티스 관절염 등으로 인하여 발생할 수 있다. 어깨의 봉우리밑주머니(견봉하낭, subacromial bursa)은 가장 흔하게 나타나며 통증이 있고 염증성의 주머니염이다. 늘 앉아서 일하는 사람들과 무거운 물건을 드는 일이 필요한 사람들은 어깨에 주머니염이 잘 생기고 남성보다 여성이 더 잘 발생한다. 그러나 주머니염은 팔꿈치, 엉덩관절, 무릎, 발목을 포함한 다른 관절의 윤활주머니에서도 많이 발생한다. 주머니염은 극도의 통증이 있고 관절 대부분의 움직임은 이 통증을 악화시킨다. 그러나 손상으로 인해 아픈 쪽 관절을 사용하지 않는다면, **유착관절낭염**(adhesive capsulitis)이 발생된다(관절주머니와 뼈 사이의 유착으로 인해 극도의 뻣뻣함이 나타난다). 아래에서 우리는 급성과 아급성 주머니염의 수치료에 대해 논의하였다.

### 급성 주머니염 Acute bursitis

최근에 발생하거나 급성 주머니염에서 수치료와 마사지는 움직임을 중단할 만큼 아픈 통증의 발생과 관절의 뻣뻣함을 예방하고 환자의 통증을 줄여주기 위해 사용되어진다. 수치료는 통증의 경감과 그들의 규칙적인 움직임을 수행하기 위해 적용할 수 있고, 매우 작은 불편함을 일으키는 관절 가동 운동에 적용할 수 있다. 그래서 환자는 관절 가동 범위를 잃어버리지 않고 아픈 관절 주변의 근육의 유연성도 유지시킬 수 있다. 어떤 경우에 교대치료는 염증은 경감시킬 수 있다. 마사지는 급성기의 염증성 윤활주머니 근처 혹은 그 부위에 적용해서는 안된다. 그러나 그것은 신체의 다른 부분에 도움이 될 수 있다.

혼합된 치료를 적용하는 가장 좋은 방법은 신체 다른 부위에 마사지 테크닉을 적용하고, 주머니염이 있는 부위에는 수치료를 적용하는 것이다. 냉치료는 근육의 크기를 증가시키기도 한다. 환자는 집에서 그들의 증상 완화에 도움이 되는 것이 열치료인지 냉치료인지를 알아내는 경험이 필요할 것이다. 앞에서 설명한 어깨와 같이 주머니염이 생긴 관절에 치료를 적용할 수 있다.

**치료**

### 상지 반신 팩

**상호참조**

제5장 참조.

**기간과 빈도**

30~45분 정도 적용하며 어깨 위의 부위에 얼마나 많이 찜질하는냐에 따라 달라진다.

**주의사항**

모든 찜질은 수건으로 덮어서 화상의 위험이 없도록 하여 적용한다.

**특별지시사항**

이 치료를 마사지 치료와 맞물려 할 수 있다. 만약 환자가 상체에 팩을 하는 동안 당신이 신체 다른 부위에 마사지를 하거나, 팩을 제거하고 환부 주변에 마사지를 수행할 수도 있다.

**적용절차**

1. 마사지 테이블 주위에 찜질 팩 2개를 준비하면 목에서 허리까지 덮을 수 있을 것이다. 환자가 그 위에 눕고 어깨의 앞쪽에 하나의 찜질기를 더 둔다. 신체 다른 부위는 마사지를 실시한다.
2. 어깨 앞쪽에 둔 찜질 팩은 15분 후에 새로운 것으로 교체한다. 치료가 끝나면 모든 찜질 팩은 제거하고 차가운 물에 담근 목욕용 수건으로 어깨와 등을 간단히 문질러 준다. 그런 다음 환자는 적당한 관절 가동 운동을 하여도 된다.

### 국소 소금과 피자마 오일과 따뜻한 압박붕대를 적용하기

**상호참조**

제5, 11장 참조.

**기간과 빈도**

열치료를 적용한 후 소금광을 20분 동안 적용한다. 그리고 1~8시간 동안 압박해준다. 하루에 한번 실시한다.

**주의 사항**

급성기 활액낭염에 마사지가 금기인 것을 기억한다. 그래서 마사지 기술을 적용하면 안된다.

**특별 지시사항**

이 치료는 마사지 초기에 시행될 수 있고 만약 늦은 밤에 열 붕대 압박을 한다면, 더욱 효과적일 것이다. 환자에게 이 치료법을 설명해 주면 환자는 집으로 돌아가서 이 치료를 할 수 있을 것이다.

**적용절차**

1. 10분 동안 습열팩을 관절에 적용한다.
2. 황산염(Epsom salt)과 같은 소금마찰을 관절에 적용한다.
3. 관절 피부에 피마자유를 바르고 천천히 문지른다.
4. 관절에 따뜻한 압박붕대를 적용하고 1~8시간 정도 둔다.
5. 압박 붕대를 제거한 후 적당한 관절 가동 범위 운동을 안전하게 시행한다.

### 냉치료 적용

**상호참조**

제6장 참조.

**기간과 빈도**

15분 정도 적용하며 매일 1~3번 시행할 수 있다.

**특별지시사항**

얼음 마사지를 대신하여 차가운 압박붕대를 하거나 어깨에 냉팩을 20분간 적용한다.

**적용절차**

1. 약 5분 정도 어깨에 얼음 마사지를 수행한다. 그리고 얼음을 제거한다. 휴식기 동안 환부에 마사지를 실시한다.
2. 1단계를 반복한다.
3. 환자가 수행할 수 있는 적당한 관절 가동 범위 운동을 시행한다.

### 어깨 교대치료

**상호참조**

제5, 7장 참조.

**기간과 빈도**

10분 적용. 이 교대치료를 하루에 많으면 3번까지 할 수 있다.

**적용절차**

1. 견딜 수 있을 만큼 뜨거운 습열 팩을 관절에 3분 정도 적용한다.
2. 얼음 팩과 얼음 압박붕대를 하거나 30초 정도 얼음 겔 팩을 관절에 적용한다.
3. 1~2단계를 반복하여 3번 정도 한다. 환자는 이 시기에 적당한 관절 가동 운동을 수행한다.

## 아급성기 관절 주머니염 Subacute bursitis

아급성기 관절 주머니염은 급성기 점액주머니염이 발생한 후 며칠 혹은 몇 주 후에 발생하며, 겨자연고(mustard plaster), 온습포(hydrocollator packs) 혹은 파라핀욕은 마사지를 하기 전에 적용한다. 순환증진을 위한 마사지(circulatory massage), 근막이완술, 그리고 심부 마찰마사지는 만성긴장상태를 이완시키거나, 근육의 보상패턴을 예방할 목적으로 사용할 수 있다.

### 파라핀 욕

**상호참조**

제7장 참조.

**기간과 빈도**

15분 적용. 마사지 하기 전 또는 마사지 하는 동안 사용한다.

**기간과 빈도**

10분

**특별지시사항**

관절을 파라핀에 담궈 치료하고 꺼내어 10분 후에 마사지와 운동을 한다.

**적용절차**

1. 최소 1분 동안 관절을 따뜻한 물에 담근다.
2. 관절을 건조시킨다.
3. 최소한 6회 정도 따뜻한 파라핀에 담근다.
4. 관절을 따뜻한 상태로 두고 파라핀에서 관절을 꺼낸 후 최소 10분 후에 마사지와 운동을 적용한다.

### 온과 습열의 적용

**상호참조**

제5장 참조.

**기간과 빈도**

30분 마사지를 하기 전 또는 하는 동안 사용한다.

**특별지시사항**

머스타드, 생강 또는 카연고추와 같은 혈관 확장 허브는 압력을 증가시킬 수 있다.

**적용절차**

1. 뜨거운 찜질, 온습 패드 또는 뜨거운 압박 붕대를 관절 위에 30분 동안 적용한다.
2. 그것이 식었다면 15분 뒤에 새로운 것을 적용한다.
3. 마지막으로 1분 동안 관절에 차가운 팩을 적용한다.

## 손목굴증후군 CARPAL TUNNEL SYNDROME

**손목굴증후군**(수근관증후군)은 수근관을 지나는 정중신경의 폐쇄에 의해서 흔하게 발생되고 통증이 나타나는 질병이다. 이것은 손과 손목, 아래팔(전완, forearm)의 무감각 또는 통증과 같은 신경 압박의 증상과 손목의 통증이 나타난다. 반복되는 스트레스 손상과 같이 이러한 과사용 증후군은 나쁜 작업환경에 의해 발병될 수 있다. 그리고 타이핑, 마사지 혹은 악기 연주와 같은 활동을 너무 오래하면 발병될 수 있다. 손목굴증후군의 첫 번째 보고는 하루 종일 손으로 시가(담배)를 마는 작업을 하는 사람이었다. 손목굴증후군 치료도 물리치료가 가장 자주 사용되어지고 손상을 일으키는 원인인 활동을 중단하거나 줄여주는 것이다.

의사, 물리치료사를 포함한 환자 건강 관리팀의 일원인 마사지 치료사는 수치료 기술을 통증을 줄이는데 사용한다. Robert Simon, 의사는 반복된 좌상 손상 통증을 줄이기 위해 집에서 교대욕로 치료하는 것이 도움이 된다고 하였다.[9] 마사지는 손목굴증후군의 증상을 줄여준다. 개인적인 차이에 따라서 적용할 수도 있고, 적용하지 않을 수도 있으며 치료사는 환자의 담당 의사와 상담해야 한다. 관련된 근육군의 마사지와 다른 신체 부위에 적용하는 마사지는 스트레스에 도움이 된다. 당신은 손목굴증후군을 가진 환자에게 수치료를 적용할 수 있다.

**치료**

### 손과 아래팔을 따뜻하게 적시는 치료

**상호참조**

제7장 참조.

**기간과 빈도**

마사지하기 전에 12~15분 시행하고, 하루에 3~4번 정도 실시할 수 있다.

**적용절차**

1. 이 따뜻한 담그기는 하루에 3~4번 정도 실시할 수 있다.
2. 견딜 수 있을 만큼 뜨거운 물에 손과 아래팔을 적셔준다. 12~15분 동안 실시한다(약 110° F).
3. 환자의 손에 운동을 하거나 손과 아래팔 근육을 스트레칭시킨다.
4. 손과 아래팔을 견들 수 있을 만큼 차가운 물에 약 5초 정도 담근다(약 55° F).
5. 너무 차가움을 느끼기 전에 손을 건조시킨다.

**치료**

### 손과 아래팔의 교대욕

**상호참조**

제7장 참조.

**기간과 빈도**

10분 적용

**특별지시사항**

보통 물에서 부드럽고, 통증 없는 움직임을 수행하는 것은 국소 순환을 증진시킬 수 있다.

환자는 손에 들고 하는 샤워 장치를 사용할 수 있고 교대치료를 위해 따뜻한 물을 분사 후에 차가운 물을 분사시킬 수 있다. 그들은 손과 팔에 분사할 수 있고, 환자의 다른 부분에 분사할 수도 있다.

**적용절차**

1. 뜨거운 물에 손과 아래팔을 2분간 적신다(약 110°F).
2. 차가운 물에 손과 아래팔을 1분간 적신다(약 55° F).
3. 1~2단계를 2번 정도 반복하여 약 3번 정도 실시한다.

### 얼음 마사지 후의 운동

**상호참조**

제6장 참조.

**기간과 빈도**

운동과 마사지 전에 3~8분 적용한다.

**적용절차**

1. 얼음컵 또는 얼음 큐브를 손목 위, 아래 아픈 부위에 마사지 한다.
2. 무감각이 있다면, 바로 정지한다.
3. 환자의 손과 손목을 따뜻하게 하도록 한다.
4. 환자는 의사 또는 물리치료사에 의해 처방된 운동을 한다.
5. 마사지한다.

## 어긋남(탈구) DISLOCATIONS

관절에 비틀리는 힘이 적용될 때, 뼈가 빠져나와 그들의 정상관계가 깨어지면 이를 어긋남(탈구)이라 한다. 예를 들어, 위팔뼈(상완골, humerus) 머리가 힘을 받으면 관절오목(관절와, glenoid fossa), 앞선이 완전히 밖으로 빠지게 된다. 그림 13-3은 탈구의 종류를 보여주며 어떻게 위팔뼈와 어깨뼈가 비틀리는지 보여준다. 어깨가 벌림(외전, abduction), 가쪽돌림되어질 때 나타나며 이것을 팔을 통해서 큰 힘을 받아서 일어날 수도 있다. 다음으로 흔한 성인의 탈구는 팔꿈치이다. 팔꿈치는 손을 과도하게 신장된 상태에서 넘어질 때 자주 탈구가 일어난다.

뼈에 탈구가 될 만큼 힘이 가해지면 관절 주위 연부조직이 손상될 수 있다. 열상과 좌상은 관절주위의 관절주머니, 인대, 골막, 근육, 힘줄, 혈관, 신경, 윤활주머니 등에 발생할 수 있다. 이러한 손상은 몇 년이 지난 후에도 나타나지 않을 수 있다. 환자의 건강관리 팀에 의한 치료는 가능한 빨리 뼈를 제 위치에 두도록 하는 것이 포함되며 관절 가동범위와 근력 강화운동을 포함한 물리 치료를 포함한다. 관절 손상의 부가동성은 관절 구축, 동결견 등의 위험으로 연결된다.

주의: 마사지 치료사는 탈구를 가진 환자에게 환자의 담당의사가 마사지를 승인하기 전까지 마사지 치료를 절대 해서는 안된다.

아이스 적용은 탈구가 발생된 한 시간에서 몇 시간 동안 적용하며, 부종은 탈구를 정복하는데 방해를 할 수 있다. 탈구는 의사에 의해 승인될 때까지 마사지와 정복을 금기로 하고, 교대치료는 손상의 근위부에 국소 순환증진, 부종감소, 근경련 감소, 불쾌감 감소를 위해 언제든 적용할 수 있다. 수치료는 손상되지 않은 쪽의 관절에 적합하고 손상된 측에는 혈관확장 반사를 일으켜 국소 순환 증진을 할 수 있다. 동시에 주변 조직의 적당한 순환 마사지는 순환 증진, 근 경련 감소, 이완촉진을 증진시킨다. 슬링(sling) 또는 부동성 기구를 제거하고 나면, 의사는 마사지 치료사와 상담하여 교대치료를 직접적으로 탈구된 관절에 적용하여 국소 순환을 증진시키고 통증을 경감시킬 수 있다. 따뜻한 것은 불쾌감, 통증을 감소시키고 순

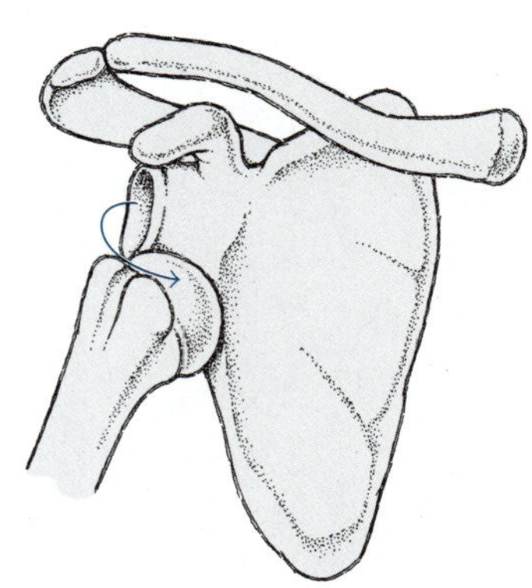

**그림 13-3** ■ 관절오목밑(관절와하, subglenoid) 관절 탈구. (출처: Stedman' s Medical Dictionary. 27th ed. Baltimore: Lippincott Williams & Wilkins, 1999:525.)

환을 증진시키고 월풀욕에서의 적당한 사지의 운동은 관절 가동 범위를 증진시키고 관절 주위의 근력을 향상시킬 것이다. 순환의 마사지, 근막 마사지 또는 발통점 마사지는 근육을 보호하고 제한이 있는 어떤 근막 또는 구축이 있는 근막이 부동성을 가지거나 관절 주위의 연속 조직의 반흔 조직이 생기는 것을 막고, 혈액과 림프의 순환을 증진시킨다. 여기에서는 무릎관절에 적용하는 수치료에 대해 언급할 것이다. 그러나 이러한 치료를 어떠한 탈구된 관절 모두에 적용할 수 있다.

### 치료
### 탈구된 무릎관절의 교대치료

**상호참조**

제5, 6장 참조.

**기간과 빈도**

15분 적용 마사지 전이나 하는 중에 수행하며 가정에서 하루에 2~3번 시행할 수 있다.

**주의사항**

이 치료를 하는 도중에 관절을 압박하여 누르지 말 것.

**특별지시사항**

- 이 치료에는 손잡이가 달린 샤워기를 사용하며 매우 차거나 뜨거운 물을 교대로 적용한다.
- 이 치료를 수행하는 또 다른 방법은 같은 간격으로 동시에 뜨거운 것과 차가운 것을 적용하는 것이다. 뜨겁고 차가운 것 둘 다 무릎관절의 위나 아래 모두 적용하며, 3분간 수행하고 3분이 지나면 뜨거운 것을 적용한 곳에는 차가운 것을, 차가운 것을 적용한 곳에는 뜨거운 것을 적용한다. 3분 뒤에 같이 이것을 반복하며 3분 동안 적용하고 끝낸다.

**적용절차**

1. 환자를 테이블 위에 앙와위로 눕게 한다. 여분의 베개는 아파하는 곳을 지지하고 환자의 위치를 편안하게 하기 위해서 필요하다.
2. 뜨거운 찜질이나 다른 온습 패드를 관절 주위에 3분 동안 적용한다.
3. 차가운 팩 또는 차가운 겔 팩을 무릎관절 위에 적용한다(그림 13-4). 또는 얼음 마사지를 1분 동안 적용한다.
4. 1~2단계를 두 번 반복하고 총 3번 정도 수행하여도 된다.

### 손상된 측의 관절과 일치된 손상되지 않은 쪽의 교대치료

온열과 차가운 것을 대조적으로 사용하는 것은 손상된 쪽의 혈관 확장 반사를 줄여준다.

**상호참조**

제5, 6장 참조.

**기간과 빈도**

12분 적용. 마사지를 적용하기 전이나 적용하는 동안 시행함. 가정에서는 하루에 2번 정도 혹은 3번 정도 실시한다.

**특별지시사항**

이 치료는 손잡이가 있는 샤워기로 분사하면서 사용하며 매우 뜨거운 물과 매우 차가운 물을 교대적으로 분사시켜 준다. 손목 또는 발목과 같이 물에 담그어진 관절은 대조적 온도의 두 욕조에 담그어 치료할 수 있다.

**적용절차**

1. 환자는 바로 눕거나 옆으로 누워도 좋으며 무릎관절은 완전히 지지되어야 한다.
2. 습열 패드를 3분 동안 손상되지 않은 쪽 무릎관절에 적용한다.
3. 차가운 물 또는 얼음 마사지를 손상되지 않은 무릎관절에 5분 동안 적용한다.
4. 2~3단계를 2번 이상 반복하여 총 3번 실시한다.

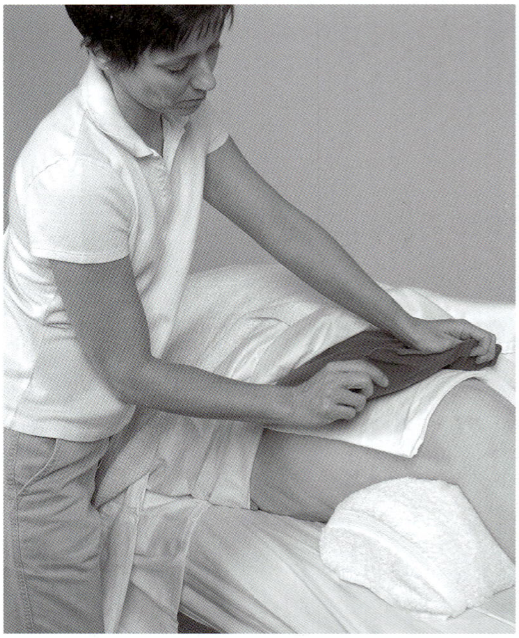

그림 13-4 ■ 무릎에 냉겔팩을 적용하고 있는 모습.

## 과사용으로 인한 소모
## EXHAUSTION FROM OVEREXERTION

너무 힘든 운동을 하거나, 너무 적은 양의 휴식을 하며 운동하는 것은 극도의 피로를 만든다. 의사는 환자의 피로를 유발한 것이 무엇인지 추측되면, 수치료 기술을 환자에게 적용하여 환자를 활기띠게 하고 기운나게 하는데 도움을 줄 것이다.

두 가지 수치료는 특히, 기진맥진한 사람에게 효과적이다. 차가운 장갑 마찰은 피로를 위한 전통적인 치료이다. 교대 샤워는 효과적이다. 왜냐하면 짧고 뜨거운 샤워는 순환과 신진대사를 자극하며 그 만큼 짧은 차가운 샤워를 한다. 두 가지 교대적 샤워를 한 사람은 피로가 줄어들고 활기를 띠게 되며 그 마사지는 혈류 흐름과 림프 흐름을 자극하고 근 골격계의 불쾌감을 많이 줄여준다. 짧은 마사지도 가벼운 안마와 자극하는 기술은 기진맥진한 사람에게 자극을 주는 것에 도움을 준다.

### 치료
### 차가운 장갑 마찰

**상호참조**

제11장 참조.

**기간과 빈도**

15~20분 적용하며 마사지 전 또는 마사지 중에 적용함

**주의사항**

이 치료는 추위를 타는 환자에게는 적용하면 안된다. 뜨거운 족욕으로 먼저 환자를 따뜻하게 한다. 다용도 찜질과 습열 팩은 같은 습열을 적용한다. 또는 다른 열 치료를 적용한다. 그리고 치료를 하는 공간을 따뜻하게 하여야 한다.

### 교대 샤워

**상호참조**

제9장 참조.

**기간과 빈도**

10~15분 적용. 마사지 전에 적용한다.

**적용절차**

1. 환자는 뜨거운 물 샤워를 짧게 2분 정도 적용한 후 차가운 물 샤워를 1분 정도 적용한다. 그 정도는 환자가 견딜 수 있을 만큼 뜨거워야 하며 견딜 수 있을 만큼 차가워야 한다.

이것을 2번에서 5번 정도 반복한다.

## 골절 FRACTURE

뼈가 부러지는 것. **골절**은 뼈가 작게 갈라지는 것부터 뼈가 2조각 이상으로 산산조각 나는 것까지를 말한다. 심각한 골절에는 다양한 치료가 따른다. 때때로 석고붕대는 골절을 회복하기에 충분하지만 다른 경우 뼈를 안정화시키기 위해서 핀이나 플레이트가 필요한 경우가 있다. 경골 골절과 같은 몇몇 골절의 종류는 석고붕대에 의해 치료가 되어지지만 늑골 골절과 같은 경우에는 석고붕대를 하지 못하는 경우가 있다. 뼈가 부러진 후에 그것이 치유가 되면 석고붕대를 제거하고 부러진 뼈 주위의 근육은 빠르게 뻣뻣해지거나 약화된다. 조직 주위에는 궤양과 부종이 나타날 수도 있다. 동시에 수치료는 마사지와 결합하여 혈액과 림프의 순환을 촉진시키고 상처와 통증을 감소시키고 뼈를 치유하는 동안 약화로 인해 상태가 약화되는 부분에 다시 활기를 띠게 한다.

교대치료는 순환을 증진시키는데 사용될 수 있고 이것은 석고붕대를 한 부위와 하지 않는 부위에 직접적으로 적용하거나 다치지 않은 부위에 교대치료를 하여서 다친 쪽 혈류 흐름을 증진시킬 수 있다. 이를 대조적 반사 효과라 한다. 이러한 접근법으로 인해 손상되지 않은 쪽의 혈류 흐름이 2배 정도 증가하였고, 손상된 쪽은 25% 정도 증가 하였다.

따뜻한 월풀욕과 욕조 치료는 골절 후에 치유함에 있어서 또한 효과적이고 석고붕대 제거 후 치료로도 효과적이다. 월풀욕은 손상된 연부 조직에 사용하여 뻣뻣함, 부종을 감소시키고 국소 순환을 증진시킨다.

마사지 치료사는 환자가 석고붕대를 제거한 후에 의사가 마사지를 승인할 때까지 골절과 관련한 치료를 미루어야 한다. 마사지의 가장 중요한 이익은 손상을 받거나 치유하는 동안 생기는 근육의 뻣뻣함을 줄여주는 것이다. 예를 들어, 갈비뼈 하나가 부러지면 매우 아프고 매우 민감하여 호흡을 하기도 힘들다. 발통점은 환자가 얕은 호흡을 할 때 활성화될 수도 있다.

### 골절 시 방수용 석고붕대 또는 건조한 플라스틱 백의 교대치료

이 치료는 의사의 승인이 있어야 수행 할 수 있다.

7장에서 설명되는 교대욕를 이용하고 3번 또는 그 이상 뜨거운 것을 적용하고 난 후 차가운 것을 적용한다. 방수용 석고붕대 혹은 플라스틱 백은 교대욕에 담그어도 건조한 상태를 유지시킬 수 있다.

**상호참조**

제7장 참조.

**기간과 빈도**

10~15분 적용. 마사지 하기 전 또는 마사지 하는 동안 수행한다.

**주의사항**

석고붕대는 건조함을 유지시킨다. 이것은 큰 플라스틱 백에 사지를 덮어서 치료가 가능하게 해주고, 다른 플라스틱 백도 신체를 욕조에 담그어도 완벽히 건조 상태가 되도록 해 준다.

**적용절차**

1. 뜨거운 물에 석고붕대를 한 부위를 3분 정도 담근다 (약 110° F 정도).
2. 차가운 물에 석고붕대를 한 부위를 1분 정도 담근다 (약 55° F 정도).
3. 1~2단계를 두 번 정도 반복하여 총 3번을 실시한다.

### 골절된 뼈와 손상되지 않은 쪽의 같은 뼈의 교대치료

욕조를 이용하여 온과 냉의 교대치료는 손상된 측의 혈관확장반사를 야기시킨다. 예를 들어, 왼쪽 발목에 석고붕대를 했다면, 오른쪽 발목에 교대치료를 실시한다.

**상호참조**

제5, 7, 9장 참조.

**기간과 빈도**

10~15분 정도 적용. 마사지 전 혹은 마사지 하는 중에 수행한다. 집에서 치료할 때는 하루에 2번 또는 3번 시행하여도 된다.

**특별지시사항**

손잡이가 있는 샤워기로 이 치료를 적용해도 된다. 뜨겁고 차가운 물을 교대로 분사시켜 준다. 뜨겁고 차가운 압박 붕대를 교대로 적용하여도 된다.

**적용절차**

1. 뜨거운 물에 손상 반대측을 3분정도 담근다(약 110° F)
2. 차가운 물에 손상 반대측을 1분정도 담근다(약 55° F)
3. 1~2단계를 2번 반복하여서 3번 정도 실시한다.

### 치유되는 골절 부위의 교대 샤워 치료

석고붕대를 제거한 후에 교대치료는 욕조, 샤워, 압박붕대 등으로 이용하며 모두 효과가 있다. 그러나 여기서는 손잡이가 있는 샤워기를 사용하는 것에 대해 나오며 이것은 이상적이다. 왜냐하면 그것은 혈류 흐름을 증가 시키는 피부와 근육에 기계적 자극을 주기 때문이다.

**상호참조**

제9장 참조.

**기간과 빈도**

10~15분 적용. 마사지 전에 수행하며 가정에서는 하루에 2~3번 정도 하여도 된다.

**적용절차**

1. 견딜 수 있는 뜨거운 물을 2분 정도 분사시킨다.
2. 견딜 수 있는 차가운 물을 30초 동안 분사시킨다.
3. 1~2번 단계를 반복하며 총 3번 정도 시행한다.

### 석고붕대 제거 후 뻣뻣한 관절을 위한 파라핀욕

**상호참조**

제7장 참조.

**기간과 빈도**

10~15분 적용. 마사지 전에 적용함.

**특별지시사항**

치료적 운동과 스트레칭은 파라핀을 하고 난 후 할 수 있으며 관절이 따뜻한 상태로 마사지 전에 할 수 있다.

## 무릎관절 손상의 아급성기
KNEE INJURIES IN THE SUBACUTE STAGE

근 좌상, 연골의 찢어짐, 무릎관절 인대의 염좌 등과 같은 무릎관절 손상은 스포츠 활동에서 흔히 발생된다. 이러한 손상은 급성기가 길지 않고 출혈이 나는 등의 위험성은 없지만, 마사지와 동반한 열 치료는 무릎관절의 혈류 흐름을 촉진시켜 주고 주위조직의 치유를 조장하여 불편함을 제거시켜 준다. 마사지 치료사는 환자의 담당의가 치료와 진단을 하기 전에 마사지를 시행하여서는 안된다.

**치료**

**무릎관절 온습열 적용에 따른 신체전반의 열감**

상호참조

제5, 7, 8장 참조.

**기간과 빈도**

45분. 환자는 욕조, 증기욕, 사우나를 이용하며 마사지 전에 시행하고, 실시 후 바로 마사지 테이블로 가서 무릎관절의 국소적 열치료를 실시한다.

**적용절차**

1. 환자의 전 신체에 증기욕, 사우나 또는 전신 온욕을 15분 취하게 한다.
2. 환자는 추위, 오한을 방지하기 위해 따뜻한 상태로 빨리 건조시켜 옷을 입는다.
3. 뜨거운 찜질을 무릎관절에 적용하고 무릎관절 전체를 감싸고 30분 정도 적용한다. 화상을 입지 않도록 감독한다. 온습열 패드는 낮거나 중간 정도로 조정하여 사용하여도 된다.
4. 찜질과 온열 패드를 제거하며 빨리 얼음으로 문질러 주거나 차가운 장갑 마찰을 제공하여야 한다.
5. 무릎관절 마사지를 실시한다.

## 근 긴장 MUSCLE STRAINS

근 긴장은 적절하지 않는 부분적 활동을 하는 동안 근섬유가 찢어지는 것이다. 다리의 근 긴장은 뒷넙다리근(슬괵근, hamstring)의 비틀림 등이 포함되고 사지의 근 긴장은 세모근(삼각근, deltoid), 두갈래근(이두근, biceps)의 빈번한 염좌가 포함된다. 가슴과 등 근육은 스포츠를 할 때와 무거운 것을 들어올릴 때 손상받을 수 있다. 반복되는 구토와 같은 소화기계 문제나 감기로 인한 심한 기침 등의 질병으로 인해 근 긴장이 발생되기도 한다. 운동선수 사이에는 근 좌상을 운동하기 전에 준비 운동을 하지 않을 때 빈번히 나타나고 휴식 없이 집중적인 운동을 할 때 피로한 근육에 생기며 손상된 근육을 계속 사용할 때도 발생한다. 또 다른 근 긴장의 빈번한 원인은 근육의 과도한 스트레칭, 또는 정상 길이를 넘어선 힘줄의 스트레칭이다. 한 마디로 뻣뻣한 근육은 정상적인 스트레스 양을 흡수할 수 없고, 더 많이 긴장이 발생하거나 찢어짐이 발생할 것이다.

근 긴장은 근섬유의 손상정도에 의해 경증, 보통, 중증의 단계로 구분된다. 경증 긴장은 근 섬유의 약간의 찢어짐, 최소한의 불쾌감, 근력 손실이 없는 상태, 정상 관절 가동 범위를 가진다. 보통 수준의 근 긴장은 확연한 근섬유의 손상과 찢어짐, 통증, 부종, 근력 손실, 유연성의 손실이 보여진다. 중증 근 긴장은 매우 드물며 근-힘줄 연접부의 파열과 상당한 근 약화와 통증이 나타난다.

게다가 근 긴장은 한 번의 사고에 의해 일어나는 — 무거운 물건을 들어 올릴 때 등 근육이 손상되는 것과 같이 — 명백히 발생하고 대부분의 경우는 근육의 반복적인 과사용과 특별한 원인없이 나타난다. 이러한 근 긴장은 마트의 계산원 또는 컴퓨터 관련자, 마사지사, 많이 걷는 사람 등의 하루 중 많은 시간을 나쁜 신체 정렬상태로 있는 사람의 습관적 과사용의 결과이다.

급성 근 긴장인 사람은 뻣뻣함과 중간 혹은 심한 통증을 경험하게 될 것이다. 오랫동안 손상된 근육의 반흔 조직 섬유는 치유 절차 중에 찢어짐의 가능성을 증가시키고 운동성과 유연성을 제한시킬 수 있다(반복된 근 긴장은 개개의 근육보다 신체 전반에 더 많은 영향을 끼친다. 손상된 근육도 신체가 정상적 움직임을 하기에 충분하지 않다).

근 긴장의 물리 치료는 근육이 정상 유연성, 지구력, 근력을 되찾는 것에 중점을 둔다. 이것은 염증을 치유하는 동안 손상된 근육의 활동을 멈추고 치료적 운동을 멈춘다. 통증이 없어지면 운동을 재개한다. 손상의 조기 물리치료 단계에서 림프마사지는 순환증진에 의해 근섬유의 재생을 돕고 후기 치료의 심부 유착 마사지는 근육이 치유되고 전 가동성을 위해 도움이 된다.

마사지치료사는 마사지와 함께 다양한 수치료를 적용할 수 있고, 이는 손상부의 순환을 증진시킨다.

**치료**

**근 긴장의 얼음 마사지**

얼음 마사지는 근 긴장 후 24시간 내에 시행해야 한다.

**상호참조**

제6장 참조.

**기간과 빈도**

5~10분. 마사지를 하는 동안 또는 가정에서 하루에 2~3번 실시한다.

**특별지시사항**

얼음을 이용하여 근육 전체 길이와 근육 주변을 부드럽게 마사지해야 한다.

### 밤나무 오일 적용

**상호참조**

제5장 참조.

**기간과 빈도**

30분 혹은 그 이상. 마사지 적용 전이나 마사지 적용하면서 실시한다.

**특별지시사항**

밤나무 오일은 염좌가 일어난 근육에 최소 30분 이상 적용한다. 환자는 밤나무 오일 팩을 사용하며 최소 2번 정도 실시할 수 있다.

### 온습열 적용

온습열은 국소 온욕조 또는 온습 압박 붕대, 온습 찜질의 형태로 적용할 수 있고, 파라핀욕은 손, 아래팔, 다리, 발 근육에 사용된다. 뜨거운 것 적용 후 차가운 것을 적용한다. 보통 혈관확장제, 항염증 약초, 항 염증 오일을 물에 사용하여 욕조, 압박붕대, 찜질 등으로 적용한다.

**상호참조**

제5장 참조.

**기간과 빈도**

20분. 마사지 전이나 또는 중에 실시한다.

**특별지시사항**

좌상이 있는 근육을 뜨거운 욕조에 둔다면, 당신의 스트레칭을 시행 할 수 있다.

### 뜨거운 것과 차가운 것, 교대 사용의 교대치료

다음에 나오는 절차에서는 특별한 뜨거운 것과 차가운 방법을 사용한다. 뜨겁고 차가운 압박붕대를 교대로 사용하고, 뜨겁고 차가운 부분 욕조도 교대로 사용하고 뜨거운 찜질과 얼음 마사지를 교대로 하거나 손잡이가 달린 샤워기로 뜨겁거나 차가운 물을 교대로 분사한다.

**상호참조**

제5, 7, 9장 참조.

**기간과 빈도**

15분 적용. 마사지를 적용할 때 수행하며 가정치료로 하루에 3번 정도 적용한다.

**특별지시사항**

뜨거운 욕조에 염좌가 있는 근육을 담갔다면, 당신을 스트레칭을 실시할 수 있다.

**적용절차**

1. 온습열 패드를 3분 동안 긴장된 근육에 적용한다.
2. 1분 동안 온습열 팩을 덮어싼 후 차가운 얼음물에 넣은 목욕용 타월을 짜내고 손상부위를 1분 동안 얼음마사지를 시행한다.
3. 차가운 것, 뜨거운 것을 2번 이상 반복하여 3번 정도 실시한다.

### 겨자 팩

**상호참조**

제5장 참조.

**기간과 빈도**

20분 적용. 마사지 적용하면서 실시한다.

**적용절차**

1. 겨자팩(mustard plaster)을 준비하고 긴장된 근육에 덮는다.
2. 플라스틱, 작은 수건 그리고 따뜻한 팩이나 패드를 가지고 plaster를 덮는다.
3. 20분간 plaster를 환자의 피부에 화상이 있는지 감독하면서 적용하고 20분 후 제거한다.
4. 겨자를 제거한다.
5. 마사지를 실시한다.

**치료**

### 짧은 냉치료 후의 증기욕

증기욕 치료는 증기를 하는 동안 또는 개개인의 증기 캐비넷을 이용한다. 증기욕의 마지막에는 긴장된 근육에 얼음마사지를 1분 동안 시행한다.

**상호참조**

제6, 8장 참조.

**기간과 빈도**

20~25분간 적용. 마사지 시행 전에 실시한다.

## 발바닥근막염 PLANTAR FASCIITIS

**발바닥근막염**(족저근막염)혹은 발바닥근막의 염증은 확연히 통증이 나타나고 발바닥과 발 뒤꿈치에 자주 발생한다. 이것의 가장 흔한 원인은 발바닥 근육의 심한 피로이다. 염증이 있는 이러한 근육들은 피로 때문에 발활(족궁)을 지지할 수 없고 일을 더 이상 수행할 수 없으며, 체중을 지지하기 어렵게 한다. 그러나 발바닥근막이 체중지지 구조는 아니며 이러한 근막의 찢어짐 때문에 염증과 통증이 일어난다. 발바닥근막염의 위험 요소는 편평발, 높은 발활, 유연성이 없는 발, 약한 종아리 근육이고, 달리기 선수에게는 높은 강도와 증가된 거리가 위험 요소가 될 수 있다. 과체중이거나 종아리 근육에 깊은 긴장감이 있으면, 발바닥근막염에 염좌까지 더해질 수 있다. 발바닥근막염을 위한 치료에는 발바닥 치료 전문의사와 상담하는 것이 좋으며 스트레칭, 근력 증가 운동, 적절한 신발 신기이다. **증식요법**(prolotherapy), 발활을 지지하는 장치 또는 보장구를 사용하는 것이 포함된다. 가장 근본적인 의학적 치료법은 근막에 코티존을 주사하거나 수술을 통해 근막을 이완시키는 것이다.

마사지 치료사는 당신의 불편함을 줄여주고 마사지 기술을 통해 치유를 촉진시킨다. 당신은 수치료를 받을 수 있고 염증과 통증을 경감시킬 수 있다. 얼음으로 채워진 음료수 병을 이용한 자가 마사지는 염증을 감소시키고 뻣뻣한 조직을 스트레칭시키고 교대치료는 순환을 증가시키고 치유를 촉진시킬 수 있다. 얼음마사지나 교대치료는 종아리 근육의 순환을 증가시키고 깊은 긴장감을 줄여준다. 수치료와 마사지가 통증과 근 긴장을 줄여주어도 이 손상의 근본적 원인은 환자의 주치의에 의해 영구적인 치료가 되어야 한다.

### 치료
### 얼음으로 가득 패운 음료수 병을 이용한 자가 마사지

**상호참조**

제6장 참조.

**기간과 빈도**

10분. 마사지 적용 전에 시행한다. 집에서 시행한다면 하루에 2~3번까지 실시한다.

**적용절차**

1. 20온스의 물이 든 음료수 병을 얼린다.
2. 환자는 약 10분 동안 발의 앞, 뒤쪽으로 병을 굴리며 마사지한다. 몸을 굽혀서 병에 체중을 싣는 것보다 압력없이 시행하여 근육, 힘줄, 근막이 스트레칭되도록 하는 것이 더 좋다.
3. 마사지를 실시한다.

### 교대 족욕

**상호참조**

제7장 참조.

**특별지시사항**

물에서 발과 발목이 부드럽고 통증없이 움직임을 수행할 때 국소 순환이 증진될 것이다.

**기간과 빈도**

10분. 마사지 전이나 마사지하는 동안에 시행한다. 집에서 하루에 2~3번 시행할 수 있다.

**적용절차**

1. 물로 채워진 깊은 양동이나 빨래통을 준비하여 한쪽에는 110°F와 한쪽에는 55°F 온도를 만든다.
2. 뜨거운 물에 양쪽 발을 3분 동안 담근다.
3. 차가운 물에 양쪽 발을 30초 동안 담근다.
4. 2~3단계를 2번 정도 혹은 그 이상을 반복하여 총 3번 실시한다.

## 돌림근띠 파열 ROTATOR CUFF TEAR

돌림근띠(회선근개)는 가시위근(극상근, supraspinatus), 가시아래근(극하근, infraspinatus), 작은원근(소원근, teres minor), 어깨밑근(견갑하근, subscapularis)으로 구성된다. 이 4개의 짧은 근육은 어깨뼈를 지나 어깨 주위에 부착하고 이들의 힘줄은 돌림근띠에 함께 포함된다. 이들은 각각 또는 한 단위로 작용하며, 안쪽돌림, 가쪽돌림이 조절되어서 관절오목에 위팔뼈머리가 안정성 있게 유지하도록 도와준다. 가시위근은 반복적인 염좌때문에 가장 흔하게 파열되고, 다음으로는 가시아래근, 작은원근의 순서이다. 어깨밑근의 파열은 드물며 이는 과도한 힘이 주어져서 앞쪽의 어깨가 탈구될 때 발생한다. 대부분 돌림근띠 파열은 40대에 직접적 외상이나 반복적 스트레스에 의해 나타나거나 퇴행성 힘줄 파열에 의해 발생되기도 한다. 어깨 앞쪽 탈구, 손이 바깥쪽으로 신장된 채 떨어지는 것, 위팔뼈 골절과 같은 직접적인 외상은 젊은 사람들에게 더 자주 발생한다. 야구 또는 테니스, 발리볼과 같은 힘든 경기에 의해서 돌림근띠 파열이 발생된다고 한다. 유명한 야구 투수인 Dizzy Dean은 부러진 발가락으로 투구하는 것에 의해서 돌림근띠가 파열되었다. 그는 그의 손상된 발로 정상적인 발끝밀기 동작을 할 수 없고, 그의 어깨에는 부하가 증가되고 그의 선수 경력은 끝이 났다.

대략 반 이상의 경우, 수술은 필요가 없다. 왜냐면 손상은 치유시키기 위한 더 온전한 치료가 있기 때문이다. 회선근개의 작은 파열은 몇 일 또는 일주일 정도 고정시켜 놓고 차거나 따뜻한 패드, 마사지, 침술 또는 관절 가동 범위를 증가하거나 유지시키기 위한 운동을 함께 적용한다. 파열이 치유되지 않으면, 반흔 조직이 생성, 힘줄의 비후, 만성 염증, 윤활주머니로의 손상 진행 등의 이차적 변화가 발생될 수 있다. 돌림근띠의 큰 파열은 종종 수술이 필요하다.

수치료는 돌림근띠 파열의 염증을 감소시키는 것에 도움을 주며 어깨 주변 근육의 이완을 증가시킨다. 얼음 마사지는 어깨를 일시적으로 무감각하게 만들어서 관절 가동운동을 수행할 수 있게 한다. 이것은 오십견 환자와 같은 정상 관절 가동범위를 얻기 위한 환자에게 중요하다. 주의: 돌림근띠(회선근개) 손상은 그들의 의사에 의해 평가되어진 후, 치료해야 하며 마사지도 승인 후 실시해야 한다.

### 치료

### 얼음 마사지

**상호참조**

제6장 참조.

**기간과 빈도**

8~10분 적용. 마사지 적용하는 동안 실시. 집에서 시행할 때는 하루에 2~3번 실시한다.

**적용절차**

1. 파열된 근육의 길이 이상으로 얼음마사지를 실시한다.
2. 8~10분 동안 지속적으로 실시한다.
3. 간단한 준비동작을 한 후 마사지 후에 관절가동운동을 실시한다.

### 교대치료

**상호참조**

제5, 7, 9장 참조.

**기간과 빈도**

15분. 마사지 하는 동안 수행한다.

**특별지시사항**

따뜻하고 차가운 압박 붕대, 욕조를 교대로 시행하며 뜨거운 찜질과 얼음 마사지를 교대로 적용하거나 손잡이가 있는 샤워기를 이용하여 뜨거운 물, 차가운 물을 교대로 분사시킨다.

**적용절차**

1. 온습열 패드 또는 팩을 어깨 앞, 뒤쪽 전체에 3분 동안 적용한다. 두 가지 온습열 팩을 사용하는데 하나는 위쪽, 하나는 아래쪽에 적용하며 필요하다면 양쪽 모두 적용한다.
2. 얼음물에 적신 목욕용 수건을 짜서 간단하게 문질러 주고 온습열 팩을 30초 동안 적용하거나 1분 동안 얼음 마사지를 한다.
3. 1~2단계를 반복하여 3번 정도 시행한다.

### 겨자팩

**상호참조**

제5장 참조.

**기간과 빈도**

20분 적용. 마사지 적용하는 동안 시행한다.

**적용절차**

1. Mustard plaster를 준비하고 환자의 어깨 위에 둔다.
2. 플라스틱, 작은 수건, 온열 패드 등으로 plaster를 덮는다.
3. 환자의 피부에 화상이 발생되는지 감독하면서 20분 정도 적용한 후 제거한다.
4. 겨자를 제거하고 피부를 깨끗이 한다.
5. 마사지를 실시한다.

### 파열된 근육에 증기욕 후에 짧은 냉치료를 적용

증기욕은 증기방이나 개인 증기 캐비넷을 이용한다. 증기욕 후에 파열된 근육에 얼음 마사지를 1분 정도 광범위하게 적용한다.

**상호참조**

제6장 아이스 마사지와 제8장 스팀욕 참조.

**기간과 빈도**

20~25분 적용. 마사지하기 전에 적용한다.

## 반흔 조직 SCAR TISSUE

**반흔 조직**은 손상되고 상처입은 조직에 콜라겐 섬유가 대체되는 것을 말한다. 베이거나 화상을 입거나 근육과 인대, 근막의 외상에 의해 반흔조직은 생긴다. 손상 후 1~6주에 효소와 많은 수의 콜라겐 섬유들이 이미 자리를 잡는다. 콜라겐 섬유는 정상 피부, 근육에 촘촘히 있으며 손상 조직 주위에 배열되어 두꺼워지고 반흔 조직을 형성시킨다. 불행히도 콜라겐은 명확한 배열과 입자가 없이 무작위하게 놓여진다(그림 13-2A). 1년이 지나면 상처는 부드러워지기 시작하고, 반흔조직 주위의 효소엔자민과 같은 여분의 콜라겐이 감소되면서 바래지기 시작한다. 오래된 상처는 외부의 중재가 없어도 충분한 유연성을 가진다. 그러나 반흔 조직은 같은 조직으로 대체되어지지 않는다. 정상 피부세포와 반흔 조직 세포를 비교하면, 더 빽빽하고 더 작은 혈류 공급이 이루어지고 감각도 떨어지며 땀샘과 모낭이 없고 자외선을 방어하지 못한다. 반흔 조직은 손상된 부위에서부터 콜라겐 섬유가 유착되거나, 타는 듯한, 따끔거리는, 순간적으로 찌르는 듯한 통증과 같은 여러 문제를 발생시킬 수 있다. 근육과 같은 좀 더 깊은 조직에서의 반흔 조직은 또한 문제를 일으킬 수 있다. 왜냐하면 근육에서는 더 적은 탄력성이 있고 신장되어 있을 때 쉽게 파열될 수 있기 때문이다. 반흔 조직이 넓고 깊다면, 그것은 근력감소와 근 섬유의 수축력을 감소시킬 것이다.

집중적인 온열 치료는 반흔 조직 주변의 연부조직을 부드럽게 하고 반흔 조직이 더 부드럽고 탄력적으로 되도록 돕는다. 제7장에서 언급된 파라핀욕도 화상으로부터 신장된 반흔조직의 자유도를 확연히 증가시킨다. 환자의 상처 조직을 따뜻하게 하고 여러 마사지로 조직을 더 탄력적으로 만드는 치료는 효과적이고 불쾌감을 덜어줄 수 있다.

**치료**

**온열팩 적용**

온습열 패드, 뜨거운 압박 붕대, 따뜻한 물이 담긴 병 등을 마사지 전에 10~15분간 적용하여 조직 전체를 따뜻하게 한다.

**상호참조**

제5장 참조.

**기간과 빈도**

10~15분간 적용. 마사지하기 전과 하는 동안 실시한다.

**손목, 손, 발목, 발의 상처 조직을 위한 파라핀욕**

마사지 적용 전에 반흔조직을 파라핀 욕조에 담그어 실시한다.

**상호참조**

제7장 참조.

**기간과 빈도**

20분 적용. 마사지 적용 중에 실시한다. 손으로 하는 마사지 전에 반흔조직을 표준적인 파라핀 욕조에 담근다.

**국소 월풀욕**

몸의 일부분을 따뜻한 물(98~105°F)에 15~20분 정도 마사지 전에 담근다. 만약 필요하다면, 부드러운 운동을 실시한다.

**상호참조**

제7장 참조.

**기간과 빈도**

15~20분 적용. 마사지를 하기 전에 적용한다.

## 정강이부목 SHIN SPLINTS

***정강이부목****(경골부목)* 정강뼈(경골, tibia)의 내측과 외측면을 따라 발생하는 통증으로 특징지어지는 다양한 하지의 문제를 총체적으로 일컫는 단어이다. 이러한 손상의 기본적인 원인은 불량한 발의 배열과 하지의 심한 사용이 복합된 것이다. 딱딱한 바닥에서 뛰고 춤추는 것은 정강이부목의 가장 일반적인 원인이나 저자의 의뢰인은 트레이드밀에서 걸은 후에 활성화되지 않았다가 오랜 시간 후에 정강이부목이 발생하였다. 근섬유는 특히 앞정강근(전경골근, tibialis anterior)과 뒤정강근(후경골근, tibialis posterior)의 근 섬유는 찢어지고 염증이 발생하며 뼈막에도 염증이 발생한다. 정강이부목을 가진 사람은 부드럽고 통증이 있으며 부종이 있는 뼈막 근육을 가

지고 있으며 심한 활동 중에는 불편할 것이다. 만약 활동을 계속한다면 경통증은 **스트레스 골절**(stress fracture) 또는 **하지구획증후군**(lower leg compartment syndrome)으로 진행할 것이다.

경한 정강이부목에 대한 치료는 심한 운동을 중단하고 가벼운 스트레칭, 교대욕 후의 간단한 운동 그리고 발의 정렬을 맞추는 것이다. 구획증후군으로 발전된 경우와 같이 좀 더 심한 경우에는 외과적 수술을 포함한 의료적 중재를 필요로 한다.

수치료, 특히 교대욕은 손상된 근육의 순환을 증가시키고 통증을 감소시킨다. 심부 마찰과 마사지는 경한 경통증에 수치료와 적용되나 마사지는 구획증후군에는 맞지 않다. 의뢰인은 마사지를 받기 전에 의사에게 컨설트를 받아야 한다.

**치료**

**하지의 교대욕**

**상호참조**

제7장 참조.

**특별지시사항**

마사지 시간 동안 물에서의 부드럽고 통증이 없는 발목과 발의 운동은 순환을 증가시킨다.

**기간과 빈도**

15분. 마사지 시간동안 적용할 수 있다. 또는 가정치료로 하루에 2~3번 실시한다.

**적용절차**

1. 하지를 충분히 담글 수 있는 물이 든 두 개의 물통을 준비하고, 110° F와 50° F의 물을 각각 준비한다.
2. 의뢰인의 두 하지와 발을 뜨거운 물에 3분간 담근다.
3. 의뢰인의 두 하지와 발을 찬 물에 30초간 담근다.
4. 2단계와 3단계를 반복하여 총 4회가 되도록 한다. 뜨거운 것 뒤에 찬 것을 적용한다.
5. 물에서 발을 빼고 전체적으로 발을 말린다.

**하지의 아이스 마사지**

표준적인 아이스 마사지를 한다. 손으로 하는 국소 마사지를 시작하기 전에 양쪽의 앞정강근(전경골근, tibialis anterior) 길이 전체에 8분에서 10분간 적용한다.

**상호참조**

제6장 참조.

**기간과 빈도**

8~10분. 마사지 시간동안 시행하거나 의뢰인은 가정치료로 하루에 2~3회 실시한다.

## 운동 후의 통증 SORENESS AFTER EXERCISE

근육통증은 격렬한 운동이 원인으로 운동 후 24~36시간 이후에 느껴진다. 매우 격렬하게 활동을 한 근육의 근섬유는 미세하게 찢어지고, 국소 부종이 생겨서 근육에 있는 신경에서 뇌로 통증의 신호를 보낸다. 운동 후의 통증은 여러 가지 준비로 방지할 수 있다. 스트레칭과 운동의 빈도와 강도를 점차 증가시키고 운동 후에 다시 스트레칭을 한 뒤 완전히 정리운동을 하면 된다. 그러나 가끔씩 예상하지 못한 운동으로 인해 근육 통증을 피할 수가 없는 경우도 있다. 예를 들면, 갈비사이근(늑간근, intercostal), 가슴근, 가로막까지 기침 후에 통증을 느낀다. 격렬한 운동 후에 근육 통증이 발생하면, 부분적인 샤워, 황산염욕과 부드러운 순환 마사지가 통증이 생긴 근육의 순환 증가, 부종과 통증 완화, 근육 스스로의 치유를 도와 줄 것이다.[11]

뜨거운 월풀(whirlpool)과 아이스 마사지는 이러한 근육통증에 효과적이지 않다.[12] 그러나 교대욕과 차가운 월풀은 효과적인 것으로 밝혀졌다. 많은 장거리 달리기 선수 대학생들과 교수들을 장거리 달리기를 한 후 차가운 하지 월풀(cold lower-leg whirlpool)을 하였다. 국소혈관은 수축하고 혈류는 심부혈관으로 흐르므로 찬물은 하지의 심부근육의 피로와 통증을 방지하는데 도움이 된다. 습포제는 근육을 안정시키고 근육의 통증을 완화한다.

**치료**

**뜨거운 부분 샤워**

**상호참조**

제9장 참조.

**기간과 빈도**

5분. 마사지 전이나 의뢰인이 가정치료로 하루에 3-4회 시행할 수 있다.

**사례연구 13-1**

### 나무에서 추락 후 근육 통증과 타박상

**배경**

David는 건강하고 활발한 11살 소년으로 어느날 전나무에 올라갔다가 15피트 높이에서 떨어졌다. 그는 큰 나뭇가지에 걸렸다가 땅에 떨어지면서 등 전체가 심하게 타박상을 입었다. David는 의사에게 검사를 받고 골절은 없었고 심한 근골격계 손상도 없었다. 이것은 불행 중 다행이었으나 David는 통증을 많이 느꼈고, 움직일 때마다 뻣뻣하고 쑤셨다. David는 의사의 조언처럼 휴식하였고 그의 어머니는 타박상 부위에 간격을 두고 20분, 또 20분 아이스 팩을 하였다. 아이스와 휴식의 적용에도 불구하고 David는 여전히 뻣뻣하고 쑤셨고 타박상 부위는 아팠다. 그래서 3일 후에 David의 어머니는 마사지사에게 연락하여 예약을 하였다.

**치료**

치료사는 마사지가 David의 불편함을 감소시킬 것이라고 생각하였으나 David가 마사지를 하는 동안의 터치를 참을 수 있을지 확신이 서지 않았다. 그래서, 2파운드의 황산을 첨가한 소금욕을 20분간 여러번 적용하였다. 그 다음날 David의 어머니는 황산염욕이 통증을 많이 감소시켜 주었으나 방과 후에 마사지를 받기를 원했다. 마사지 시간 동안 치료사는 근육 쓰라림이 있는 부위에 교대 습포제를 적용하였고 타박상을 입은 부위에 마사지를 적용하였다.

**논의 질문**

1. 황산염욕 효과는 무엇입니까?
2. 마사지 시간동안 왜 교대 습포제가 적합하였을까?

**적용절차**

1. 손으로 쥐고 사용하는 샤워 마사지기로 통증이 있는 부위에 의뢰인이 참을 수 있을 정도의 뜨거운 물을 5분간 뿌린다.
2. 의뢰인을 말리고 마사지를 시작한다.

**치료**

**황산염욕**

**상호참조**

제7장 참조.

**기간과 빈도**

20분. 마사지 전이나 의뢰인이 가정치료로 하루에 3-4회 시행할 수 있다.

**적용절차**

1. 2파운드의 황산염을 98~104° F의 물에 첨가한다.
2. 의뢰인이 20분간 욕조에 들어가 있는다.

## 척수 손상 SPINAL CORD INJURIES

**척수 손상**은 강한 힘 때문에 척수 신경섬유의 일부나 전체가 손상을 받은 것이다. 그림 13-5는 아래쪽으로 으스러져서 12번째 등뼈 수준의 척수신경 손상을 나타낸 것이다. 이러한 손상의 대부분의 자동차 사고, 추락, 범죄로 인해 발생하며, 대부분 16세에서 30세 사이의 남성에게 많다. 찢어지고 멍이 들거나 척수에 손상을 주는 힘은 동시에 많은 근골격계 손상의 원인이 될 만큼 강하다. 척수가 손상이 되면 손상당한 척수 이하의 감각뿐 아니라, 운동이 부분적 또는 완전히 소실된다. 척수 손상과 관련된 일반적인 문제로는 일상생활에 지장을 초래할 정도의 심한 통증; 경직이나 장기간의 휠체어 사용에서 초래되는 구축과 척추옆굽음증(척추측만증); 감각이 소실된 부위의 욕창; 요로 감염; 운동부족에서 오는 뼈의 칼슘의 손실; 자극부족으로 인한 순환 장애로 운동이 필요하다. 또한 척수손상환자는 뜨거운 물에서 체온 조절에 어려움을 가지고 있다.

마사지 치료사는 의사에 의해 마사지가 의뢰된 급성

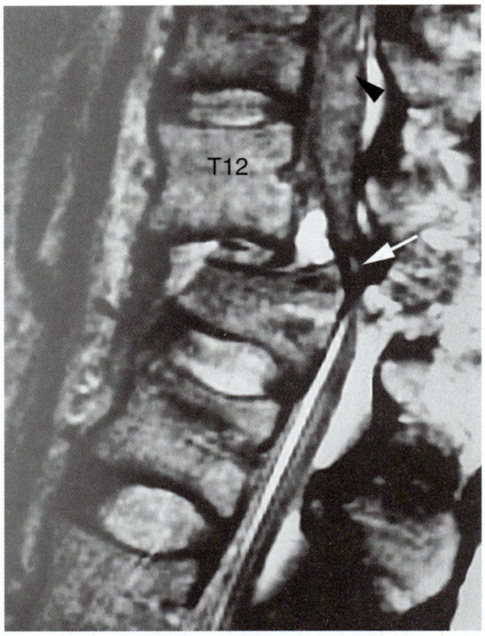


그림 13-5 ■ T12번 수준에서의 척추의 압박과 이동에 의한 으스러짐(하얀색 화살표). (출처: Yochum TR, Rowe LJ. *Essentials of Skeletal Radiology*. 2nd ed. Baltimore: Lippincott Williams & Wilkins, 1996: 398, Fig. 6-38)

또는 아급성의 척수손상 환자를 다루게 된다. 척수손상 환자에게 도움이 되는 수치료는 마사지 치료사가 적용하는 여러 가지 방법 중의 하나이다. 습열의 적용은 국소순환을 증가시키고 근육을 이완시켜서 환자의 조직이 마사지를 받을 수 있는 준비를 시킨다. 교대욕 또한 국소순환을 증가시킨다. 냉족욕은 더운날 열이 나는 것을 방지하여 체온이 4°F 상승되는 것을 방지한다(제7장의 냉족욕 부분 참조). 근력은 신체의 일부를 찬물에 담금으로서 자극되어진다(약 20분 가량). 이것은 손상받은 레벨 이하의 기능과 감각이 소실된 완전하지 않은 부위의 근력강화를 하는데 도움을 준다. 마지막으로 수치료는 피부와 신체 전체의 감각자극을 위한 중요한 재료이다. 풀치료는(pool therapy)는 중력에 영향을 받지 않고 척수 손상환자를 운동시킬 수 있는 아주 좋은 방법으로 순환을 증가하고 근 경련을 감소하고 감각자극을 받을 수 있다.[14] (추가정보를 위해서는 부록A 참조). 일반적인 이완을 증가시킬뿐 아니라 관절범위운동의 증가, 만성 통증, 변비, 감각자극의 부족, 사용하지 않은 부위를 보상하기 위한 과다사용 신체부위를 위해서도 마사지는 도움이 된다.

마비가 된 부분은 감각이 없으므로 모든 수치료를 적용할 때에는 매우 주의깊게 살펴야 한다. 습열의 적용시에는 화상을 방지하고 냉을 적용시에는 동상을 방지하기 위하여 의뢰인의 피부를 자주 관찰하고 느낀다. 열과 냉의 적용을 시작하면 대상자의 반응이 어떤지 볼 수 있다.

**치료**

**습열 적용**

**상호참조**

제5장 참조.

**기간과 빈도**

10분 이상 각 신체부위의 마사지 시간 동안 적용한다.

**주의사항**

의뢰인이 지나치게 더워지지 않도록 한다. 그렇게 되면 열적용을 중단할 뿐만 아니라, 신체 다른 부위에 냉을 적용한다.

**특별지시사항**

마사지해야 하는 부위에 마사지 전에 10분간 핫팩, 습포제, 습열제(매우 뜨거운 물에 담그었다 짠 천)와 같은 습열을 적용한다. 그 후 마사지를 시작하면, 다음 마사지를 할 신체부위에 습열을 적용한다.

**감각 자극을 위한 교대욕**

**상호참조**

제6장 참조.

**기간과 빈도**

12분, 마사지 시간 동안 적용할 수 있다.

**적용절차**

1. 10분 동안 핫팩, 습포제, 습열제(매우 뜨거운 물에 담갔다 짠 천)와 같은 뜨거운 습열을 적용한다.
2. 아이스 팩이나 찬물에서 짜낸 천을 같은 부위에 적용한다.
3. 2분 후에 냉 적용한 것을 제거한다.
4. 마사지를 시작한다.

**약하거나 강직된 근육을 위한 냉수 입욕과 운동**

이 치료에서는 냉수 입수 후에 의뢰인은 근력강화 운동이나 저항이 주어지는 동안 근육 수축을 한다. 의뢰인은 손상 받은 레벨 이하에서 기능과 감각이 불완전한 부위를 가지고 있다.

**상호참조**

제7장 참조.

**기간과 빈도**

5~10분. 마사지 시간 동안 적용할 수 있고, 필요하면 마사지 시간 동안 반복할 수 있다.

**특별지시사항**

만약 입수할 수 없다면 신체부위는 매우 찬 타올로 싼다 (젖은 타올로 아이스랩을 감싼다).

**적용절차**

1. 2분에서 5분 동안 악하거나 경직이 있는 부위를 마사지 한다.
2. 35~40° F의 찬물을 만들기 위해 큰통에 물과 얼음을 채운다(찬물에 입수하기 전에 의뢰인이 따뜻해져 있는지 확인한다).
3. 찬물에 신체부위를 담글 것이라고 의뢰인에게 미리 말한다.
4. 3초간 물에 담근다.
5. 물에서 빼고 의뢰인이 30초간 운동을 한다. 의뢰인이 피곤해지면 다음 냉수 입수 전까지 운동을 멈춘다.
6. 4번과 5번을 반복하여 냉수 입수 후에 운동하는 것을 전체 3번을 한다.
7. 2분에서 5분간 약화나 강직이 있는 부분에 마사지를 한다.

## 삠 (염좌) SPRAINS

**삠** 또는 인대 찢어짐은 관절이 정상 관절 가동범위를 넘어서 뒤틀리거나 비틀어질 때 발생한다. 하나 또는 그 이상의 인대가 조금 찢어졌을 때는 관절의 안정성은 정상이고 관절 주위의 조직으로 혈액과 액체가 흘러들어가고 관절낭과 인대에 발통점이 즉시 활성화된다. 인대, 기타 연부조직들은 그것들이 너무 짧을 경우에 인장스트레스에 대한 반응으로 찢어지는 것처럼 된다. 예를 들면, 발목 인대의 경우에 보행동안 엎침(회내, pronation)된다면, 발목 가쪽의 인대는 짧아지려고 할 것이고 발목 안쪽은 점점 신장되어질 것이다. 족부 전문가 Gary Null는 "이러한 상황에서는 너무 긴장된 인대에 대한 갑작스러운 압력이 순간적으로 주어져서 찢어진다" 고 하였다.[13]

삠은 찢어진 인대 섬유의 양에 의해 분류된다. 1° 열상(first-degree tears)은 몇 개의 인대 섬유만 포함하고, 약간의 부종, 통증, 기능 소실이 온다. 2° 열상은 매우 많은 인대 섬유의 찢어짐, 보통의 부종, 광범위한 압통과 기능 소실이 온다. 3° 열상은 실제적인 파열로 인대 섬유 전체의 찢어짐과 뼈에 부착할 만큼 길지 않다. 이렇게 심한 열상은 심한 출혈, 통증과 안정성의 결여가 크다. 근육경직은 삠이 발생한 관절 주위에서 발생하고 그 관절이 휴식 할 수 있도록 하여야 하며 경우에 따라서는 멀리 떨어진 곳에도 경직이 발생한다(관절 분리는 인대 삠의 한 종류이다).

삠을 위한 특정적인 치료는 그들의 손상 정도에 의해 좌우된다. 어떻게 약하거나 심한가는 문제가 되지 않는다. 인대는 치료하는 과정 중에서 지지되고 보호되어야 한다. 오랜 세월동안 1° 열상은 아이스, 보조기나 테이핑과 같은 추가적인 보조, 압박, 거상으로 치료되어 왔다. 2° 열상은 추가적인 보조, 목발, 등척성 운동으로 치료되어 왔다. 3° 열상은 딱딱한 보조기, 인대를 전에 위치해 있던 곳으로 다시 부착하는 외과적인 수술, 수술 이후의 근력강화 운동, 캐스터 제거 후의 신장 운동으로 치료되어 왔다. 발목 삠의 1/3은 완전히 치유되지 않아서 적절한 관리는 매우 중요하다.

마사지치료사는 의사에 의해 진단되고 마사지가 권고된 이후에 처치할 수 있다. 아이스는 첫 24시간에서 48시간 내에 적용되어지고, 관절 부종과 통증을 감소시키기 위하여 교대치료(contrast treatments)를 적용할 수 있다. 아이스를 적용하면 근육경직을 완화하고 아이스의 적용은 순환을 감소시켜 초기 급성단계에 출혈을 방지하는 측면에서 유용하다. 어깨관절과 척추의 삠을 위하여 핫팩 적용 후에 아이스를 적용하는 형태의 교대치료를 적용할 수 있다. 부종이 없는 경증 삠은 밤새도록 열 적용을 할 수 있다. 덜 치유된 오래된 발목관절 삠에는 파라핀욕과 같은 심부열을 관절 경직완화를 위해 마사지하기 전에 사용되어 왔다.

급성기에 마사지는 근위에서 삠이 있는 관절로 마사지 할 수도 있으나 그렇게 하면 안된다. 마사지는 아급성기 삠에 도움이 된다: 순환, 심부 마찰, 그리고/또는 발통점 마사지는 통증과 부종을 완화시켜서 치유를 촉진하고 근육단축과 운동을 방해하는 경직을 완화시키고, 유착을 감소하거나 방지한다. 그 부분의 마사지는 외상과 통증에 의해 발생되는 만성 근육 장애를 방지하는데 도움이 된다(글상자 13-1 참조. 근골격계 통증의 문제의 현황).

### 치료

#### 급성기 염좌 관절에 아이스 팩

**상호참조**

제6장 참조.

**기간과 빈도**

20분 적용, 20분 휴식, 첫 24~48시간 사이 매 2시간마다 반복 적용한다.

**주의사항**

지나치게 냉을 사용하지 않는다. 급성기에 너무 오랫동안 냉을 적용하면 손상이 생길 수 있다.

#### 국소 황산염욕

국소 황산염욕은 아급성기에 국소 순환 증진과 부종 감소에 도움이 된다. 목욕하는 동안 부드러운 관절 범위운동을 시행할 수도 있다.

**상호참조**

제7장 참조.

**기간과 빈도**

20분. 마사지 전이나 의뢰인이 가정치료로 하루에 3-4회 시행할 수 있다.

**특별지시사항**

1. 염좌가 있는 관절에 물이 충분히 잠기도록 한다, 즉, 발의 염좌(foot sprain)에서는 물이 종아리 중간까지 차도록 한다.
2. 염좌가 있는 부위를 물에 담그고 있는 동안 부드러우면서 통증이 없는 운동을 시행하면 국소 순환이 좀 더 증가될 것이다.

**적용절차**

1. 1갤런당 2파운드의 황산염(Epsom salt)을 98~104° F의 물에 첨가한다.
2. 염좌가 있는 부분(손, 손목, 발, 발목 등)을 15~20분간 욕조에 담근다.
3. 그 부분을 말리고 마사지를 시작한다.

#### 열싸개

열싸개(heat-trapping compress) 치료는 아급성기의 염좌에 발, 발목, 무릎, 팔꿈치, 손목 또는 손에 적용하는 것으로 중간 정도의 열을 지속적으로 제공하는 것이다.

**상호참조**

글상자 6-2 참조.

**기간과 빈도**

1~8시간, 아급성기의 치유를 위해 사용한다. 의뢰인은 자는 동안 적용했다가 아침에 제거해도 된다.

**특별지시사항**

마사지 시간이 끝날 때, 마사지 치료사는 염좌가 있는 관절에 몇시간 또는 자는 동안 열싸개 치료를 할 수 있도록 도와준다.

#### 발목관절을 위한 교대욕

이 치료는 어떤 관절에 해도 된다. 그러나 염좌가 가장 잘 발생하는 관절이 발목이므로 발목관절을 예로 들어 교대욕을 설명하였다.

**상호참조**

제7장 참조.

**기간과 빈도**

15분, 마사지 시간 전에 적용할 수 있다. 가정치료로 하루에 2-3회 적용할 수 있다.

**특별지시사항**

염좌가 있는 부위를 물에 담그고 있는 동안 부드러우면서 통증이 없는 운동을 시행하면 국소 순환이 좀 더 증가될 것이다.

**적용절차**

1. 110° F의 물과 50° F의 물이 든 통을 각각 준비한다.
2. 두 발을 뜨거운 물에 3분간 담근다. 물의 높이는 종아리 중간 정도까지 오도록 한다.
3. 두 발을 30초간 찬물에 담근다.
4. 2번과 3번을 반복하여 전체 4회가 되도록 한다. 더운물 적용 후에 찬물을 적용한다.
5. 의사의 처방이 있다면, 염좌가 있는 발목에 붕대를 감아 줄 수도 있다.

#### 오래된, 치유가 덜 된 염좌를 위한 파라핀욕

발목관절을 예로 들었으며 다른 관절에도 파라핀욕은 유익하다.

**상호참조**

제7장 참조.

**특별지시사항**
담글 수 없는 관절은 그 관절 위에 직접 파라핀을 칠할 수 있다.

**기간과 빈도**
10~15분. 마사지 전이나 파라핀욕 장비를 가지고 있는 의뢰인이 가정치료로 시행할 수 있다.

**적용절차**
1. 발과 발목을 따뜻하거나 뜨거운 물(98~110° F)에 1분간 또는 그 이상 담근다.
2. 발과 발목을 적어도 6회 파라핀에 담근다.
3. 파라핀에서 꺼낸 발을 따뜻하게 싸서 마사지 전이나 관절 범위운동이나 스트레칭 전에 최소한 10분은 싸고 있는다.

## 힘줄염 TENDONITIS

**힘줄염**(건염), 또는 힘줄의 염증은 근육의 심한 스트레스로 인해 발생한다. 극심한 운동 훈련은 두갈래힘줄염, 네갈래힘줄염, 돌림힘줄염이나 아킬레스힘줄염을 만든다. 그러나 반복적인 압박으로도 발생한다. 장시간 동안 몇몇 근육만 반복적으로 사용하게 되고, 어떤 때는 강한 힘을 주게 되므로 마사지 치료사들도 이러한 힘줄염을 가지게 되기도 한다. 힘줄의 콜라겐의 파열로 인하여 통증, 염증, 덜 치유된 힘줄이 또 파열되면서 반흔을 만들게 된다. 힘줄은 근육만큼 많은 혈액 공급이 되지 않으므로 힘줄의 손상은 치유되는데 많은 시간이 소요된다.

힘줄염에 대한 표준적인 의료적 처치는 휴식과 냉, 항염증제의 사용이다. 항염증제는 스테로이드 또는 비스테로이드제 종류이다. 보조기나 싸개 또한 사용되어진다. 스트레칭과/또는 근력운동도 자주 처방되어진다. 증상이 완화되면 많은 의뢰인들이 증상을 악화시키는 스포츠나 활동을 점차적으로 다시 하게 된다. 그러나 이런 것들이 어떤 사람들에게는 불가능하다.

힘줄염의 급성기동안 교대욕, 아이스 마사지, 림프드레니쥐는 국소 순환을 증가시키고 염증을 감소시킨다.

아급성기동안 교대욕은 치유를 촉진하는데 적합하고, 근육 교차 마찰(crossfiber friction) 기법은 전체 근육(힘줄은 제외하고)의 근육긴장 완화를 하게 하여서 반흔조직 생성을 방지하는데 도움이 된다.

모든 힘줄에 적용할 수 있는 기법이지만, 반복된 압박으로 인한 힘줄염의 한 종류로 팔꿉관절의 위관절융기염(상과염, epicondylitis)을 예를 들어 어떻게 적용되는지 설명하였다. **안쪽위관절융기염**(내측상과염, medial epicondylitis) — 팔꿉관절 굽힘근의 기시부인 안쪽위관절융기염 — 골프 스윙이나 쥐거나 잡아서 강력하게 손을 돌리는 활동과 같은 팔꿉관절의 반복적이고 강력한 굽힘에 의해서 발생된다. **바깥쪽위관절융기염**(외측상과염, lateral epicondylitis) — 팔꿉관절 폄근의 기시부인 바깥쪽위관절융기염, 또한 테니스 엘보우나 타이핑 엘보우로 알려져 있는 — 이 좀 더 일반적으로 발생한다. 테니스의 백핸드 스트로커(backhand strokes), 피칭(pitching) 그리고 망치나 드라이버(screwdriver)와 같이 회내 상태에서 팔꿉관절의 반복적이고 강력한 폄에서 하는 동작에 의해서 발생된다.

이들 상태에서의 치료는 기본적으로 동일하다. 급성기에서는 팔은 휴식하여야 하고 힘줄의 긴장이 덜한 자세로 스프린트하기도 한다. 근력운동은 한주 휴식 이후 시작하여서 근력과 유연성은 소실되지 않는다. 교대욕은 염증 감소를 위해 하루 2-3회 적용하고 아이스 마사지나 파라핀욕도 적용할 수 있다. 림프드레니쥐와 부드러운 횡으로 하는 마찰은 급성 힘줄염에 적합하다. 국소 소금 후에 피마자오일과 열 습포제를 마사지 시간동안이나 밤에 적용할 수 있다. 아급성기동안, 이러한 치료는 계속하고 순환 마사지는 제외하고 심부 횡마찰은 적합하다. 힘줄염이 의사에 의해 진단이 되어지고 의뢰되어질 때까지 마사지 치료사는 다루어서는 안된다.

**치료**
**팔꿉관절의 염증성 힘줄염을 위한 교대욕**

**상호참조**
제7장 참조.

**기간과 빈도**
15분, 마사지 시간 전에 적용할 수 있다. 가정치료로 하루에 2-3회 적용할 수 있다.

**특별지시사항**
1. 힘줄과 그 주위 부위는 최소한 6인치 정도 물로 둘러

싸여 있어야 한다.

2. 팔꿉관절을 물에 담그고 있는 동안 부드러우면서 통증이 없는 운동을 시행하면 국소 순환이 좀 더 증가될 것이다.
3. 이 책에서는 교대욕을 설명하고 있으나 습포제나 아이스 마사지로 대신할 수 있다.

#### 적용절차

1. 110° F의 물과 50° F의 물이 든 통을 각각 준비한다.
2. 염증성 힘줄염이 있는 팔꿉관절을 뜨거운 물에 3분간 담근다.
3. 팔꿉관절을 30초간 찬물에 담근다.
4. 2번과 3번을 반복하여 전체 4회가 되도록 한다. 더운 물 적용 후에 찬물을 적용한다.
5. 물에서 팔꿉관절을 빼서 말린다.

### 관절의 염증성 건염을 위한 아이스 마사지

#### 상호참조

제6장 참조.

#### 기간과 빈도

8~10분

#### 특별지시사항

힘줄과 그 주위 부위에 물로 둘러 싼 부분은 최소한 6인치는 되어야 한다.

### 국소 소금 적용 후 피마자유와 뜨거운 싸개, 팔꿉관절의 급성 또는 아급성 염증성 건염에 적합

마사지 시작은 제거 후 30분 후에 염증성 힘줄염 부위에 마사지를 한다.

#### 상호참조

제5, 6, 11장 참조.

#### 기간과 빈도

45분

#### 주의사항

순환이 안 될 정도로 관절을 지나치게 타이트하게 감싸지 않는다.

#### 특별지시사항

가정치료로 할 경우, 히팅패드를 2시간 이상 하고 히팅패드를 제거하고 습포제를 밤에 적용한다.

#### 적용절차

1. 황산염을 이용한 국소 소금욕은 힘줄과 그 주위 부위를 둘러싼 부분이 최소한 6인치는 되어야 한다.
2. 힘줄 주위에 피마자유를 충분히 바른다.
3. 피마자유를 바른 피부를 비닐로 덮고 열습포제를 적용한다.
4. 덮은 히팅 패드는 낮은 온도로 30분간 적용한다. 만약 의뢰인이 가정치료로 할 경우 히팅패드를 2시간 이상 적용하고 히팅패드를 제거하고 자는 동안 적용하여 아침에 제거한다.
5. 히팅 열습포제를 제거하고 뜨거운 물과 소다를 이용하여 오일을 씻고, 매우 찬 물로 짧은 마찰을 하고 끝낸다.

### 팔꿉관절의 아급성 염증성 힘줄염에 마사지 이전에 파라핀

#### 상호참조

제7장 참조.

#### 기간과 빈도

15분, 마사지 시작 전에 적용한다.

#### 적용절차

1. 팔꿉관절을 특히 힘줄을 파라핀에 담근 후 그 부위를 잘 싼다.
2. 싼 것을 제거하고, 찬 장갑으로 마찰을 하거나 몇 초 동안 찬물에 담근다.
3. 마사지를 시작한다.

## 피곤한 발 TIRED FEET

발 근육의 피로는 먼거리를 걷거나 달린 후에 또는 농구나 축구와 같은 운동, 장거리 달리기와 같은 운동 경기로 인하여 생긴다. 불량한 배열, 잘 맞지 않은 신발이나 발의 구조적인 문제를 가진 의뢰인에게 생긴다. 이러한 단순 근육 피로는 수치료와 함께 마사지가 적용된다. 수치료는 달리기 경기 후에 단순한 근 피로와 근육 회복에 자주 사용되고, 마사지는 많은 운동으로 인한 발의 피로와 통증을 해소하여 준다. 운동선수는 이러한 처치와 마사지를 쉬는 동안 받을 수 있고, 경기장에서는 다시 활력을 찾을 수 있다. 극심한 운동 후의 마사지는 단순한 휴식보다 좀 더 효과적으로 근 피로를 줄여준다.[11]

### 치료
#### 교대 족욕

**상호참조**
제7장 참조.

**기간과 빈도**
10분. 마사지 시간 전이나 하는 동안 적용할 수 있다.
가정치료로 하루에 2~3회 적용할 수 있다.

**특별지시사항**
물에 있는 동안 부드러우면서 통증이 없는 운동을 시행하면 국소 순환이 좀 더 증가될 것이다. 많은 선수들은 단순한 찬물 족욕이 다시 생기를 얻고 좀 더 실용적이라는 것을 안다. 간단한 절차는 한발만 족욕을 할 때 참을 수 있을 만큼의 찬물에 10분 동안 입수한다. 또 다른 첨언은 의뢰인이 10분간 찬물 반신욕 앉아있는다.

**적용절차**
1. 110° F의 물과 50° F의 물이 든 통을 각각 준비한다.
2. 두 발을 뜨거운 물에 3분간 담근다.
3. 두 발을 30초간 찬물에 담근다.
4. 2번과 3번을 반복하여 전체 2회가 되도록 한다. 더운 물 적용 후에 찬물을 적용한다.

#### 국소 소금마찰과 따뜻한 족욕

**상호참조**
제7, 11장 참조.

**기간과 빈도**
5~10분

**특별지시사항**
이 기법은 의뢰인이 바로누운자세(앙와위)로 적용할 수도 있다. 테이블 끝의 발이 있는 곳에 타올 위에 족욕통을 놓는다. 의뢰인은 무릎을 구부리고 발을 따뜻한 물에 넣는다.

**적용절차**
1. 큰 타올을 바닥 위에 놓는다.
2. 의뢰인은 의자에 앉아있다.
3. 따뜻한 물(98–105°F)이 든 통을 타올 끝에 놓는다.
4. 의뢰인을 2분 동안 입수시켜 족욕을 한다.
5. 족욕통에서 발을 뺀다.
6. 소량의 황산염을 사용하여 한 발에 소금을 적용한다. 한 발을 족욕통 위에서 이렇게 하는 동안 다른 발은 타올 위에 놓아둔다.
7. 의뢰인의 발을 따뜻한 물에 다시 담근다.
8. 두 번째 발에 적용한다.
9. 두 발에 깨끗한 물을 붓고 두 발을 타올 위에 올린다.
10. 발을 말리고 타올로 감싸서 춥지 않게 한다. 발과 하지에 마사지를 하여도 된다. 의뢰인은 의자에 앉아있거나 마사지 테이블로 이동한다.
11. 마사지를 다하면 양말을 신는다.

## 편타성 손상 WHIPLASH

머리와 목은 추락, 운동 중 머리의 충돌 또는 자동차 사고의 뒤에서 들이받기에서 심하게 앞 뒤로 부러질 수 있다(그림 13-6). 이러한 앞뒤로 구부러지는 동작(snapping action)으로 인해 **편타성 손상**(whiplash injury)이 발생한다. 목부위 근육의 좌상, 목부위 인대의 염좌, 척추의 골절, 목뼈 디스크의 탈출, 그리고/또는 척수의 손상이 발생할 수 있다. 심한 편타성 손상은 심한 반흔 조직의 축적을 가져오고, 경부 근육의 근육경직이 진행되어서 불안정한 관절(정상적으로 활동할 수 있으나 약한)을 뻣뻣하게 만들고, 발통점이 생기고 두개골이 정렬을 벗어나게 한다. 목빗근(흉쇄유돌근, sternocleidomastoid), 목갈비근(사각근, scalenes), 목널판근(경판상근, splenius cervicis)과 같은 목뼈 근처의 근육 손상을 가져온다. 이러한 근육이 이전에 단축되어져 있었다면, 근육의 손상의 정도는 아주 크다. 척추인대는 척추체를 서로 강하게 고정하고 있으므로 매우 심하게 염좌가 생길 것이고 목뼈는 불안정해진다. 의뢰인은 자동차 사고 때는 별 느낌이 없으나 응급실의 의사에 의해 손상 정도를 알게 될 것이고, 날짜가 지나면서 통증과 경직은 심해질 것이다. 편타성 손상은 방사선상으로 나타나지 않을 수도 있으나 가끔 심각하고 오래 지속되며 의사의 치료를 계속 받아야 될 수도 있다.

편타성 손상의 아급성기 동안, 수치료는 통증과 염증을 억제하고 마사지 전에 근육 이완을 도와줄 것이다. 발통점부터 심부 마찰까지 마사지의 다양한 기법들은 편타성 손상의 치유를 도와줄 것이다. 목이 젖힘과 과굽힘되면서 발생하는 힘으로 손상은 다양하게 발생한다. 마사지 치료사는 의사로부터 진단받고 마사지를 의뢰받을 때까지 편타성 두통환자를 다루어서는 안된다.

### 치료
### 뜨거운 샤워에서 목의 운동실행

이것은 부드럽게 따뜻하고 목의 근육 긴장도를 이완시켜서 국소 순환을 증진시킨다. 편타성 손상의 아급성기에만 사용한다.

#### 상호참조

제9장 참조.

#### 기간과 빈도

5~10분. 마사지 시작 전에 하거나 가정치료로 할 때는 하루에 2-3회 실시한다.

#### 특별지시사항

필요하다면, 부드럽고 경쾌한 운동을 할 수 있다. 그러나 통증이나 불편함의 원인이 되어서는 안된다는 것을 상기시킨다.

#### 적용절차

1. 의뢰인은 최소한 3분 동안 목에 물을 분사하고 전체적으로 경부근육을 따뜻하게 해준다.
2. 따뜻한 물을 계속적으로 분사하면서 매우 느리게 통증이나 지나친 땡김없이 코로 글자를 한자 한자 그리듯 움직인다.
3. 의뢰인은 타올을 벗고 빨리 옷을 갈아입어서 추위를 피한다.
4. 의뢰인은 누워서 휴식이나 마사지를 한다.

### 목을 위한 교대욕

#### 상호참조

제6장 참조.

#### 기간과 빈도

5~10분. 마사지 시작 전에 하거나 가정치료로 할 때는 하루에 2-3회 실시한다.

#### 특별지시사항

만약 필요하다면 부드럽고 경쾌한 운동을 할 수 있다. 그러나 통증이나 불편함의 원인이 되어서는 안된다는 것을 상기시킨다.

#### 적용절차

1. 의뢰인은 마사지 테이블에 엎드려 눕는다.
2. 3분 동안 목과 등에 습열 패드를 적용한다. 목 앞부분을 가능한 둘러싸지만, 경동맥을 둘러싸서는 안된다.
3. 찬물에 적신 천을 짜내서 그 부위를 두르고 30초 동안 습열 아래 있는다. 또는 1분 동안 아이스 마사지를 적용한다.
4. 온과 냉을 두 번 더 실시하여 총 3번 한다.
5. 의뢰인을 말리고 손으로 마사지를 한다.

### 전신 뜨거운 욕조(FULL HOT BATH)

#### 상호참조

제7장 참조.

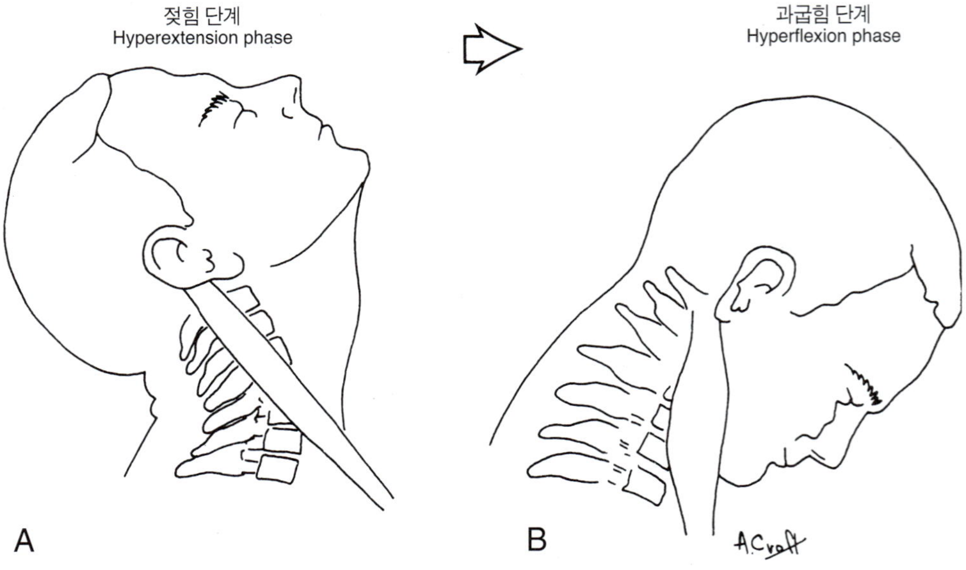


**그림 13-6** ■ 머리와 목의 젖힘과 과굽힘, 또는 편타성 손상. **A.** 젖힘기. **B.** 과굽힘기

사례연구 13-2

## 아급성 편타성 손상을 위한 수치료와 마사지

### 배경

Dimitri Hall은 32살 된 풍경화가이다. 그는 매우 건강하고 등이나 목에 손상을 입은 적이 없었다. 최근에 그는 차를 타고 목을 오른쪽으로 돌린 채 신호등에서 멈추어 있었다. 시속 30마일로 달리는 차가 그의 차를 뒤에서 받았다. 사고 이후 2시간 안에 Dimitri씨의 목은 손상이 왔다. 목의 통증은 점점 심해지고 오른쪽 팔과 오른쪽 다리가 따끔 따끔 쑤시고 저렸다. 병원의 응급실에서 검사를 받았고 방사선 상으로 골절은 보이지 않았으나, Dimitri씨는 경추보호대(cervical collar)를 받았고 근육 이완, 항염증 그리고 통증을 위한 약을 처방받았다.

Dimitri씨는 나중에 주치의를 방문하여 척추근육 주위의 손상으로 T10에서 C1 주위에 가벼운 접촉에도 과민하다는 것을 알게 되었다. 또한, 목의 관절운동범위는 매우 제한되어 있었고 뒤통수밑근(후두하근, suboccipital)과 목갈비근(사각근, scalene)에 가벼운 압력에도 발통점이 생겨서 머리에도 통증이 생겼다. 의사는 Dimitri씨에게 목의 연부조직의 손상과 염증이 생겼다고 하였으며 물리치료와 마사지 치료를 주 2회 4주동안 처방하였다. 의사는 목뼈보호대를 하루 24시간 중 두 세시간만 빼고 계속 착용하라고 하였고, 목뼈보호대를 벗었을 때 목의 움직임을 피하라고 하였다.

### 치료

Session 1. 사고 후 7일째, Dimitri씨는 목뼈보호대를 하고 마사지 치료실에 왔다. 그는 중증도의 목 통증, 접촉에 대한 과민성, 압통점, 목의 관절 운동범위의 제한을 의사에게서 받아왔다. 치료의 시작은 Dimitri씨를 마사지 테이블에 복와위로 눕히고 목 뒤쪽과 상부등에 온습포제와 아이스 마사지를 교대로 적용하는 것이었다. Dimitri씨는 이것이 목을 좋게 만든다고 하였다. 그는 부드러운 손끝으로 주무르기와 페트리사지(petrissage)를 목과 등전체, 가슴에 받았다. 치료 마지막에 마사지치료사는 상부 등과 목에 손잡이 있는 샤워기를 이용하여 집에서 교대욕을 하는 방법을 설명하였다. 뜨거운 물을 2분간 적용하고 그 이후에 30초에서 1분간 적용하며 3회에서 5회 적용하라고 하였다. Dimitri씨는 이 과정을 하루에 네 번 하였다.

Session 2-7은 처음과 비슷하였다. Dimitri씨는 계속 목의 통증이 있었으나 처음 며칠만큼 심하지 않았고 아래를 내려다 볼 때 그의 목은 아팠다. 그러나 그의 통증은 점차적으로 감소되기 시작하였다. 그는 계속 경추보호대를 거의 하루 종일 착용하였다. 교대욕을 매일 실시하였고 그의 통증이 1~2시간 정도는 없어지는 것을 느꼈다.

Dimitri씨의 마사지 치료는 처음과 비슷하였으나, 그가 참을 수 있을 정도로 하는 마사지의 압력은 변하였다. 각 치료시간마다, 그의 목뒤와 등에 마사지하기 전에 10분간의 열 적용 후 짧은 아이스 마사지를 받았다. 첫째, 뜨거운 물을 짠 작은 수건을 목뒤와 상부 등에 적용하고 수건으로 싼 중간온도의 얇은 플리스틱과 히팅 패드를 적용하였다. 마사지는 Dimitri씨의 팔에 10분간 시행하였다. 그 뒤 목뒤와 상부 등에 1분간 아이스 마사지를 하였다. 마사지 치료사는 Dimitri씨가 목뒤와 상부 등에 손으로 하는 마사지를 받고 있는 동안 그의 허리에 열을 주었다. 10분간 손으로 하는 마사지를 하고 난 뒤, 허리에 있는 열을 제거하고 1분간 아이스 마사지를 하였다. 허리에 손으로 하는 마사지를 하는 동안 다시 상부 등에 열을 적용하였다. 마사지 치료사는 이 전체 과정을 반복하고 Dimitri씨의 전체 척추에 1분간 아이스 마사지를 적용한 후 끝냈다. Dimitri씨는 그의 등이 아주 좋아졌다고 하였다. 그는 바로누운자세로 목과 어깨, 가슴에 마사지를 받았다.

시간이 흘러가자 Dimitri씨의 상태는 좋아지기 시작하였다. 그는 마사지와 물리치료를 일주일에 두 번씩 받았고 통증과 이완을 위해 집에서 교대욕을 하였다. 그는 가끔 경추보호대하는 것을 잊어버리고 물리치료 운동을 아주 심하게 하여 가끔 안좋아지는 듯도 하였으나 그의 목 통증은 차츰 감소하기 시작하였다. 점차 그의 등 전체와 어깨 근육은 압력에 대한 민감성이 눈에 띄게 줄었고, 상부 등 근육은 마사지치료를 시작했을 때보다 덜 민감하고 부종이 덜 하여 마사지하는 압력에 잘 견뎠다. 여덟 번째, 마지막 치료시간에 Dimitri씨의 목의 관절가동범위는 좋아졌고, 통증이 없거나 아주 작았다. 등 전체와 어깨는 압력에 대한 민감성이 눈에 띌 만큼 줄었고, 상부 등의 긴장도와 부종도 눈에 띌 정도로 줄었고, 발통점에 대한 압력에도 통증이 덜 하였다. Dimitri씨는 나머지 통증과 강직 때문에 가끔씩 물리치료를 받았고 집에서 교대욕은 계속 할 계획이다.

### 논의 질문

1. 마사지치료사는 가정에서 뜨거운 샤워나 차가운 샤워를 단독으로 하는 것보다 왜 교대치료를 하라고 하였을까?
2. 마사지치료사는 열 적용 후 손으로 하는 마사지를 하고 다시 열을 적용하였을까 ?

### 기간과 빈도

15~20분. 마사지 시작 전에 실시한다.

### 주의사항

이 치료는 고혈압이나 심장 질환자는 하면 안된다.

### 특별지시사항

10분간 열 적용 후에 목 근육의 완전한 이완을 위하여 가능한 의뢰인이 마사지 테이블에 엎드려 누워 있을 때 짧은 냉을 목 뒤에 직접적으로 적용한다.

### 적용절차

1. 뜨거운 물을(102~110°F) 욕조에 채운다.
2. 냉 습포제를 이마 위에 두고 베개나 수건을 동그랗게 말아서 의뢰인의 목 뒤에 두어서 편안한 자세가 되도록 한다.
3. 의뢰인은 욕조에 15분 또는 더 길게 참을 수 있을 만큼 있는다.
4. 의뢰인은 욕조 옆쪽으로 앉는다.
5. 의뢰인이 욕조 옆쪽으로 앉아 있을 때 찬 장갑을 마찰한다. 어지러우면 어지러움이 괜찮아질 때까지 계속 욕조 옆쪽으로 앉아 있는다.
6. 의뢰인을 말리고 곧장 마사지 테이블로 가서 마사지를 시작한다.

## 요약
## CHAPTER SUMMARY

이 단원에서는 가장 일반적인 손상과 원인들에 대해 알아보았다. 또한 어떻게 수치료를 마사지와 결합하여 이러한 손상들에 안전하게 사용하는지도 배웠다. 마사지 치료사들은 근육 좌상과 관절염좌와 같은 일반적인 근골격계 질환을 자주 다루게 되므로 이 단원에서는 실제적인 적용을 위한 매우 중요한 정보를 제공하였다.

## 복습문제 REVIEW QUESTION

### *빈칸 채우기*

**1.** 겨자연고(mustard plaster)는 강력한 국소열을 유발하며 _______, _______ 그리고 _______질환자를 위해 주로 사용한다.

**2.** 운동후 발생한 근통증은 _______욕으로 치료할 수 있다.

**3.** 냉족욕은 ________혈관에서 ________혈관으로 혈액의 흐름을 이동시켜서 근피로를 완화시킨다.

**4.** 삠은 _____가 손상된 것이며, 좌상은_______이 손상된 것이다.

**5.** 냉수침수욕은 척수손상환자에게 ____________을 자극하기 위해 사용한다.

### *객관식 문제*

**6.** 다음 중 염증성 질환이 아닌 것은?

**a.** 관절주머니염
**b.** 위관절융기염
**c.** 운동후 탈진
**d.** 발바닥근막염

**7.** 다음 중 교대치료의 효과를 볼 수 없는 것은?

**a.** 삠
**b.** 반흔조직
**c.** 절단
**d.** 발바닥근막염

**8.** 급성 관절주머니염의 치료로서 적절치 않은 것은?

**a.** 몸통 상부 팩
**b.** 파라핀욕
**c.** 교대치료
**d.** 얼음마사지

**9.** 반흔조직이 부적절하게 형성되었을 경우, 발생하는 증상이 아닌 것은?

**a.** 발적
**b.** 찬피부
**c.** 부종
**d.** 통증

**10.** 다음중 염증 증상이 아닌 것은?

**a.** 발적
**b.** 찬피부
**c.** 부종
**d.** 통증

## 참고문헌

1. www.cdc.gov/national center for health statistics/faststats/injury/html. Accessed December 2005.
2. Simon R, Aleskovsky R. *Repetitive Strain Injury Handbook.* New York: Henry Holt, 2000, p 5.
3. Thrash A. *Home Remedies: Hydrotherapy, Massage, Charcoal and Other Simple Treatments.* Seale, AL: Thrash, 1981, p 60.
4. On AY, Colakoglu Z, Hepguler S, Aksit R. Local heat effect on sympathetic skin responses after pain of electrical stimulus. *Arch Phys Med Rehabil* 1997;78:1196.
5. Harden M. A new look at heat treatment for pain disorders. *Am Pain Soc Bull* 2005;15, No. 1, winter 2005.
6. www.caringmedical.com/ice-why we do not recommend it. Ross Hauser, MD. Accessed December 2005.
7. www.diabetes.niddk.nih.gov/dm/pubs/statistics/index.htm. Diabetes statistics. Accessed January 4, 2007.
8. www.aputee-coalition.org/fact-sheets/amp_stats_cause.html. Amputation fact sheet. Accessed January 4, 2007.
9. Simon R, Aleskovsky R. *The Repetitive Strain Injury Handbook.* New York: Henry Holt, 2000, p 65.
10. Aftimos S. Myofascial pain in children. *N Z Med J* 1989; 02:440.
11. Earr T et al. The effects of therapeutic massage on delayed onset muscle soreness and muscle function following downhill walking. *J Sci Med Sport* 2002;5:297.
12. Howatson G, Van Someren KA. Ice massage. Effects on exercise-induced muscle damage. *J Sports Med Fitness* 2003; 43:500.
13. Null G, Robins T. In *How to Keep Your Feet and Legs Healthy for a Lifetime.* New York: 4 Walls, 8 Windows, 2000, p 75.
14. Kesiktas N et al. The use of hydrotherapy for the management of spasticity. *Neurorehabil Neural Repair* 2004;18:268.

## 추천 도서

Benjamin B. *Listen to Your Pain: The Active Person's Guide to Understanding, Identifying, and Treating Pain and Injury.* New York: Penguin, 1984.

Buchman D. *The Complete Book of Water Healing.* New York: Instant Improvement, 1994.

Clark G, Wilgis E, Aiello B, et al., eds. *Hand Rehabilitation: A Practical Guide,* 2nd ed. New York: Churchill Livingstone, 1997.

Finnerty G, Corbitt T. *Hydrotherapy.* New York: Frederick Ungar, 1960.

Gates S, Mooar P, eds. *Orthopedics and Sports Medicine for Nurses.* Baltimore: Williams & Wilkins, 1989.

Hauser H. *Prolo Your Pain Away,* 2nd ed. Oak Park, IL: Beulah Land, 2004.

Horay P, Harp D. *Hot Water Therapy.* Oakland, CA: New Harbinger, 1991.

Michlovitz S. *Thermal Agents in Rehabilitation.* Philadelphia: F.A. Davis, 1996.

Moor FB, Peterson SC, Manwell EM, et al. *Manual of Hydrotherapy and Massage.* Hagerstown, MD: Review and Herald, 1964.

Packman H. *Ice Therapy, Understanding its Application.* Flushing, NY: Author, 1987.

Simon R, Aleskovsky R. *The Repetitive Strain Injury Handbook.* New York: Henry Holt, 2000.

Thomas C. *Simple Water Treatments for the Home.* Loma Linda, CA: Loma Linda University School of Health, 1977.

Tierra M. *The Way of Herbs.* New York: Simon & Schuster, 1990.

# 비손상 상태의 수치료와 마사지

# HYDROTHERAPY AND MASSAGE FOR NONINJURY CONDITIONS

**14장**

*대부분의 사람들은 통증을 적과 같이 여긴다. 하지만 나병환자에게 나타나는 통증은 우리 몸에 대한 경고로서 주의하라고 알려주는 것이다.... 통증의 경고를 무시하고 의사를 찾지 않는 사람이 있을까?... 실제로 몸에서 알려주는 모든 반응—발진, 캘루스(callus), 부종, 고열, 콧물, 기침, 구토, 특히 통증—은 우리 몸이 자극을 받고 있다는 것을 알려주는 것이다. 이 모든 것을 정상적인 것으로 간주한다면 감사해야 할 일이라는 것을 알게 될 것이다.*

*— Paul Brand, MD, 영혼의 생존자 중에서 인용: 13명의 조언자가 도움을 주는 방법 나의 믿음이 교회를 존속케한다.*

## 학습목표

이 장을 다 읽고 나면 독자는 다음의 질문에 답할 수 있다:

- 만성적 통증의 일반적인 종류를 설명할 수 있다.
- 열이나 냉을 이용한 수치료로 통증을 어떻게 억제할 수 있는지 설명할 수 있다.
- 이 단원에서 나오는 손상에 적용하는 수치료에 대한 이론을 설명할 수 있다.
- 이 단원에서 나오는 통증이 있는 경우에 수치료를 적용하는 3가지를 설명할 수 있다.
- 통증이 없는 세 가지의 상태에 대한 것과 수치료를 적용하는 것을 나열할 수 있다.

이 단원에서는 여러 가지 문제와 상태를 가진 환자들을 위하여 수치료와 마사지 기술을 복합적으로 적용하는 것에 대해 설명하였다. 마사지 치료사들은 급성과 만성 근골격계 상황에 대한 도움을 의뢰 받게 된다. 근골격계 통증은 놀라울 만큼 광범위하게 퍼져있다. 조사에 의하면, 전체 미국 성인 중 1/3에서 1/5 정도가 만성 통증을 가지고 있다. 관절염, 류마티즘, 만성두통, 척추와 허리의 문제들이 이러한 장기통증의 문제들이다.[1] 노인들에서는 3/4 또는 그보다 더 높은 비율을 차지하는 것으로 나타나는데, 만성통증은 노인들의 삶의 질과 정상적인 기능 능력에 영향을 준다. 뼈관절염은 가장 일반적인 원인이다.[2]

수치료는 많은 근골격계 통증을 감소시키고 마사지를 좀 더 효과적이며 즐겁게 할 수 있게 도와줄 수 있다. 예를 들면, 한 팔다리(extremity)의 통증에 앞뒤로 온습포를 적용하면, 근육의 이완, 통증억제를 가져와서 마사지를 시행할 때 참아낼 수 있도록 한다. 또는 만성긴장이 있는 경우에 마사지 적용 전에 여러 가지 형태의 습열을 적용하여 근육과 근막이 따뜻하고 느슨하게 되도록 할 수 있다. 아이스(ice) 마사지는 감각이 없는 통증부위나 특히 예리한 부분통증과 궁둥뼈신경통과 근경직을 완화시킨다. 관절 위의 열의 압박은 관절통증에 효과적이다. 파라핀욕은 관절경직을 억제시킨다. 체온 정도의 온도에서 하는 목욕(neutral bath)은 심한 관절염, 만성 허리통증, 뇌졸중, 근육경직, 뇌성마비, 척수손상이나 소아마비의 통증과 같은 일반적인 통증에 아주 효과적이다. 관절통증을 가지고 있는 의뢰인들은 활동 중이나 활동 후에 관절 통증을 경험하는데, 교대욕(contrast bath)은 국소

**글상자 14-1** *흥미로운 점 (Point of interest)*

**물은 효과적이다: 만성통증을 위하여 물을 이용하여 피부를 자극하는 두 가지 치료**

여기에 소개된 두 가지 수치료는 현대의 마사지 치료사들이 시행하는 것은 아니다. 특별한 장비가 필요하고 욕조(bath) 안에서 이루어지며 많은 시간이 필요하기 때문이다. 물이 피부에 미치는 영향은 매우 흥미롭다. 이것은 문제를 가지고 있는 많은 사람들에게 도움이 될 것이다.

첫 번째 치료법은 욕조 안에서 이루어지며 진정의 확장과 체온정도, 따뜻하거나 뜨거운 욕조 안에의 활동들을 통한 통증완화이다. 환자는 욕조에 설치된 해먹에 위치하고 머리에 구멍을 낸 켄버스 천으로 온몸을 덮는다. 계속적으로 물의 온도가 일정하게 유지되도록 물은 몇 시간동안 심지어 몇일 동안 흐르도록 하여야 한다. 피부 위로 흐르는 물은 계속적으로 신경자극의 부드러운 둑(barrage)을 만들어 역치를 높이고, 이것은 부드럽고, 일정하고, 리듬있는 진동과 비슷한 효과를 낸다. 이러한 이유로 지속적인 생체온도 욕조(continuous neutral bath)는 가끔씩 오랜 시간동안 지속한다. 19세기 후반부터 20세기 초반에는 정신병원에서 산만, 불안, 공격적인 환자들에게 통증, 근육경직, 타는 듯한 감각을 완화하고 파킨슨 환자의 진전을 억제시키는데 사용하였다. 뿐만 아니라 고혈압, 관절염과 같은 만성 근골격계 통증 완화에도 사용하였다. 지속적인 욕조는 안전하고 피부 발진 또는 습기에 의해 문제가 생길 수 있는 경우가 아니면 금기증이 없다.

두 번째 치료법은 신체의 일부에 높은 압력의 물을 분사하는 Percussion Douche이다. 이 방법은 매우 높은 압력의 마사지를 받는 것과 같이 이완과 부드러운 자극을 준다. 근본적으로는 Percussion Douche는 continuous bath와 다른 목적으로 사용되었다. Percussion Douche는 순환과 국소기능을 자극하고 국소울혈과 통증을 감소시킨다. 최근에는 신경통, 통증이 있는 류마치스성 관절, 궁둥뼈신경통, 만성허리통증, 편두통과 같은 통증성 질환에 물을 이용한 치료로 광범위하게 사용되고 있다. 궁둥뼈신경통에서 물의 고압력 흐름은 발 뒤굼치에서 요추부위까지의 엉덩뼈신경의 흐름을 따라 뿌리고, 다시 발뒤꿈치로 내려온다. 만성허리통증에서는 발뒤꿈치에서 시작하여 다리 뒤부분을 따라서 요추부위까지 올라가서 같은 부위의 등 중앙(middle back), 상부등(upper back), 그리고 목까지 간다. 뜨거운 물 다음에 찬물을 뿌린다. 이러한 과정이 끝난 후에 마시지를 하고 끝낸다.

***참고문헌***

1. Thrash A, Thrash C. Home Remedies: Hydrotherapy Massage, Charcoal and Other Simple Treatments: Seale, AL: Thrash, 1981, pp 102, 120.
2. Kellogg JH. Rational Hydrotherapy. Battle Creek, MI: Modern Medicine, 1923, p 432.

순환을 증진시키고 통증을 완화시키는 것에 아주 효과적이다. 이러한 치료를 경험한 의뢰인들은 집에서 하게 되면 마사지의 효과가 좀 더 길게 지속되는 것을 알게 된다. 규칙적으로 따뜻한 물에서 운동이나 **왓츄**(Watsu)를 받게 되면 관절가동범위의 증가, 순환의 증가, 통증감소로 만성질환에 도움이 된다. 이 단원에서는 물로 다룰 수 있는 만성 상태에 대한 아이디어들을 주기 위한 적용기술들을 소개하였다. 예를 들면, 글상자 14-1에서 제시된 것와 같이 기타 물을 이용한 치료들은 포함되지 않으며, 만성통증과 손상과 관계없는 여러 상태들에 대해 안전하고 효과적으로 다룰 수 있는 연구들은 매우 필요하다.

## 어깨관절주머니의 유착(오십견)
## ADHESIVE CAPSULITIS OF THE SHOULDER (FROZEN SHOULDER)

오십견이라고 알려져 있는 **어깨관절주머니의 유착**은 서서히 진행하며 심한 통증으로 관절운동의 제한을 준다. 회전건염, 목뼈의 신경병증(radiculopathy), 윤활주머니염, 유방 절제술 후의 통증, 어깨관절 손상으로 인한 오래된 고정, 비활동으로 인한 근육의 균형의 문제로 인하여 어깨관절주머니의 유착이 발생하게 된다. 어깨관절 탈구, 어깨관절 골절와 같은 관절의 외상, 회전근개의 찢어짐 또한 오십견을 유발할 수 있다. 움직일 때마다 어깨관절에 손상을 생겨서 관절주머니 유착이 시작된다. 그래서 사람들은 움직임을 피한다. 시간이 지나면서 어깨관절 주위 근육의 약화를 가져오고, 이것은 관절 움직임의 감소를 가져온다. 결과적으로, 위팔뼈머리(상완골두)와 윤활주머니 사이의 유착이 발전하게 되고, 결국 관절주머니의 윗부분의 위팔두갈래근(상완이두근건)과 위팔뼈머리가 유착이 된다. 어떤 인대들은 짧아진 자세로 동결되는데, 이것으로 인하여 관절가동범위의 제한이 초래된다. 결과적으로 안쪽돌기, 가쪽돌기, 벌림(외전), 굽힘이 감소되고, 능동적인 움직임동안 어깨관절의 통증을 가져온다. 심지어 반대측 어깨관절과 비교하여 수동적인 움직임도 감소될 것이다. 옷입기, 목욕하기 그리고 머리 빗기와 같은 간단한 움직임도 불가능하게 될 것이다.

대부분의 경우에, 휴식과 조심스러운 재활 — 마사지, 관절범위운동, 스트레칭, 근력운동이 포함된 — 로 오십견은 극복되어 정상적이고 통증이 없는 움직임을 다시 할 수 있게 된다. 한편, 마취한 상태에서의 메니풀레이션(위팔뼈머리와 관절주머니의 분리)이나 외과적인 처치도 가능하다. 그러나 오십견을 해결하였다 하더라도 영구적인 관절운동범위의 소실을 가져오기도 한다. 한번이라도 오십견을 앓았던 많은 사람들은 어깨관절의 관절운동범위의 소실이나 어깨나 팔을 움직이는데 약간의 저항을 가지고 있다.

깊은 부분 마찰, 압통점 마사지, 근힘줄막 이완기법들은 관절주머니 유착에 적절한 기법이다. 온습포나 겨자팩을 이용한 깊은 부분 열은 주위를 둘러싸고 있는 근육을 이완시키고, 반흔조직을 쉽게 스트레칭시키기 위해 마사지와 스트레칭 이전에 적용할 수 있다. 아이스마사지는 어깨에 감각이 없게 만들어 부드러운 관절범위운동을 가능하게 한다.

### 치료

#### 어깨관절 주위의 아이스마사지와 아이스팩의 적용

**상호참조**

제6장 참조.

**기간과 빈도**

어깨에 아이스 마사지는 5분에서 8분 가량, 아이스팩은 10분 적용한다. 마사지 시간동안 시행한다.

**적용절차**

1. 어깨관절주위에 아이스 마사지는 5분에서 8분, 아이스 팩은 1분 적용한다.
2. 대상자는 통증이 발생하기 전 범위에서 부드러운 관절운동을 할 수 있다.

#### 어깨에 습열 적용

**상호참조**

제5장 참조.

**기간과 빈도**

20분. 마사지 시간 또는 가정에서 치료하기 전에 스트레칭 운동을 한다. 하루에 2~3회.

**특별지시사항**

습열팩을 대신하여 뜨거운 압축팩이 사용될 수도 있다. 외부에서 열을 공급하는 도구는 계속 따뜻하게 유지되도록 하여야 한다. 하이드로콜라 팩은 밑부분이 아니라 어깨의 윗부분에서 사용된다.

**적용절차**

1. 두 개의 팩으로 하나는 팔 아래에 하나는 위쪽에 적용하여 어깨관절부위가 팩에 싸여지도록 하고 화상에 주의한다.
2. 20분 후에 팩을 제거하고 마사지, 관절가동범위운동을 시작한다. 스트레칭을 할 수도 있다.

#### 머스타드 반죽 적용

**상호참조**

제5장 참조.

**기간과 빈도**

20분. 마사지 시간 또는 가정에서 치료하기 전에 스트레칭 운동을 한다. 하루에 2~3회.

**적용절차**

머스타드 반죽은 어깨 위부분과 등 부분에 잘 덮는다. 화상을 입지 않도록 잘 살핀다. 20분 후에 반죽을 제거하고 마사지, 관절가동범위운동을 시작한다. 스트레칭을 할 수도 있다.

## 관절염
## ARTHRITIS

**관절염** 또는 관절의 염증은 근골격계의 통증의 가장 일반적인 원인으로 마사지 치료를 원하는 사람들에서 흔히 볼 수 있다. 퇴행성관절염(과다사용으로 인한)과 류마티즘(자가면역성 관절염)에 대해 설명하였다. 일반적으로 이러한 두 종류의 관절염을 가지고 있는 대상자들은 열탕이나 따뜻한 샤워가 통증을 감소시켜준다는 것을 알고 있고, 또한 통증 감소를 위해 열 패드(heating pads)를 많이 사용한다.

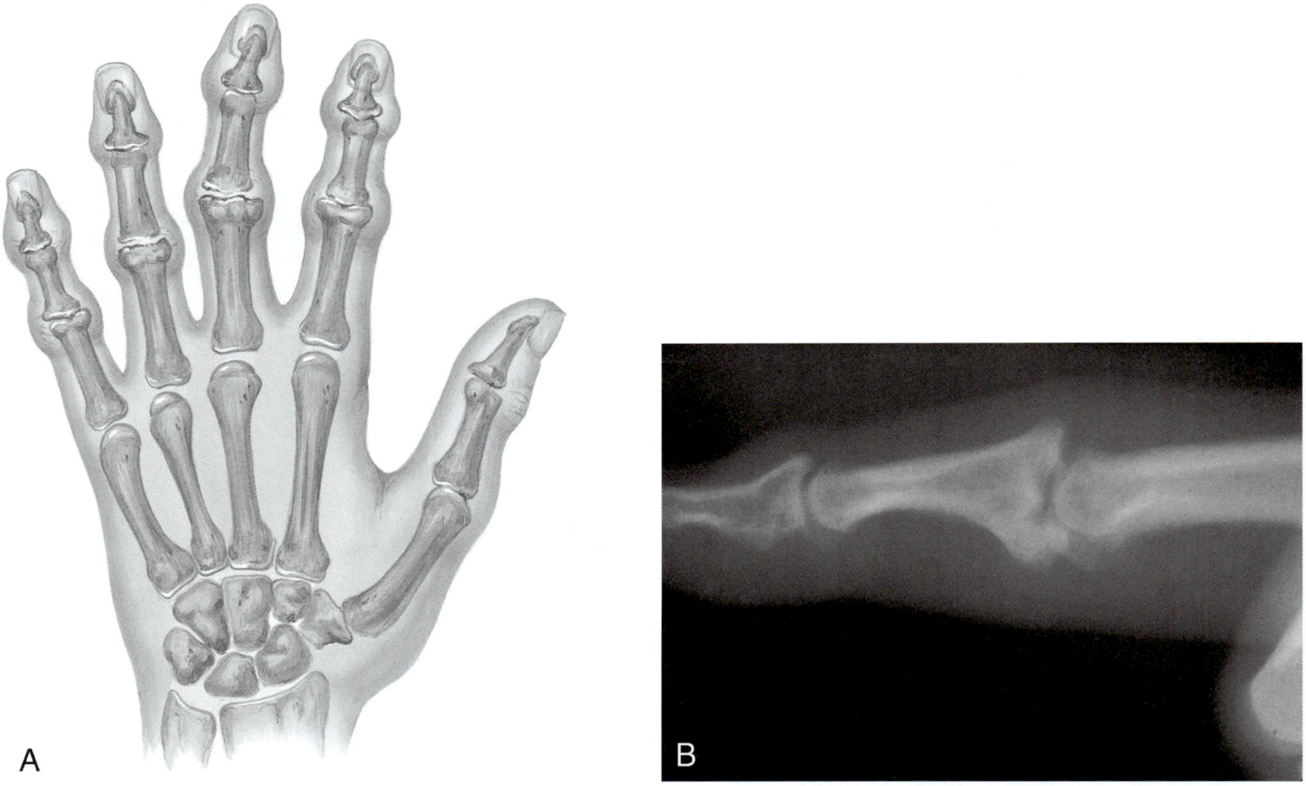


그림 14-1 ■ 뼈관절염. A. 손의 뼈관절염. B. 손상이 원인이 된 뼈관절염. 외상성 손상 일년 후, 두 번째 손가락의 중지골에 눈에 띄게 뼈관절염이 발달되어 있다.

## 뼈관절염 OSTEOARTHRITIS

**뼈관절염**(골관절염)은 퇴행성 관절질환으로 잘 알려져 있고 가장 일반적인 관절염의 형태이다. 이것은 55살 이상된 사람들과 그 동년배에서 나타난다.[3] 관절염의 진행은 관절 주위를 둘러싸고 있는 연골이 마모되면서 뼈의 표면도 닳게 되고 이것은 뻣뻣함, 통증, 움직이기 힘든 것의 원인이 된다(그림 14-1A). 손가락과 체중이 부하되는 척추, 무릎, 엉덩관절에 이러한 형태가 가장 잘 발생한다. 뼈관절염의 원인으로는 반복적인 스트레스, 노화, 영양부족, 유전, 만성적인 관절 소실(인대의 이완), 근력약화, 외상성 손상이다. 뼈관절염은 최소한 15년 동안 무거운 일을 하는 사람이나 스포츠 스트레스를 받는 운동선수들의 특정한 관절이나 운동 중 부상당한 관절에서 잘 볼 수 있다.[4,5] 엉덩관절, 무릎관절, 발목관절의 뼈관절염의 12% 정도는 외상성 손상으로 인한 것이다(그림 14-1B).[6]

만성적인 관절염 환자는 관절에서 뻣뻣함뿐만 아니라 둔탁함, 가끔씩은 통증도 경험한다. 또한 환자들은 날씨가 변하거나 변하기 전에 그들의 관절에서 불편함을 느낀다. 손가락의 뼈 덩어리에서도 똑같다. 뼈관절염에 대한 표준 의료적 치료법에는 통증과 염증을 감소시키는 치료가 포함되어 있다. 관절 유연성을 유지하기 위한 스트레칭이 없는 운동, 따뜻한 욕조, 뜨겁거나 찬 압박, 그리고 냉팩(cold packs). 심한 통증을 가지고 있고 근육약화나 근육 비대칭으로 인하여 운동을 할 수 없는 대상자는 Feldenkrais Alexander 테크닉과 같은 부드러운 운동치료, 따뜻한 물 운동, 연부조직 마사지와 같은 것들이 도움이 된다. **증식주사**(prolotherapy), 손상된 인대의 정확한 부위에 천연물질을 주사하여 손상을 치료하는 것도 뼈관절염 환자에게 효과적인 치료법이다. 코르티코스테로이드(corticosteroid) 주사와 수술도 최후의 치료법이다.

관절염 환자들은 많은 부작용 때문에 약을 복용하는 것을 피한다. 그리고 정기적인 수치료가 그들을 도와줄 수 있다. 많은 마사지와 수치료법은 짧은 시간동안 통증을 감소시켜준다. 그러나 정기적으로 하게 되면 통증 감소시간은 좀 더 길어질 것이다. 마사지 기술들은 근육긴장을 억제하고 국소 순환 증가는 관절 통증, 강직, 뼈관절염으로 인한 관절 가동범위의 제한을 가지고 있는 경우에 매우 도움이 된다.[7] 마사지를 시작하기 전에 수치료는 순환을 증가하고, 조직을 좀 더 신장성있게 하고, 근육을 이완시킴으로써 대상자의 조직을 준비시킨다. 열을 적용하는 것은 근육의 경직을 줄이는데 특히 효과적이며 비록 일부이긴 하지만, 찬 것이 더 좋은 경우도 있다(당신과 당신의 의뢰인들은 찬 것과 열 중 어느 것이 더 좋은지 직접 체험해보고 찾아내야 한다). 찬 것은 둔한 통증보다 예리하고, 날카로운 통증에 좀 더 효과적인 것이 일반적이다. 반대로 적용된 치료법은 일시적으로 통증을 감소시키고, 관절 유연성을 증가시킬 수도 있다.

### 여러부위의 뼈관절염을 위한 전체 신체 치료법
### Whole body treatments for osteoarthritis in multiple areas

심한 통증을 가지고 있는 대상자에게 15분에서 20분 동안 전체 신체 마사지를 뜨거운 튜브 목욕, 사우나, 스팀 목욕으로 실시한다. 첫 주에는 세 번, 두 번째 주에는 두 번, 세 번째 주에는 한 번 실시한다. 그리고 한 주는 뛰어넘고 그 다음 주에 한 번하고, 2주를 뛰어넘고, 그 다음 주에 한 번 한다. 그래서 횟수를 점차적으로 줄여나간다. 치료시간 사이에 대상자는 뜨거운 바다 소금 목욕에 한 주에 두 번이나 세 번 정도 하거나, 뜨거운 튜브를 이용할 수 있다면 15분에서 20분 동안 일주일에 몇 번 푹 담근다. 대상자들은 따뜻한 물 속에서 부드러운 운동을 하도록 한다.

### 특정부위의 뼈관절염을 위한 부분 신체 치료법
### Partial body treatments for osteoarthritis in specific areas

많은 수치료법은 특정한 관절염관절에 시행한다. 뜨거운 것의 적용은 안정뿐 아니라 손으로 하는 마사지의 탁월한 준비 단계다. 예를 들면, 머스타드 팩은 통증이 있는 관절 위의 치료시간 시작 전에 시행되고, 15분에서 30분 이후에 그 부위의 마사지를 위해 제거된다. 파라핀욕은 치료시간 시작 전에 시행되고, 20분 후에 통증이 있는 부위의 즉각적인 마사지를 위해 제거된다. 국소적인 소금이나 피마자유 팩은 heat-trapping compress 이후에 치료시간 시작 전에 시행하고, 이후 45분 동안 마사지가 이어진다. 다양한 종류의 뜨거운 팩은 마사지 전에 관절 위에서 20분 동안 적용한다. 치료시간 사이에 대상자는 이러한 열을 이용하면서 부드러운 운동을 할 수 있다.

#### 치료
#### 관절에 머스타드 반죽의 적용

**상호 참조**

제7장 참조.

**기간과 빈도**

15~30분. 마사지 시간동안 시행한다.

**적용절차**

1. 머스타드 반죽을 통증부위에 덮는다. 화상을 입지 않도록 잘 살펴본다.
2. 15분에서 30분 정도 기다렸다가 반죽을 제거하고 마사지를 시작한다.

#### 통증이 있는 관절위에 교대욕 적용

**상호참조**

제5장 참조.

**특별지시사항**

1. 물에서 부드럽고 아프지 않게 관절을 움직이면 국소 순환과 관절가동범위가 증가될 것이다.
2. 만약 가능하면 반대측의 같은 관절도 물에 담근다. 만약 오른쪽 손이 아프면 양손 다 물에 담근다.

**기간과 빈도**

15분. 마사지 시간동안 적용한다. 의뢰인은 가정에서 하루에 2~3번 적용한다.

**적용절차**

1. 110° F 그리고 50° F의 물을 2통에 관절이 잠길 정도로 충분하게 채운다.
2. 대상자는 통증이 있는 관절을 3분 동안 뜨거운 물에 담근다.
3. 대상자는 통증이 있는 관절을 30초 동안 차가운 물에 담근다.
4. 2~3번 반복한다. 뜨거운 물에서 찬물로 전체 4번 반복한다.
5. 물에서 빼고 물을 완전히 말린다.
6. 마사지를 시작한다.

### 소금 마찰 후에 적용하는 피마자유와 열 트래핑 압박

**상호참조**

제5, 11장 참조.

**기간과 빈도**

45분. 마사지 시간 전에 시행하거나 가정에서 저녁에 시행하고, 밤 동안 하지 않는다.

**적용절차**

1. 통증이 있는 관절 주위에 소금마찰(salt glow)을 적용한다. 그 후에 소금물을 씻어낸다.
2. 그 부위를 말린다.
3. 통증이 있는 관절 주위에 피마자 오일을 충분히 바른다.
4. 그 부위에 비닐을 덮는다.
5. 찬물에 적신 면으로 된 천을 꼭 짜고 통증이 있는 관절 주위에 싼다.
6. 찬 팩을 마른 천으로 싸고, 젖은 천으로 잘 덮는다.
7. 45분 기다렸다가 마른 천을 제거하고, 팩 밑의 꺼칠꺼칠한 부위를 문지르고 그 후에 마사지를 시작한다.

### 무릎과 같은 큰 관절에 습열 적용하기

**상호참조**

제5장 참조.

**기간과 빈도**

20분. 마사지 시간 전에 시행하거나 가정에서 매일 2-3회 실시한다.

**적용절차**

1. 따뜻한 물에 적신 수건을 짠 후에 관절주위에 덮는다.
2. 얇은 비닐이나 랩을 두 겹 덮는다.
3. 비닐에 싼 관절을 따뜻한 패드에 둔다.
4. 20분 후 전체를 제거하고 마사지를 시작한다.

### 통증이나 강직이 있는 손목과 손 또는 발목과 발 관절의 파라핀 욕

**상호참조**

제7장 참조.

**기간과 빈도**

20분. 마사지 시작 전이나 하는 동안 실시, 대상자는 가정에서 매일 실시한다.

**적용절차**

1. 관절을 뜨거운 작은 욕조에 잠깐 담근 후 그 부위를 말린다.
2. 담근 관절 부위에 파라핀을 6회 실시한다(손부터 팔꿈치까지 전체적으로 담그고, 발에서부터 발목까지 전체적으로 담근다)
3. 비닐백이나 랩으로 그 부위를 감싼다. 그 위에 마른 수건으로 덮는다. 발이나 손에는 양말이나 장갑을 사용한다. 만약 원한다면 파라핀을 싼 관절 위에 온도가 낮은 히팅 패드(heating pad)를 얹는다.
4. 10분 가량 후 파라핀과 덮어 놓은 것들을 제거하고 마사지를 시작한다.

### 예리한 부분 통증을 위한 냉 적용

**상호참조**

제6장 참조.

**기간과 빈도**

통증이 있는 관절부위의 5~8분 아이스 마사지, 통증이 있는 관절부위에 아이스 팩을 10분 또는 통증이 있는 관절 부위에 20분 동안 냉 습포제. 마사지 시간 중에 실시한다.

**적용절차**

1. 관절 주위를 5분에서 8분 동안 아이스 마사지한다. 10분간 아이스 팩 또는 20분간 냉 습포제를 적용한다.
2. 그 부위를 말리고 마사지를 시작한다.

## 류마티스 관절염 RHEUMATOID ARTHRITIS

**류마티스 관절염**은 일차적으로 결합조직에 영향을 미치는 자가면역 질환이다. 활액막은 정상적으로 보호되고 관절에 윤활유도 준다. 악화가 되기 시작하면 많은 관절의 관절염을 가져온다. 특히 손과 발들의 관절에서. 이러한 관절의 통증, 부종, 강직이 올 뿐만 아니라 관절운동범위도 상실되고 관절의 기형도 생긴다(그림 14-2). 아침강직, 피로, 불편함이 공통적으로 온다. 류마티스 관절염 환자를 위한 표준 의료적 처지는 통증과 부종감소에 대한 약물, 물리치료, 면역계에 영향을 주는 약물, 심지어는 코티코스트로이드 주사가 포함된다. 마지막으로 손상받은 힘줄, 윤활막의 제거, 관절치환술 등의 외과적 수술이 적용된다. 옥수수와 밀 같은 것에 대한 심한 알러지

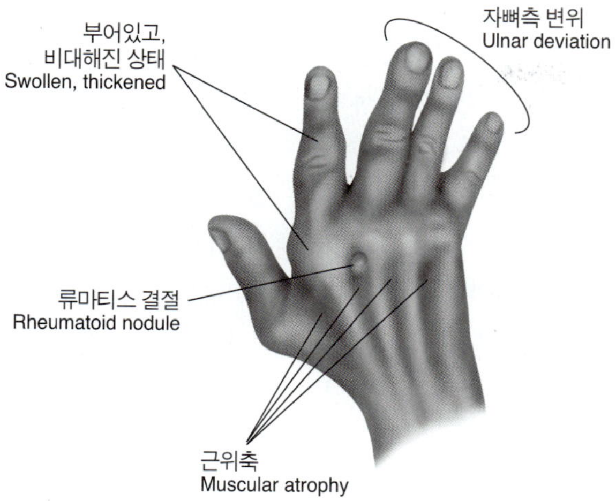


**그림 14-2 ■** 류마티스 관절염. (출처: Bickley LS, Szilagyi P. *Bates Guide to Physical Examination and History Taking.* 8th ed. Philadelphia: Lippincott Williams & Wilkins, 2003: Fig. 15-6.3)

는 이 질환으로 이행되는 과정이기도 하다.

많은 류마티스 관절염 환자들은 많은 부작용 때문에 약물을 피하고 규칙적인 수치료는 그들을 도와줄 수 있다. 한 연구에서, 사우나를 규칙적으로 한다면 통증을 줄이고 활동을 편하게 해준다고 연구자들은 밝혔다. 한 번의 수치료는 일시적으로 통증을 감소시키는데 이러한 이유 때문에 마사지치료사들은 마사지를 병행한다. 예를 들면, 마사지 치료사들은 대상자들이 사우나에 가기 전에 마사지를 할 수 있다. 마사지 기술들은 통증을 억제하고 관절 움직임을 증진시키는 것에 초점을 둔다. 한 부위가 이완되고 혈액이 그곳을 순환하면, 수치료는 마사지를 더욱 효과적으로 한다. 치료와 그 다음 치료시간 사이에, 의뢰인이 원한다면, 신체 전체나 통증이 있는 관절부위에 국소적으로 열 적용을 할 수 있다. 류마티스 관절염 환자들은 Feldenkrais와 Alexander 테크닉과 같은 부드러운 운동 치료를 따뜻한 물에서 하는 것이 도움이 된다.

## 여러 부위의 류마티스 관절염을 위한 전체 신체 치료법
Whole body treatments for rheumatoid arthritis in multiple areas

신체의 한 부위 이상에 통증을 가진 대상자는 신체전체에 적용하는 열적용이 통증감소에 효과적이고 마사지를 위해 조직을 준비하고 가정치료는 아침강직을 억제시켜준다. 대상자를 도울 수 있는 쉬운 것은 따뜻하거나 뜨거운 튜브 목욕, 샤워, 사우나, 스팀욕 20분 이후 마사지 테이블로 옮기거나 마사지를 시작한다. 의뢰인들은 따뜻하거나 뜨거운 욕조에서 매일 부드러운 운동을 할 것이다. 전체 신체의 열 적용에 대한 금기증은 7장에서 9장에 설명하였다.

## 특정부위의 류마티스 관절염을 위한 부분 신체 치료법
Partial body treatments for rheumatoid arthritis in specific areas

신체 전체를 다루기보다는 특정 관절에 적용한다. 마사지 전이나 하는 동안 할 수 있다.

### 치료
#### 통증과 강직이 있는 관절에 파라핀욕 적용

**상호참조**

제7장 참조.

**기간과 빈도**

20분. 마사지 시작 전이나 하는 동안 실시, 대상자는 가정에서 매일 한번 실시한다.

**적용절차**

1. 관절을 뜨거운 작은 욕조에 담근 후 그 부위를 말린다.
2. 담근 관절 부위에 파라핀을 6회 실시한다.
3. 비닐백이나 셀로판 랩으로 그 부위를 감싼다. 그 위에 마른 수건으로 덮는다. 발이나 손에는 양말이나 장갑을 사용한다. 만약 원한다면 파라핀을 싼 관절 위에 온도가 낮은 히팅 패드(heating pad)를 얹는다.
4. 10분 가량 후에 파라핀과 덮어 놓은 것들을 제거하고 마사지를 시작한다.

#### 특정 관절에 습열 적용하기

**상호참조**

제5장 참조.

**기간과 빈도**

20분. 마사지 시간 전에 시행하거나 가정에서 매일 2-3회 실시.

**적용절차**

1. 관절의 크기에 맞는 적당한 수건을 따뜻한 물에 적신 후에 짜서 관절 주위를 덮는다.
2. 얇은 비닐이나 랩을 두겹 수건과 함께 덮는다.
3. 비닐에 싼 관절을 따뜻한 패드에 둔다.
4. 20분 후 전체를 제거하고 마사지를 시작한다.

### 통증이 있는 관절에 교대욕 적용

**상호참조**

제7장 참조.

**특별지시사항**

1. 물에서 부드럽고 아프지 않게 관절을 움직이면 국소 순환과 관절가동범위가 증가될 것이다.
2. 가능하면, 반대측의 같은 관절도 물에 담근다. 즉, 오른쪽 손이 아프더라도 양쪽 손을 물에 담근다.

**기간과 빈도**

15분. 마사지 시간동안 또는 가정에서 하루에 2~3번 적용하라.

**적용절차**

1. 110° F에서 99° F 그리고 50° F에서 65° F의 물 2통을 관절이 잠길 정도로 충분하게 채운다.
2. 대상자는 통증이 있는 관절을 3분 동안 뜨거운 물에 담근다.
3. 대상자는 통증이 있는 관절을 30초 동안 차가운 물에 담근다.
4. 2~3번 반복하라. 뜨거운 물에서 찬물로 전체 4번 반복한다.
5. 물에서 빼고 물을 완전히 말린다.

### 특정관절의 통증 감소를 위한 냉 적용

**상호참조**

제6장 참조.

**기간과 빈도**

20분. 마사지 시간 중 실시한다.

**적용절차**

1. 관절 주위를 5분 동안 아이스 마사지를 한다.
2. 통증이 있는 부위나 신체의 다른 곳에 손을 사용하여 5분 동안 마사지한다.
3. 1단계와 2단계를 3번 이상 반복하고, 전체적으로 20분 아이스 마사지한다.
4. 그 부위를 말리고 마사지를 시작한다.

## 특정 신체 부위의 만성 긴장
## CHRONIC TENSION IN SPECIFIC BODY AREAS

특정 신체부위에 만성긴장이 있는 의뢰인들을 도와주는 것이 마사지 치료사의 주요한 업무이다. 마사지 기술들은 수 년 동안 긴장을 가지고 있는 특정한 부위의 근육을 이완시키는 것에 초점이 맞춰진다. 실제적인 마사지 전의 수치료 적용은 표면의 긴장을 이완시키는데 도움이 되고, 타이트한 부위에 기분을 좋게 해 주고 조직을 좀 더 부드럽게 해 주며, 깊은 부분의 마사지를 적용하는데 잘 견디게 해준다. 만성 긴장 부위에 손으로 적용하는 기술 전에 습열을 적용할 수 있는 3가지의 방법이 있다. 신체에는 여러 부위가 있지만, 이러한 치료들을 적용할 수 있다.

### 얼굴 근육의 만성 긴장
### CHRONIC TENSION IN THE FACIAL MUSCLES

얼굴 근육의 만성 긴장은 아래와 같은 습관들로 기인된다:

1. 눈과 이마 주변 근육의 긴장은 시력 장애, 손상, 눈의 피로, 정서적인 스트레스 때문이다.
2. 코 주변 근육의 긴장은 부비동의 문제, 손상, 눈의 피로, 정서적인 스트레스 때문이다.
3. 턱 주변 근육의 긴장은 치열이 맞지 않거나 치통, 손상, 눈의 피로, 정서적인 스트레스 때문이다.
4. 목 주변 근육의 긴장은 과도한 목소리의 사용으로 인한 불편감, 연하장애, 손상, 잦은 목의 아픔, 정서적인 스트레스 때문이다.

마사지는 얼굴 근육의 긴장을 억제하는 효과적인 방법이다. 그리고 습열은 얼굴 근육들을 이완시키고 온기있게 한다. 10분 정도 얼굴에 습열을 적용할 때 신체의 다른 부분은 마사지를 하고 얼굴에 습열을 제거한 후 마사지를 시작한다. 천천히 데워지는 렌지(슬로우 쿠커)를 찜질기(compresses)를 위한 뜨거운 물을 담는 것으로 사용할 수 있다. 기타 작은 열 적용은 따뜻한 겔팩(gel packs)을 젖은 옷 위에 적용하거나 작은 하이드로 콜라 팩을 적용할 수 있다. 뜨거운 수건 캐비넷에 넣은 따뜻한 습열 천이나 작은 타월은 이 적용을 위해 매우 편리하다. 얼굴 근육의 긴장완화를 위한 습열과 마사지를 적용은 사례연구 14-1이 그 예이다.

**사례연구 14-1**

### 간단한 치료로 근육 긴장 이완하기

**배경**

Steve는 84세 된 마사지 의뢰인으로 최근 몇 년 동안 많은 주요한 일들에 직면해 왔다. 그는 바이패스 수술(bypass surgery)을 받았다. 심한 자동차 사고를 겪었고, 황반변성을 진단받았다. 그리고 그의 아내는 오래전에 사망했다. 그는 일주일에 세 번 많은 다양한 장비를 가지고 지역병원의 심장 재활센타에서 운동을 했다. 그리고 2주마다 전신 스웨디쉬 마사지를 받으러 왔다. Steve를 위해 마사지 시간에서는 많은 근골격계 통증을 감소시키고, 순환을 증가시키고, 그가 하는 요구들을 들어주었다. 그의 황반 변성으로 인하여 Steve는 많은 눈의 피로를 경험하였다. 그는 빛에 예민하여서 항상 눈을 가늘게 뜨고 보아서 항상 눈과 이마의 근육이 긴장되어 있었고 두피는 심하게 짧아져 있었다.

**치료**

마사지 치료사는 치료실에 커튼을 쳐서 Steve의 눈을 귀찮게 하는 외부의 빛을 감소시켰다. 처음에 치료사는 마사지 시간에 습열을 제공하였다(의사의 허가 하에). 느린 쿠커에서의 뜨거운 물을 사용하여, 천을 담근 후, 꽉 짜서 눈 위에 얹었다. 노인들은 피부가 얇아서 쉽게 화상을 입을 수 있으므로, 치료사는 너무 뜨겁지 않도록 잘 확인하였다. 그 다음에 Steve의 목과 어깨에 마사지를 하였고 2분마다 뜨거운 천으로 교환했다. 마사지 시간동안 Steve는 치료사와 정상적으로 담소를 나누었으나 이 시간만은 달랐다. Steve는 이야기를 중단하고 5번째 뜨거운 천을 올린 1분 후에 깊은 숨을 내뱉으면서 말했다. "내 눈은 몇 년동안 이런 휴식을 느낀 적이 없어"

몇분 후에 치료사는 미지근해진 천을 치우고 찬물에 담갔던 천을 짜서 Steve의 눈에 30초 동안 적용하고, 부드럽게 그 부위를 건조시켰다. 치료사가 그의 눈과 이마를 마사지하기 시작하였고, Steve의 피부가 분홍빛이고 평상시보다 탄력이 있고 따뜻하게 느껴졌다. 몇분 동안의 마사지로 긴장은 없어졌다.

**논의 질문**

1. 눈 위 천의 적용이 도움이 되는 3가지 이유를 말하시오.
2. 왜 치료사는 치료시간의 마지막을 차가운 천으로 끝냈을까?

**치료**

**얼굴 근육에 습열 적용하기**

**상호참조**

제5장 참조.

**기간과 빈도**

10분.

**주의사항**

얼굴 피부는 신체의 다른 피부보다 얇으므로 화상에 특히 주의해야 한다.

**적용절차**

1. 2분 동안 습열(젖은 목용수건 위에 뜨거운 물 팩, 따뜻한 겔팩 또는 작은 물팩)적용한다. 동시에 대상자의 신체에 마사지한다.
2. 새로운 따뜻한 옷을 2분 동안 입은 후 벗는다.
3. 1단계와 2단계를 반복, 전체적으로 8분 동안 열 적용
4. 30초 동안 냉을 적용하고, 찬물에 젖은 천을 짜서 덮거나 아이스 마사지를 한다.
5. 얼굴 근육에 마사지를 시작한다.

## 복부 근육의 만성 긴장
## CHRONIC TENSION IN THE ABDOMINAL MUSCLES

복부 근육의 만성 긴장은 매우 일반적이다. 이러한 근육의 긴장은 복부의 손상, 내부 장기의 문제나 복부의 외과적 수술의 후유증으로 시작된다. 복부 근육의 정서적 스트레스는 흔하지 않으며 생애초기에서 시작된다. 이러한 스트레스를 가지고 있는 경우의 1/3에서 1/2이 어린 시절부터 시작하여 어른까지 된 경우이다. 복부 부위의 긴장은 감정적인 것에 기초되는 것으로, 이러한 근육에 마사지를 받는 것에 주저한다. 복부 근육의 마사지 소개는, 복부의 몇 초간의 습열은 표면 긴장을 감소시킬 수 있고, 근육을 좀 더 유연하게 만들며 감각에 안정성을 제

공한다. 여기에 적용하는 습열팩은 복부에 편안함을 느낄 수 있는 가벼운 것으로 하는데, 이로 인하여 신체의 만곡을 감소시킬 수 있기 때문이다.

**치료**

**습열 패드 후 마사지 적용**

**상호참조**

제5장 참조.

**기간과 빈도**

10분에서 15분. 마사지 시간 중 실시한다.

**특별지시사항**

습열 패드를 위한 편평한 플라스틱 뜨거운 물병이나 습포제를 갖추어야 한다.

**적용절차**

1. 대상자는 바로누운자세를 취하고, 다른 신체 부위에 마사지를 받는 동안 중간 정도의 습열팩을 적용하고, 화상에 주의한다.
2. 10분 후에 습열팩을 제거하고 복부에 마사지를 시행한다.

## 호흡 근육의 만성 긴장

## CHRONIC TENSION IN THE RESPIRATORY MUSCLES

폐기종이나 폐암과 같은 만성호흡 문제는 호흡 근육의 긴장에 큰 역할을 한다. 수년 동안의 호흡곤란은 속갈비사이근(내늑간근, internal intercostal) 뿐만 아니라, 등과 갈비뼈의 많은 근육에 심한 긴장을 주어서 갈비뼈, 가로막, 척추의 운동성 감소의 원인이 되게 한다. 호흡은 만성적으로 얇고 가슴안은 좁고 어깨는 둥글다. 그리고 목과 등의 윗부분은 비뚤어져 있다. 천식 동안 호흡을 위한 노력은 감정적인 상처와 호흡근의 만성적인 긴장을 가져온다. 감정적인 스트레스 또한 만성긴장의 원인이다.

마사지는 호흡근육의 긴장을 완화시키는 효과적인 방법으로 습열은 국소 순환을 증가시키고, 호흡을 깊게 하고 전후의 근막과 근육을 부드럽고 편안하게 한다. 등부분에 습열을 적용할 때, 신체의 다른 부분의 마사지를 10분간 적용한 후, 등부분에 마사지를 적용하는 것은 습열을 통합적으로 적용하는 좋은 방법이다. 그 후에 어깨이음뼈(견갑대)의 뒷부분을 엎드린 자세에서 적용한다. 등부분의 교대 적용은 국소 순환을 증가시키고 차후에 대상자에게 자극적인 적용을 할 수 있게 한다.

**치료**

**마사지에 따른 등부분과 윗부분 등의 습포제와 팩 적용**

**상호참조**

제5장 참조.

**기간과 빈도**

20분. 마사지 시간 중 실시한다.

**특별지시사항**

습포제를 갖추어야 한다. 그러나 외부에서 적용하는 열 도구는 뜨거워야 한다.

**적용절차**

1. 대상자는 바로누운자세를 취하고, 다른 신체부위에 마사지를 받는 동안 습열팩을 적용한다. 화상에 주의한다.
2. 10분 후에 습열팩을 제거하고 복부에 마사지를 시행한다.
3. 대상자는 엎드린자세를 취하고 등의 윗부분에 습열팩을 적용한다.
4. 10분 후에 등 전체, 윗부분 등과 갈비사이근(늑간근, intercostal)에 마사지를 실시한다.

**등부분와 윗부분 등의 교대치료**

**상호참조**

제5, 11장 참조.

**기간과 빈도**

10분. 마사지 시작하기 전 실시한다.

**주의 사항**

마사지 하는 중이나 한 후에 한기가 들 수 있으므로 아무에게나 권하지 않는다.

**적용절차**

1. 천으로 싸여진 마사지 테이블 위에 편평한 뜨거운 물병을 둔다, 대상자는 바로누운자세로 누워서 열이 직접적으로 등 윗부분과 중간부위에 받도록 한다.
2. 등부분에 습포제나 습열팩을 적용한다.
3. 3분 후에 습열팩을 제거하고 30분 동안 찬 장갑으로

마찰한다.
4. 1단계와 2단계를 2번 반복하여 전체적으로 3번 실시한다.
5. 대상자를 앉혀서 등 윗부분과 중간 부위에 30분 동안 찬 장갑으로 마찰한다.
6. 편평한 뜨거운 물병을 마사지 테이블에서 제거하고 대상자는 엎드린자세로 눕는다.
7. 등부분과 윗부분 등에 마사지를 시작한다.

## 만성 변비
## CONSTIPATION, CHRONIC

**변비**는 장운동이 부족하거나 어려워서 생기는 다양한 의학적 상태, 또는 복합적인 요소로 인한 것이다. 만성 탈수증, 섬유소 부족과 운동 부족으로 인한 복부 주위 근육의 긴장도 저하는 만성변비를 일으킨다. 침상생활, 활동부족, 휠체어 생활을 하는 대상자들은 변비를 겪게 된다.

마사지 치료는 변비 그 자체를 다루지는 않는다. 그러나 복부 마사지는 연동운동과 배변을 자극하기도 한다. 대상자가 병리학적인 상태가 아니면서 변비를 가지고 있으면, 마사지와 교대치료는 복부를 이완시키고 순환을 증진하여 변비에 도움이 될 것이다.

### 치료
### 복부의 교대치료

**상호참조**

제5, 11장 참조.

**기간과 빈도**

12분. 마사지 시작 전이나 하는 중에 실시한다.

**적용절차**

1. 플라스틱으로 싸여진 뜨거운 습포제나 습열팩을 대상자의 복부에 적용한다.
2. 3분 후에 습열팩을 제거하고 30초 동안 찬 장갑으로 복부를 마찰한다. 대상자가 참을 수 있으면 찬물을 사용할 수도 있다.
3. 1단계와 2단계를 두 번 반복하여 전체적으로 3번을 실시한다.
4. 마사지를 시작한다.

## 당뇨병
## DIABETES

**당뇨**는 포도당과 관련이 깊은 총체적인 대사상의 질병으로 소변 내의 포도당 성분이 지나치게 높고 지방, 단백질, 탄수화물의 대사에 문제가 생긴 것이다. 높은 포화지방, 비만, 운동부족, 노화와 같은 많은 요인들이 당뇨병과 관련이 있다. 미국에서 당뇨병의 발생은 높아지고 있어서 이러한 질병을 가진 환자들을 마사지 치료사들은 매일 접하게 된다. 마사지는 당뇨병 환자에게 적합한데, 많은 당뇨병 부작용, 동맥경화증, 또는 신장의 문제를 가지지 않은 경우에 제공되어진다. 수치료 역시 조심하면서 적용하면 유용하다.

당뇨병은 가끔 혈관질환의 원인으로, 사지의 혈액순환을 억제한다. 족욕과 같은 국소적인 열을 가하면 대사가 증진되어서 조직이 따뜻해진다. 당뇨병에서는 피부 혈관의 확장이 잘 되지 않으므로 당뇨병 환자들은 일반 사람들보다 부족한 산소로 인하여 조직에 영양공급이 잘 되지 않는다. 결과적으로, 따뜻한 조직은 증가된 대사를 요구하고 혈액으로부터 산소와 영양을 매우 빨리 공급해서 세포는 산소 부족으로 실제적으로 죽게 된다. 이는 족욕이 당뇨병 환자에게 금기증인 이유이다. 말초신경병(peripheral neuropathy)이라고 하는 발에서의 신경의 변성은 당뇨병의 일반적인 합병증이다. 이러한 변성은 신체부위(일반적으로 발)에 침범되는데, 모든 자극이 둔화된다 — 일부는 감각마비. 이러한 측면에서 대상자가 족욕을 받을 때 발이 너무 뜨거워지는 것을 느끼지 못해 발은 화상을 입게 되어 정말 위험하다. 그러므로, 발에 뜨거운 물병, 습포제나 습열 팩과 같은 습열 또는 파라핀에 살짝 담그는 것을 적용하지 말아야 한다. 바닥에서 증기가 올라오는 스팀통도 피해야 한다.

당뇨병을 가진 많은 사람들은 열을 잘 조절하지 못한는다. 의뢰인에게 뜨거운 욕조나 샤워와 같은 열에 대한 반응이 어떤지 물어보든지 의료기록에서 확인한다. 대상자가 뜨거운 것을 싫어한다면 열을 적용하는 것을 피해야 하는 실제적인 이유이다. 따뜻한 전신욕, 따뜻한 족욕(102° F 보다 뜨겁지 않게), 소금, 신체 랩과 같은 따뜻한 물을 적용하는 것이 적절하다. 또한 냉을 사용하는 적합한 방법은 heat-trapping compresses나 찬 장갑으로 마찰하는 것이다. 교대족욕(contrast foot-baths)은 102° F 보다 뜨겁지 않은 물을 사용하여 심한 열 없이 순환이 증가되게 도와야 한다. 당뇨병이 없는 경우보다 50% 적게 혈류가 증가되어야 한다. 이러한 모든 치료는 마사지 하기 전이나 하는 동안에 시행되어야 한다.

내분비학자이며 당뇨병 전문가인 Phil Hooper는 당뇨병 환자를 위한 뜨거운 튜브의 안전함에 대한 작은 연구에서 102° F 보다 뜨겁지 않거나, 이 정도의 뜨거운 튜브의 정기적인 사용은 당뇨병 환자에게 유익하다고 하였으며, 이것이 사지의 혈류를 자극하기 때문이라고 하였다. 당뇨병을 가진 사람은 누구든지 뜨거운 물에 화상을 입을 수가 있으므로, 튜브 목욕이나 뜨거운 튜브에 들어가기 전에 온도계로 온도를 확인하여야 한다.

## 건조한 피부
## DRY SKIN

많은 수치료는 건조한 피부에 효과적이다; 아래에 소개되는 것들은 마사지 이전에 적용하는 몇 가지 전통적인 방법이다. 마사지는 건조한 피부에 아주 효과적인 방법이다. 마사지가 피부 연화크림을 흡수시키는 것 뿐만 아니라, 건조한 것을 방지하고 피지선을 자극한다.

### 건조한 피부를 위한 전신 처치
### WHOLE-BODY TREATMENTS FOR DRY SKIN

아래의 처치들은 전신에 적용하면 좋다.

**치료**

**따뜻하거나 뜨거운 샤워 후에 전신에 오일 적용하기**

**상호참조**

제9장 참조.

**기간과 빈도**

10~15분. 가정치료료서 마사지 시작 전이나 후에 적용한다.

**적용절차**

1. 따뜻하거나 뜨거운 샤워를 한다.
2. 샤워 후에 피부는 촉촉하거나 젖어 있다. 야채오일을 5방울 손바닥에 떨어뜨리고, 피부 전체에 발라서 오일이 피부의 수분과 잘 섞이게 한다.
3. 야채오일이 발린 매우 얇은 필름을 떼어내면 피부가 마르게 된다.

**전신 꿀 랩**

**상호참조**

제10장 참조.

**기간과 빈도**

20분. 마사지 시작 전에 적용한다.

**특별지시사항**

이 치료는 젖은 테이블에서 하면 매우 쉽다.

**주의사항**

당뇨병환자에게 금기증

**적용절차**

1. 간단하게 샤워, 사우나 증기욕을 하고 피부를 거의 마르게 한다.
2. 젖은 테이블에 눕는다(또는 테이블은 수건으로 덮혀 있다).
3. 1/4컵의 꿀을 손바닥에 부어서 대상자의 젖은 피부 위에 바른다. 또는 1/4컵의 꿀을 물에 섞어서 몸위에 칠한다. 꿀을 발에 바르게 되면 비닐봉지로 발을 잘 싸서 꿀이 흘러서 발자국을 남기지 않게 한다.
4. 마른 천을 의뢰인에게 덮고 사우나나 증기욕조에 15분간 있는다. 시간이 지난 후에 꿀은 피부에 완전히 스며든다. 만약 그렇지 않으면 샤워로 씻어낸다.
5. 마사지를 시작한다.

**시어버터나 맥아오일과 같은 걸쭉한 오일로 된 습윤 랩**

**상호참조**

제10장 참조.

**기간과 빈도**

20분. 마사지 시작 전에 적용한다.

**적용절차**

1. 시어버터나 걸쭉한 오일의 적당한 양을 발라서 부드럽게 마사지를 한다.
2. 대상자의 전신을 마른 천으로 싼다.
3. 20분 기다린다. 기다리는 동안 얼굴 마사지를 한다.
4. 대상자에서 감싼 것을 제거하고 신체부위를 마사지 한다. 시어버터나 걸쭉한 오일은 마사지하기에 충분하다. 그렇지 않으면, 좀 더 첨가한다.

## 건조한 피부를 위한 부분 처치
PARTIAL - BODY TREATMENTS FOR DRY SKIN

건조하고 갈라지는 손과 발의 피부는 마사지 전에 파라핀이나 꿀을 이용하면 좋다. 그러나 너무 건조하고 갈라진 피부는 감염의 위험이 있으므로 마사지를 하지 않는다. 파라핀 또는 꿀을 손과 발에 감는다. 대상자가 마사지를 받지 않았다면, 마사지를 하는 동안 손과 발에 감아 둔다.

### 치료
**손과 발에 파라핀 적용하기**

**상호참조**
제7장 참조.

**기간과 빈도**
10분. 마사지 시작 전에 적용하거나 가정치료로 실시한다.

**적용절차**
1. 손과 발을 따뜻한 물에 깨끗하게 씻는다.
2. 손과 발에 윤활크림을 두껍게 바른다.
3. 손 또는 발을 파라핀에 담그고 비닐로 손이나 발을 싼 후 그 위에 수분 흡수가 잘 되는 천으로 싸거나 양말을 신는다.
4. 10분 후에 파라핀과 싸개를 벗겨내고 마사지를 시작한다.

**국소 꿀 랩**

**상호참조**
본 장에 있는 전신 꿀 랩 적용과 연결되는 단원

**기간과 빈도**
10분. 마사지 시작 전이나 집에서 적용한다.

**적용절차**
1. 손이나 발을 따뜻한 물에 깨끗하게 씻는다.
2. 손에 2작은 숟가락의 꿀을 손에 부어서 촉촉한 손이나 발에 바른 후 손은 깨끗하게 한다.
3. 손 또는 발을 비닐로 싼 후 그 위에 수분 흡수가 잘 되는 천으로 싸거나 양말을 신는다.
4. 10분 후에 꿀과 싸개를 벗겨내고 깨끗하게 한 뒤 젖은 타월이나 따뜻한 물에 잠깐 담그어서 따뜻하게 한다.
5. 손 또는 발을 말리고 마사지를 시작한다.

## 월경곤란
DYSMENORRHEA

**월경곤란**을 가진 여성은 생리기간 중이나 하기 전에 통증을 경험한다. 이 통증은 그들의 일상생활에 지장을 줄 만큼 심하기도 하다. 월경곤란 때문에 진통제를 복용하기도 한다. 수세기 동안 여성들은 생리기간이 시작되기 전에 복부에 적용하는 국소 열이 통증을 완화시키는 것을 알게 되었다. 그리고 여성들은 뜨거운 오일이 포함된 동물 피, 쑥 뜸, 면에 싼 뜨거운 벽돌, 좌욕, 온습포, 습열팩, 뜨거운 물병과 같은 많은 종류의 열을 사용하였다. 대상자들은 월경장애를 위해 마사지 치료사들을 찾지는 않았으나. 대상자들이 가끔 월경장애 동안 마사지를 받게 되었다. 통증을 억제시키기 위해 마사지 치료사들은 뜨거운 물병과 같은 국소열을 마사지 동안 적용하였다. 복부 마사지는 월경동안 금기증이다. 그러나 등아래 지압과 같은 압력을 이용하는 것이 아니면 복부마사지를 하여도 된다. 골반의 병리적인 문제를 가지지 않은 대상자는 그들의 생리기간 동안 화장수(tonic) 적용과 통증이 있을 때 국소 적용은 적절하다.

## 생리기간 중 화장수 적용하기
TONIC TREATMENTS BETWEEN MENSTRUAL CYCLES

생리 시작하기 전 12시간 이전에 이 치료는 중단해야 한다.

### 치료
**매일 골반에 교대욕 샤워**

**상호참조**
제9장 참조.

**기간과 빈도**
10분.

**특별지시사항**
교대 좌욕도 같이 적용한다.

**적용절차**
1. 샤워기를 사용하여 골반부위를 참을 수 있을 만큼의 뜨거운 물을 2분 동안 뿌린다.
2. 샤워기를 사용하여 골반부위를 참을 수 있을 만큼의 찬물을 1분 동안 뿌린다.

3. 1단계와 2단계를 반복하여 3번 반복한다.

#### 매주 골반에 교대욕

**상호참조**

제5, 11장 참조.

**주의사항**

화상을 입지 않도록 대상자의 몸 뒤쪽을 주의깊게 살필 것

**기간과 빈도**

45분. 일주일에 1회 마사지 실시한다.

**적용절차**

1. 두 개의 뜨거운 습포제나 뜨거운 플라스틱 물병을 마사지 테이블 위에 두고 대상자는 바로누운자세로 누워서 어깨뼈에서 허벅지까지 접촉될 수 있도록 한다.
2. 복부와 골반 주위를 또 다른 습포제로 덮고 축축한 천이나 열패드(heating pad)로 덮는다.
3. 신체의 다른 부위를 마사지 하는 동안 15분 동안 둔다.
4. 열을 복부에서 제거한다.
5. 대상자를 한쪽으로 돌린다.
6. 30초 동안 참을 수 있을 만큼 찬 장갑으로 마찰하고 복부와 어깨뼈 중간에서부터 허벅지까지 신체 내부에 열을 적용한다.
7. 대상자를 등쪽으로 돌려서 등과 복부, 골반 부위에 열을 준다.
8. 15분 동안 열을 적용한다.
9. 5단계과 6단계를 반복하고 옆으로 누운 자세에서 찬 장갑 마찰을 적용한다.
10. 7단계에서 9단계까지 3번 반복하여 열적용 냉 적용
11. 복부 부위에 마사지를 시작한다.

## 생리기간 중 통증 완화를 위한 처치
TREATMENTS FOR PAIN RELIEF DURING MENSTRUAL PERIOD

**치료**

#### 습열 적용(MOIST HEAT APPLICATIONS)

**상호참조**

제5장 참조.

**기간과 빈도**

20분. 마사지 시간동안 실시한다.

**적용절차**

대상자는 편평하고 뜨거운 플라스틱 물병이나 고무병을 복부에 깔고 엎드린 자세로 눕는다. 그리고 또 다른 방법으로는 가볍고 따뜻한 것(편평하고 뜨거운 플라스틱 물병, 중간 온도로 설정된 습열팩, 젖은 천으로 싸여진 습열팩 또는 습포제)을 하복부 위에 얹는다. 20분 이상 기다린다.

## 습진
ECZEMA

습진은 피부가 벌겋게 되면서 비전염성의 염증피부를 일컫는 용어이다. 습진은 매우 일반적으로 표피의 자극에 대한 과도한 면역 반응, 유전 등의 많은 요소들과 관련이 있는 것으로 생각되어진다. 영아들에서는 정서적인 스트레스가 습진을 유발하기도 한다. 표피의 자극을 억제하거나 필수 지방산(essential fatty acid)의 섭취, 스트레스 억제, 표피 진정 목욕이 습진에 도움이 된다. 마사지는 습진 부위의 피부가 부풀어 올라와 있거나, 진물이 흐르거나, 갈라져 있거나 수포가 잡혀 있으면 금기증이다. 그러나 대상자의 이완을 위하여 다른 신체부위에 마사지 할 수 있다.

**치료**

#### 오트밀 욕

**상호참조**

제7장 참조.

**기간과 빈도**

20분. 마사지하기 전이나 후에 실시, 또는 갑자기 부어오르면(flare-up) 가정에서 하루에 2회 실시한다.

**적용절차**

1. 욕조를 채우기 시작하면서 물에 오트밀을 탄다.
2. 대상자는 20분 동안 욕조에 있다.

#### 중탄산 나트륨 또는 베이킹 소다 욕

**상호참조**

제7장 참조.

**기간과 빈도**

20분. 마사지 하기 전이나 후에 실시, 또는 갑자기 부어오르면(flare-up) 가정에서 하루에 2회 실시한다.

**적용절차**

욕조가 차는 동안 물에 베이킹소다를 탄다. 대상자는 20분 동안 욕조에 있는다.

## 눈의 피로
## EYESTRAIN

**눈의 피로**는 눈 주위의 통증이나 불편감을 느끼는 것이다. 이것은 주로 독서, 바느질, 컴퓨터 사용과 같은 눈 가까이에서의 작업을 긴 시간동안 하는 활동들로 인한 것이다. 다른 요소들로는 정서적인 스트레스, 시력 교정을 위한 바르지 않은 처방, 빛에 예민한 것으로 인한 사시, 시력이 좋지 않거나 긴 시간동안 태양을 본 것이 눈의 피로를 유발할 수도 있다. 만성적인 눈의 피로를 가지고 있는 사람은 매우 익숙해져서 얼마나 많은 긴장을 받고 있는지 얼마나 불편한지를 느끼지 못하고 있다. 수치료와 마사지를 받고 나면 엄청나게 이완된 것을 알게 된다.

수치료와 마사지는 순환을 증가시켜 눈 주위 근육의 긴장을 풀어준다. 눈 위의 열의 적용은 안정 작용과 순환을 증가하고, 냉의 적용은 눈의 통증을 억제하고 치유를 증진시킨다. 교대욕은 눈의 혈액순환을 드라마틱하게 증가시킨다(12장 눈 긴장을 위한 적용). 마사지의 목표는 눈과 눈 주위 근육의 긴장을 억제하고 눈의 순환을 증가시킨다. 왜냐하면, 눈의 피로는 눈뿐만 아니라 신체 다른 부위의 긴장의 원인이 되며, 눈의 피로에 대한 마사지는 얼굴을 위한 기술들도 포함이 된다. 특히 눈 주위와 목 그리고 윗부분 등세모근(승모근)의 기술들이 포함된다.

**치료**

**눈의 피로를 위한 냉 마사지가 들어간 열의 적용**

**상호참조**

제5, 6장 참조.

**기간과 빈도**

10분. 마사지 하는 중이나 가정에서 하루에 1-2회 실시한다.

**주의사항**

이 치료는 노화에 따른 시력 감퇴(acular degeneration)와 같은 눈의 병리적인 문제가 없는 경우에만 의사의 허락없이도 적용되어질 수 있다.

**적용절차**

1. 참을 수 있을 만큼 뜨거운 물에 천을 담근 후 짠 후(식으므로 최대한 빨리) 대상자의 감은 눈 위에 덮는다. 눈의 피부는 매우 얇으므로 너무 많은 열이 가지 않도록 조심한다. 대상자를 잘 살펴보아야 한다.
2. 천으로 눈 위를 덮고 있는 동안 열이 있는 주위를 2분가량 얼음 마사지를 한다. 마른 수건으로 물방울을 잘 닦는다.
3. 1과 2단계를 두 번 반복하여 3번 반복하게 한다.
4. 대상자의 얼굴을 말린다.
5. 마사지를 시작한다.

**눈의 피로를 위한 교대욕**

**상호참조**

제5, 6장 참조.

**기간과 빈도**

10분. 마사지 하는 중이나 가정에서 하루에 1-2회 실시

**특별지시사항**

뜨거운 겔이나 냉 겔(gel)은 온이나 냉 천 대신 사용할 수 있다.

**적용절차**

1. 참을 수 있을 만큼 뜨거운 물에 천을 담근 후 짠 후(식으므로 최대한 빨리) 대상자의 감은 눈 위에 덮는다. 눈의 피부는 매우 얇으므로 너무 많은 열이 가지 않도록 조심한다. 대상자를 잘 살펴보아야 한다.
2. 2분 후 참을 수 있을 만큼 차가운 물에 천을 담근 후 짜서 대상자의 감은 눈 위에 덮는다.
3. 찬 습포를 1분 동안 둔다.
4. 1과 2, 3단계를 두 번 반복하여 3번 반복하게 한다.
5. 대상자의 얼굴을 말린다.
6. 마사지를 시작한다.

## 섬유조직염
## FIBROMYALGIA

섬유조직염은 근골격계 통증과 피로장애로 여성들에

게 많다. 섬유조직염이라는 용어는 근육, 힘줄, 인대의 통증이라는 의미이다. 정확한 원인은 알려져 있지 않으며 신체적인 외상, 감기와 같은 바이러스 감염, 우울이 계기가 된다. 섬유조직염은 근육과 관절 주위 연조직의 만성통증과 신체의 특정한 부위를 누르면 민감함, 휴식 후의강직, 통증에 대한 민감함, 추위를 잘 타고 편안하지 못한 수면, 변비, 만성 피로가 특징이다. 증상은 좋아졌다가 나빠졌다(wax and wane) 하는데 어떤 사람은 섬유조직염이 더 심각하게 나타나기도 한다. 표준적인 의학적 치료는 물리치료와 편안한 수면과 통증을 억제하고 정서적인 지원을 위한 약이 있다.

수치료는 섬유조직염 환자가 낮 동안 좀 더 편안하게 활동할 수 있도록 하고, 좀 더 효과적인 마사지가 되도록 도와준다. 온욕과 샤워는 아침강직과 통증을 완화시키는데 도움이 되고, 91~94° F에서의 수치료는 통증과 피로를 완화하여 근육의 기능을 증진한다. 마사지를 받는 동안 온습포나 습포제와 같은 습열의 적용은 통증 감소에 도움이 되고, 아이스 마사지는 압통점의 비활성화에 이용된다. 많은 마사지 기술들은 섬유조직염을 가진 사람에게 효과적이지만, 지나치게 마사지를 많이 하는 것이 위험요소이다. 너무 많거나 깊은 마사지는 통증을 유발시키는 원인으로 섬유조직염 환자가 참을 수 있을 만큼 조심스럽게 적용되어져야 한다.

### 치료
**압통점을 비활성화시키는 아이스 마사지, 국소열 적용 이후 적용**

#### 상호참조
제6장 참조.

#### 기간과 빈도
1분 가량. 마사지 하는 중 실시한다.

#### 적용절차
1. 과도한 스트레칭이 되지 않도록 하고 부드러운 스트레칭으로 최대한 폄시킨다.
2. 근육 스트레칭으로 근육의 전체 길이를 유지되도록 하여서 비닐에 싼 얼음으로 친다(stroke).
3. 과도한 스트레칭이 되지 않도록 하고 부드러운 스트레칭으로 최대한 폄시킨다.
4. 통증없이 근육의 전체 길이를 가질 수 없다면 압통점에 10초에서 30초 가량 직접적으로 누른다. 그 후 부드럽게 근육 스트레칭을 다시 한다. 또는 30초 동안 길항근을 수축하고 부드럽게 근육 스트레칭을 다시 하여 이완이 일어나게 한다.
5. 완전한 스트레칭에서 근육 통증이 없어질 때까지 4에서 6까지 반복한다.
6. 부드럽게 근육이 편안한 자세로 돌아가도록 하고 원한다면 마사지를 한다.
7. 온패드나 습열팩을 5분 또는 그 이상 적용한다.

## 통풍
## GOUT

통풍은 요산의 과다 생성이나 요산의 배설의 장애로 생기는 관절염의 한 종류이다. 지나친 요산의 결정체는 무릎, 발목, 엄지 발가락의 관절을 파괴하고 부종뿐만 아니라, 극심한 통증의 원인이 된다. 통풍을 가진 사람의 열명 중 아홉은 남자이다. 표준적인 의료적 처치는 요산의 분비를 억제하고 배출을 증가시키는 약물치료로 가끔씩 침범당한 관절에서 물을 흡인하기도 하며, 저퓨린(low in purines)식 식사와 충분한 수분을 섭취하도록 한다.

수치료는 통풍을 가진 대상자의 염증과 통증을 억제한다. 열적용 뿐만 아니라 냉의 적용도 통증을 억제하고 교대욕은 부종을 억제한다(목욕이 가장 좋은 방법이며 어떤 대상자들은 옷의 무게조차도 견디지 못한다). 족욕에 허브가 사용되어진다. 교대욕은 혈액이 충분히 도달하기 힘든 관절의 혈액 흐름을 원활하게 하는데 효과적이며 요산으로 인한 결정체를 파괴시킬 수도 있다. 마사지는 통풍 부위에 금기증이지만, 일반적인 이완에도 도움이 된다. 통풍의 급작스러운 침범은 매우 아프므로 의뢰인들은 부드러운 터치를 원할 것이다.

### 치료
**냉 적용; 냉 팩 또는 아이스 팩**

#### 상호참조
제6장 참조.

#### 기간과 빈도
20분. 마사지 하는 중 실시한다.

**적용절차**

얇은 천에 싼 젖은 찬 팩이나 아이스 팩을 20분 동안 적용한다.

### 뜨거운 족욕

**상호참조**

제7장 참조.

**기간과 빈도**

20분. 마사지 하는 중 실시한다.

**적용절차**

1. 대상자는 마사지 테이블에 눕거나 앉아서 뜨거운 족욕을 하면서 쉰다.
2. 신체 다른 부위의 마사지는 이 자세에서 해도 된다.
3. 20분 후 발을 족욕통에서 빼고 말린 후 신체 다른 부위의 마사지를 계속한다.

### 교대욕

**상호참조**

제7장 참조.

**기간과 빈도**

10분.

**적용절차**

1. 110°F와 50°F의 물이 든 통을 각각 준비한다.
2. 뜨거운 물이 든 통에 3분간 두 발을 담근다.
3. 30초 간 찬 물통에 두 발을 담근다.
4. 2단계와 3단계를 반복하여 3번한다. 원하면 더할 수도 있다.

## 두통
## HEADACHES

### 편두통 MIGRAINE HEADACHE

**편두통**은 머리의 한쪽에서만 생기는 심한 통증으로 현기증, 매스꺼움, 빛에 대한 과민, 회전하는 빛에 대한 지각 또는 시각장애가 동반될 수 있다. 편두통은 뇌나 한 쪽 머리의 혈관이 극심하게 수축되면서 시작된다. 이러한 기간 중에 대상자는 두려움, 눈이 흐려지고 편두통에 대한 다른 감각들에 대한 예고를 느낄 수 있으나, 이러한 예고는 짧다. 2~4시간 이후에 혈관수축 시기가 끝이 나고, 뇌혈관의 극심한 확장이 일어나는 그 다음 단계가 시작된다. 이 혈관확장이 편두통의 원인이 된다. 왜냐하면 뇌는 머리뼈(두개골, cranial)에 싸여있는데, 확장된 혈관은 더이상 확장할 공간이 없어서 뇌에 압력을 주기 때문이다. 이 압력은 통증뿐만 아니라 신경학적인 증상의 원인이 되며 3~4시간 지속된다.

편두통은 매우 많은 원인을 가지는데, 정서적인 스트레스, 탈수증, 알러지 음식의 섭취, 고도의 변화, 피로, 생리와 관련된 호르몬 수준의 변동, 저혈당, 관자엽(측두엽, temporal lobe), 뒤통수엽(후두엽, occipital lobe), 목빗근(흉쇄유돌근, sternocleidomastoid)과 뒷부분 목뼈 근육의 압통점, 머리뼈의 기형 등이 원인이다. 편두통의 진단 전에 의사들은 뇌종양, 혈관종, 경동맥류, 메니에르병(Meniere' s disease), 간질장애를 제외시켜야 한다. 진단이 내려지면 편두통에 대한 일반적인 의료적 처치는 약과 악화시킬 수 있는 음식을 피하는 것이다. 일부 이완요법과 바이오 피드백도 효과적이다.

그럼에도 불구하고, 예상 외로 편두통 환자들은 마사지 치료사를 찾는다. 이들은 처음에 머리에 긴장이 있다고 생각한다. 그 후 그것이 편두통이란 것을 깨닫는다. 편두통을 위한 고전적인 수치료 방법은 뜨거운 족욕을 실시할 수 있다. 뜨거운 물에 발을 담그는 것은 발의 혈관을 확장시키고 복잡한 부위의 혈류를 감소시킨다. 같은 시간에 손도 뜨거운 물에 담글 수 있다. 목 뒤의 아이스 팩은 뇌혈관의 수축을 자극한다. 대상자의 머리에 열만 적용하지 않도록 주의한다. 저자의 대상자 중 한 여성은 30년간 편두통을 앓아왔다. 우연히 머리의 열에 대한 혈관확장의 효과를 보여주었다. 그녀는 첫 번째 편두통 단계에 열을 적용하였고, 그녀의 인생에서 편두통과 통증은 영원히 사라졌다.

몇몇 마사지 치료사들의 편두통 치료에 대한 심부 조직 마사지와 두개선골치료(craniosacral therapy)의 성공적인 보고에도 불구하고, 일반적으로 편두통이 일단 시작되면 항상 마사지로 편두통을 해결할 수는 없다. 편두통은 오랫동안 계속되어 오고 있지만, 마사지로 도움을 줄 수 있을 것이다. 저자는 마사지와 병행하여 발에 열을 적용하고 머리에는 냉을 적용하여 아주 심한 편두통을 성공적으로 제거한 적이 있다.

### 치료
모든 수치료는 두통이 시작한 후 가능한 빨리 적용하거나 두통에 대한 경고 신호가 시작할 때 적용해야 한다.

## 목 뒤와 두피에 흐르는 찬 물 적용

### 상호참조
제6장 냉의 효과 참조.

### 기간과 빈도
3분. 두통에 대한 첫 번째 신호 때에 집에서 적용하거나 마사지 시작할 때 실시한다.

### 적용절차
1. 대상자가 참을 수 있을 만큼의 차가운 물을 흐르게 한다.
2. 대상자는 수도꼭지 밑에 3분 동안 머리를 둔다. 콧구멍이 물 밖으로 나와 있어서 호흡이 편안하게 되도록 한다.
3. 참을 수 있을 만큼 강하게 머리 뒤로 찬물이 흐르도록 한다. 뒤통수 부위를 포함한다.
4. 대상자의 머리를 말린다.
5. 마사지를 시작한다.

## 목 뒤의 아이스 팩과 뜨거운 족욕의 조합

### 상호참조
제6, 7장 참조.

### 기간과 빈도
20분. 마사지 시작 전이나 하는 동안 실시한다.

### 특별지시사항
1. 족욕의 물은 전체 치료하는 동안 110° F가 되도록 하여야 한다. 물이 식어서 차가워지면 뜨거운 물을 더 부어서 온도가 유지되도록 한다. 뜨거운 물을 부을 때 대상자의 발에 직접적으로 붓지 않도록 조심한다.
2. 대상자가 마사지 테이블에 바로누운자세로 있을 때 족욕을 한다.
3. 족욕하는 동안 신체의 다른 부위는 마사지를 받을 수 있다. 마사지는 쉬는 동안에 직접적으로 손과 상체에 할 수 있다.

### 적용절차
1. 110° F의 물에 족욕을 하면서 이마에 찬 습포와 목 뒤의 아이스 팩을 함께 적용한다. 만약 원하면 1~2갤런의 물에 1작은 스푼의 비율로 겨자가루를 족욕하는 물에 섞는다.
2. 매 3분마다 냉팩을 바꾼다. 다른 냉팩을 대상자의 머리 위에 얹을 수도 있다.
3. 20분 후에 아이스 팩과 냉팩을 치운다.
4. 찬 물을 대상자의 발에 붓고, 그곳에서 발을 빼서 말리고 대상자는 20분 동안 누워서 쉰다.

## 머리와 목뼈를 위한 교대욕과 뜨거운 족욕의 조합

### 상호참조
제6, 7장 참조.

### 기간과 빈도
20분. 마사지 시작 전이나 하는 동안 실시한다.

### 적용절차
1. 110° F의 물에 20분 동안 족욕을 한다(앞으로 자세한 처치를 위하여 앞부분의 뜨거운 족욕의 1번을 참조한다).
2. 대상자가 발을 족욕통에 담그고 나면 뜨거운 물병이나, 습포제, 작은 팩을 목 아래부분이나 목뼈에 얹는다. 동시에 찬 습포제나 옷, 찬 작은 겔 팩을 위쪽 얼굴(이마, 눈, 관자놀이, 귀)에 댄다.
3. 3분 후에 아이스 팩과 찬 팩을 서로 위치를 바꾸어서 뜨거운 물병이나, 습포제, 작은 팩은 위쪽 얼굴에 배치하고, 찬 습포제나 옷, 찬 작은 겔팩은 목 아래부분이나 목뼈에 얹는다.
4. 3분 후에 2단계와 3단계를 2번하여 전체 3번을 시행한다.
5. 머리에 적용한 모든 온과 냉 도구를 제거한다.
6. 발을 욕통에서 빼고 잘 말린다.
7. 마사지를 시작한다.

## 뜨거운 반신욕

### 상호참조
제7장 참조.

### 기간과 빈도
15분. 마사지 시작 전이나 하는 동안 실시한다.

### 특별지시사항
대상자가 편두통을 시작하려는 느낌을 받았을 때 빨리 적용할 수 있어야 한다.

### 적용절차
1. 104° F의 물을 허리높이로 채운다.

2. 대상자가 통에 들어가고 나서 대상자가 원한다면 상의를 입거나 천으로 덮어준다.
3. 15분 후에 통에서 나온다. 말리고 나서 쉬거나 마사지를 위해 눕는다.

## 근육 수축 두통
MUSCLE CONTRACTION HEADACHE

근육수축 두통(긴장성 두통이라고 알려져 있는)은 근육수축, 경직, 흥분, 얼굴과 머리, 목 또는 등 윗부분의 압통점으로 인한 것이다. 목과 어깨 근육의 긴장은 눈의 피로, 치아나 머리뼈의 배열불량과 덜 치유된 손상, 좋지 않은 자세, 정서적인 스트레스 등의 많은 원인들을 가질 수 있다.

수치료는 목과 머리 근육의 순환을 증진시켜 근육들을 이완시켜준다. 습열(moist heat)은 근육 긴장을 감소시킨다. 마사지는 근육의 긴장을 감소시켜 근육수축 두통에 효과적이다. 대상자가 이완되어 있고 목과 머리의 근육의 순환이 증가되어 있다면, 좀 더 효과적이다. 게다가 치료는 머리의 긴장에 대한 스트레스 요소를 안정시킬 것이다.

### 치료

#### 목 뒤와 두피에 흐르는 찬 물 적용

**상호참조**
제6장 참조.

**기간과 빈도**
3분. 마사지 시작 때나 두통의 1단계 때 가정에서 실시한다.

**적용절차**
1. 환자가 참을 수 있는 만큼의 찬물을 싱크대에서 흐르게 한다.
2. 대상자는 수도꼭지 밑에 3분 동안 머리를 둔다. 콧구멍으로 물 밖으로 나와서 호흡이 편안하게 되도록 조심한다.
3. 참을 수 있을 만큼 강하게 머리 뒤로 찬물이 흐르도록 한다. 뒤통수 부위를 포함한다.
4. 대상자의 머리를 말린다.
5. 마사지를 시작한다.

#### 아이스 팩 적용

**상호참조**
제6장 참조.

**기간과 빈도**
15분. 마사지 하는 중이나 두통이 시작되는 1단계 때 가정에서 실시한다.

**적용절차**
아이스 팩을 대상자의 목뒤에 15분 동안 적용한다.
아이스 팩을 제거하고 마사지를 시작한다.

#### 습열팩 적용

**상호참조**
제5장 참조.

**기간과 빈도**
15분. 마사지 하는 중이나 마사지 시작 전에 실시한다.

**적용절차**
1. 뜨거운 물병, 습열 팩, 뜨거운 겔 패드, 습포제를 윗부분 등과 목에 15분 동안 적용한다.
2. 뜨거운 것을 제거하고 마사지를 시작한다.

#### 윗부분 등과 목의 교대욕

**상호참조**
제5, 6장 참조.

**적용절차**
1. 대상자는 엎드린자세로 하고, 뜨거운 물병, 습열팩, 뜨거운 겔 패드, 습포제를 윗부분 등과 목 뒤쪽에 3분 동안 적용한다.
2. 뜨거운 것을 제거하고 아이스 팩, 찬 겔팩, 찬 습포제를 윗부분 등과 목 뒤쪽에 1분간 적용한다. 반드시 대상자를 따뜻하게 해야 하고, 찬 팩으로 인하여 추워서는 안된다.
3. 따뜻한 것 다음에 찬 것을 적용하는 1단계와 2단계를 두 번씩 3번 반복한다.
4. 찬 것을 제거하고 마사지를 시작한다.

## 뇌진탕후의 두통 POSTCONCUSSION HEADACHE

어떤 사람이 **뇌진탕**(폭력이나 힘으로 인한 연부조직의 손상)을 입었을 때, 뇌진탕 후의 두통을 가지게 될 것이다. 뇌진탕은 일반적으로 머리를 친다거나 자동차 사고,

스포츠와 관련된 손상, 미끄러지거나 넘어져서 생길 수 있다. 뇌진탕 후의 두통은 뇌의 염증과 출혈이 생겨서 머리 안의 압력의 증가, 근골격계의 손상, 머리뼈 골절과 척추와 디스크의 손상과 윗부분 목뼈의 근막의 문제로 인한 것이므로 항상 명확하지는 않다. 근 경직은 윗부분 등세모근(승모근, trapezius)과 머리반가시근(두반극근, semispinalis capitis)에서 자주 생긴다. 모든 뇌진탕 후의 두통의 경우는 아니지만, 많은 뇌진탕 후의 두통이 편두통에서처럼 뇌내부의 압력 증가로 인한 경우에는 약으로 치료가 잘 된다. 그러나 긴장이나 군발성 두통(cluster headache)과 같은 두통도 많다. 많은 뇌진탕 후 두통은 손상 후 첫 번째 주부터 일어나고 몇 달 안에 해결된다.

뇌진탕 후 두통이 있는 대상자가 마사지 치료를 받으러 왔을 때, 두통에 대한 의사의 치료를 반드시 확인하여야 한다. 그 후 마사지 시작 전과 마사지 동안의 뜨거운 족욕과 머리 뒤의 아이스 팩은 두통을 감소시켜 준다. 아쉽게도 뇌진탕 후 두통에 수치료를 적용한 문헌은 찾을 수 없었다. 그럼에도 불구하고, 몇몇 사람들은 이 방법으로 감소되었다고 주장한다. 뜨거운 족욕은 뇌진탕 후 두통을 가진 사람들에게 아무런 해도 주지 않으며 쉽고 안전하다.

## 비감염성 코곁굴염으로 인한 코곁굴 두통
## SINUS HEADACHE CAUSED BY NONINFECTIOUS SINUSITIS

**코곁굴**(부비강, sinus) **두통**은 알러지로 인한 만성 코곁굴으로 인한 경우가 많으며 건조한 계절에 심해진다. 마사지 치료사는 감기나 마사지 이후에 감기가 더 심해질 수 있으므로 코곁굴 감염을 다루지 않지만, 만성 코곁굴염을 가진 대상자들은 교대욕 치료와 마사지로 매우 기운나게 하고 좋아진다.

### 치료
### 마사지테이블에서 스팀 흡입

**상호참조**

제8장 참조.

**기간과 빈도**

15분. 마사지 하는 중이나 마사지 시작 전에 실시한다.

**적용절차**

1. 작은 스팀기를 테이블 위에 얼굴 마사지 받침대 아래에 두고, 얼굴마사지 수건은 얼굴 마사지 받침대 위에 둔다.
2. 대상자는 엎드린 자세로 누워서 얼굴이 얼굴마사지 수건에 닿이도록 한다.
3. 스팀 흡입 15분 후에 대상자는 앉아서 얼굴수건으로 얼굴을 닦는다.
4. 얼굴 마사지를 시작한다.

### 코곁굴 교대욕

**상호참조**

제5, 6장 참조.

**기간과 빈도**

10분, 마사지 시작 전이나 하는 동안 적용한다.

**주의사항**

의사의 허락없이 코곁굴 감염환자에게 사용하면 안된다.

**적용절차**

1. 110° F 물에 천을 적신 후 짠다.
2. 코에 가로지르게 천을 놓고 콧구멍을 노출시킨다. 90° 까지 떨어지면 코옆에 나란히 놓는다.
3. 2분 후 첫 번째 천을 차가운 물에 적신 후 짜낸 두 번째 수건으로 바꾸거나 작은 목욕수건으로 바꾼다. 그리고 1분 동안 기다린다.
4. 1단계와 2단계를 두 번 반복하여 3번 한다.
5. 마사지를 시작한다.

## 생활 스트레스
## LIFE STRESS

높은 스트레스는 정서적, 육체적 그리고 정신적인 모든 생활에 영향을 준다. 대상자는 높은 근육긴장, 근육통 그리고 통증, 강직, 불면증, 기타 다른 증상들을 경험하게 된다. 수치료와 마사지는 이러한 문제의 전통적인 치료법이다. 이완마사지의 안정효과는 이완 수치료와 조합하면 훨씬 효과가 있다.

생활 스트레스를 위해 마사지를 원하는 사람을 위해서는 대상자의 안정에 가장 좋은 것이 무엇인지에 따라 선택되어져야 한다. 스팀욕, 튜브베스 또는 매우 뜨거운 사우나를 선호할 수도 있다. 어떤 사람은 습포제 침대에 누

### 사례연구 14-2

**뜨거운 족욕과 코결굴 교대욕을 통한 비감염성 코결굴 두통**

**배경**

Terry는 45세 된 사서로 건강에 문제가 없었으나 목의 긴장과 어깨 근육의 이완을 위해 한 달에 한번 마사지를 받았다. 어느 봄날 심한 두통과 부비강 막힘(sinus congestion)이 시작되었는데, 이것은 알러지와 관련이 있다고 가족 주치의에 의해 진단받았다. 두통과 얼굴상부의 울혈이 있는 상태로 마사지를 받으러 왔고 이러한 문제로 인하여 엎드려 눕는 것이 편하지 않았다. 마사지 치료사는 두통을 치료하기 위해서 뜨거운 족욕을 권하였고, 교대욕은 부비강 부위를 훨씬 편하게 할 것이라고 권하였다. Terry는 이 권고를 따랐다.

**치료**

Terry는 바로 누운 자세(앙와위)를 취하고 마사지 치료사는 그녀의 발을 뜨거운 족욕을 하게 하고 머리와 목, 어깨에 마사지를 시작하였다. 10분 안에 Terry는 부비동이 훨씬 열리는 것을 느꼈고, 두통은 없어졌다. 치료사는 족욕통을 치우고 Terry의 발을 건조시키고 마사지를 계속 했다. 또한 치료사는 마사지하는 동안 온과 냉을 이용하여 Terry의 얼굴 상부에 교대욕을 실시하였고, 냉습포제로 마감하였다. 그 다음 Terry는 엎드린자세(복와위)에서도 그녀의 얼굴이 불편하지 않다는 것을 알고 매우 놀라워하였다. 치료시간 이후 그녀의 두통은 여전히 없었고 부비동도 훨씬 많이 열려서 그녀는 평상시처럼 편안해졌다.

워있는 것을 좋아할 수도 있고 어떤 사람들은 생리적 중온욕(neutral bath)를 원하기도 한다. 아이스나 찬물은 이완과 연관성이 없다. 아이스나 찬물의 대상자들 안정보다 활력이 넘치는 것을 원하는 경우에 효과적이다. 생리적 중온욕(neutral bath)은 자극을 감소시키며 신경적인 긴장에 매우 효과적이다. 역사적으로 많은 케모마일과 라벤더와 같은 허브와 에센셜 오일을 물에 타면 좀 더 효과를 볼 수 있다. 많은 연구들에서 잠자기 30분 전에 뜨거운 족욕이나 따뜻한 전신욕은 몸을 따뜻하게 하여 쉽고 깊이 잠들 수 있다고 보고하였다.[12-17]

높은 스트레스의 문제를 가진 대상자들을 위해 수치료와 마사지를 어떻게 조합할 수 있을까? 예를 들면, 수면 문제를 가지고 있으면 저녁시간에 마사지를 한 뒤 뜨거운 목욕을 하거나 마사지 이후에 집에 가서 생리적 중온욕(neutral bath) 또는 뜨거운 목욕 후에 곧 바로 잠자리에 드는 것을 권유한다. 자기관리의 방법으로 밤에 따뜻한 목욕을 하도록 권한다. 이완과 수면을 위한 다른 치료법으로는 저녁 마사지 중에 뜨거운 습포제를 같이 사용하는 것이다. 대상자는 이러한 치료법이 이완 뿐만 아니라 호전되는 것을 알게 될 것이다.

**치료**

**생리적 중온욕**

**상호참조**

제7장 참조.

**기간과 빈도**

20~30분, 마사지 시간 이후에 적용한다.

**특별지시사항**

마사지 후 가정에서 생리적 중온욕(neutral bath)을 한 후에는 곧 바로 잠자리에 들도록 한다.

**적용절차**

1. 대상자가 욕조 안에 들도록 도와준다.
2. 물의 온도는 98°F가 되도록 유지하여 춥지 않도록 해준다.
3. 20분~30분 후 대상자는 부드럽게 말리고 옷을 입고 집으로 가서 잠자리에 바로 들도록 한다.

**등과 허벅지에 마사지 이전에 온습포 적용, 뒤이어 추가적으로 소금 첨가**

**상호참조**

제5, 11장 참조.

**특별지시사항**

편평한 플라스틱 뜨거운 물병을 온습포제로 교체하여야 한다.

**기간과 빈도**

30분

**적용절차**

1. 온습포제를 미리 준비하고 따뜻하게 한다.
2. 마사지 테이블 아래에 플라스틱 튜브를 둔다.
3. 마사지 테이블 위에 온습포제 한 개는 대상자의 등 뒤에 두고, 각 허벅지에 한 개를 둔다. 온습포제를 잘 덮어서 대상자가 화상에 입지 않도록 하고 피부를 수시로 살펴본다.
4. 30분 동안 온습포제를 깔고 바로누운자세로 누워 있는 동안 신체 전면을 마사지한다.
5. 대상자가 뒤돌아 누울 때 온습포제는 제거하고 테이블 아래에 있는 플라스틱 튜브에 둔다.
6. 젖어있는 곳이 없도록 피부를 잘 건조시키고 춥지 않도록 대상자를 덮어 준다.
7. 원한다면 대상자의 등과 다리 뒤쪽에 소금을 뿌린다. 이렇게 할 계획이면 온습포제 아래에 수건을 깔아서 온습포를 제거하고 나면 수건이 남도록 한다. 이렇게 하면 소금이 시트를 손상시키지 않게 한다.
8. 마사지를 시작한다.

## 허리통증
## LOW BACK PAIN

허리통증은 가장 일반적인 어려움 중 하나로, 의사를 찾는 미국인의 열 가지 이유 중 하나이다. 2006년 두 주(states)에 있는 마사지 치료사들을 대상으로 한 연구에서는 만성 허리통증은 모든 방문자의 12%라고 하였다.[18] 허리통증 — 미국 내 모든 장애 비용의 1/3로 — 은 많은 이유를 가지는데, 뼈엉성증, 결합조직 질환, 섬유 조직염, 악성종양, 척수의 감염 등과 같이 진행성 질환을 포함한다. 허리통증의 구조적 원인은 등의 근육, 인대, 디스크, 뼈, 관절 구조의 외상성 손상을 포함한다. 뿐만 아니라 뼈관절염과 척추 강직염도 포함한다. 비활동적이고 약한 복부근육은 허리통증에 좋지 않다. 부적절하게 치료된 손상, 근육과 인대 염좌와 같은 것들이 허리통증의 원인이 된다. 끝으로 허리통증의 매우 주요한 원인은 정서적인 스트레스이다. 이 주제에 대하여서는 이 단원의 허리통증 강직에서 설명하였다.

허리통증은 급성(6주나 그 이하), 아급성(6~12주), 만성(12주나 그 이상)으로 분류할 수 있다. 허리통증의 표준적인 의료처치는 통증, 염증, 근 긴장을 위한 약물과 열과 냉의 적용이다. 허리통증이 회복되지 않았다면, 한 달 또는 두 달 이후에 의사는 다른 원인이 있는지 알아볼 것이다. 질병과 같은 비구조적인 원인이 발견되면, 그것을 치료할 것이다. 특별한 원인이 없다면, 표준적인 의료적 처치는 물리치료, 다른 약물, 마지막으로 휴식, 수술이다.

허리통증이 구조적이거나 스트레스와 관련이 되어있다 하더라도 질환들이 허리통증의 원인이 될 수 있고, 허리통증을 가진 대상자들이 마사지를 받기 전에 의사에게 평가를 받는 것은 필수적이다. 의뢰인이 골암(bone cancer)과 같이 심각하더라도 의뢰인이 필요하면 마사지를 받을 수 있다.

### 급성허리통증 ACUTE LOWER BACK PAIN

수치료와 마사지는 허리통증을 완화시킬 수 있을 뿐만 아니라 국소순환을 증진시키고, 근육긴장을 억제하고 치유를 증진시킨다. 의뢰인의 통증이 정서적인 스트레스와 관련이 있으면, 수치료와 마사지가 치유를 돕는다. 급성통증을 위해 수치료에서 열은 일반적으로 권유된다. 열의 적용은 등 전체에 적용하는 것부터 습포제나 겨자 팩과 같은 국소 열적용까지 매우 다양하다. 의뢰인의 조직이 전체적으로 따뜻하게 되고 이완되었을 때, 마사지는 좀 더 효과적이다. 어떤 의뢰인들에게는 아이스 마사지가 감각마비를 도와서 통증을 억제하기도 한다.

**치료**

**습열의 적용**

**상호참조**

제5장 참조.

**기간과 빈도**

20분. 마사지 시간 동안이나 마사지 시작 전에 실시한다.

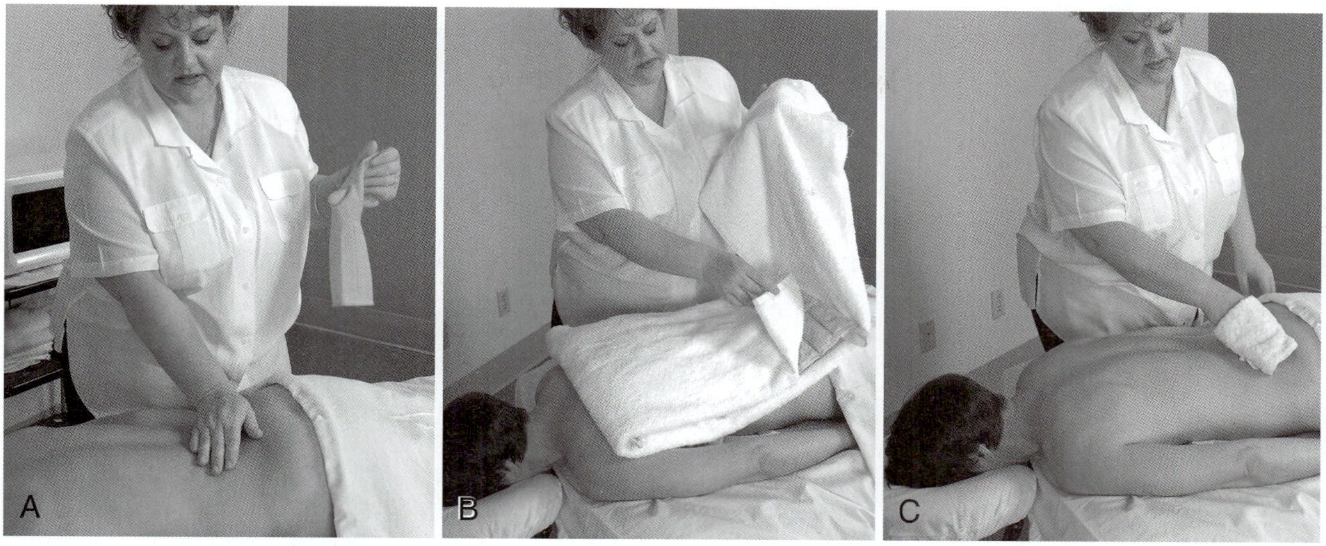


그림 14-3 ■ 급성허리통증환자에게 습열적용 후 찬 수건 마찰. A. 눈으로 확인한다. B. 허리에 큰 실리카겔 팩 올리기. C. 허리에 짧은 시간동안 찬 장갑 마찰하기.

**적용절차**

1. 허리에 습포제, 습열 팩, 편평한 뜨거운 물병과 같은 습열을 적용한다(그림 14-3A, B). 적용하는 열은 지속적으로 뜨거워야 하고, 만약 식으면 다시 데우든지 다른 것으로 교체한다.
2. 20분 후, 습열을 제거하고 찬 장갑으로 짧게 마찰한다(그림 14-3C). 피부를 재빨리 건조시키고 마사지를 시작한다.

### 전신 뜨거운 목욕 후 부분 습열 적용

**상호참조**

제5, 7장 참조.

**기간과 빈도**

45분. 마사지 시작 전에 목욕을 하고, 마사지를 시작하면 허리에 습열을 실시한다.

**적용절차**

1. 대상자를 뜨거운 욕조(103～110° F)에 있게 한다.
2. 25분에서 30분 후, 대상자는 욕조에서 나온다. 어지러움증이 있는지 확인한다. 의뢰인은 잘 닦는다.
3. 의뢰인을 마사지 테이블에 엎드린자세로 눕히고 허리에 습열을 적용하고 신체의 다른 부분에는 마사지를 적용한다.
4. 20분 후, 허리부분에 습열을 제거하고, 그 부위에 찬 장갑으로 짧게 마찰한다.
5. 피부를 재빨리 건조시키고 마사지를 시작한다.

### 겨자 반죽 적용

**상호참조**

제5장 참조.

**기간과 빈도**

20분, 마사지 시행하는 동안이나 가정에서 스트레칭 운동 전에 실시 하루에 2～3회 적용한다.

**적용절차**

겨자 반죽을 허리 전체에 바른다. 화상에 주의한다. 신체의 다른 부위에 마사지를 시작한다. 20분 후에 겨자 반죽을 제거하고 허리에도 마사지를 한다.

### 아이스 마사지

**상호참조**

제6장 참조.

**기간과 빈도**

8～10분. 허리에 마사지를 시행하기 전이나 가정치료로서 하루에 2～3번 실시한다.

**적용절차**

1. 부위의 감각이 마비되기 전인, 8～10분 허리 전체에 마사지를 실시한다.
2. 피부를 빨리 말린다.
3. 마사지를 시작한다.

## 만성허리통증 CHRONIC LOWER BACK PAIN

급성허리통증은 의사에게서 평가를 받은 후에 마사지를 적용하는 것을 승인받는 것은 중요하다. 급성허리통증에서 영구적인 요소들은 매우 중요하다. 수치료와 마사지는 증상완화에 도움을 줄 수 있지만, 하지길이 차이, 정서적인 스트레스, 자세의 뒤틀림, 근육 불균형, 완치되지 않은 손상과 같은 요소는 모든 영구적인 허리통증을 가져올 수 있고, 실질적인 치료가 시행되어져야 한다. 오랫동안 고강도의 허리통증을 경험한 사람은 통증으로 인하여 두려움, 좌절, 소진을 느끼게 된다. 이러한 감정은 만성허리통증을 가진 사람과 급성허리통증을 가진 경우에 따라 다르다.

수치료와 마사지는 이완을 시키고 회복에 도움이 된다. 이것들은 순환, 근긴장도에 도움이 되고 약을 복용하지 않은 방법으로는 최상이다. 어떠한 마사지 기술이라도 근긴장도의 이완, 순환, 근막통증(myofascial), 압통점, 통증완화에 좋다. 그러나 영구적인 요소로 인한 경우의 최상의 접근법은 원인을 파악하는 것이다. 증상적인 치료로서의 마사지는 매우 편안하고 수치료는 마사지를 좀 더 효과적이게 해준다. 소금욕, 교대욕, 아이스 마사지는 통증을 억제하고 마사지에 도움이 된다. 심한 만성허리통증을 가진 환자는 온습포와 운동보다 아이스 마사지와 운동이 더 효과적이다. 어떤 환자에서는 통증을 억제하기 위해 열과 아이스 둘 다 적용되기도 한다.

### 치료

#### 등 전체에 습열 후에 소금욕 적용

습열과 소금 적용은 등의 순환을 증가시킨다.

**상호참조**

제5, 11장 참조.

**기간과 빈도**

25~30분, 마사지를 하는 동안 적용한다.

**적용절차**

1. 마사지 테이블에 타월을 둔다.
2. 대상자는 엎드리고, 습포제, 습열제 습열팩, 편평한 플라스틱 뜨거운 물병으로 습열을 적용한다. 치료시간 동안 뜨겁운 것이 유지되도록 한다. 만약 핫팩이 차가워지면 다른 것으로 교체한다.
3. 20분 후에 습열팩을 제거하고 찬 장갑으로 짧게 마찰을 적용한다.
4. 등이 따뜻하게 되는 것을 느낄 것이다.
5. 등을 따뜻한 물로 부드럽게 씻는다.
6. 대상자의 등에 젖은 소금 2티스푼을 약 3분 동안 특히, 허리부분에 적용한다.
7. 젖은 천으로 소금을 씻어내고, 마른 천으로 빨리 피부를 말린다.
8. 의뢰인이 깔고 있는 타월을 제거한다.
9. 마사지를 시작한다.

#### 교대욕

이것은 오래된 치료법을 수정한 것이다. 등에 뜨겁거나 찬 것으로 두드리는 것으로 전신 샤워에서 사용할 수 있다.

**상호참조**

제9장 참조.

**기간과 빈도**

11분 가량, 마사지하기 전이나 가정치료로서 하루에 한번 적용한다.

**적용절차**

1. 의뢰인은 뜨거운 욕조(110°F 이상)에 들어가서 5분 동안 있으면, 신체가 전체적으로 따뜻해진다. 허리에 직접적으로 참을 수 있을 정도의 강도로 강한 물 뿌리기를 적용한다.
2. 물의 온도를 바꾸어서 찬물을 30초 동안 적용한다. 가능하면 허리부분만 적용이 되도록 한다.
3. 물의 온도를 바꾸어서 따뜻한 물에 2분 동안 적용한다.
4. 찬물에 30초 동안 적용한다.
5. 3단계와 4단계를 반복한다.
6. 의뢰인은 몸을 말리고 휴식을 취하거나 마사지를 위하여 눕는다.

#### 아이스 마사지

**상호참조**

제5장 참조.

**기간과 빈도**

8~10분. 허리에 마사지하기 전이나 가정치료로서 하루에 5번 적용한다.

**적용절차**

1. 8분에서 10분 동안 허리에 아이스 마사지를 전체적

으로 감각 마비가 오기 전까지 적용한다.
2. 빨리 말린다.
3. 마사지를 시작한다.

## 다발성 경화증
### MULTIPLE SCLEROSIS

**다발성 경화증**은 진행성 자가 면역질환으로 뇌와 척수의 마이엘린(myelin)을 공격하는 것으로, 감각과 운동 뉴런을 둘러싸고 있는 마이엘린의 퇴행을 가져온다. 증상은 근위축, 뻣뻣함, 강직(spasticity), 방광문제, 감각과 운동조절의 소실이다. 다발성 경화증의 원인은 알려져 있지 않으나 환경적 요소로 인한 자가면역질환으로 보여진다. 다발성 경화증의 표준적인 의료적 치료는 증상을 억제시키기 위한 약과 근력과 기능을 유지하기 위한 운동이다. 환자들은 열이 오르지 않도록 주의를 받는다. 1° F 정도 중심부의 열이 약간 오르면 사지 피로의 원인이 된다 — 옛날의 수치료사들은 면역 체계의 기능장애에 열 적용을 사용하였다.[19] (이러한 치료법에 대한 추가 정보는 부록 C를 참조). 풀(pool)치료는 다발성 경화증 환자에게 도움을 줄 수 있다. 그러나 열이 나지 않도록 주의하여야 한다. 열이 올라갔을 때 환자는 매우 약해져서 쓰러질 수 있다(80° F 차가운 풀에서 10분 동안 운동과 94° F 체온정도의 물에서 5~10분 동안의 운동을 교대로 하면, 이 문제를 피할 수 있다).

수치료와 마사지 둘 다는 다발성 경화증의 증상을 완화시키는 것으로 사용된다. 특히 근육 뻣뻣함, 경직으로 인한 순환의 어려움 그리고 강직에 도움이 된다. 휠체어에서 눌린 조직을 유지하고 침상생활을 하는 사람의 건강과 움직임에 대한 불편함과 개인의 주관적인 느낌 그리고 환자를 좀 더 활동적으로 만들어 줄 것이다. 강직된 사지와 활동이 어려운 경우에 수치료와 마사지 후에 훨씬 편안함을 느낀다. 환자가 원하면 물리치료사에 의한 운동이 처방되어질 것이고, 냉 적용 후에 마사지 시간이 포함되어질 수도 있다. 이는 일시적으로 경직을 감소시키고 근육 약화를 가져올 수 있다. 이러한 경우에 찬물 습포제나 찬물에 담그는 것은 마사지 이전에 적용된다. 다발성 경화증 환자를 위한 수치료 적용에 대한 사례는 제7장을 참조한다.

#### 치료

#### 전신 소금마찰

**상호참조**

제11장 참조.

운동을 할 수 없는 사람은 열을 사용하지 않고 순환을 증가시킬 수 있는 가장 좋은 방법은 전신 소금욕이다. 이것은 욕조 안, 의뢰인은 목욕 의자, 치료 테이블 위, 침상생활을 하는 경우에는 침대 위에서 이루어진다. 침상생활을 하는 의뢰인의 집에서 할 수 있는 방법은 침대 위에 비닐 시트를 깔고 뿌린다. 시트를 한쪽에서 다른쪽 방향으로 의뢰인과 함께 감는다. 시트를 제거하고 말린다.

#### 냉 습포제

**상호참조**

제6장 참조.

**기간과 빈도**

8분. 마사지하는 동안 시행한다.

**적용절차**

1. 반 정도 언 얼음이나 반 정도 언 찬 물에 담근 적당한 크기의 수건을 준비한다. 또는 조각낸 얼음에 젖은 수건을 짜서 사지 전체에 적용한다.
2. 4분 동안 강직되어 있는 근육에 타월을 적용한다.
3. 찬물에서 건진 수건을 짜서 다시 적용하고 4분 이상 적용하였다가 떼낸다.
4. 그 부위를 잘 말린다.
5. 스트레칭 운동이나 근력강화 운동을 적용하고 마사지로 끝낸다.

#### 찬물 투입 후의 운동

**상호참조**

제5장 참조.

**기간과 빈도**

1~5분. 마사지하는 동안 시행한다.

**적용절차**

1. 35~40° F의 물을 큰 통에 담아 둔다. 아이스 큐브의 온도를 유지하기 위해 필요하다. 찬물에 들어가기 전에 의뢰인이 따뜻해져 있는지를 확인한다.
2. 3초 동안 신체부분을 물에 담근다.
3. 물에서 나와서 30초 동안 신체에 저항을 주어서 등척

성 수축이나 운동을 한다. 의뢰인이 피곤해지면 다음 찬물 입수까지 운동을 멈춘다.

4. 2단계와 3단계 과정을 반복하여 5번이 되도록 한다.

## 근육 경련과 연축
## MUSCLE CRAMPS AND SPASMS

**근육경련**(muscle cramps)과 **연축**(muscle spasm) 둘 다는 뼈대근육의 불수의적인 수축이다. 근육경련은 갑작스럽고 강하고 짧은 시간 지속되나, 매우 아프다. 한편, 근육연축은 강한 수축의 정도만큼은 아니나 오랫동안 지속된다. 근육연축은 매우 좋지 않으며 마사지 치료사를 찾는 일반적인 원인 중 하나이다. 근육경련과 연축을 일으키는데는 많은 요소들이 작용하지만, 근육의 단축, 불량한 국소 순환, 비타민과 미네랄의 부족, 갑작스러운 운동이나 추위로 인하여 단축된 근육, 비활동성, 탈수, 기타 의학적인 문제로 인한다. 급성 근육경련은 쪼그린 자세로 앉거나 잘 때 또는 운동하기 전에 충분한 준비없이 근육의 과신장할 때 발생한다. 손의 경련은 악기연주, 바느질, 타이핑, 마사지, 목수, 테니스, 글쓰기, 정원가꾸기와 같은 손 근육의 과다 사용으로 발생한다.

### 근육 경련 MUSCLE CRAMPS

어떤 의뢰인은, 특히 국소 순환의 불량한 노인들에게서 엎드려서 마사지를 받는 동안 종아리나 발의 경련이 생기기도 한다. 종아리나 발의 경련이 발생하면 즉시 습열이나 경련이 발생한 신체를 뜨거운 물통에 담근다. 만약 이렇게 해서도 해결이 되지 않으면 아이스를 적용한다. 교대욕 역시 효과적이다. 가끔씩은 길항근의 수축이 필요한 경우도 있는데, 이렇게 하면 경련이 있는 근육의 수축을 중단시켜서 자동적으로 이완이 되게 한다. 습열, 아이스 마사지, 교대욕 순으로 실시한다.

#### 치료
#### 급성으로 발생한 종아리 근육의 경련에 습열 적용

**상호참조**

제5장 참조.

**기간과 빈도**

30초에서 몇 분까지 근육 경련이 없어질 때까지. 마사지 시간동안 근육 경련이 발생하였을 때 즉시 시행한다.

**특별지시사항**

따뜻하지 않고 뜨겁게 적용해야 효과적이다.

**적용절차**

1. 뜨거운 습포제, 습열 패드나 경련이 있는 종아리근육에 적용한다. 경련이 없어질 때까지 둔다.
2. 종아리 근육에 마사지를 시작한다.

#### 급성으로 발생한 종아리 근육 경련에 습열 적용

**상호참조**

제6장 참조.

**기간과 빈도**

30초에서 몇 분까지 근육 경련이 없어질 때까지 적용하고, 마사지 시간동안 근육 경련이 발생하였을 때 즉시 시행한다.

**적용절차**

1. 아이스 컵이나 아이스 큐브를 경련이 있는 근육에 직접적으로 적용한다. 경련이 없어질 때까지 계속한다.

#### 급성으로 발생한 근육경련에 교대욕 적용

**상호참조**

제6장 참조.

**기간과 빈도**

4분

**적용절차**

1. 뜨거운 습포제를 경련이 있는 근육에 3분간 적용한다.
2. 찬물을 경련이 있는 근육에 1분간 적용한다.
3. 1단계와 2단계를 반복하여 근육 경련이 없어질 때까지 실시한다.

#### 치료
#### 급성으로 발생한 손 근육의 경직에 뜨거운 손욕과 스트레칭 적용

**상호참조**

제7장 참조.

**기간과 빈도**

15분. 마사지 시간동안 적용. 만약 손의 경직이 발생하였다면 마사지 시간 후에 자가로 손욕을 시행한다.

사례연구 14-3

### 아이스 마사지와 매뉴얼 마사지로 경직성 근육수축을 다루기

**배경**

Rose는 16년 동안 오른쪽 눈 주위의 근육에 경축(twitch)을 가지고 있었다. 이것은 몇 시간 동안 또는 아침에 깨어나서 잠들 때 까지 계속되는 경우도 있다. Rose는 안과의사에 의해 마사지사에게로 의뢰되었고 아이스 마사지와 매뉴얼 마사지를 받았다.

**치료**

마사지 치료사는 오른쪽 안면신경(facial massage)이 지나가는 경로를 따라 아이스 마사지로부터 시작하였다. 아이스 큐브(cube)를 사용하여 귀바퀴 앞쪽에서 부터 관자놀이를 따라 위쪽으로 가서 안와 하면을 따라 올라갔다가 마지막에는 턱 쪽으로 아래로 간다. 아이스 마사지를 20분 동안 받았고 Rose는 15분 동안 쉬었다. 마사지 치료사는 오른쪽 얼굴 전체에 스웨디시 마사지(Swedish massage)를 실시하였다. Rose는 2주 동안은 주 3회, 그 다음 2주 동안은 주 2회, 그 후 2주는 주 1회를 받아서 전체적으로 12회를 받았다. 이후에 근육 경축은 없어졌고 치료는 종결되었다. 2년 동안 근육의 경축은 전혀 없었고 그 이후 스트레스를 굉장히 많이 받았을 때만 가끔씩 근육의 경축을 느꼈다.

**논의 질문**

1. 왜 안면신경에 아이스를 적용했을까?
2. 왜 매뉴얼 마사지보다 아이스 마사지와 매뉴얼 마사지를 복합적으로 적용한 것이 좋았을까?

**적용절차**

대상자는 손을 뜨거운 물(약 110°F)에 담근다. 물에 담그고 있는 동안 손가락을 움직여 주고 손을 스트레칭한다. 15분 후에 손을 말리고 마사지를 시작한다.

**치료**

**급성으로 발생한 손 근육의 경직에 뜨거운 손욕과 스트레칭 적용**

**상호참조**

제7장 참조.

**기간과 빈도**

15분. 마사지 시간 동안 적용. 만약 손의 경직이 발생하였다면 마사지 시간 후에 자가로 손욕을 시행한다.

**적용절차**

대상자는 손을 뜨거운 물(약 110° F)에 담근다. 물에 담그고 있는 동안 손가락을 움직여 주고 손을 스트레칭한다. 15분 후에 손을 말리고 마사지를 시작한다.

## 허리근육의 급성 연축
## ACUTE SPASM OF LOWER BACK MUSCLES

허리근육의 급성 연축은 매우 일반적이고 그 원인도 다양한데, 무거운 물건을 들었거나 자세나 근육의 문제, 이전의 허리통증이 덜 치유되었거나 정서적인 스트레스 등이다. 전문가로서 근육 스트레인을 다룰 때는 마사지사들은 허리근육의 연축(spasm)이라고 한다. 모든 요소들 중 허리근육의 급성연축과 허리통증, 정서적인 요소는 가장 일반적인 요소로 이해되고 있다. 감정적인 압박 특히, 짜증과 화는 등근육의 단축을 만들고, 이것은 근육의 단축뿐만 아니라, 근육의 경직을 만들고 등근육의 혈액순환을 감소시킨다.[21] 마사지 치료사로서 20년 이상 본 저자는 의뢰인들에게 그들 생활의 스트레스에 대한 급성 허리 근육의 경직을 질문한 결과, 그들의 생활 스트레스는 매우 높았다. 몇 가지 대표할 만한 것들로는 급성 허리통증을 경험하기 전에 대학생은 마지막 시험을 치루었고, 젊은 엄마는 심한 천식을 앓은 아이를 돌보았고, 노부인은 40년 동안 살던 곳을 떠나 이사를 해야 했다. 30살 된 남성은 결혼식이 파혼되었고, 50살 된 여성은 심하게 지능이 문제가 있는 아이를 돌보고 있었다. 이러한 모든 상황들은 압통점을 자극시켜 의뢰인들을 쓰러지게 하였으나, 의사들은 어떠한 구조적인 문제도 찾을 수가 없었다. 의뢰인들은 공통적으로 "먼지같이 가벼운 것도 잡을 수가 없고 허리를 똑바로 펼 수가 없다"고 한다. 예기치 않는 몸의 긴장으로 인한 등근육의 연축은 아주 간단한 동작으로도 발생한다.

통증으로 인하여 등의 연축을 급성으로 경험하는 경우에 처음으로 할 것은 의사를 찾는 것이다. 이러한 경우의 표준적인 프로토콜은 심한 손상과 질병을 찾아내는 것이다. 항염증성 제재나 근육 이완제가 일반적으로 처방되어지고 환자는 며칠동안 침상에서 휴식을 해야 한다. 마사지 치료사들은 의사에 의해 의뢰가 된 환자는 가능한 빨리 평가하고 마사지를 시작하여야 한다.

수치료는 통증을 억제하고 허리 근육의 이완을 주고 순환을 증가시킨다. 아이스 마사지도 통증을 둔감하게 한다. 많은 수치료사들은 급성 근육 경직에 심부 열이 이완을 주며 종종 아이스 마사지나 아이스 팩제들을 이용한 냉의 적용이 열보다 효과적일 때가 있었다고 하였다. 어떠한 종류의 마사지도 근육긴장을 도움이 될 뿐만 아니라, 의뢰인들의 스트레스에도 도움이 된다.

### 치료

#### 허리부분에 습열 적용

**상호참조**

제5장 참조.

**기간과 빈도**

30분. 마시지 시간 동안이나 가정에서 하루에 2-3회 실시한다.

**적용절차**

1. 허리부분에 30분 간 습포제, 습열패드를 적용한다.
2. 열적용 한 것을 제거하고 1분간 아이스를 적용한다 (아이스 마사지나 찬 물에 적셔서 짠 장갑으로 문지른다).
3. 허리부분에 마사지를 시작한다.

#### 뜨거운 전신욕 이후의 국소 습열 적용

**상호참조**

제5, 7장 참조.

**기간과 빈도**

45분. 마사지 이전에 전신욕을 실시하고 습열은 마시지 시작할 때 적용한다.

**적용절차**

1. 뜨거운 욕조에 들어갈 수 있도록 의뢰인을 도운다 (103~110° F).
2. 25~30분 후에 욕조에서 나온다. 어지러움증이 없는지 살핀다. 의뢰인은 닦는다.
3. 의뢰인은 마사지 테이블에 엎드린자세로 누워서 허리부분에 습열을 적용한다. 이때 신체의 다른 부위는 마사지를 적용한다.
4. 20분 후에 허리부분에 있는 국소 습열을 제거하고 찬 장갑으로 그 부위를 문지른다.
5. 그 부위를 빨리 건조시키고 마사지를 시작한다.

#### 허리부분에 아이스 마사지 적용

**상호참조**

제6장 참조.

**기간과 빈도**

약 8분. 통증이 있는 부위에 감각이 없어질 때까지. 마사지 시간 동안에 적용하거나 가정에서는 하루에 3회 이상 실시한다.

**특별지시사항**

교대로 아이스 팩을 20분 동안 적용한다.

**적용절차**

의뢰인이 바로누운자세로 누워있으면, 4인치 정도의 범위에서 아이스 컵이나 아이스 큐브를 통증이 있는 부위에 적용한다. 손으로 마사지를 시작한다.

## 목 근육의 급성 연축
## ACUTE SPASM OF NECK MUSCLES

이러한 경우에 보통 의뢰인은 "목이 삐었다" 고 표현하는데 목빗근(흉쇄유돌근, sternocleidomastoid)의 심한 경직이나 어깨올림근, 등세모근도 포함된다. 허리 근육의 경직으로, 많은 요인들이 있는데 근육 염좌, 정서적 스트레스, 안 좋은 작업자세 구조와 자세의 문제, 이전 손상의 불완전 치유가 복합되어서 "목부분 손상"이 일어난다. 드문 경우로는 디스크가 목뼈 연축의 기계적인 원인이 되기도 한다. 이러한 상태는 단축된 근육이 차가워지면(예를 들면, 에어컨 아래에서 자거나 추운 겨울에 문을 열고 자거나) 촉발된다, 생활 스트레스가 증가하여 높은 수준으로 되거나 윗부분 호흡기의 감염으로 인한다. 이러한 상태에서 첫 번째 단계에서는 의뢰인의 다른 문제나 질병을 배제시키는 것이다.

일반적으로 이러한 상태의 문제를 가진 의뢰인들은 심하게 뻣뻣한 목의 문제를 가지고 — 이러한 사람은 다른 사람을 볼 때 몸 전체를 돌린다 — 목의 통증을 가지고 있다. 의뢰인들의 목 근육은 만지는 것에도 매우 민감하다. 일반적으로 "잠을 잘 못 잤다" 그리고 아침에 일어나니 목이 뻣뻣하다고 말한다. 이러한 사람들의 대부분이 목 근육이 짧게 되어있고 목의 인대가 약하거나 손상되어 있다; 잠잘 때의 어색한 자세는 이러한 인대를 신장시킬 수 있다. 경직이 있는 그 근육들은 관절을 보호하고 통증과 연축의 원인이 된다.

뜨거운 것의 적용은 연축이 있는 근육의 림프와 순환을 증가시켜서 통증감소를 가져온다. 아이스의 적용은 통증을 억제하고 근육 경직을 억제하여 경직이 있는 근육의 신장을 도와주어서 압통점 치료 후에 전 범위를 다시 회복하는데 사용 할 수 있다. 스웨디쉬, 근막, 압통점 완화, 기타 손으로 하는 마사지는 목빗근과 관련있는 근육들의 경직을 억제하는데 매우 효과적이고 냉과 온의 적용을 복합적으로 함께 적용하면 매우 좋다. 그러나 만성 인대의 손상이 원인이라면 인대를 치료하는 데는 많은 시간이 필요하다. 이와 똑같이 정서적인 스트레스가 큰 원인이라면, 스트레스를 해결하는 것이 문제의 핵심이다.

### 치료

### 목빗근에 아이스 스토로킹

**상호참조**

제6장 참조.

**기간과 빈도**

5분. 마사지 시간 동안이나 근육의 압통점 완화 이후에 적용한다.

**특별지시사항**

목 근육의 급성 경직은 목 양쪽의 목빗근(흉쇄유돌근, sternocleidomastoid)을 다루어 주고, 어깨올림근(견갑거근, levator scapulae), 등세모근(승모근, trapezius), 목널판근(경판상근, splenius cervicis)과 목 뒤쪽의 근육들에 있는 압통점도 함께 다루어야 한다.

**적용절차**

1. 목빗근의 압통점은 압력을 주어서 이완시킨다(그림 14-4).
2. 과도한 신장없이 부드러운 근육의 신장을 통하여 전체 길이를 가질 수 있도록 한다. 근육 신장을 유지하는 동안 비닐로 싼 얼음을 근육의 전체 길이를 따라 세 번 적용한다.
3. 과도한 신장없이 부드러운 근육 신장을 적용한다.
4. 통증없이 완전한 관절 범위를 가질 수 없다면 압통점에 직접적으로 압력을 가하여서 근육을 다시 신장을 시키거나 30초 동안 길항근을 수축시키고, 이완시킨 후에 다시 부드러운 신장을 적용한다.
5. 2단계와 4단계를 반복하고 통증이 없어지면 완전한 신장을 한다.
6. 근육에 열 패드나 습열팩을 5분 동안 적용하거나 적용 후의 쓰린감을 감소시킨다.
7. 의뢰인은 머리를 뒤로 부드럽게 움직이고 각 근육이 가장 짧게 가장 길게 되도록 각 방향으로 3번씩 근육의 방향대로 움직인다.

### 목부분에 뜨거운 습열 적용

**상호참조**

제6, 11장 참조.

**기간과 빈도**

30분. 마사지 시간 동안이나 가정에서 하루에 2~3회 실시한다.

**적용절차**

1. 뜨거운 습포제, 습열 패드를 30분간 목부분에 적용한다.
2. 1분간 아이스를 적용하고 끝낸다.
3. 목 부위에 마사지를 적용한다.

전체적인 지시와 금기증은 6장의 뜨거운 습열 적용을 참조한다.

### 뜨거운 전신욕 이후의 국소 습열 적용

**상호참조**

제5, 7장 참조.

**기간과 빈도**

40분. 마사지 이전에 전신욕을 실시하고 국소 습열은 마사지 시작할 때 목부분에 적용한다.

**적용절차**

1. 뜨거운 욕조에 들어갈 수 있도록 의뢰인을 도운다 (103~110°F)

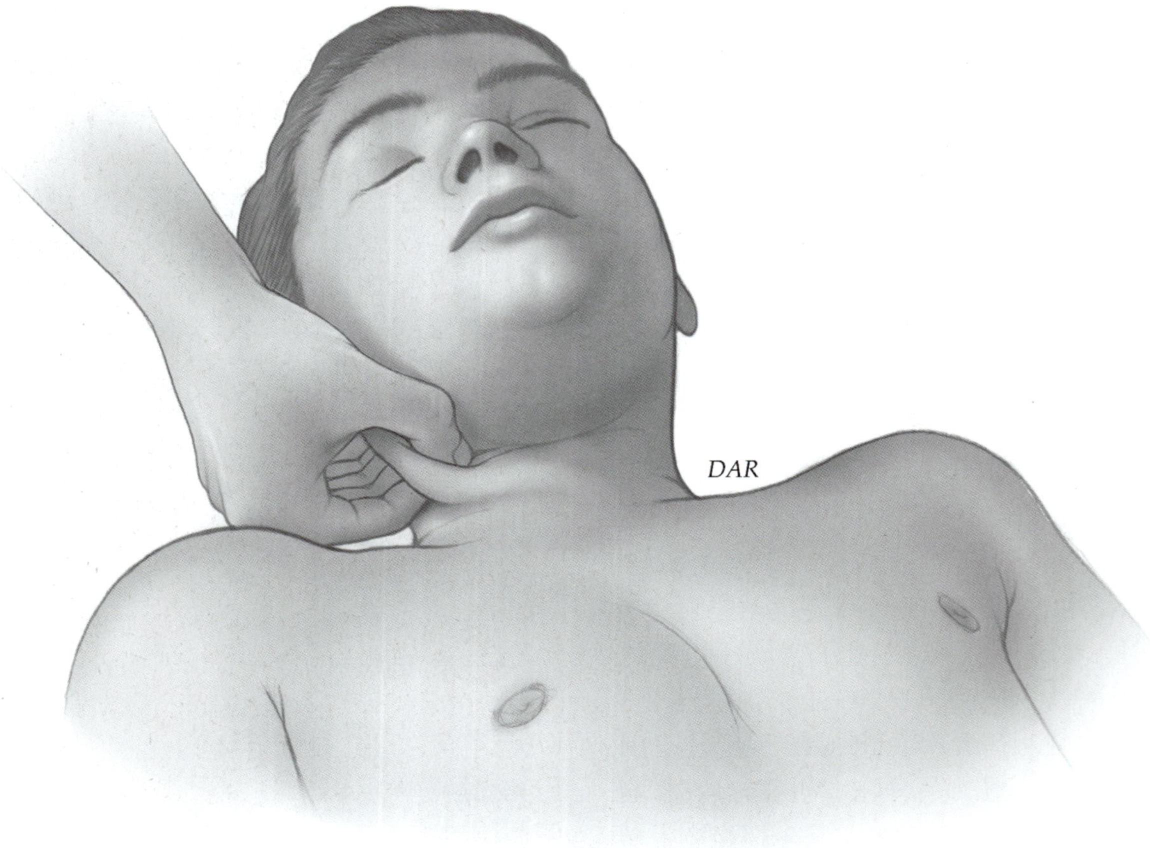


**그림 14-4** ■ 압통점을 눌러서 목빗근을 이완시킨다. (출처: Sinclair M. *Pediatric Massage Therapy.* 2nd ed. Baltimore: Lippincott Williams & Wilkins, 2004: 그림 5-5)

2. 25～30분 후에 욕조에서 나온다. 정신 있는지 없는지 살핀다. 의뢰인은 닦는다.
3. 의뢰인은 마사지 테이블에 엎드린자세로 누워서 목부분에 습열을 적용한다. 이때 신체의 다른 부위는 마사지를 적용한다.
4. 20분 후에 목부분에 있는 국소 습열을 제거하고 찬 장갑으로 그 부위를 문지른다.
5. 그 부위를 빨리 건조시키고 목 근육에 마사지를 시작한다.

### 목부분에 아이스 마사지 적용

**상호참조**

제6장 참조.

**기간과 빈도**

5～10분. 마사지 시간동안에 적용하거나 가정에서는 하루에 3회 이상 실시한다.

**주의사항**

목동맥을 누르지 않도록 한다. 목의 앞쪽 부분과 목빗근(흉쇄유돌근)의 내측은 마사지하지 않도록 한다.

**적용절차**

뒤쪽과 바깥쪽 목의 근육과 목빗근을 부드럽게 아이스 마사지한다. 아이스 마사지는 5분에서 10분간 실시한다.

## 근육 경직
## MUSCLE SPASTICITY

근육 경직은 휴식동안에도 근육의 긴장도 정도가 심하게 증가한 것이다. 근육경직은 뇌졸중, 척수손상(spinal cord injury) 또는 다른 중추신경계 손상으로 발생하며, 통증을 유발하고 운동을 어렵게 하여 구축을 형성하게 한다. 그 과정은 명확하게 알 수 없으나 경직된 근육에 대한 냉의 적용은 근방추를 진정시켜서 근 긴장도를 유

사례연구 14-4

### 열, 아이스 마사지, 손 마사지를 이용한 급성 목부분 경직 치료

**배경**

Martin은 32살 된 남성으로 낮 동안에는 일을 하고 밤에는 대학을 다녔다. 그의 집에 있는 컴퓨터 작업공간은 매우 좁아서 신체가 불편한 상태로 그는 학교의 과제를 했다. 그는 멀리있는 종이 더미에서 읽고 타이핑을 하기 위해 고개를 종종 틀어서 돌렸다. 그의 머리는 틀어져서 불편했으나, 학교 마감일에 맞추기 위해 주말 내내 컴퓨터를 했다. 그러나 그 다음날 아침 그는 머리를 전혀 돌릴 수 없었다.

**치료**

Martin은 먼저 뜨거운 샤워를 했고, 목의 앞과 옆 근육에 직접적으로 뜨거운 물이 맞도록하여 근육들을 느슨하게 했다. 그 후에 의사에게 전화하여 컨설팅을 요청하였고, 의사는 마사지사를 방문하는 것이 합리적이라고 하였다. 치료를 시작하면서 치료사는 매우 뜨거운 습포제를 양쪽의 목빗근에 20분간 적용하는 동안 어깨와 등에 마사지를 실시하였다. 20분 후에 치료사는 습포제를 제거하고 1분간 아이스 마사지를 실시하였고 근육에 스웨디시 마사지와 압통점 이완 기술을 적용한 후에 부드럽게 폄을 하였다. 마틴은 훨씬 좋아졌으며 완전히 좋아지는 데까지 3일이 더 걸렸다. 이렇게 치료하는 동안 Martin은 타이핑을 하지 않았고, 하루에 두 번 20분 동안 뜨거운 샤워와 목욕 이후에 1분 동안의 아이스 마사지를 목빗근에 적용한 후에 부드러운 스트레칭을 하였다. 또 같은 문제가 재발되지 않도록 하기 위하여 Martin은 머리를 틀어서 컴퓨터에서 작업하지 않도록 그의 작업공간을 재정비하였다.

지시키고 경직된 근육을 이완시킨다. 마사지는 순환을 증가시키고 긴장도를 감소시켜 일시적으로 근육경직을 감소시킨다. 그러나 경직은 중추신경계의 손상으로 인한 것이므로 마사지를 규칙적으로 해야 도움이 된다. 마사지는 스트레스를 억제하고 근육통을 줄이고 관절가동범위를 유지하는데 도움이 된다. 따뜻한 물에서의 운동 또한 매우 도움이 되는데 이것은 경직을 줄이고 근력과 관절가동범위를 유지시켜준다.

냉 적용은 주의하여야 하는데 신체의 1/5 이상의 냉 적용이나 찬물에 오랫동안 담그고 있으면 체온을 떨어뜨린다. 의뢰인들은 시작하기 전에 따뜻해져 있어야 한다.

**치료**

### 아이스 습포제(ICE WATER COMPRESS)

**상호참조**

제6장 참조.

**기간과 빈도**

8분. 마사지 시간 동안 적용한다.

**적용절차**

1. 적당한 크기의 수건을 반 정도 찬 물에 담구었다가 꺼내어서 짜서 준비한다. 잘게 쪼갠 얼음을 젖은 수건으로 싸서 사지 전체에 적용한다.
2. 경직이 있는 근육에 수건을 4분 동안 적용한다.
3. 얼음 물에 있던 수건을 짜서 다시 적용하고 4분 동안 그대로 둔다.
4. 그 부위를 잘 건조시킨다.
5. 신장운동이나 근력강화운동을 한 후에 마사지를 시작한다.

### 찬물에 담근 후 운동하기

**상호참조**

제7장 참조.

**기간과 빈도**

5~10분. 마사지 시간 동안에 적용한다.

**적용절차**

1. 아이스 큐브와 35° 에서 40° F의 물을 바구니나 큰 그릇에 준비한다. 의뢰인은 찬물에 담그기 전에 따뜻하게 되었는지 확인한다.
2. 신체 일부분을 3초 동안 담근다.
3. 물에서 신체를 빼고 30초 동안 운동한다.
4. 2단계와 3단계를 5회 반복하여 총 6회를 찬물에 담근다.

5. 스트레칭이나 근력운동을 한다.
6. 마사지를 시작한다.

## 근력 약화
## MUSCLE WEAKNESS

만성 근력약화는 장애(disability), 근육 디스트로피(muscular dystrophy), 척수 손상, 소아마비, 뇌졸중, 뇌성마비가 원인이다. 근력약화는 많은 움직임을 어렵게 할 뿐만 아니라, 만성 긴장도를 만든다. 지속적인 스트레인은 긴장도의 원인이고, 만약 어떤 사람이 약한 근육을 대상하기 위하여 일부 강한 근육만 사용한다면 이러한 근육은 지나치게 발달되고 단축될 것이다.

수치료는 근육약화가 있는 의뢰인을 도울 수 있는 방법으로 사용되어져 왔다.

1. 찬물에 담그는 것은 일시적으로 근력강화를 만들 수 있어서 근육은 운동이 될 수 있다. 근력 운동은 의뢰인의 물리치료사에 의해 제안될 것이고 마사지 시간에 포함될 수 있다(마사지는 의뢰인의 이완과 만성 근육 긴장도 억제에 도움이 된다. 그러나 마사지도 자극적인 방법으로도 사용되어질 수도 있다). 예를 들면, 찬 것에 노출되는 것은 폄근의 활동을 자극하는 것에 사용되어질 수도 있다. 약하거나 마비된 손이나 발은 매우 차가운 물에 담그어진 후에 운동을 하면 근력운동으로 자극되어진다. 담글 때, 약화나 경직에 의한 억제가 있다 할지라도 수축이 될 것이다. 첫 번째 수축은 제일 강할 것이고, 신체 부위를 찬물에 담글 때마다 수축을 발생할 것이고, 갈수록 수축정도는 약해진다. 치료 후 20분 가량 동안 폄근은 자극되어질 것이고 굽힘근은 억제되어질 것이다. 운동과 마사지는 복합적으로 이용될 수 있다. 예를 들면, 의뢰인이 피로함 없이 약간의 수축만이라도 할 수 있다면 이완뿐만 아니라, 자극 마사지 기술을 사용한 완벽한 시간이 될 수 있다.
2. 마사지와 운동을 복합적으로 적용하는 또 다른 방법은 따뜻한 물 운동과 마사지를 조합하여 근력을 기르는 것이다. 마사지 치료사 Meir Schneider의 자가치유 접근법(self-healing approach)은 부드러운 마사지 기법과 따뜻한 욕조나 풀에서의 반복적인 운동을 통해 근위축환자의 근력을 증가시킬 수 있다. Watsu 물마사지는 이러한 목적을 위해 운동과 함께 사용되어져 왔다.
3. 뇌졸중과 같이 뇌의 기능장애에서 파생되어진 운동장애를 위하여 열과 냉은 뇌를 자극하는 효과가 있으므로 도움이 된다. 2005년 이루어진 연구에서 부분마비를 가진 뇌졸중 환자는 마비된 손과 손목에 6주 동안 매일 5회 교대욕(핫팩 이후에 냉팩 적용)을 적용하였다. 다른 뇌졸중 환자와 비교하여 교대욕 그룹에서 손목의 굽힘과 폄이 훨씬 향상되었다. 연구가들은 교대욕이 뇌의 넓은 부위를 자극하고 재조직하게 하여 재활에 효과가 있다고 하였다.

**치료**
**찬물에 담근 후 운동하기**

**상호참조**
제5장 참조.

**기간과 빈도**
1~5분. 마사지 시간 전이나 마사지 시간 동안에 적용한다.

**적용절차**
1. 아이스 큐브와 35°~40°F의 물을 큰 통에 준비한다. 아이스큐브는 온도를 유지하기 위하여 필요하다. 의뢰인은 찬물에 담그기 전에 따뜻하게 되었는지 확인한다.
2. 신체 일부분을 3초 동안 담근다.
3. 물에서 신체를 빼고 의뢰인은 30초 동안 중력에 대항하여 등척성 수축이나 수축을 한다. 만약 피로가 오기 시작하면, 찬물에 담그기 전까지 운동을 멈춘다.
4. 2단계와 3단계를 5회 반복한다.

## 궁둥뼈신경통
## SCIATICA

궁둥뼈신경통은 허리와 다리의 통증에 일반적인 형태이다. 허리를 따라서 큰 궁둥신경을 따라서 방사된다. 실질적인 궁둥뼈신경통은 디스크의 탈출(보통 L5 또는 S1 수준)에 의한 신경의 압박이나 염증에 의한 것으로 신경근을 죄거나 자극한다. 또는 궁둥구멍근에 의해 볼기근부위의 엉덩뼈 신경이 영향을 받는다(piriformis syndrome). 궁둥뼈신경통 증상은 중간볼기근(중둔근, gluteus medius)의 압통점에 의한 디스크 탈출로 인한 것과 매우 흡사하여 신경로를 따라 다리 뒤쪽으로 내려가는 통증과 관계가 있다.

궁둥뼈신경통은 날카로운 통증에서부터 타는 느낌, 따끔거리고 얼얼하고, 쏘는 통증을 느끼고 경증, 중등도, 중증까지 광범위한 통증을 나타낸다. 다리 심지어 발에까지 영향을 미쳐 근력약화, 무감각, 활동에 어려움을 준다. 궁둥뼈신경통을 위한 의료적인 치료는 염증, 통증을 위한 약물, 수기치료를 포함한 물리치료, 외과적 수술이 포함된다. 허리부분의 디스크 탈출로 인한 지속적인 궁둥뼈신경통을 가지고 있는 환자는 외과적 수술로 물리치료와 운동보다 더 나은 결과를 얻기가 힘들다.

수치료와 마사지는 통증이 있는 부위의 순환을 증가시키고, 근 경직을 감소시키고 압통점을 안정시킨다. 디스크 탈출에 의한 궁둥뼈신경통은 마사지에 의해 치유되지 않는다. 이러한 상태의 환자는 정형외과 의사에 의해 다루어져야 한다.

### 치료

#### 뜨거운 반신욕

**상호참조**

제6, 7장 참조.

**기간과 빈도**

20분. 마사지 시간 이전이나 가정에서 하루에 2~3번 실시한다.

**적용절차**

1. 의뢰인은 뜨거운 욕조(102° ~108° F)에 앉는다.
2. 20분 후에 반신욕을 끝내고 그 부위에 부분적으로 차가운 물로 샤워를 하거나 엎드린 자세로 누운 환자의 허리부분에 조각난 얼음을 넣은 주머니나 차가운 습포제를 2분간 적용한다.
3. 마사지를 시작한다.

#### 궁둥뼈신경통을 위한 아이스 마사지

**상호참조**

제6장 참조.

**기간과 빈도**

20분. 마사지 시간 동안 적용한다.

**적용절차**

1. 아이스 큐브나 아이스 컵을 사용하여 볼기근(둔근, gluteal) 위나 다리 뒤쪽을 엉덩뼈 신경을 따라 내려오면서 적용한다.
2. 5분 정도 아이스의 적용 없이 의뢰인은 쉰다. 신체의 다른 부위는 마사지를 실시한다.
3. 1단계와 2단계를 3번 반복하여 전체적으로 20분 동안 아이스가 적용되도록 한다.

#### 프리포미스 증후군을 위한 아이스 마사지

**상호참조**

제6장 참조.

**기간과 빈도**

5~10분. 마사지 시간 동안 적용한다.

**적용절차**

1. 의뢰인은 아픈 쪽이 위로 올라오도록 눕는다.
2. 아이스 컵이나 아이스 큐브를 사용하여 궁둥구멍근(이상근, piriformis)과 다리 뒤쪽을 따라내려 가면서 아이스 마사지를 하거나 5~10분 동안 실시하여 그 부위가 감각이 둔하게 한다.
3. 손으로 마사지를 시작한다.

#### 뜨거운 습포제나 아이스 팩을 이용한 교대욕

**상호참조**

제5, 6장 참조.

**기간과 빈도**

25분. 마사지 시간 동안 실시한다.

**적용절차**

1. 의뢰인은 엎드린자세로 하여서 볼기근(둔근)에 습포제, 습열 패드, 편평한 플라스틱 물병을 적용한다. 이때 신체의 다른 부위는 손으로 마사지를 한다.
2. 10분 후에 습열을 제거하고 아이스 팩을 2분간 적용한다.
3. 다시 습열을 적용한다.
4. 5분 후에 습열을 제거하고 아이스 팩을 2분간 적용한다.
5. 3단계와 4단계를 반복하여 전체 3번을 한다.
6. 마사지를 시작한다.

## 경직성 마비
## SPASTIC PARALYSIS

경직성 마비라는 말은 근육을 조절하는 신경의 임펄스(impulses)의 과민감성(hyperirritability)으로 인하여 경직이 지속되고, 힘줄 반사가 과도하게 유발되는 것이다. 이 상태에서는 근육이 강하게 수축되고 오래 지속되어서 움직임이 힘들어진다. 경직성 마비는 뇌졸중이나 척수손상과 같은 중추신경계의 운동신경의 손상 때문이다. 뇌성마비는 선천적으로 또는 발달 도중 뇌손상으로 인하여 경직성 마비를 만든다. 백클로펜(baclofen)과 같은 근육 이완제는 경직성 마비를 위한 표준적인 치료이다.

수치료와 마사지는 경직성 마비를 관리할 수 없으나 불편함과 통증은 다소 감소시킬 수 있다. 아이스 습포제는 단기간의 경련을 감소시켜서 운동이나 스트레칭을 가능하게 한다. 생리학적인 중온욕은 물에 둘러싸여 있는 사람에게 중력에 자유롭게 하여 대단한 이완을 준다. 마사지는 피부 자극뿐만 아니라 정상 근육의 이완을 준다. 그러나 감각 자극의 양은 대단하다.

**치료**

**아이스 습포제(ICE WATER COMPRESS)**

**상호참조**

앞서 설명한 근육 경직에 대한 부분 참고.

**기간과 빈도**

8분. 마사지 시간 동안 적용한다.

**중온욕(NEUTRAL BATH)**

**상호참조**

제7장 참조.

**기간과 빈도**

1시간.

**특별지시사항**

1. 의뢰인이 이 치료를 하는 동안 가족이나 다른 돌보아 주는 사람이 필요하다.
2. 마사지는 욕조 안에서 오일이나 로션을 대신하여 비누거품을 사용하여 한다. 또는 마사지는 의뢰인을 침대나 치료 테이블로 이동시켜 할 수도 있다.

**적용절차**

1. 의뢰인을 욕조 안에 들어가게 하고 체온 정도의 물로 채운다. 의뢰인의 마비 정도에 따라 구명조끼나 물에 뜨는 도구를 사용한다. 또한 의뢰인은 욕조 안에 있는 의자에 앉을 수 있다.
2. 의뢰인은 1시간 정도 욕조 안에 있는다. 의뢰인이 추워지지 않도록 욕조의 물의 온도를 잘 살핀다. 의뢰인이 욕조 안에 있을 때 누군가 항상 곁에 있어야 한다.

## 턱관절 장애
## TEMPOROMANDIBULAR JOINT DISORDER

턱관절(측두하악관절, temporomandibular joint) 장애(TMD)는 턱이 아픈 상태로 목의 경직, 막힌 코, 울리는 귀, 얼굴과 귀, 관자놀이의 통증을 동반한다. 의뢰인은 턱의 통증을 가지고 있으며 입을 벌리기가 어렵고 두통과 귀의 통증을 가지고 있다. TMD의 원인은 치아의 부정교합, 손상, 턱관절의 관절염 때문이다. 정서적인 스트레스도 턱관절 주위 근육의 긴장을 주어서 TMD의 가장 일반적인 원인이 된다. TMD는 주로 물리치료(근육의 부드러운 스트레칭); 항염증, 근육 이완, 진통제; 어떤 경우에는 치과보철물, 조직경화 치료법이 사용되기도 한다.

수치료는 TMD에 도움이 된다. 아이스 팩을 얼굴과 측두의 측면에 적용하여 근육경직을 감소시키고, 습열은 턱 근육의 스트레칭 이전에 사용할 수 있다. 국소 혈액 흐름과 산소 포화도를 증가시키는데 저작근에 핫팩을 적용한다. 교대욕은 순환을 증가시키고 통증과 염증을 감소시킨다. 마사지 기법은 턱과 얼굴 근육의 긴장을 감소시키거나, 머리뼈의 부정렬로 인한 통증 감소에도 좋다.

의사나 치과의사에게서 진단받을 때까지는 마사지 치료사들은 얼굴 통증을 다루지 않지만 마사지는 사용되어 왔다.

**치료**

**경직 감소를 위하여 얼굴과 측두 측면에 아이스 팩 적용**

**상호참조**

제6, 7장 참조.

**기간과 빈도**

15분.

**적용절차**

1. 손상받은 쪽이 위로 오게 의뢰인은 옆으로 누운자세로 눕는다. 얇은 천을 얼굴과 관자 측면에 덮고 그 위에 아이스 팩을 둔다.
2. 10분 후에 아이스 팩을 제거한다. 부드러운 스트레칭을 이때 실시한다.
3. 스트레칭 후에 5분 동안 근육의 쓰라림을 방지하기 위해 따뜻한 습포제를 적용한다.

### 턱 근육 긴장 감소를 위한 습열 적용

**상호참조**

제5장 참조.

**기간과 빈도**

20분. 마사지 시간동안 적용한다. 또는 가정치료로서 TMD 통증이 특히 심할 때, 의뢰인은 하루에 한시간 정도 습열을 사용한다.

**적용절차**

20분 동안 통증이 있는 부위에 습열을 가한다(뜨거운 물 팩, 뜨거운 겔 팩, 또는 작은 습포제). 스트레칭과/또는 마사지를 한다.

### 턱 근육에 교대욕 적용

**상호참조**

제5, 6장 참조.

**기간과 빈도**

15분. 마사지 시간동안 적용하거나 가정치료로서 하루에 3~4시간 정도 적용한다.

**적용절차**

1. 5분 동안 습열을 가한다(뜨거운 물 팩, 뜨거운 겔 팩, 또는 작은 습포제).
2. 습열을 제거하고 찬 물을 1분간 적용한다.
3. 다시 습열을 적용한다.
4. 3분 후에 습열을 제거하고 1분간 찬물 습포제를 적용한다.
5. 3단계와 4단계를 반복하여 전체 3번 한다. 온을 적용한 뒤에 냉을 적용한다.
6. 마사지를 시작한다.

## 불치병
## TERMINAL ILLNESS

불치병을 가지고 있는 의뢰인은 나이와 관계없이 불쾌한 경험을 하고 있다. 이러한 의뢰인들은 불만감, 매스꺼움, 피로, 호흡곤란 또는 통증; 죽음에 대한 두려움; 의뢰인의 간병인에게 대한 불만감과 같은 감정을 가지고 있다. 많은 불치병 환자들은 부축, 뒤집을 때, 화장실, 기저귀, 식사, 산소나 정맥주사를 맞는 경우 등과 같이 간병하는 사람들과 많은 접촉을 한다. 그러나 마사지의 접촉은 편안함을 목적을 위하여 순수하게 행하여진다. 마사지는 신경의 긴장뿐만 아니라 육체적인 고통과 통증을 완화한다. 그리고 실제로 불치병 환자의 하루 접촉 중 가장 즐겁고 편안한 접촉이다.

마사지치료사들은 호스피스 병동에서 의사의 지시 아래 일한다. 또한 마사지 치료사들은 수치료의 일부도 안정, 편안함, 통증완화를 줄 수 있기 때문에 특별한 경우에 도움이 된다는 것을 안다. 이러한 치료법들은 많은 약을 복용하고 있는 의뢰인에게 약 복용을 줄이기 위해 처방되어진다. 국소 소금, 따뜻한 습포제, 따뜻한 손욕과 족욕은 순환과 이완, 영양을 증진시킨다. 습열적용은 사라지는 통증부터 암세포의 전이로 인한 뼈의 통증까지 다양한 통증을 완화시킨다. 중온욕 또는 따뜻한 목욕은 중력에 눌려서 처지는 것을 막아주고 고통을 덜어준다. 간단한 수치료 적용은 환자가 마사지를 처방받지 못할 때 유용하다. 부드러운 시작의 방법으로서 환자에게 부담을 주지 않으면서, 따뜻한 손욕이나 족욕 그리고 국소 소금은 진정과 이완을 준다. 아래부분은 특정적인 의뢰인의 몇몇 예에서 수치료가 얼마나 도움이 되는지 저자의 경험을 기술하였다.

- 82살 된 여성은 24시간 간호가 필요하여 요양원에서 살고 있었다. 그녀는 당뇨병, 치매, 만성 요도 감염을 가지고 있었고, 요실금, 거의 의식이 없는 상태로 대부분의 시간을 태아와 같은 자세로 누워있었다. 마사지는 그녀를 이완시켰으나 그녀의 태아와 같은 자세를 변화하지는 못했다. 요양원 간병인은 그녀를 이동용 기계에 태워 욕조 안으로 옮겼다. 100° F나 그 보다 낮은 온도의 욕조에 들어가

서 20분 가량 있었다. 간병인에 의하면 그녀는 물 안에서 이완되었을 뿐만 아니라, 물 안에 있는 것을 좋아했다고 하였다. 다시 침대로 돌아갔을 때, 평상시보다 길고 깊은 수면을 취하였다. 이것은 그녀가 사망하기 전 침대 밖으로 이동하기에 너무 쇠약할 때까지 계속되었다.

- 14살 된 소년은 암이 전이되어 심한 통증, 간질, 시력 상실, 높은 수준의 스트레스를 가지고 있었다. 그의 통증은 약에 의해 조절이 잘 되었으나 약의 부작용으로 그의 피부는 접촉에 대하여 심하게 민감한 상태였다. 마사지는 피부의 민감함 때문에 적용하게 되었으나, 따뜻한 족욕과 팔욕(arm bath) 후에 매우 가벼운 스웨디쉬 마사지나 강력한 기법을 시행하였다. 이것은 이 문제에 대해 매우 효과적이었다. 이때 치료사는 그의 손과 발에 물을 끼얹는 것으로 많은 시간을 보냈다. 이 소년에 대한 다른 예는 시력 상실로 인한 심한 눈의 피로를 가지고 있어서 눈 위에 따뜻한 습포제를 적용한 후에 눈 주위의 경락을 부드럽게 눌러주었다. 이것으로 소년은 매우 이완이 되었다.
- 70살 된 여성 노인은 신경학적 장애로 인한 근육의 경직과 약화를 가지고 있었다. 그녀에게 마사지 기법과 따뜻한 습포제를 적용하여 이완을 시켰다. 이 환자의 특정적인 문제는 목빗근(흉쇄유돌근, sternocleidomastoid)은 지나치게 긴장이 높고 목뿔뼈(설골, hyoid bone)는 약화되어 있었다. 목빗근의 단축은 약한 목뿔뼈가 움직이는 것을 방해하여 음식이 식도 쪽으로 가는 것이 어려워 폐에 음식이 들어가게 하였다. 그녀의 목빗근의 압통점에 대한 특별한 기법을 이용하여 일시적으로 긴장을 줄이고 지나치게 약하고 지나치게 단축된 근육들은 호스피스 팀의 일원인 작업치료사에 의해 치료하였다. 식사시간에 목빗근의 긴장도를 줄이기 위해 습포제를 직접 적용하고 아이스는 의뢰인의 뺨 바깥 부분과 구강 안에 적용하여 연하 근육들의 긴장도를 자극하였다.
- 87살 된 남성 노인은 치매, 근 간대경련(만성 근연축), 성장 장애를 가지고 있다. 이 쇠약한 노신사는 대부분의 밤에 깨어 있었고 낮동안에 잠을 잤다. 오직 두 가지의 중재가 노인을 밤에 잘 수 있도록 도왔다. 하나는 자는 시간에 한 마사지이고 다른 하나는 10분의 따뜻한 샤워였다. 스텝프는 노인을 샤워의자에 앉히고 110°F의 물을 뿌려주었다. 앉아 있으면 그들은 노인을 비누거품으로 씻기고 따뜻한 물로 씻긴 후에 노인을 말린 후에 침대로 데려왔다. 노인은 밤새 잘 잤다.

### 치료
### 국소 소금 적용과 따뜻한 족욕

**상호참조**

제7, 11장 참조.

**기간과 빈도**

5~10분. 마사지 시간 동안 적용한다.

**적용절차**

1. 의뢰인은 의자에 앉아서 발아래 타월을 깐다. 의뢰인이 앉을 수 없다면, 침대에 누워서 할 수도 있다. 이 경우에, 타월을 발아래 두고 무릎을 구부려 발이 따뜻한 물에 잠기게 해야한다.
2. 타월 위에 따뜻한 물(98°~102°F)이 담긴 그릇을 배치한다.
3. 의뢰인의 발을 족욕통에 담근다.
4. 한 발을 족욕통에서 빼면 소량의 황산염을 사용하여 한 발에 소금욕을 한다. 의뢰인의 또 다른 발을 족욕하는 동안 다른 발은 소금욕을 한다.
5. 의뢰인의 발을 따뜻한 족욕통에 다시 담근다.
6. 4단계와 5단계를 반복하여 다른 발에 한다.
7. 족욕통에서 의뢰인의 첫 번째 발에 깨끗한 물을 부은 후, 의뢰인은 발을 타월 위에 둔다.
8. 7단계를 다른 발에도 반복한다. 두 번째 발에 물을 붓고, 타월 안에 둔다.
9. 발을 말리고 타월로 감싸서 춥지 않도록 한다.
10. 발과 다리 아래부분의 마사지는 이때 하도록 한다. 의뢰인은 여전히 의자에 앉아있거나 치료 테이블로 옮길 수도 있다.
11. 양말을 신으면 마사지는 끝이 난다.

## 요약
### CHAPTER SUMMARY

이 단원에서는 다양한 상태에서 어떻게 수치료를 적용하는가를 학습하였다. 마사지치료사들은 통증감소, 신경압력 완화, 근육강직의 이완, 피부와 신경계의 자극 등의 의뢰인들의 특별한 요구에 맞추어 다양한 방법으로 수치료를 응용할 수 있다. 마사지를 좀 더 효과적으로 할 수 있고 의뢰인들을 좋아지게 하고 건강을 증진시키는 방법을 자세하게 설명하였다. 따라서 당신의 치료 시간은 좀 더 다양해 질 것이다.

## 복습문제 REVIEW QUESTION

### *주관식 문제*

1. 열이나 냉을 이용한 수치료가 어떻게 통증을 완화시키는지 설명하시오.

______________________________

______________________________

2. 만성통증의 3가지 유형에 대해 설명하고, 수치료 적용방법에 대해 설명하시오.

______________________________

______________________________

3. 움직임이 곤란한 상태 3가지에 대해 언급하고, 수치료 적용방법에 대해 설명하시오.

______________________________

______________________________

4. 통증이 시작된 지 하루 지나서 의사로부터 의뢰되어온 급성허리통증 환자에게 수치료를 적용하는 방법을 3가지 설명하시오.

______________________________

______________________________

5. 교대욕을 할 수 있는 질환이나 상태 3가지를 설명하시오.

______________________________

______________________________

### *빈칸 채우기*

6. 급성 근경련은 ________로 치료한다.

7. 교대욕을 할 수 있는 상태 3가지는 ________, ________, 그리고 ________이다.

8. 고온전신욕은 ________, ________, 그리고 ________환자에게 효과적이지만 ________환자에게는 금기이다.

9. 근경련의 특징은 ________그리고 ________, 반대로 근연축은 ________과 ________이 특징이다.

10. 풀치료는 ________, ________, 그리고 ________ 환자에게 추천된다.

### *짝짓기문제*

**11.**

| | | |
|---|---|---|
| ____ | 1. 지속욕 | a. 섬유성근통증 |
| ____ | 2. 겨자연고 | b. 근약화 |
| ____ | 3. 습열 | c. 파킨슨병 |
| ____ | 4. 냉수침수 | d. 어깨둘레근띠 파열 |

**12.**

| | | |
|---|---|---|
| ____ | 1. 교대압주욕 | a. 편두통 |
| ____ | 2. 냉수침수욕 | b. 허리통증 연축 |
| ____ | 3. 전신고온욕 | c. 눈경련 |
| ____ | 4. 고온족욕 | d. 근강직 |

**13.**

| | | |
|---|---|---|
| ____ | 1. 복부에 습열 | a. 당뇨병 |
| ____ | 2. 103°F 이하의 온수욕 | b. 임종질환 |
| ____ | 3. 눈의 교대욕 | c. 복부근의 만성긴장 |
| ____ | 4. 국소 소금마찰과 족욕 | d. 눈경련 |

**14.**

| | | |
|---|---|---|
| ____ | 1. 당뇨병 | a. 중심부온도가 99.6°F가 넘지 않도록 |
| ____ | 2. 다발성 경화증 | b. 복부에 얼음팩 금기 |
| ____ | 3. 변비 | c. 파라핀족욕 금기 |
| ____ | 4. 반흔조직 | d. 얼음마사지 금기 |

**15.**

| | |
|---|---|
| ___ 1. 습진 | a. 오트밀욕 |
| ___ 2. 건조한 피부 | b. 복부와 허리 아래 부분에 열 |
| ___ 3. 뼈관절염 | c. 열팩 감기 |
| ___ 4. 월경경련 | d. 습열천 감기 |

## 참고문헌


1. www. niams. nih. gov/mel. reports. Lappin, D. Arthritis—What We Know Today. Accessed January 2007.
2. Gloth FM 3rd. Pain management in older adults: prevention and treatment. *J Am Geriatr Soc* 2001;49:188.
3. D'Ambrosia RD. Epidemiology of osteoarthritis. *Orthopedics* 2005;28(2 Suppl):5201.
4. Kujala UM et al. Knee osteoarthritis in former runners, soccer players, weight lifters, and shooters. *Arthritis Rheum* 1995;38:539.
5. Roach KE et al. Biomechanical aspects of occupation and osteoarthritis of the hip: A case control study. *J Rheumatol* 1994;21:2334.
6. Brown TD et al. Posttraumatic osteoarthritis: A first estimate of incidence, prevalence, and burden of disease. *J Orthop Trauma* 2006;20:739.
7. Perlman A, Sabina A, et al. Massage therapy for osteoarthritis of the knee: A randomized controlled trial. *Arch Intern Med* 2006;166:2533.
8. Matvelkov GP, Marushchak YV. An evaluation of the effect of the sauna on the clinical, laboratory and psychological indices in rheumatoid arthritis. *Ter Arkh* 1993;65:48.
9. Wasserman P et al. Psychogenic basis for abdominal pain in children and adolescents. *J Am Acad Child Adolesc Psychiatry* 1988;27:179.
10. Hooper PL. Hot-tub therapy for type 2 diabetes mellitus. *N Engl J Med* 1999;341:924.
11. Rosenthal M. Psychosomatic study of infantile eczema. *Pediatrics* 1952;10:581.
12. Sung E, Tochihara Y. Effects of bathing and hot foot bath on sleep in winter. *J Physiol Anthropol Appl Human Sci* 2000;19:21.
13. Kanda K, Tochihara Y, Ohnaka T. Bathing before sleep in the young and in the elderly. *Eur J Appl Physiol Occup Physiol* 1999;80:71.
14. Liao WC. Effects of passive body heating on body temperature and sleep regulation in the elderly: A systematic review. *Int J Nurs Stud* 2002;39:803.
15. Karuchi K, Cajochen C, Werth E, Wirz-Justice A. Warm feet promote the rapid onset of sleep. *Nature* 1999;401:36.
16. Ebben MR, Spielman AJ. The effects of distal limb warming on sleep latency. *Int J Behav Med* 2006;13:221.
17. Raymann RJ, Swaab DF, Van Someren EJ. Cutaneous warming promotes sleep onset. *Am J Physiol Regul Integ Comp Physiol* 2005;288:R1589. Epub 2005 Jan 27.
18. Sherman K et al. The diagnosis and treatment of chronic back pain by acupuncturists, chiropractors, and massage therapists. *Clin J Pain* 2006;22:227.
19. Doub L. *Hydrotherapy*. Fresno, CA: Author, 1971, p 70.
20. Packman H. *Ice Therapy, Understanding its Application*. Flushing, NY: Author, 1987, p 16.
21. Sarno J. *Healing Back Pain: the Mind-Body Connection*. New York: Warner, 1991.
22. Travell J, Simons D. *Myofascial Pain and Dysfunction: The Triggerpoint Manual*, 2nd ed., vol 1. Baltimore: Williams & Wilkins, 1999, p 322.
23. Schneider M, Larkin M. *Handbook of Self-Healing*. New York: Arcana, 1994.
24. Chet J, Liang C, Shaw F. Facilitation of sensory and motor recovery by thermal intervention for the hemiplegic upper limb in acute stroke patients. *Stroke* 2005;36:2665.
25. Weinstein J. Herniated discs improve with either surgical or nonsurgical treatment. *JAMA* 2006;296:2441.
26. Okada K, Yamaguchi, T, Minowa, K, Inque, N. The influence of hot pack therapy on the blood flow in masseter muscles. *J Oral Rehabil* 2005;32:480.


## 추천 도서


1. Boyle W, Saine A. *Lectures in Naturopathic Hydrotherapy*, Sandy, OR: Eclectic Medical, 1988.
2. Buchman D. *The Complete Book of Water Healing*. New York: Instant Improvement, 1994.
3. Finnerty G, Corbitt T. *Hydrotherapy*. New York: Frederick Ungar, 1960.
4. Michlovitz S. *Thermal Agents in Rehabilitation*. Philadelphia: FA Davis, 1996.
5. Moor FB, Peterson SC, Manwell EM, et al. *Manual of Hydrotherapy and Massage*. Hagerstown, MD: Review and Herald, 1964.
6. Packman H. *Ice Therapy, Understanding its Application*. Flushing, NY: Author, 1987.
7. Skole G, Greenberg S, Gaszi M. *Self-Care Anywhere*. East Canaan, CT: New Century, 2000.
8. Thomas C. *Simple Water Treatments for the Home*. Loma Linda, CA: Loma Linda University School of Health, 1977.
9. Thrash A, Thrash C. *Home Remedies: Hydrotherapy, Massage, Charcoal and Other Simple Treatments*. Seale, AL: Thrash, 1981.

부록 A

# 간단한 수치료 기록과 자가 치료 핸드아웃

## SIMPLE HYDROTHERAPY RECORD AND SELF-TREATMENT HANDOUTS

다음 페이지는 의뢰인을 위한 핸드아웃이다. 간단한 기록지를 통해 의뢰인 본인이 실시하는 치료와 치료결과를 추적할 수 있고, 개별적인 자가치료에 대해 간략히 설명이 되어 있다. 치료사가 의뢰인에게 알려줄 특별한 팁이나 지시사항을 기록할 수 있는 공간도 마련되어 있다.

1. 가정에서 실시하는 수치료 자가기록지
2. 황산염 온수욕
3. 뜨거운 샤워장에서 목을 부드럽게 하는 운동
4. 작은 스프레이로 할 수 있는 교대치료
5. 얼음 마사지
6. 전신 교대 샤워

## 가정에서 실시하는 수치료 자가기록지
## YOUR HOME HYDROTHERAPY RECORD

치료명: ______________________

치료횟수: ______________________

| 주일 | 1일 치료 시간 | 1일 치료 시간 | 1일 치료 시간 | 치료 후 느낌 |
|---|---|---|---|---|
| 월요일 | | | | |
| 화요일 | | | | |
| 수요일 | | | | |
| 목요일 | | | | |
| 금요일 | | | | |
| 토요일 | | | | |
| 일요일 | | | | |

## 황산염 온수욕
## WARM EPSOM SALT BATH

마사지 치료사는 아급성기 염좌나 멍, 운동이나 마사지 후 통증, 신경성 긴장, 관절염 통증, 그리고 강장효과를 위해 황산염을 이용한 온수욕을 추천할 것입니다. 하지만 당신이 만약 다음 사항에 해당할 경우, 황산염 온수욕은 하지 마십시요: 간질발작, 감각장애, 다발성경화증, 심장기능장애, 최근에 알콜이나 약물을 복용한 경우, 비만 등. 목욕을 하기 1시간 전부터 금식하십시오.

수온 측정기, 목욕타월, 목욕매트를 준비하시고, 어린이는 1컵, 어른은 2~4컵 정도의 황산염을 준비하십시오.

### 목욕순서 PROCEDURE

1. 따뜻한 물을 욕조에 틀고 황산염을 수도꼭지 바로 밑에 부어서 충분히 녹이십시오.
2. 욕조에 물이 반 정도 차면 주의해서 욕조에 들어가십시오. 주위에 아무도 없으면 욕조의 안전바를 잡고 들어가십시오.
3. 목욕물의 온도는 당신이 스스로 조절하십시오. 추천 온도는 98~102°F입니다.
4. 욕조에서 15~20분 정도 계십시오.
5. 목욕이 끝나면 황산염이 몸에 남지 않도록 깨끗이 씻습니다.
6. 미끄러지지 않도록 조심하면서 욕조에서 나옵니다.
7. 피부에 습기 유지를 위해 로션이나 오일을 바르고 옷을 입습니다.
8. 누워서 20분 정도 휴식을 취합니다.

### 특별한 팁이나 지시사항
### SPECIAL TIPS OR INSTRUCTIONS

## 뜨거운 샤워장에서 목을 부드럽게 하는 운동
## NECK-LIMBERING EXERCISES IN A HOT SHOWER

마사지 치료사는 만성 경부 근경직, 스트레스, 손상, 운동 후 통증, 근경직, 혹은 관절염 통증 등에 뜨거운 샤워나 목을 부드럽게 하는 운동을 처방할 것입니다.

만약 당신이 다음에 해당할 경우 장시간 동안 뜨거운 샤워를 하지 마십시오: 심혈관계 질환, 당뇨병, 간염, 림프부종, 다발성 경화증, 간질, 갑상선 기능 저하증, 감각상실, 발이 불편해서 오래 서 있지 못하는 경우, 심장질환, 최근 알콜이나 약물을 복용한 경우 등. 이런 경우에는 약 5분 정도만 샤워를 하십시오.

수온 측정기, 목욕타월, 목욕매트를 준비하십시오.

### 샤워순서 PROCEDURE

1. 샤워기를 틀고 물이 따뜻해질 때까지 기다린 다음 주의해서 샤워를 시작합니다.
2. 수온을 조절해서 약 105° ~115° F로 맞추십시오.
3. 샤워기의 물을 약 3분 정도 목에 분사 하십시오. 그 다음 매우 천천히 통증이 생기지 않는 강도로 샤워기의 물을 목 근육에 분사하십시오. 이 때 코로 알파벳을 그리면서 샤워를 하시면 근긴장을 부드럽게 이완시키고, 관절가동범위를 증가시키는데 도움이 될 것입니다.
4. 약 10분 정도 샤워를 합니다.
5. 미끄러지지 않도록 조심하면서 샤워장을 나옵니다.

### 특별한 팁이나 지시사항
### SPECIAL TIPS OR INSTRUCTIONS

## 작은 스프레이로 할 수 있는 교대치료
## CONSTRAST TREATMENT WITH HANDHELD SPRAYER

마사지 치료사는 운동후 통증, 근경직, 근피로, 관절염 통증, 건염, 혈액순환장애, 염좌로 인한 관절 부종이나 석고부목 제거후 발생한 관절의 부종 등에 작은 스프레이로 몸의 특정부위에 교대치료를 할 것을 추천할 것입니다. 하지만 만약 당신이 다음의 해당사항에 포함된다면, 교대치료를 하지 마십시오: 당뇨병성 말초순환장애, Buerger's 질환, 다리의 동맥경화증, Raynaud 증후군, 그리고 감각장애 등.

심박조율기, Port, 심실세동기, 혹은 펌프를 이식한 사람은 절대로 해당 부위에 물을 직접 분사하지 마십시오.

손에 쥘 수 있는 작은 스프레이, 목욕타월, 목욕매트를 준비하십시오.

### 스프레이 순서 PROCEDURE

1. 주의해서 욕조에 들어갑니다. 만약 다리나 발에 분사를 하고자 한다면 욕조 앞에 앉아서 하십시오.
2. 당신이 편안하게 참을 수 있는 정도의 뜨거운 온수를 약 2분 정도 분사하십시오.
3. 당신이 참을 수 있는 정도의 저온수를 약 30초 정도 분사하십시오.
4. 위의 2번째와 3번째 방법을 총 3번 반복하는 것을 두 번 하십시오.
5. 미끄러지지 않도록 주위하면서 샤워장을 나옵니다.
6. 한기가 들지 않도록 몸을 말린 후 빨리 옷을 입습니다.

### 특별한 팁이나 지시사항
### SPECIAL TIPS OR INSTRUCTIONS

________________________________________

________________________________________

________________________________________

________________________________________

________________________________________

## 얼음 마사지
## ICE MASSAGE

마사지 치료사는 근좌상, 관절염좌나 멍, 급성 근경직, 관절염 통증, 경직성 근육, 점액낭염, 근약화 등에 얼음마사지를 추천할 것입니다. 하지만 당신이 하기 싫거나 혹은 레이노드 질환, 버거씨병, 동상의 과거력이 있거나, 말초혈관질환, 감각장애, 고혈압, 동맥경화증, 혈류장애가 있을 경우 얼음마사지를 하지 마십시오.

종이컵에 물을 얼려서 만든 얼음덩어리를 사용하시면 됩니다. 해당부위가 얼얼해질 때까지 약 5분 정도 얼음마사지를 실시하십시오.

### 얼음 마사지 순서 PROCEDURE

1. 필요하면 얼음 마사지를 할 곳에 타월을 감습니다.
2. 한손에 얼음컵을 잡고, 적용부위와 그 주위를 원을 그리면서 부드럽게 문지릅니다.
3. 해당부위가 얼얼해질 때까지 약 5～10분 정도 얼음마사지를 합니다. 처음에는 차다고 느껴지고, 두 번째는 열감이나 따끔따끔한 느낌이 들며, 세 번째는 찌르는 듯한 느낌이 들며, 마지막으로 네 번째는 얼얼해집니다. 이러한 느낌은 정상반응입니다. 해당부위가 충분히 얼얼해지면 얼음마사지를 끝냅니다.
4. 피부를 말리고, 해당부위를 덮어줍니다.
5. 만약 마사지 치료사가 운동을 하라고 했으면, 지금 해당 운동을 하시면 됩니다.

### 특별한 팁이나 지시사항
### SPECIAL TIPS OR INSTRUCTIONS

________________________________________

## 전신 교대 샤워
## WHOLE-BODY CONTRAST SHOWER

마사지 치료사는 전체적인 건강개선, 운동 후 통증감소, 혹은 냉에 대한 내성을 증가시킬 목적으로 교대 샤워를 추천할 수도 있습니다. 하지만 진짜로 냉이 싫거나, 레이노드 증후군, 심혈관계 문제, 당뇨병, 간염, 림프부종, 신장질환, 다발성경화증, 간질발작, 갑상선 기능항진증 혹은 감각저하가 있거나, 감기에 걸렸거나, 매우 피곤하거나, 임신중이거나, 막 밥을 먹었을 경우에는 교대 샤워를 하지 마십시오.

매우 뜨겁거나 매우 찬 온도가 익숙치 않으시면 온도에 적응하는 측면에서 처음에는 시원한 물로 대체하셔도 됩니다.

### 전신 교대 샤워 순서 PROCEDURE

1. 주의해서 샤워장에 들어갑니다.
2. 당신이 참을 수 있는 최대의 높은 온도에 수온을 맞춥니다.
3. 약 2~5분 정도 샤워를 합니다.
4. 당신이 최대로 참을 수 있는 찬물에서 약 30초~1분 정도 샤워를 합니다.
5. 약 2분 정도 따뜻한 수온으로 샤워를 합니다.
6. 다시 찬물에서 30초~1분 정도 샤워를 합니다.
7. 5번과 6번을 반복합니다.
8. 미끄러지지 않도록 주의하면서 샤워장을 나옵니다.
9. 한기가 들지 않도록 타월을 벗고 빨리 옷을 입습니다.

### 특별한 팁이나 지시사항
### SPECIAL TIPS OR INSTRUCTIONS

부록 B

# 수중치료

POOL THERAPY

수중치료는 물에 침수했을 때 느낄 수 있는 치료효과에 대해 환자가 경험할 수 있는 좋은 방법이 될 수 있다. 몸의 전체 혹은 일부가 물에 침수되면 물에 가해지는 무게만큼 똑같은 힘이 위로 밀어 올려진다는 것을 경험할 수 있다. 이러한 부력은 일시적으로 중력의 힘을 제거시키는 역할을 하며, 이로 인해 모든 관절과 추간판에 가해지는 체중부하력을 감소시켜준다. 물의 부력이 피부에 대한 진정효과와 특정 온도와 결합되면 다양한 치료법이 될 수 있다.

치료 목적으로 수영장에서 운동을 실시하는 많은 기법들이 개발되어 왔다: 여기에는 Bad Ragaz ring, Watsu, Halliwick, Cardiaquatics 등이 해당된다. 많은 수영장에서는 특수한 장애를 가진 어린이, 관절염이 있는 성인, 혹은 그 외 다른 특수한 문제를 가진 사람들에게 특별반을 만들어 실시하고 있다.

수영장의 수온은 환자에게 편안함과 운동의 효율성에 영향을 미치기 때문에 가장 중요한 고려사항 중에 하나이다. 대부분의 수영장은 수온이 80~84° F이며, 이 수온은 시원한 정도이지만, 운동을 하면 체온이 올라가기 때문에 운동을 하기에는 이상적인 온도이다. 하지만 치료용 풀장은 수온이 86~90° F이다. 이 수온은 관절염환자, 만성 근골격계 질환자, 그리고 수술후 재활환자에게 이상적인 온도이다.

다음은 풀장에 침수시 치료적인 효과의 예에 관한 것이다.

## 근골격계 효과: 관절가동범위와 근력증가, 그리고 통증감소

MUSCULOSKELETAL EFFECTS: INCREASED RANGE OF MOTION, INCREASED STRENGTH, AND DECREASED PAIN

움직이기 어려운 환자나 혹은 근골격계 통증이 있는 환자는 풀장에서 운동을 하는 것이 매우 효과적일 수 있다. 수중에서 운동을 하면 관절가동범위와 근력이 증가되고, 통증이 감소된다. 수중운동이 효과적인 질환은 다음과 같다:

- 중등도에서 중증의 만성 강직(spasticity)
- 다발성 경화증
- 파킨슨 병
- 근 이영양증
- 뇌성마비
- 편마비
- 외상성 뇌손상
- 류마티스 관절염
- 뼈관절염
- 소아마비
- 말초신경손상
- 급성 혹은 만성 허리통증
- 근 구축
- 자동차 사고와 같은 최근 손상
- 근육이나 힘줄 전이술 후
- 탈구성 엉덩관절
- 관절대치술
- 뼈이식술

마사지 치료사인 Meir Schneider는 만성 근골격계 문제가 있는 많은 환자들에게 마사지와 목욕탕이나 풀장에서 부드러운 운동을 결합해서 적용하면 효과적이라고 하였다.[1] 임신 여성이 수영장에서 운동을 하면 체중부하가 감소되기 때문에 운동을 쉽고 더 효과적으로 할 수 있다. 그 이유는 지상에서 하는 것보다 움직임이 더 쉽고, 더 강한 신장운동을 할 수 있기 때문에 출산을 준비하는 여성들의 복근과 출산후 회복에 많은 도움이 된다.

## 유산소 운동으로 인한 심장과 호흡기능 개선
## IMPROVED CARDIAC AND RESPIRATORY FUNCTION DUE TO AEROBIC EXERCISE

근골격계 질환이 없는 사람이라도 대상자가 노인이거나, 허약하거나, 비만이거나, 다른 이유로 인해 지상에서 운동을 하기 곤란한 사람들도 풀장에서 운동을 하는 것이 효과적일 수 있다. 예를 들면, 폐기종이나 기관지 천식이 있는 중년이나 노인 환자들은 운동하기가 매우 곤란하다. 하지만 이러한 환자들이 100° F의 풀장에서 2개월간 유산소 운동을 한 결과 이들 환자들의 호흡기능과 동맥혈 가스(혈액내 산소 수치)가 증가하였다. 이러한 노력은 호흡근의 근력과 기도청결을 개선시키는데 도움을 주었다.[2]

## 정수압의 압박효과로 인한 의료적인 상태의 개선
## IMPROVEMENT IN SOME MEDICAL CONDITIONS DUE TO THE COMPRESSIVE EFFECT OF HYDROSTATIC PRESSURE

정수압은 물의 깊이가 깊을수록 증가하며, 움직이기는 더 어렵다. 평균키를 가진 사람이 선 상태에서 목까지 물에 잠기도록 침수를 하면 제곱 인치당 1.74 lb의 압력이 발생한다. 몸의 상체보다 하체에 가해지는 정수압이 증가할수록 물을 위쪽으로 짜주는 현상이 발생한다. 평균적으로 700 mL의 혈액이 사지에서 가슴우리로 올라간다. 이러한 혈압 수용기의 변화는 혈압을 증가시키기 때문에 방광을 자극하게 된다. 이러한 이유로 수영장에서 수영을 하면 요의를 더 쉽게 느끼게 되는 것이다.

혈액희석(hemodilution)(헤모글로빈의 수치, 충전세포용적(packed cell volume), 적혈구 수치가 떨어지는 현상) 역시 세포외액이 혈액내로 들어가기 때문에 침수한지 한 시간 이내에 발생한다. 이러한 현상은 물 밖으로 나오면 정상으로 회복된다.

혈액이 다리에서 가슴우리로 이동하면 폐활량과 1호흡용적은 증가되지만, 심박수는 변화가 없다.

정수압의 이러한 모든 효과는 깊은 물에 침수를 하는 것이 림프부종이나 부종, 간병변, 고혈압, 납중독 등에 효과적이라는 것을 의미한다.[3] 만성 림프부종이 있는 스쿠버 다이버들은 압박밴드와 유사한 정수압 효과를 갖는다는 것이 발견되었다.[4] 임신여성이 수중운동을 하면 운동효과와 더불어 정수압의 효과로 인해 정맥류와 팔이나 다리의 부종을 감소시키고, 몸 전체의 혈액순환을 증가시키고, 혈압을 안정화시킨다는 것도 발견되었다.

수중치료 역시 전자간증(preeclampsia) 치료를 위해 약물처방 대신에 몇몇 의사들이 사용하는 것이다. 이 질환은 임신여성의 염분이 정체되고, 동맥혈압이 빠르게 상승하며, 체액은 혈액의 용적(blood volume)을 증가시킨다. 이렇게 되면 산모나 태아 모두 위험에 빠지게 된다. 많은 이뇨제를 사용하여 체액이 정체되는 것을 해결할 수 있지만, 이러한 약물들이 태아에게 미치는 효과에 대해서는 잘 알려져 있지 않기 때문에 주로 비약물적인 치료를 선호하는 편이다.

목까지 침수시켜서 한 시간 정도 물속에 있으면 체액을 팔다리에서 몸의 중심부 체강으로 이동시키는 효과가 있기 때문에 요와 염분의 배출을 확실하게 증가시킨다.[5] 이러한 정수압의 효과를 이용한 또 다른 의료적인 예는 위험할 정도로 과열된 마라톤 선수의 체온을 식히는 것이다. 몸통과 팔다리가 충분히 침수될 정도로 얼음물에 운동선수를 침수시키면, 정수압의 효과로 인해 혈액을 가슴우리로 짜주기 때문에 정상 혈압을 유지하는데 도움이 된다.[6]

## 진정효과
## SOOTHING EFFECTS

물의 진정효과는 기분전환용 침수, 목욕, 수영에도 좋을 뿐만 아니라, 많은 치료적 목적으로도 사용되고 있다. 예를 들면, 월풀 욕조에서 출산을 하면 출산을 더 쉽게 할 수 있고, 물의 진정효과와 이완효과는 요도근의 수축으로 인한 통증을 경감시켜 주기도 하고, 분만시간이 줄어들고, 더 빨리 움직이게 하는데 도움이 된다. 2004년 미국의 250개 병원에서는 수중분만을 실시하고 있다.[7] 잘 우는 신생아를 목욕시키면 확연하게 조용해지기도 한다. Watsu 수중운동은 마사지 치료의 많은 효과를 갖고 있을 뿐만 아니라, 환자가 물위에 떠 있는 동안 치료사의 팔에 의해 지탱이 되기 때문에 더 많은 이완효과와 마사지 효과를 기대할 수 있다.[8]

## 감각신경 자극
### SENSORY STIMULATION

장애가 있는 환자들은 수중운동을 통한 감각자극효과를 기대할 수 있다. 자폐증이나 촉각방어기전이 있는 아동들은 수중운동이 효과적일 뿐만 아니라, 피부에 가해지는 물의 감각, 즉 부력이나 정수압에 대한 내성을 습득할 수 있기 때문에 피부감각을 인지하는데 효과적이다.

이러한 아동들을 치료하고 있는 수중 치료사들은 지상에서 하는 것보다 물 속에서 할 수 있는 새로운 치료기술을 배우고, 더 많이 움직이게 할 수 있을 뿐만 아니라, 촉각 자극을 더 편안하게 적용할 수 있기 때문에 수중치료 효과에 대한 신뢰도가 상당히 높다(Pam Davidson, 이 사람은 저자와 1:1 대화를 해본 수중치료사임. 2005년 2월).

## 참고문헌

1. Schneider M, Larkin M. *Handbook of Self-Healing*. New York: Arcana, 1994.
2. Kurabayashi H et al. Effective physical therapy for chronic obstructive pulmonary disease: Pilot study of exercise in hot spring water. *Am J Phys Med Rahabil* 1997;76:204.
3. Root-Bernstein R, Root-Bernstein M. *Honey, Mud, Maggots and Other Medical Marvels: the Science Behind Folk Remedies and Old Wives' Tales*. Boston: Houghton Mifflin, 1997, p 50.
4. Chikley B. *Silent Waves: The Theory and Practice of Lymph Drainage Therapy*. Scottsdale, AZ: IHH, 2001, p 27.
5. Harper, B. *Gentle Birth Choices*. Rochester, VT: Healing Arts Press, 2005.
6. Roberts W. Tub cooling for exertional heatstroke. *Physician Sports Med* 1998;26:1.
7. www.aqua-eez.com. Water birth site. Accessed December 2005.
8. www.waba.edu. Site of the World Aquatic Bodywork Association. Accessed December 2005.

부 록 C

# 발열요법: 질병치료에 인위적인 열을 사용하는 것

## PYROTHERAPY: USING ARTIFICIAL FEVER TO TREAT DISEASE

열은 바이러스나 박테리아와 같은 감염성 미생물에 대한 복합적인 생리학적 반응이다. 열의 중요한 특징 중에 하나는 심부체온을 증가시키는 것이다. 체내 혈액은 피부에서 내부장기로 열을 이동시키기 때문에 발한이 감소하고, 오한이 생기며, 심부체온이 상승한다. 또한 동시에 **발열인자**(pyrogents)라고 하는 세포 전달자(cellular messengers)는 시상하부의 앞쪽부분을 새롭고, 더 높은 체온으로 재설정해 버린다. 그 결과 체온이 감소하는 것보다 더 높은 온도를 생성시켜서 체온을 증가시키게 되며, 더 많은 백혈구를 혈액내로 방출시켜 감염원에 대항해 더 많은 작용을 하게 만든다.[1,2]

건강한 대상자를 103° F의 고온수에 침수시킨 결과, 대식세포들의 활동성과 박테리아에 대한 반응이 증가되었다는 보고가 있다.[3] 심부체온이 올라가면 HIV, 감기, 헤르페스, 임질, 소아마비, 매독을 일으키는 바이러스나 박테리아를 손상시키거나 죽이는 작용을 한다. HIV 바이러스는 심부체온이 102° F가 지속되면 유의하게 비활동성으로 변하며, 임질균은 104° F에서 파괴된다. 또한 암세포는 106° ~110° F의 온도에서 선택적으로 파괴된다.[4,5]

증가된 체온과 감염성 질환으로부터 회복되는 것에는 어떤 연관성이 있을까? 감염성 질환자는 체온이 증가하면 상태가 호전되고, 임질이나 암과 같은 면역계 질환자는 2차 질병으로 인해 고열이 되고, 질병이 치유되면 상태가 호전되는 것으로 관련성을 추정할 수 있다. 세심한 사람들은 다른 사람보다 덜 차가운 물에서 규칙적으로 사우나를 하는 것을 눈치했을 것이다. (1990년에 이러한 현상에 대해 처음 시도한 체계적인 연구결과 이 현상이 사실이라는 것을 확신했다.)[6] 혹은 병든 동물을 관찰해도 알 수 있는데, 전인적인 수의사였던 Martin Goldstein은 한때 백혈병과 림프종양으로 인해 102° ~107° F의 치료되지 않는 고열이 있는 전투용 개를 1주일에 한번씩 8년간 치료를 했는데, 그 결과 완전히 치유되었다. 이러한 결과는 혈액검사와 임상적인 결과를 통해 확인되었다.[7]

1장에서 설명했듯이, 전 세계적으로 고온욕, 증기욕, 발한, 혹은 다른 열치료 기구를 통해 몸을 가열시켜서 감염성 질환을 치료해왔다는 것을 알 수 있다. 많은 나라에서 감기나 인플루엔자가 시작될 때 사람들은 고온욕이나 열치료, 혹은 매운 고추와 같이 열을 내는 음식을 섭취했다. 고대 그리스인들은 임질이나 결핵환자도 열치료를 통해 치료를 했다. 서양 의술이 발전하기 전에 아메리카 원주민들은 감염성 질병을 치료하기 위해 발한실을 이용했었다. 수치료가 시도되면서 전신 열치료가 감염성 질환 치료에 폭넓게 사용되고 있다. Sebastian Kneipp의 아버지는 인플루엔자 치료를 위해 증기욕을 실시했으며, 젖은 천팩은 1918년 인플루엔자가 대유행할 당시에 폐렴환자를 치료할 목적으로 사용했었다(표 1-1 참조). Battle Creek 위생병원은 인플루엔자, 후두염, 급성 기관지염, 성홍열, 혹은 그 외 많은 감염성 질병을 치료할 목적으로 전신 고온욕이나 발한 팩을 사용했었다. 20세기 초에 의학은 주로 임질, 류마티스성 열, 매독, 혹은 여타 질병 치료에 인위적인 열을 사용했었다. 고열은 다른 질병에 걸린 환자에 의해 전이되어 발생하기도 하며, 체온을 증가시키는 전기불빛이나 고온욕에 의해 발생하기도 한다. 이러한 치료기구들은 1943년 페니실린이 개발되기 전까지 의학의 주류로 사용되었다.

하지만 20세기 초기 이후에는 단지 소수의 전인적인 동양 의사들, 정확하게는 자연요법사들과 제칠일안식일 예수재림교인 의사들만이 면역계를 강화시키고, 바이러스나 암세포의 활동을 억제시키는 목적으로 전신 가열치료를 실시하였다.[5,8,9] 예수재림교 간호사이면서 카이로프랙터였던 Louella Doub는 30년 동안 다발성 경화증과 류마티스 관절염 치료를 위해 인위적인 열을 사용했다. 그 결과 Doub는 러시아 증기욕(Russian steam bath)을 개발했는데, 이 목욕법은 심부체온을 103° F까지 끌어올려서 30분 이상 유지하는 방법이다.[10] 암이나 그 외 면역계 질환을 치료하는 열치료법은 재림교인들이 세운 시설에서도 사용되었다. Alabama Seale에 있는 Uchee Pines 시설은 암환자를 치료하는 병원이며, 환자들에게 전신고온욕(환자들의 심부체온을 102~104° F까지 끌어올려서 20분 정도 유지하는 방법)을 3주 동안 1주일에 5번씩 실시하며, 그 다음 3주간은 고온욕을 실시하지 않는 방법을 적용했다.

좀 더 최근에는 열이 면역계에 어떠한 영향을 미치는지에 대한 연구를 바탕으로 발열요법을 통해 면역계의 기능부전을 치료하는 관심이 대두되었다. 발열요법이 암, AIDS, 간염, 류마티스 관절염, 만성 피로증후군, 다발성 경화증, 그 외 다른 면역계 질환이 어떠한 영향을 미치는지에 관한 연구도 진행되고 있다.[11,12] 전통적인 전신 고온욕에서부터 고온 왁스, 사우나, 담요, 적외선, 초음파 등과 같은 많은 열치료 기술은 현재에도 환자의 체온 상승을 목적으로 사용되고 있다. 더 새로운 기술은 기구를 이용해서 적은 양의 혈액을 뽑아낸 다음 108° F까지 가열시켜서 다시 몸에 넣어 주는 기술이 사용되고 있다. 발열요법〔치료적 발열요법(therapeutic hyperthermia)이라고도 함〕은 미국보다는 유럽에서 더 많이 알려져 있으며, 몇몇 유럽의 발열 센터에서는 암이나 면역계 질환자에게 현재에도 사용하고 있다. 10장에서 논의했듯이 화학요법과 병행한 전신 발열요법은 Houston에 있는 University of Texas Medical School 내에 있는 Hyperthermia Cancer Treatment 센터에서 연구중에 있다.

발열요법의 증상개선에 대한 사례연구는 쉽게 찾아볼 수 있다. 예를 들면, 1991년 Uchee Pines 연구소에는 다발성 경화증이 심한 남성환자에게 고온욕을 이용한 인위적인 열을 연속적으로 12회 적용한 결과 증상이 유의하게 개선되었고, 전체적인 건강상태도 많이 호전되었다. (Wynn Horsley, MD, 본 저자와 1:1 대화를 나온 사람임, 2005년 12월 16일). 만성 피로 증후군을 호소하던 두 명의 환자는 한 달 동안 매일 140° F의 고온 사우나를 받은 결과 질병이 유의하게 개선되었다.[12] 이러한 연구는 추후 지속적인 연구보고서를 작용하기 위해서도 필요한 부분이다.

## 참고문헌


1. Conti, C et al. Antiviral effects of hyperthermic treatment in rhinovirus infection. *Antimicrob Agents Chemother* 1999; 43:822. This study found that when a flask containing human cells and **rhinovirus** cells was immersed in a 113°F hot water bath, the heat suppressed the multiplication of the virus by 90%, but did not kill the human cells.
2. Bellin B, Shavit Y, Azuovsky, J, Wolloch, Y, et al. Effects on mild perioperative hypothermia on cellular immune responses. *Anesthesiology* 1998 Nov; 89(5):1133-40.
3. Zellner M et. al. Human monocyte stimulation by experimental whole body hyperthermia. *Wein Klin Wochenehr* 2002;114:73.
4. Standish L. *AIDS and Complementary Medicine*. London: Churchill Livingstone, 2002.
5. Thrash A, Thrash C. *Home Remedies: Hydrotherapy, Charcoal, and Other Simple Treatments*. Seale, AL: Thrash, 1981, p 106.
6. Ernst E, Pecho E, Wirz P, Saradeth T. Regular sauna bathing and the incidence of common colds. *Ann Med* 1990;22:225.
7. Goldstein M. *The Nature of Animal Healing*. Ballantine/Random House, 2000, p 41.
8. Boyle W, Saine A. *Lectures in Naturopathic Hydrotherapy*. Sandy, OR: Eclectic Medical, 1988, pp 53–62.
9. Weil A. *Spontaneous Healing: How to Discover and Embrace Your Body's Natural Ability to Maintain and Heal Itself*. New York: Ballantine, 2000, p 204.
10. Doub L. *Hydrotherapy*. Fresno, CA: Author, 1971.
11. Alonso K, Pontiaggia P, Sabato A, et al. Systemic hyperthermia in the treatment of HIV-related disseminated Kaposi's sarcoma: Long-term follow-up of patients treated with low-flow extracorporeal perfusion hyperthermia. *Am J Clin Oncol* 1994;17:353.
12. Masuda A, Kihara T, Shinsato T, et al. The effects of repeated thermal therapy for two patients with chronic fatigue syndrome. *J Psychosom Res* 2005; 58:383.


## 추천 도서


1. *International Clinical Hyperthermia Society*. www.hyperthermia-ichs.org.
2. *International Journal of Hyperthermia*.
3. *Society for Thermal Medicine*, www.thermaltherapy.org.

부록 D

# 수치료 장비를 구할 수 있는 곳

WHERE TO BUY HYDROTHERAPY EQUIPMENT

1. Steam canopies
   - www.steamywonder.com; 1-800-417-6789
   - www.sacredstonehealing.com
2. Steam cabinets, steam generators
   - www.steamembrace.com; 1-800-231-7832
   - www.saunasteam.com
3. Thermophores (moist heating pads)
   - www.thermophore.com; 1-877-633-9464
4. Fomenteks
   - www.fomentek.com; 1-800-562-4328. This company manufactures three sizes of flat plastic hot water bottles.
5. Fomentations
   - www.wildwoodlsc.org (Wildwood Hospital, Wildwood, Georgia); 1-800-844-1099
6. Local arm and leg baths and other European hydrotherapy supplies
   - www.h-e-a-t.com; 1-800-473-HEAT
   - www.torfspa.com; 1-877-811-1008
7. Specialty showers and hydrotherapy tubs
   - www.h-e-a-t.com; 1-800-473-HEAT
   - www.torfspa.com; 1-877-811-1008
   - www.touchamerica.com; 1-800-678-6824
8. Hot tubs or spas
   - www.spaspecialist.com; 1-888-478-2224
   - www.keidel.com; 1-800-346-6536
   - www.plumbingworld.com; 1-800-417-6789
   - www.bainultra.com; 1-800-463-2187
9. Saunas
   - Finnleo sauna and steam, 1-800-275-0888
   - www.steamembrace.com; 1-800-231-7832
   - www.saunasteam.com
   - www.saunawarehouse.com
10. Specialty salts
    - www.sfbsc.com (San Francisco Bath Salt Company) 1-800-480-4540
    - www.saltworks.us
11. Water purifiers
    - Ingram C. The Drinking Water Book. Berkeley, CA: Celestial Arts, 2006. This book gives detailed information on selecting a water purifier, testing water for pollutants, drinking bottled water versus tap water, and improving the quality of tap water without special equipment.

부록 E

# 복습문제 해답

ANSWERS TO CHAPTER REVIEW QUESTIONS

## 1장

### 주관식 문제

**독자는 다양하게 답변할 것이다. 중요한 정답은 다음과 같다.**

1. 응답가능한 답변은 다음과 같다:
    - 마사지와 똑같은 치료적인 목적을 달성할 수 있다.
    - 이완효과와 스트레스 감소효과
    - 환자의 체온을 조절하는데 도움이 된다.
    - 다양한 피부 감각을 제공한다.
    - 치료사로 하여금 스파로 움직이게 하는데 도움이 된다.
    - 마사지 치료사의 손에 가해지는 스트레스를 감소시킨다.
    - 마사지 치료사를 좀 더 다재다능한 사람이 되게 한다.
    - 환자를 위해 가정에서 실시할 수 있는 자가치료를 제공한다.
    - 마사지와 재활과 결합될 수 있다.
    - 건강증진 계획의 한부분이 된다.
2. 응답가능한 답변은 다음과 같다:
    - 물에 함유된 신성(deity)의 정신력은 가벼운 질병을 치유한다.
    - 물은 체액의 균형을 맞추는 데 도움이 된다.
    - 열과 냉은 몸을 건강하게 한다.
    - 물은 화학적인 복합물이다.
3. 목욕하는 사람은 먼저 미온욕실에 들어간 다음, 온탕욕실에 들어가고, 마지막으로 냉욕장에서 찬물에 침수한다.

### 객관식문제

4. B; 5. D; 6. B; 7. A

### OX 문제

8. true; 9. true; 10. false; 11. true

### 짝짓기 문제

12. 1, D; 2, C; 3, A; 4, B
13. 1, E; 2, D; 3, C; 4, B; 5, A
14. 1, B; 2, C; 3, D; 4, A
15. 1, E; 2, D; 3, A; 3, C; 5, B
16. 1, E; 2, D; 3, C; 4, A; 5, B

## 2장

### 주관식 문제

**독자는 다양하게 답변할 것이다. 중요한 정답은 다음과 같다.**

1. 응답가능한 답변은 다음과 같다.
    - 풍부하고, 쉽게 이용가능함
    - 무게와 정수압
    - 다재다능함
    - 사용하기 쉬움
    - 다양한 촉각을 제공해줌
    - 부력
    - 정신과 육체의 효과
    - 많은 물질을 녹이는 능력
    - 열이나 냉을 흡수하거나 유지한다.
    - 열과 냉을 전도함

2. 대류는 액체나 가스를 흐르게 해서 열을 빼앗아 감. 전도는 따뜻하거나 찬 물체에서 다른 물체로 직접 접촉에 의해 열이 전달된다. 응축(condensation)은 물의 증기(가스)가 물(액체)로 변하는 과정임. 증발은 응축의 반대이며, 액체의 물이 증기(가스)로 변하는 과정. 복사는 두 물체사이에 어떤 접촉이 없이 열이 공간을 통해 전달되는 현상.
3. 열이나 냉을 흡수해서 물을 저장하는 에너지
4. 인간의 중요한 기관 중에 하나는 매번 기본적인 화학적 작용 즉, 체온을 98.6°F로 유지하거나, 음식물을 소화시키거나, 영양화 과정이나 노폐물을 제거하기 위해 물이 필요함.

### 객관식문제

5. C; 6. D; 7. C

### O/X 문제

8. true; 9. false; 10. true; 11. true; 12. false

### 짝짓기 문제

13. 1, D; 2, A; 3, C; 4, B
14. 1, C; 2, D; 3, A; 4, B
15. 1, D; 2, C; 3, B; 4, A
16. 1, C; 2, D; 3, B; 4, A

## 3장

### 주관식 문제

**독자는 다양하게 답변할 것이다. 중요한 정답은 다음과 같다.**

1. 열, 냉, 열통증, 냉통증, 가벼운 촉각, 심부압각, 진동 및 고유수용각
2. 표 3-1과 3-3 참조
3. 표 3-2와 3-4 참조

### 객관식문제

4. 확장, 반사궁
5. 신진대사, 당
6. 자극

### 객관식문제

7. D; 8. C; 9. D; 10. C

### 짝짓기 문제

11. 1, C; 2, D; 3, E; 4, A; 5, B
12. 1, C; 2, E; 3, A; 4, D; 5, B
13. 1, B; 2, D; 3, C; 4, A

## 4장

### 주관식 문제

**독자는 다양하게 답변할 것이다. 중요한 정답은 다음과 같다.**

1. 응답가능한 답변은 다음과 같다:
   몸의 구성성분, 유전적 인자, 계절, 신체적 상태, 피부온도, 심부체온, 치료받는 부위, 치료온도, 온도의 변화, 몸의 노출 정도, 마찰이나 압박의 사용유무, 치료후 체온, 열이나 냉에 대한 거부 등
2. 그림 4-7 참조
3. 유도효과는 뇌나 내장기 혈액이 피부로 이동하여 피부혈관이 확장되면서 발생한다.
4. 치료목적은 스트레스 이완, 손상치료 혹은 접촉 등이다.

### 객관식문제

6. D; 7. D; 8. D; 9. C; 10. B

### O/X 문제

11. true; 12. false; 13. true; 14. true; 15. true

### 짝짓기 문제

16. 1, F; 2, D; 3, E; 4, B; 5, A; 6, C
17. 1, E; 2, G; 3, D; 4, C; 5, B; 6, A; 7, F
18. 1, C; 2, E; 3, D; 4, B; 5, A

19. 1, C; 2, D; 3, E; 4, A; 5, B
20. 1, D; 2, E; 3, C; 4, B; 5, A

## 5장

### 주관식 문제

**독자는 다양하게 답변할 것이다. 중요한 정답은 다음과 같다.**

1. 피부에 화상
2. 가능한 답변은 다음과 같다: 당뇨성 신경병증, 척수손상, 이식장비, 염증, 악성종양, 가려움증, 부종, 피부상처
3. 가능한 답변은 다음과 같다: 근경직, 혈액순환 장애, 근골격계 통증, 근경직, 조직을 좀 더 신장시키기 위해 보온이 됨, 심부마사지 후 발생한 통증, 신경성 긴장, 한기를 느낌
4. 열의 첫 번째 유형은 건열이다. 두 번째 유형은 습열이다.
5. 국소적인 열은 신장시 발생하는 근막통증을 덜 느끼게 함으로서 신장 후 발생하는 근통증을 감소시킨다.

### 객관식문제

6. E; 7. E; 8. C; 9. C; 10. D

### O/X 문제

11. false; 12. true; 13. true; 14. true; 15. false

## 6장

### 객관식문제

1. B; 2. A; 3. E; 4. A; 5. D

### O/X 문제

6. true; 7. false; 8. true; 9. true; 10. false

## 7장

### 주관식 문제

**독자는 다양하게 답변할 것이다. 중요한 정답은 다음과 같다.**

1. 가능한 답변은 다음과 같다: 파라핀욕, 지속욕, 국소고온욕, 황산염욕
2. 가능한 답변은 다음과 같다: 고온 반신욕(half-bath), 고온 족욕, 고온 좌욕
3. 중조(baking soda)는 독소를 중화시키고, 황산염은 물과 독소를 끌어들여서 해독작용을 하는데 필요한 마그네슘이나 황산을 만들어낸다. 해수염은 물과 독소를 끌어들이며, 따뜻한 물은 땀 분비를 증가시킨다.
4. 가능한 답변은 다음과 같다: 고온 족욕, 중온욕, 겨자욕, 고온 전신욕, 미지근한 전신욕
5. 물은 전체를 둘러싸기 때문에 열이나 냉을 전신으로 전달할 수 있다.

### 빈칸 채우기

6. 화상, 욕창
7. 고온 족욕
8. 좋지 않은(poor)
9. 자극(irritation)
10. 지속적으로 움직이게 하는 것

## 8장

### 주관식 문제

1. 사우나실의 공기는 건조하고, 증기욕실의 공기는 습하다.
2. 양쪽 모두 중심부 온도는 상상한다. 하지만 증기욕을 할 때 중심부온도가 더 빠르게 상승하며, 근육은 더 많이 이완된다.
3. 사우나를 시작하는 순간 혈압은 급작스럽게 상승한 다음 떨어지며, 적어도 한시간 후에는 낮은 수준을 유지한다.
4. 증기흡입은 비점막을 용해시켜서 기관지가 촉촉해

지고, 따뜻해지며, 부드럽게 된다.
5. 증기에 의해 발생한 물 때문에 폐가 제대로 작동하지 않을 수도 있기 때문이다.

### 객관식문제

6. C; 7. B; 8. B; 9. C; 10. B

## 9장

### 주관식 문제

**독자는 다양하게 답변할 것이다. 중요한 정답은 다음과 같다.**

1. 소금마찰과 같은 마찰치료를 추가하면 된다.
2. 환자가 견딜 수 있을 만큼 최대로 온도를 높게 설정하면 된다. 하지만 통증이나 불편함이 느껴질 정도로 높게 설정하면 안된다.
3. 온수 샤워는 피부 전체의 혈관을 확장시키고, 냉수 샤워는 피부 전체의 혈관을 수축시킨다. 그리고 교대욕 샤워는 혈관확장과 수축이 반복되면서 온수 샤워보다 더 많은 혈액을 말초혈관 쪽으로 보내게 된다.
4. 흉부 온수 샤워는 국소 혈류량을 증가시키며, 가슴 근육들을 이완시킨다.
5. 찬물을 팔이나 손에 적용하면 혈관경련을 일으킬 수 있기 때문이다.

### O/X 문제

6. false; 7. true; 8. true; 9. true; 10. false

## 10장

### 객관식문제

1. A; 2. B; 3. B; 4. B; 5. C

### 빈칸 채우기

6. 자극, 종양세포
7. 젖은 담요, 젖은 천
8. 강장, 근육 혹은 관절
9. 냉각
10. 진정

## 11장

### 주관식 문제

**독자는 다양하게 답변할 것이다. 중요한 정답은 다음과 같다.**

1. 찬 장갑 마찰
2. 찬 것을 참지 못하는 대상자들이라도 소금마찰은 따뜻한 물을 사용하기 때문에 참을 수 있다.
3. 마찰은 피부에 있는 압력수용기를 자극하며, 냉은 피부에 있는 냉수용기를 자극한다.
4. 온도차가 서로 다른 물을 사용하거나 오일과 같은 화학적 첨가물을 사용하면 된다.
5. 그 이유는 피부표면으로 연결되는 혈액의 흐름을 자극하기 때문이다.

### 객관식문제

6. A; 7. D; 8. B; 9. B; 10. C

## 12장

### 객관식문제

1. C; 2. D; 3. C; 4. D; 5. C

### 빈칸 채우기

6. 부드럽게, 통증
7. 빠르게, 좀 더 강하게
8. 근육, 훈련된
9. 계속 정체되다. 질병, 악화
10. 차가운, 절단부위, 상처부위

## 13장

### 주관식 문제

1. 어깨돌림근 손상, 근좌상, 아급성 점액주머니염

2. 교대욕
3. 말초혈관, 심부혈관
4. 인대, 근육
5. 근수축

### 객관식문제

6. C; 7. B; 8. B; 9. A; 10. B

## 14장

### 주관식 문제

**독자는 다양하게 답변할 것이다. 중요한 정답은 다음과 같다.**

1. 열은 근연축을 완화시킨다; 냉은 작열성 통증이 있는 부위의 신경전도속도를 느리게 한다.
2. 다음의 질환에 대한 3가지 치료법에 대해 알아본다: 관절염, 섬유성근통증, 편두통, 허리통증
3. 다음의 질환에 대한 3가지 치료법에 대해 알아본다: 관절염, 섬유성근통증, 근약화, 근경직, 다발성경화증, 경직성 마비
4. 뜨겁고 습한 열을 요부에 적용하거나, 전신고온욕을 실시한 다음 국소에 습열을 적용하거나, 요부에 얼음마사지를 실시한다.
5. 관절염, 변비, 월경불순, 눈경직, 편두통, 근연축, 좌골신경통, 측두하악관절통

### 빈칸 채우기

6. 교대 압주욕
7. 관절염, 변비, 월경불순, 눈경직, 편두통, 근연축, 좌골신경통, 측두하악관절통
8. 관절염, 섬유성근통증, 허리통증, 신경성 긴장; 다발성경화증이나 당뇨병환자
9. 짧고 강하며, 길게 지속되고, 강하지는 않다.
10. 다음의 세 가지이다: 파킨슨병, 척수손상, 다발성경화증, 관절염, 섬유성근통증

### 짝짓기 문제

11. 1, C; 2, D; 3, A; 4, B
12. 1, C; 2, D; 3, B; 4, A
13. 1, C; 2, A; 3, C; 4, B
14. 1, C; 2, A; 3, B; 4, D
15. 1, A; 2, D; 3, C; 4, A

# 용어해설
GLOSSARY

**가쪽 위관절융기염**(lateral epicondylitis) 손목관절 폄근 힘줄이 이는곳인 위팔뼈의 가쪽위관절융기(epicondyle)에 발생한 염증.

**간헐적인 파행**(intermittent claudication) 파행을 참조.

**고갈**(depletion) 특정 부위로의 혈액흐름이 감소된 상태이며, 국소혈관의 직경이 감소할 때 주로 발생한다.

**골절**(fracture) 뼈가 부서진 상태.

**공동성 두통**(sinus headache) 동공(sinus)의 염증이나, 소화기관의 문제로 인해 발생하는 두통.

**관상동맥 질환**(coronary artery disease) 관상동맥이 부분적으로 막히는 현상이며, 주로 콜레스테롤, 노페물, 칼슘, 그리고 동맥내막을 연결하는 섬유소의 축적에 의해 발생한다.

**관상동맥**(coronary artery) 심장근 자체에 혈액을 공급하는 동맥.

**관장**(enema) 물, 약물, 영양물, 혹은 창 세척을 위해 직장을 통해 주입하는 것. 관장을 위한 물질은 관장의 목적에 따라 다양하다.

**관절염**(arthritis) 관절에 발생한 염증을 말하며, 일반적으로 관절통증을 수반한다. 가장 흔한 관절염의 두 종류는 면역계 질환인 류마티스 관절염과 관절의 과사용과 직접적인 관련이 있는 골관절염이다.

**교대 압주 치료**(contrast compress treatment) 고온 압주욕과 냉온 압주욕을 교대로 적용하는 치료.

**교대치료**(contrast treatment) 열과 냉을 교대로 적용하는 기법이며, 주로 냉보다는 열을 더 오래 적용한다.

**관주**(affusion) 치료 목적으로 몸이나 특정 부위에 물을 부어 주는 행위. 주로 빈 욕조에서 안거나 선 상태로 환자에게 물을 부어주거나 호스로 분사해준다.

**구축**(contracture) 길항근의 긴장성 경직이나 마비로 인해 근막의 길이가 짧아져서 섬유화되거나 혹은 관절의 움직임이 영원히 소실되는 현상.

**근경련**(muscle cramp) 골격근에서 강한 통증과 짧게 지속되는 불수의적인 수축.

**근연축**(muscle spasm) 골격근에서 늦은 강도로 오랜 시간 지속되는 불수의적인 수축.

**급성**(acute) 갑작스럽게 시작하고 오래 지속되지 않는 현상.

**기초대사율**(basal metabolic rate) 체온을 적정수준(98.6°F)으로 유지시키거나, 손상조직을 복구하거나, 소화, 혹은 음식물 동화작용, 근육에 에너지 공급, 노폐물제거 등에 필요한 에너지이다.

**내피**(endothelium) 혈관의 내측을 연결하는 막.

**냉 장갑 마찰**(cold mitten friction) 테리천이나 목욕타월을 찬물에 적셔서 전신마찰을 하는 것.

**냉욕장**(frigidarium) 로마인들이 사용한 냉탕이며, 냉탕이 있는 방을 의미하기도 한다.

**뇌염**(encephalitis) 주로 바이러스 감염에 의해 발생하는 뇌의 염증.

**뇌졸중**(stroke) 뇌로 공급되는 혈관파열로 인해 뇌세포가 죽는 현상.

**뇌진탕**(concussion) 타격이나 격렬한 흔들림에 의해 부드러운 조직이 손상을 당한 것.

**눈의 피로**(eyestrain) 눈의 특정 질환이나 병리적인 상태 없이 눈 안이나 주위에 통증이나 불편함을 느끼는 것.

**다리 구획 증후군**(lower leg compartment syndrome) 하퇴 앞쪽부 안쪽에 압력이 증가하여 통증, 혈관과 신경 압박, 신경손상을 일으키는 증후군이며, 주로 너무 단단하게 고정한 밴드나 석고부목에 의한 압박이나 근육의 부종에 의해 발생한다.

**다발성 경화증**(multiple sclerosis) 점진적인 자가면역성 질환이며, 뇌와 척수의 말이집을 공격하여 피로, 근위축, 경직, 장의 비정상, 시각상실, 기분전환 등과 같은 다양한 증상을 유발한다. 다발성 경화증이 있는 다수의 환자들은 이상의 모든 증상을 호소하기도 하고, 어떤 환자들은 몇 가지 증상만 나타나기도 한다.

**당**(glucose) 세포로 전달되는 당(sugar)이며, 주요 에너지원으로 작용한다.

**당뇨병**(diabetes) 당내성, 오줌을 통한 당의 과도한 소실, 지방, 단백질, 그리고 탄수화물의 대사장애로 인해 발생하는 질환.

**대류**(convection) 움직이는 액체나 가스에 의해 열이 이동하는 현상.

**대수층**(aquifer) 땅 밑에 있는 바위, 모래, 흙, 혹은 자갈 등에 많은 양의 물이 저장되어 있는 곳.

**대식세포**(macrophage) 전신에 발견되는 탐식성 백혈구 세포를 말함.

**대측 반사 효과**(contralateral reflex effect) 한쪽 체지에 적용한 열이 다른 체지에도 동시에 혈관확장을 일으키는 현상.

**도관**(aqueduct) 인공적인 수로(channel)이며, 특정장소로 물을 수송하는 역할을 하는 것이다.

**독소**(toxin) 사람이 섭취했을 때 질병을 일으키거나 건강상태를 나쁘게 하는 물질.

**동맥경화증**(arteriosclerosis) 동맥이 단단해지는 현상.

**동맥류**(aneurysm) 혈관이 약해져서 밖으로 부어오른 다음 터져버리기도 한다.

**동상**(frostbite) 체조직의 냉각에 의해 발생하는 냉손상이며, 주로 손과 발에 잘 걸린다. 사람의 몸이 냉에 노출되어 체온이 감소하면 팔과 다리의 혈관이 수축하여 몸의 중심부 체온을 따뜻하게 유지하게 된다. 만약 필요시에는 내장기와 뇌를 보호하기 위해 손과 발이 희생되기도 한다.

**라코니움**(laconium) 로마인들의 목욕탕에 있는 고온의 건식 사우나를 말함.

**러시아 증기욕**(Russian steam bath) 방의 한쪽 벽면에 구멍이 있는 증기욕이며, 환자는 머리를 구멍 바깥으로 내민 채 방안에 있는 벤치에 누울 수 있는 구조로 되어 있다.

**레이노드 증후군**(Raynaud's syndrome) 사지의 소동맥들의 경련 상태. 혈관경련은 냉이나 정서적인 스트레스에 노출될 때 발생할 수 있다. 특히 손과 발은 산소부족으로 인해 손상받기 쉽다.

**루멘**(lumen) 동맥, 정맥, 림프혈관과 같은 관상구조물의 안쪽 공간을 말함.

**류마티스 관절염**(rheumatoid arthritis) 자가면역질환이며, 특히 결합조직에 영향을 미치며, 윤활막의 염증을 일으켜서 손과 발의 관절에 통증과 경직을 야기하는 질환이다.

**류마티즘**(rheumatism) 과거에 주로 사용했으며, 연부조직의 만성통증이나 관절의 부종에 적용한 부정확한 용어이다.

**림프**(lymph) 맑은 광천수(spring water)라는 의미의 라틴어 *lympha*에서 유래된 말이다. 림프액은 맑고(약간의 적혈구에서 나와서 약간 노란색이다) 백혈구, 대부분의 백혈구세포, 약간의 적혈구세포로 이루어져 있다. 림프액은 림프혈관을 따라 이동되며, 림프혈관은 림프계의 정맥과 같은 혈관이다.

**림프부종**(lymphedema) 어떤 림프혈관이나 결절의 폐색에 의해 피하조직에서 림프액이 축적되는 현상이다. 이런 상태의 환자들은 적어도 한쪽 팔이나 다리에 만성부종을 호소한다. 림프부종의 가장 흔한 원인은 유방암으로 인한 수술이다. 수술의가 유방을 절제하는 것뿐만 아니라, 수많은 주변 림프결절을 절제할 때도 주로 발생한다.

**마른 솔질**(dry brushing) 피부표면에 마른 솔을 이용해서 마찰을 적용하는 기술.

**마른 천 감기**(dry sheet wrap) 두 장의 담요와 한 장의 천으로 몸을 감은 다음 외부에서 열기구를 이용해서 환자의 몸에 적용하는 기술.

**만성**(chronic) 3개월 이상 장시간 지속되며, 실제적인 변화가 나타나지 않는 상태.

**말초신경병증**(peripheral neuropathy) 말초신경이 손상된 상태이며, 주로 혈액순환장애, 화학적인 불균형이나 외상에 의해 발생한다. 관련증상은 작열감, 소양감, 혼몽, 손과 발의 과도한 발한 등이다. 말초신경병증의 대부분은 당뇨병에 의해 유발되는데, 혈당이 높으면 손과 발에 있는 모세혈관의 순환을 방해하게 된다.

**멸균기**(autoclave) 진균, 박테리아, 바이러스, 세균 등을 살균할 목적으로 증기를 만들어내는 보일러임. 주로 수술장비나, 유리그루스 혹은 그 외 다른 물질들을 소독할 때 주로 사용한다.

**명치**(precordium) 심장 위에 있는 가슴벽의 앞쪽.

**물리치료사**(physiatrist) 재활전문가.

**물의 생명주기**(water cycle)(hydrological cycle) 물의 생명주기. 표층의 물은 태양열로 인해 증발하며, 응축이 된 다음 비나 눈으로 다시 지구로 되돌아오는데, 이러한 과정은 반복된다.

**미온욕실**(tepidarium) 로마인들의 목욕탕에 있는 건식 온실.

**반사**(reflex) 자극에 대한 불수의적인 반응이며, 주로 위험에 대해 몸이 자동적으로 빠르게 반응하는 현상을 말한다.

**반야**(banya) 스칸디나비아인들의 사우나와 비슷한 러시아인들이 사용하는 사우나임; 스토부에 물을 부어서 증기를 만든 다음 방을 가열하는 방식.

**반자극**(counterirritant) 피부의 신경종말을 자극하는 물질을 말하며, 심부에서 발생한 통증을 중추신경계로 보낸다.

**반흔조직**(scar tissue) 손상이나 질환에 의해 조직이 손상 혹은 죽으면서 교원질 섬유로 된 조직.

**발바닥 근막염**(plantar fasciitis) 발바닥의 근막에 염증이 발생한 것이며, 주로 발꿈치나 발바닥 활과 같이 발의 아래부분에 통증이 발생한다.

**발열요법**(pyrotherapy) 환자에게 인위적으로 열을 발생시켜서 질환을 치료하는 기법.

**발한실**(sweat lodge) 증기욕의 미국인 버전. 동물의 피부로 덥은 버들가지(willow branch)로 만든 낮은 돔 형태의 구조이며, 뜨거운 바위에 물을 부어서 증기를 만드는 방식이다.

**방광결석**(bladder stones) 요산이 단단해져서 방광에 발생한 결석이며, 요로계감염이나 전립선 비대에 의해 발생한다.

**백랍**(pewter) 납과 주석, 그리고 구리로 구성된 합금.

**버거씨 병**(Buerger's disease)〔**폐쇄성 혈전성 동맥염**(thromboangiitis obliterans)〕 중간 크기의 동맥이나 정맥 주의의 결합조직에 발생한 염증질환이며, 특히 젊고 중년층 남자의 하지에 주로 발생한다; 혈전폐색과 관련이 있으며, 괴저가 생긴다.

**변비**(constipation) 장 운동이 감소하거나 혹은 어려운 상태.

**복사**(radiation) 몸이 매우 차가운 공기에 노출될 때 해당 부위의 열이 빼앗기는 현상.

**복수**(ascites) 장액성 액체(혈액의 구성요소인 장액)가 복강(peritoneal cavity)축적되어 있는 상태이며, 간경변이나 암에 의해 주로 발생한다.

**부력**(buoyancy) 몸의 전체 혹은 일부에 물에 침수될 때 발생하는 물의 무게 만큼 위로 밀어올리는 힘.

**부정맥**(arrhythmia) 불규칙적인 심장박동.

**비쉬 샤워**(Vichy shower) 테이블에 누워있는 환자에게 수평으로 샤워를 하는 기법. 물은 매달려 있는 팔을 따라 아래로 분사되며, 약 4피트 정도의 높이에 위치한 7개의 물줄기가 분사된다.

**비열**(specific heat) 물질 1 g을 1° 증가시키는데 필요한 열의 양.

**사구체신염**(glomerulonephritis) 사구체의 염증으로 인해 발생하는 신장질환.

**사우나**(sauna) 발한을 목적으로 이용하는 고열실(heated room). 건식사우나는 스토브나 전기히터 위에 물을 부으면 건식사우나로 변한다.

**색전**(embolus) 정맥내에서 혈액의 흐름이 차단된 상태

**색전증**(embolism) 혈관벽에서 떨어져 나온 색전이 혈액을 따라 흘러다니는 것. 색전은 혈관에 의해 공급되는 몸의 특정부위로의 혈액의 흐름을 차단한다.

**샤워**(shower) 샤워기를 통해 몸의 일부분 혹은 여러 부위에 물을 흘려주는 것.

**석고**(plaster) Ground herb와 물을 혼합해서 만든 것이며, 천에 뿌려서 몸에 적용한다.

**섬유성근통증**(fibromyalgia) 근육이나 관절주위 연부조직의 만성통증, 몸의 특정부위에 압통, 휴식 후 경직, 약한 통증내성, 냉에 민감, 수면곤란, 그리고 만성피로 등을 호소하는 근골격계의 통증과 피로장애,

**섬유소**(fibrin) 길고, 연결성 섬유(sticky fiber)를 만드는

단백질.

**세정**(ablution) 씻거나 청결하게 하는 작용. 초창기 수치료사들은 주로 고열을 떨어뜨리기 위해 스펀지욕이나 타월욕으로 세정을 실시했다.

**소금마찰**(salt glow): 맨살에 소금을 문지르는 마찰치료.

**소아마비**(polio) 〔**회색질척수염**(poliomyelitis)〕 중추신경계에 영향을 미치는 급성 감염성 바이러스성 질환이다. 이 질환은 마비와 근 수척을 야기한다. 보상운동패턴 ― 마비 혹은 약화된 근육을 보상하기 위해 몸의 다른 부분을 과사용하는 현상 ― 은 심각한 근골격계 통증, 불편감, 그리고 기형을 유발할 수 있다.

**소정맥**(venules) 모세혈관과 큰 정맥을 연결하는 작은 정맥.

**손목 터널 증후군**(carpal tunnel syndrome) 손목관절에서 정중신경의 만성적으로 포착된 상태이며, 신경이 지배하는 부위에 통증과 혼몽이 발생한다.

**수치료**(hydrotherapy) 근골격계 질환이나 전체적인 건강상태를 개선시키기 위해 치료목적으로 물을 사용하는 치료기법.

**수치요법**(hydropathy) 물을 몸 안이나 밖에 적용해서 질병을 치료하는 기술. 초창기에는 수치료(water cure)라고 하였다.

**스위스식 샤워**(Swiss shower) 다양한 높이와 다양한 압력으로 몸의 전신으로 분사되는 여러 개(9~12개)의 샤워기가 있는 샤워방식.

**스코치식 호스 혹은 스프레이 관주욕**(scotch hose or spray douche) 통증이나 긴장성 부위에 약한 고압의 호스로 물을 강하게 분사해주는 방식. 스프레이를 환자에게 적용할 때는 약 6피트 이상 떨어진 거리에서 적용한다.

**스트레스 골절**(stress fracture) 오래달리기 선수처럼 뼈에 반복적으로 가해지는 반복 스트레스에 의해 유발되는 뼈의 골절이며, 피로골절이라고도 한다.

**스프레이**(spray) 샤워 꼭지에서 치료사에 의해서 대상자에 적용되는 물줄기.

**습포**(fomentation) 온열이나 습기를 적용해서 치료목적으로 열을 몸으로 전달하는 치료기술. 이 책에서는 습열을 적용하는 큰 패드로 된 습포에 대해 언급을 했는데, 여러 겹의 두꺼운 타월을 이용한다.

**시상**(thalamus) 감각정보를 받아들이고, 정보를 구별하며, 그 다음 대뇌겉질로 감각정보를 투사하는 뇌의 한 부분이다. 예를 들어, 촉각정보는 뇌의 촉각중추인 체성감각 겉질로 중계된다.

**시상밑부**(hypothalamus) 앞쪽 뇌의 아래부분에 있는 뇌의 작은 부분이며, 자율신경계의 중추성 조절부이다. 이 부위는 피부온도, 혈액온도, 그리고 혈액내 물의 양 등 내장기능을 조절한다.

**신경**(nerves) 개개 신경원들의 다발이며, 전기적 충격을 전달하는 섬유이며, 각각의 신경원들은 혈관과 함께 근초(fascial sheath)에 의해 둘러싸여 있으며, 결합조직을 둘러싸고 있다. 신경들은 감각정보나 혹은 운동에 대한 요구를 전달한다.

**신장결석**(kidney stone) 신장내 요산결정체와 같은 특정 화학물질에 의해 발생하는 작은 덩어리이며, 신장결석은 여러 질환의 원인이 된다.

**실리카겔 온습포**(silica gel hot pack) 실리카겔이 들어있는 천으로 만든 팩이며, 전기로 가열하는 금속 탱크에서 물을 가열하여 데우는 방식이다.

**심근경색**(myocardial infarction) 심장근으로의 혈류공급 장애; 심장근에 산소부재시 근육은 죽어간다.

**심방**(atrium) 심장의 좌우측 상부에 있는 방.

**심장발작**(heart attack) 심근경색을 참고한다.

**아급성기**(subacute) 완전 급성기보다는 덜하고, 만성기도 아닌 상태.

**아드레날린**(adrenalin) 부신(adrenal gland)에서 분비되는 호르몬이며 심박수를 상승시킨다.

**안쪽 위관절 융기염**(medial epicondylitis) 손목관절 굽힘근의 이는곳인 위팔뼈의 안쪽 위관절 융기에 발생한 염증.

**압력수용기**(baroreceptors) 심장벽, 대정맥, 대동맥궁, 경동맥동 등에서 발견되는 감각신경종말. 이들 신경종말은 혈류가 증가하면서 혈관벽이 신장될 때 민감하게 반응하며, 혈압을 조절하는 작용을 한다. 또한 압력수용기는 정보를 중추신경계로 전달한다.

**압주**(douche) 몸의 특정부위에 물을 직접 분사하는 것. 압주욕은 몸의 일부 혹은 전신에 다양한 온도, 다양한 방향(수평 혹은 수직으로 분사 가능)으로 적용 가능하다.

**얼음 마사지**(iced massage) 얼음조각이나 얼음컵을 빙빙 돌리면서 조직을 냉각시키는 치료기법.

**얼음 문지르기**(ice stroking) 일시적으로 근육의 긴장과 통증을 억제시키기 위해 근육의 주행방향대로 문질러 주는 치료기법.

**얼음 찜질**(ice compress) 젖은 타월을 플라스틱 백 안에 넣어 얼려서 환자의 몸에 적용하는 기법이며, 약 20분 이상 차게 유지시켜준다.

**역학적인 치료**(mechanical treatments) 소금 마사지와 같은 마찰치료나 스프레이나 물분사와 같은 타진(percussion)을 이용한 치료를 말함.

**연축**(spasm) 갑작스럽고, 불수의적인 근수축.

**열사병**(heatstroke) 과도한 고열에 노출되어 발생하며, 특히 격렬한 운동을 할 때 잘 발생한다. 주요 증상은 체온 상승, 고온의 건조한 피부, 두통, 혼동, 어지러움 등이다. 심각한 경우에는 체온이 급상승하며, 혈관폐색으로 인해 의식불명으로 사망한다.

**염좌**(sprain) 인대의 일부 혹은 전체가 찢어지는 손상.

**오줌**(urea) 동물의 질소대사의 마지막 물질이며, 수용성 물질이다. 주로 간에서 생성되어 요도를 통해 빠져나간다.

**온탕욕실**(caldarium) 로마인들이 사용한 목욕탕내 증기욕실.

**왓츄**(watsu) 마사지치료사인 Harold Dull이 개발한 물마사지 치료이며, 전통적인 샤추 테크닉(shiatsu technique)을 모방한 것이지만, 따뜻한 물을 채운 수영장에서 실시한다.

**용매**(solvent) 물질을 녹이는 액체.

**월경곤란**(dysmenorrhea) 월경 전이나 월경 중에 발생하는 격심한 통증.

**유도**(derivation) 라틴어로 빼내다(draw off)를 의미하는 derivo와 흐름(stream)을 의미하는 rivus라는 말에서 유래된 용어이며, 혈액이나 림프액의 흐름이 다른 부위로 증가되어서 몸의 특정부위로 유입되는 혈액이나 림프액의 흐름이 감소된 상태를 말한다.

**유도법**(derivative) 몸의 다른 부위로 혈액이나 림프액의 흐름을 증가시켜서 몸의 특정부위로 유입되는 혈액이나 림프액의 흐름을 감소시키는 치료법을 말한다.

**유도제**(revulsive) 라틴어로 밀어내다라는 의미인 revulsum에서 유래된 말이다. 특정 부위의 혈액이나 림프의 흐름을 증가시켜서 인체의 다른 부분으로 혈액이나 림프액을 흘려보내는 것을 말한다.

**유착성 관절낭염**(adhesive capsulitis) 뼈과 관절의 점액주머니 사이의 유착에 의해 완전히 굳어버린 상태.

**유체정수역학적인**(hydrostatic)〔**유도체**(derivative)〕 몸의 특정부위로 혹은 특정부위에서 혈액을 이동시키는 것.

**유해수용기**(nociceptors) 피부나 혹은 더 심부조직에 있는 신경 수용기를 말하며, 통증신호를 뇌로 전달한다.

**윤활주머니**(bursa) 윤활액이 가득차 있는 주머니이며, 몸의 돌출부위나 힘줄이 뼈위를 지나가는 지점에서 주로 발견된다.

**윤활주머니염**(bursitis) 점액주머니에 발생한 염증.

**응축**(condensation) 가스나 증기가 액체로 변하는 과정

**장티푸스**(typhoid) 감염된 물, 음식, 혹은 분비물에 의해 전염되는 심각한 박테리아 감염. 장티푸스는 불안, 두통, 고열, 그리고 설사를 유발한다. 환자들은 탈수로 인해 사망할 수도 있다.

**재발성 좌상**(repetitive strain injury) 근육, 힘줄, 혹은 신경이 반복적으로 손상을 당하는 것을 말함.

**적혈구**(erythrocyte) 핵이 없는 디스크모양이며, 산소를 폐에서 조직으로 전달하는 역할을 하는 헤모글로빈이 함유되어 있는 적혈구를 말함.

**전도**(conduction) 가열된 물체나 냉각된 물체의 직접적인 접촉에 의해 열이 다른 곳으로 이동되는 현상.

**전자간증**(preeclampsia) 임신여성이 오줌 안에 단백질과 부종, 혹은 이 둘의 결합에 의해 발생하는 고혈압증상. 이 증상은 주로 임신 20주 후에 주로 발생하며, 임신여성의 약 4%에서 발생한다.

**정강이부목**(shin splints) 정강뼈의 내측연을 따라 발생하는 작열통(aching pain)이 특징인 하퇴통증의 포괄적인 용어.

**정맥염**(phlebitis) 정맥의 염증.

**정수압**(hydrostatic pressure) 물이 빠져나간 몸으로 물을 밀어내는 힘이며, 정수압에 의해 몸 전체가 균형을 이룬다.

**젖은 담요 감기**(moist blanket wrap) 110°F의 물에 천 담요를 담근 다음 환자의 온 몸을 감싸주는 것. 외부에

서 적용하는 온열기는 랩의 바깥에서 적용한다.

**좌욕**(sitz bath) 골반까지만 침수시켜 목욕하는 방식.

**증기 캐비넷**(steam cabinet) 머리용 구멍이 뚫려있는 증기욕조로서 캐비넷 안에 사람이 앉을 수 있으며, 포트를 통해 증기가 들어갈 수 있는 구조로 되어 있다.

**증기실**(steam room) 증기가 들어올 수 있는 포트가 있는 폐쇄된 방.

**증기천막**(steam canopy) 똑바로 누워있는 환자가 강한 물살을 견딜 수 있을 정도로 견고하며, 사람의 몸 길이만한 천막이며, 이 천막은 증기로 가득차게 된다.

**증발**(evaporation) 물이나 액체를 증기나 가스로 전환시키는 과정.

**증식요법**(prolotherapy) 인대가 손상된 부위에 천연물질을 주입하는 것. 이 치료는 면역계를 자극해서 손상된 인대의 회복을 촉진시키며, 인대의 질량, 두께, 그리고 힘을 유의하게 증가시킬 수 있다.

**지속욕**(continuous bath) 환자를 욕초에 해먹침대(hammock)에 매달아서 목욕을 시키는 것을 말한다. 욕조와 환자는 캔버스 천으로 둘러싸고 환자의 머리에만 공간을 둔다; 그 다음 온수나 중온수를 지속적으로 흘려주는 방식이다.

**찜질**(compress) 몸에 에센셜 오일이나 미네랄 소금을 첨가하거나, 첨가하지 않은 상태로 천을 물에 담가서 치료하는 기법.

**찬 젖은 천 감기**(cold wet sheet wrap) 환자를 찬물에 적신 젖은 천과 두 개의 담요로 온몸을 감싸주는 기법이다. 이 치료는 초기에는 냉감을 느끼지만, 점차적으로 따뜻해지고 더워진다.

**척수손상**(spinal cord injury) 찢김, 멍, 혹은 역학적인 힘에 의해 척수의 일부 혹은 전체가 손상당하는 것.

**체질 수치료**(constitutional hydrotherapy) 먼저 뜨거운 타월과 찬 타월을 가슴과 배에 적용한 다음 등에 적용하는 기법; 체질 수치료는 면역계를 강화시키고, 혈액순환을 자극하며, 소화기관의 기능을 향상시키며, 해독작용을 개선시킬 목적으로 고안된 기술이다.

**코감기 바이러스**(rhinovirus) 일반적인 감기를 유발하는 바이러스이며, Rhino는 코를 의미한다.

**콜레라**(cholera) 박테리아 감염에 의해 심한구토, 설사, 심하면 사망에 이르게 함. 가장 흔한 콜레라는 오염된 물에 의해 사람에서 사람으로 전이된다.

**콜레스테롤**(cholesterol) 몸에서 만들어지는 지방과 같은 물질이며, 많은 주요한 기능을 한다.

**타진성 관주욕**(percussion douche) 매우 강력하게 물을 분사하는 것이며, 주로 몸의 앞쪽이나 뒤쪽 온 몸에 분사한다.

**터키식 목욕**(Turkish baths) 집안에 고온욕실과 고온 풀장이 있는 빌딩이며, 로마식 목욕과 목욕문화에서 만들어진 것이다. 터키식 목욕탕은 세 개의 분리된 방에서 건열의 고온 공기욕실이 갖춰져 있으며, 이들 각 방은 순차적으로 뜨겁게 되어 있다. 첫 번째 방은 13°~140°F이며, 두 번째 방은 16°~180°F이며, 세 번째 방은 18°~220°F이다. 터키식 목욕탕은 로마식 목욕탕과는 달리 목욕을 하는 동안에는 운동을 하지 않으며, 냉각용 풀장이 없다. 대신에 개인용 대야가 있고, 고온 욕실에서 오일을 이용하지 않고 비누 거품을 가지고 마사지를 하는 것이 특징이다.

**토제**(emetic) 구토를 유도하는 인자.

**통풍**(gout) 관절주위 윤활액에 소디움 요산염(sodium urate crystal)이 많이 모일 때 발생하는 관절질환이며, 주로 발가락, 발목, 무릎 등에 호발한다. 이 결정체가 염증과 자극을 일으키며, 극심한 통증을 유발한다. 통풍은 유전성 질환이다.

**파행**(claudication) 절뚝거린다는 *claudico*라는 라틴어에서 유래된 말임. 보행시 장딴지 근육에 혈액의 흐름이 원활하지 않아 절뚝거리거나(lameness) 통증을 유발한다. 일반적으로 허혈에 의해 발생하는 이러한 통증은 보행을 멈추면 즉시 사라지고, 보행을 시작하면 다시 나타나는데, 이러한 현상을 *간헐적인 파행(intermittent claudication)*이라고 한다.

**편두통**(migraine headache) 심각한 통증성 두통을 말하며, 주로 머리의 한쪽면에 제한적으로 나타나며, 어지러움, 매쓱거림, 불빛에 대한 과민반응, 시각적인 장애를 동반한다. 편두통은 손상측 두부의 뇌로 공급되는 혈관의 극심한 수축으로 인해 발생한다.

**편타 손상**(whiplash) 주로 교통사고에 의해 예상치 못한 빠른 과굽힘과 과폄에 의해 두부, 목, 그리고 척추의 근육, 뼈, 인대, 신경, 그리고 연부조직이 손상을 당한 것.

**폴리염화 비페닐**(polychlorinated biphenyl, PCB) 비페닐을 염소처리한 물질이며, 이것이 조직에 축적되면 출생전 비정상적인 발달과 같은 병인이 된다.

**피지**(sebum) 진피층에 있는 피지선(subaceous gland)의 분비물.

**해독작용**(detoxification) 몸에서 독성 물질을 제거하는 작용.

**해수요법**(thalassotherapy) 바닷물로 치료를 위해 목욕을 하는 것.

**허바드 탱크**(Hubbard tank) 1928년 엔지니어인 Carl Hubbard가 치료적 운동을 목적으로 개발한 매우 큰 월풀이다.

**혈관수축**(vasoconstriction) 근수축으로 혈관이 좁아지는 현상.

**혈관확장**(vasodilation) 근수축으로 혈관이 확장되는 현상.

**혈전**(thrombus) 혈액 덩어리.

**혈전증**(thrombosis) 혈관내에 발생한 혈전에 의해 혈관이 막히는 현상.

**혈종**(hematoma) 손상된 혈관에서 빠져 나온 혈관내 작은 덩어리이며, 주로 혈관을 막는 역할을 한다.

**확장**(diastole) 매 심장박동 후 발생하는 안정기이며, 심장에 혈액이 충만할 때를 말한다.

**활성탄**(activated charcoal) 타고 남은 열이나 나무 혹은 공기가 없는 물질에 의해 만들어지는 재료. 숯(charcoal)은 자체적인 흡수력 때문에 주로 사용한다: 숯은 숯 자체의 액체나 가스보다 몇배나 많은 양을 흡수한다.

**후기 임신중독증**(late-pregnancy toxemia) 전자간증(preeclampsia)을 참조.

**힘줄염**(tendonitis) 힘줄의 염증.

# 찾아보기

INDEX